老年医学与科技创新

顾　　问　张立平
主　　审　范　利　付小兵
主　　编　中国老年医学学会
执行主编　陆　君

U0808620

中国协和医科大学出版社
北　京

图书在版编目（CIP）数据

老年医学与科技创新 / 中国老年医学学会主编．—北京：中国协和医科大学出版社，2021.5

ISBN 978－7－5679－1714－9

Ⅰ．①老… Ⅱ．①中… Ⅲ．①老年病学－研究－中国 Ⅳ．①R592

中国版本图书馆 CIP 数据核字（2021）第 029134 号

老年医学与科技创新

主　　编：中国老年医学学会
责任编辑：戴小欢
封面设计：许晓晨
责任校对：张　麓
责任印制：王　昊

出版发行：中国协和医科大学出版社
（北京市东城区东单三条 9 号　邮编 100730　电话 010－65260431）
网　　址：www.pumcp.com
经　　销：新华书店总店北京发行所
印　　刷：北京柏力行彩印有限公司

开　　本：710mm×1000mm　1/16
印　　张：27.75
字　　数：550 千字
版　　次：2021 年 5 月第 1 版
印　　次：2021 年 5 月第 1 次印刷
定　　价：98.00 元

ISBN 978－7－5679－1714－9

编委会

中国老年医学学会简介

中国老年医学学会（Chinese Geriatrics Society，CGS）（以下简称“学会”）于2015年4月19日在北京成立，是经中华人民共和国民政部注册批准的国家一级学会，是在民政部领导、业务指导和监督管理下开展工作的社会团体组织，是具有独立法人资格的全国性、行业性、公益性、科普性社会团体，是由从事老年医学预防、医疗、教学、科研、护理、康复、保健、慢病防控等行业的专家、教授、学者自愿组成的学术组织。

学会成立党支部，设立综合事务部、组织管理部、学术培训部、标准化管理部、医养健康服务部、信息与健康教育部、国际交流合作部及科技成果转化工作委员会，共拥有16位院士，33位资深顾问，37个分支机构，9000余名个人会员和11家团体会员，5家战略合作伙伴，形成了富有影响力、凝聚力和感召力的社会力量。

学会紧紧围绕国家“全民健康”战略和老年健康服务需求，按照“遵道敬医，健康生命”的会训和“民主办会、科技强会、服务立会、开放兴会”的理念，团结全国老年医学和健康领域工作者积极对接国家政策，探索建立健康教育、预防保健、疾病诊治、技能培训、医养疗护服务体系，形成覆盖全国的产学研用一体化老年健康服务新格局。

学会创立了“中国老年医学与科技创新大会”品牌年会，促进医学科技成果转化与临床应用；设立了“老年医学日”，普及老年健康保健知识；与国家老年疾病临床医学研究中心（中国人民解放军总医院）联合建立老年医学培训机构53家，壮大老年健康服务队伍；进行老年照护师培训，出版《中国老年医疗照护》《老年医学临床实践技能进阶培训教程》等教材，规范老年医疗照护工作；编写发布12项适老团体标准，在新冠肺炎疫情防控期间，会同中国友好和平发展基金会，向国际社会50个国家捐赠《老年人新型冠状病毒肺炎预防控制通则》《居家老人防控新型冠状病毒肺炎的合理膳食指导》（中/英文版）单行本作为疫情防控技术参考。学会联合地方政府和企业创建6个医养结合机构，广泛开展健康教育、义诊、医疗扶贫等公益活动，为老年健康服务作出了积极贡献。

序　言

中国老年医学学会（Chinese Geriatrics Society，CGS）于2015年4月19日经中华人民共和国民政部注册批准成立。成立五年来，在理事会领导下，在各分支机构和全体会员的共同努力下，学会连续举办"中国老年医学与科技创新大会"品牌年会，开展老年学术交流、继续教育、健康科普、义诊扶贫等活动；出版发行国家级规划教材《中国老年医疗照护》等；与国家老年疾病临床医学研究中心（中国人民解放军总医院）联合成立"老年医学培训中心"，构建老年医学与照护三级培训体系，在全国率先开展老年照护师的培训工作；推动"老年友善服务规范"建设；探讨适合中国老龄化特点的医养结合模式；制定发布系列适老团体标准；发布有关老年疾病防治的指南、共识等工作，为学会事业发展奠定了坚实的基础。

为进一步促进老年医学的发展，学会根据《国务院关于实施健康中国行动的意见》《"健康中国2030"规划纲要》等文件精神，以《老年医学与科技创新》进展报告的形式，聚焦主动健康和老龄化科技应对重大课题研究方向，综合本专业特点，参考国际老年医学研究的新技术、新理念、新成果，以我国老龄化科技创新前沿技术研究与成果为核心，撰写了《老年医学与科技创新》一书，以此展示中国老年疾病防治成就与科技发展的动态及亮点。

本书荟萃了学会多位知名专家撰写的41篇报告，围绕各专业进展与现状，以国际化、多学科视野，针对老年人常见的急、慢性病，共病等医疗需求，提供安全、有效、合理的医疗及康复与照护建议；针对医养照护机构如何全面提升对老年人的个性化健康管理和综合评估、疾病预测预警，如何对老年人生活方式、心理和行为进行调控，以及在营养、运动健康处方等适老技术（产品）推广应用方面，给予了宝贵的指导意见；同时，在强化系统化、标准化、规范化的人才培训，促进老年医学科和老年医疗机构建设等方面进行了详尽的介绍。本书内容丰富实用，可以让更多的老年医学工作者有机会学习、了解中国老年医学与科技创新发展动态，积极参与国家主动健康与老龄化科技创新应对研究，发挥学会的学术交流优势和组织协调优势，助力国家老年健康服务体系建设，助力中国健康老龄化！

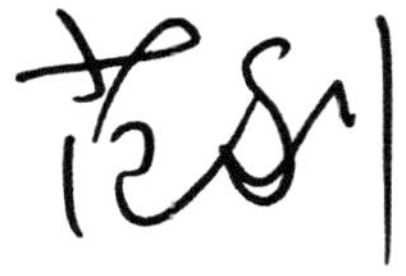

中国老年医学学会会长

2020 年 10 月 31 日 · 北京

目　　录

1 老年共病的管理与科技应对

范　利

老年共病（geriatric multimorbidity 或 geriatric comorbidity）是指一个个体存在两种或两种以上的慢性疾病。这些疾病不仅包括冠心病、高血压、糖尿病等常见慢性病，也包括老年综合征。随着人类的寿命延长，老年共病的患者也相应增加，严重影响人类的健康和社会幸福感。老年共病不仅降低了患者的躯体生理功能和生活质量，而且大大增加了失能、衰弱、死亡、多重用药的风险，导致了更高的医疗保障需求，为患者家庭及社会带来了沉重的经济负担。

中国社会的老龄化发展很快，根据国家统计局发布的数据，2019 年末中国 60 岁及以上的老年人口数达到 2.54 亿，占总人口比例的 18.1%，其中高龄老人（≥ 80 岁）的数量以每年 100 万人的速度不断增加，现在中国已经成为全球最大的高龄老年群体。

我国老龄化慢病的特点是一个老人患多种疾病，服用多种药物，全身多器官受累。目前我国 65 岁及以上人群的共病患病率达 60%，80 岁及以上人群的共病患病率达 80%，而 85 岁以上人群中有 54% 的人同时存在 4 种及以上的慢性病。2018 年中国人民解放军总医院国家老年疾病临床医学研究中心发布了《中国老年疾病临床多中心报告》，统计分析了我国 28 个省（自治区、直辖市）的 69 万余人次老年住院患者近 10 年的临床数据资料，发现老年住院患者共病比例高达 91.36%，人均患病 4.68 种，其中恶性肿瘤、高血压、缺血性心脑血管疾病、糖尿病占据住院患病的前五位。共病衰弱导致的失能、失智，是对老年人最大的威胁。面对这样一个银发浪潮的慢病群体，不仅给我国实现健康老龄化带来巨大的考验，也给老年医学迫在眉睫的发展带来了机遇与挑战。

一、老年共病发生机制的研究

不同疾病组合模式下，共病的发生机制不同。目前研究表明，共病的发生与以下因素有关。①共同的遗传因素。许多共病具有特定的易感性基因。有研究表明，位于染色体15q、4q31、4q24和5q的CHRNA3、HHIP、FAM13A和HTR4位点是慢性阻塞性肺疾病（chronic obstructive pulmonary disease，COPD）和肺癌的共同易感位点；血管内皮生长因子受体-1（vascular endothelial growth factor-1，VEGF-1）rs7326277TT基因型能够促进炎症、上皮间充质转变和肿瘤生长，也是COPD和肺癌的共同易感位点。②共同的危险因素。吸烟、缺乏体育锻炼、肥胖和酗酒等是一系列常见疾病和许多癌症的共同危险因素。心血管疾病（cardiovascular disease，CVD）的常见危险因素如胰岛素抵抗、血脂异常、高血压、高同型半胱氨酸血症、低维生素D水平、阻塞性睡眠呼吸暂停、盐摄入过多等，在自身免疫性疾病患者中更为多见。③炎症、氧化应激、线粒体功能、细胞凋亡、神经递质传导等生物学机制的影响。例如，炎性指标C反应蛋白（C-reactive protein，CRP）水平升高的程度和持续时间与类风湿关节炎患者CVD共病增加有关。Assies等发现，氧化应激通过对脂肪酸和一碳代谢的影响，可导致神经系统和心血管系统的共同损害。另有研究表明，糖尿病患者的乳腺癌、结直肠癌等患病风险增加，这与胰岛素和其他胰岛素样生长因子的高水平有关。它们促进了细胞的生长增殖，抑制了细胞凋亡，增加了患癌的风险。④共病患者多器官系统损害产生的生理应激可能发挥协同作用。共病间的相互影响了促使疾病发展，增加患者死亡的风险。例如，积极控制血压可抑制高血压造成的心、脑、肾等靶器官损害，减少心脑血管并发症的发生及死亡风险等。

二、老年共病综合评估的应用

与单一疾病不同，共病患者的评估有其复杂性。由于共病是重要的预后不良因子，因此评估老年共病患者时，需要将共病对身体、认知和心理社会功能的影响综合在一起。目前对于老年共病所涉及的身体和认知功能、健康相关的生活质量、日常活动、老年综合征（尤其是衰弱）、独立性、自我效能感和其他以患者为导向的因素的有效评估方式及应用，仍在不断完善和优化。

目前共病评估方法和定量分析指标较多，评估工具的不断发展将提高医护人员对治疗方案风险和获益的了解，促进医患共同决策，实现以患者为中心的目标。由于共病的疾病数量和种类有差别，信息数据的来源也不同，因此要在实际应用中根据需求选择合适的评估工具。目前共病的评估工具较多，其中Charlson合并症指数（Charlson comorbidity index，CCI）是较为常用的评估体系，用于评估疾病与患者死亡、失能、再入院等的相关性，但纳入的19种疾病不包含缺血性心肌病及帕金森病等，具有一定局限性；Elixhauser合并症指数（Elixhauser comorbidity index，ECI）覆盖的疾病谱较CCI广，它不仅可以评估患者的死亡风险，还可评估住院时间、住院费用等指标；老年合并症指数（geriatric index of

Comorbidity，GIC）对纳入疾病进行了严重程度的细分；共存疾病指数（Index of Coexistent Diseases，ICED）是目前唯一将功能状态纳入的评估工具。应呼吁采取综合性、与治疗复杂性相关的、关注患者需求的评估模式。此外，评估还必须建立在提高标准化治疗和个体化原则的基础上，适应患者偏好，实现微妙的治疗平衡。

三、老年共病多重用药的管控

多重用药是指患者同时服用 5 种及以上药物。共病老年人的多重用药情况非常普遍，在 65 岁及以上的美国老年人群中，多重用药的比例占 39.0%；在欧洲的社区，老年人多重用药的比例占 47.4%。我们调查的老年住院患者中，同时服用 5 种以上药物的比例占 43.8%。药物治疗方案的复杂性，不仅与药物之间相互作用有关，还与药物剂型及给药方式等相关。越来越多的证据表明，对于老年共病患者，使用复杂的药物治疗方案是有害的，可导致不良事件的发生率增加，如患者可能出现跌倒、衰弱、消化及代谢等功能障碍，增加住院甚至死亡的风险。药物间相互作用（如奥美拉唑和华法林）和治疗上的竞争，即治疗某种疾病的药物可无意中导致另一种疾病发生的风险增加，加之年龄增长带来衰退的机体组织代谢、药效学和药动学的变化，更有可能引发或恶化共存的疾病、老年综合征和药物不良反应。

针对老年共病的发生率高及多重用药的现状，需加强多学科联合诊疗和综合管理，制订合理用药方案及策略。医师应优先考虑非药物治疗，确需开具处方时，要考虑共病对用药的影响及药物间的相互作用，特别需要注意多器官药物之间及对其他靶器官的不良反应。如抗肿瘤药物的心脏毒性、抗血小板药物在外科围手术期间的出血问题、血液疾病患者支架植入围手术期的抗凝问题等。针对复杂疾病，要制订个性化的综合诊疗方案，缩短就诊时间和次数、规避不合理用药风险，同时加强对药物不良反应的监测。

制药行业进行药物开发时，可为老年人量身定制，要充分考虑生物利用度、可接受性、剂量调节和给药途径、社会文化可接受性等，对共病老年患者给予最优和最方便的给药途径。比如将口服药物制作成泡腾片或分散片以帮助吞咽，对吞咽困难的老人可研发速溶的含片或贴剂通过皮肤黏膜吸收；使用不同颜色来帮助老人识别，开发更易启用的吸入器等。监管机构也应要求制药企业提供针对老年人的药物递送和老年人所需的各种剂型，方便老年患者使用。

四、老年共病的科技应对

遵照习近平主席提出的“积极应对人口老龄化，构建养老、孝老、敬老政策体系和社会环境，推进医养结合”的方针政策，国家各级政府聚焦“主动健康与老龄化科技应对”问题，出台很多政策和措施，并于2016年在全国评选了6家医院作为国家老年疾病临床医学研究中心（以下简称“中心”）。中国人民解放军总医院于2016年6月27日正式获批。中心根据中国老年人的慢病特点（高龄的多、共病的多、危重的多），围绕老年共病的研究情况，搭建了基础和临床资源平台建设，建立了符合国际标准的老年生物样本库近9万份，建立35万例老年共病的临床数据库，这为老年共病医学研究奠定了很好的基础数据平台。同时完善临床诊疗平台，建立老年共病多学科的联合门诊、老年共病远程联合会诊中心和远程培训中心；开设防跌倒多学科联合门诊；采用仿真动感平台技术对老年人防跌倒和骨质疏松及骨折、脑出血微创手术等问题开展系列研究；建立老年衰弱患者评估标准，进行个体化防治关键技术的多中心临床研究；开展多学科联合的精准代谢干预技术，包括基因组学、运动学、营养学及人工智能相结合，对高血脂、高血糖、高体重人群进行非药物干预，收到很好的效果。中心与中国老年医学学会联合发布了14项与老年病相关的适老团体标准和20余部老年病诊治共识和3部指南，尤其是《中国老年高血压管理指南2019》和《感染诱发的老年多器官功能障碍综合征诊断与治疗中国指南2019》在老年医学领域起到了里程碑作用。

五、老年共病的全程管理

未来老年医学的发展其实是管理医学的发展，尤其是加强健康生活方式和慢病的管理是健康老龄化的关键。人不可能长生不老、无疾而终，老年共病难以治愈。但是通过早期的健康管理干预和长期的健康维护，完全可以使生理的老化进程减慢，使患病的时间后移，降低共病发病率。这就必须从青少年起直至老年，全程进行干预管理。公共卫生教育的目的，是让全社会每个人从小就形成健康的生活方式，对疾病危险因素进行防范，而非到了老年阶段才发觉疾病发生之多、快、猛，所以要针对各年龄段可改善的危险因素进行早期健康宣教，减少慢病发生。如加强运动和营养补充，增加老年人肌肉的容量和力量，延缓衰弱发生，可以防跌倒、防失能；加强认知活动早期训练，可以延缓老年失智的发生。健康教育是一个长远的全民工程，是一个国家的基本国策。实施健康中国战略，要从源头上防范疾病，堵住慢病的“泛滥之灾”。

建立以患者为导向的管理模式，是一种“系统生物学方法”，从患者的角度出发，考虑到了患者的生理、心理和环境体验，结合患者偏好，使患者能够与跨学科的管理团队共同决策。老年共病管理需要从以疾病为中心向以患者为中心过渡。患者的优先事项包括身体和认知功能、症状控制、减轻治疗负担、与健康相关的生活质量、保持独立性和总体幸福感等。美国老年医学会制定了5条老年共病患者管理的指导原则：①鼓励将患者的依从性纳入医疗决策中；②可以应用已发表的证据，但承认证据的人群选择局限性；③根据风险、负担、收益和预后制定全面健康管理决策。④多学科评估治疗的复杂性和可行性。⑤选择效益最佳、危害最小的治疗，提高生活质量。

医养结合是管理共病老年群体的刚性需求，面对高发的慢病、共病老人，单靠养老是不行的，医养结合已成为必然。医养结合的主要任务是防治慢病、共病，维持老人躯体功能和心智健康，以“提高老年人生活质量、融入社会生活”为目标。我们在全国进行了6种医养结合模式的试点和探讨，经过分析后认为，应对人口老龄化的中国之道，在于构建融合居家养老和机构养老优点的“居家型机构”养老模式，这就要求满足以下元素：①营造身心并护、注重精神慰藉的大家庭式居住和抱团式扶助氛围的生活环境，提供机构式连续性的医疗和护理服务保障，形成一体化的医康护养社会和国家投资及医保机制。②重视老年人的康复医疗，最大限度地维持和恢复老年人的基本功能，使其积极参与社会生活，从而改善生活质量。③保障老年人摄入健康、合理的营养需求，这是预防慢病复发和衰弱失能的关键。④对没有任何救治希望和意义的患者，在临终期提供可减轻痛苦的安宁疗护，强调患者躯体的舒适和心灵的慰藉，不再做增加痛苦的有创检查和治疗，使患者舒适、安宁、有尊严地离世。综上，对老年慢病防控的关键是把健康教育和慢病管控做好，做到无病期主动康养；急病期住院医治；稳定期康复照护；终末期安宁疗护，形成连续动态全程的新型管理模式。

但这需要培养大量老年医学领域的多学科人才，尤其是慢病管理人才和中长期照护人才。为此，中国老年医学学会与中国人民解放军总医院国家老年疾病临床医学研究中心联合共建“老年医学培训中心”并在全国成立了51个培训基地，率先主编出版了老年医学培训系列教材，包括全国高校国家级研究生教材《老年医学》，国家级规划教材《中国老年医疗照护》4部，《老年医学临床实践技能进阶培训》《中国老年医疗照护教学与实践指导》等系列教材。在国内首次提出“老年照护师”定义，并在国家标准平台发布《老年照护师规范》团体标准，在全国展开基层老年医师、照护师及讲师培训百余场次，参训人员数万余人。在全国范围内开办6期“老年医学临床实践技能培训高级研修班”及“老年共病个案管理师”国家级教育项目，对15个省市，30余家医院、千余名社区卫生中心医师进行临床同质化培训。

六、小结

老年共病已成为制约我国实现健康老龄化的瓶颈，是老年医学研究中的一大难题。我们不仅要大力开展对老年共病的研究，还应积极推进研究成果的转化应用。老年共病患者的管理和医学科技创新是一个不断发展的领域，其固有的复杂性和异质性挑战了单病管理的基本原则。考虑到共病对疾病治疗和预后的显著影响，需要将共病融入临床和科研实践中，合理参照临床指南，跨学科综合评估患者的风险和获益，结合共病患者的个体化情况，实施精细合理的治疗方案，结合老年医学临床研究的客观依据，有效提升老年共病患者的整体管理水平。大数据时代，共病研究需要数据库，它可以提供各种各样共病组合人群的数据信息，有利于理解特定干预对特定人群的危害和获益。

参考文献

[1] Atun R. Transitioning health systems for multimorbidity [J]. Lancet，2015，386（9995）：721-722.

[2] Bahler C，Huber CA，Brüngger B，et al. Multimorbidity，health care utilization and costs in an elderly community dwelling population：a claims data based observational study [J]. BMC Health Serv Res，2015，15：23.

[3] Royal College of General Practitioners. [2018-03-22]. http：// www.rcgp.org.uk/about-us/news/2016/november/new-report-shows-gaps-in-healthcarefor-increasing-number-of-patients-with-multiplecon-ditions. aspx.

[4] 范利. 我国老年人慢性病防控迫在眉睫 [J]. 中国临床保健杂质，2018，17（11）：801-808.

[5] 曹丰，王亚斌，薛万国，等. 中国老年疾病临床多中心报告 [J]. 中华老年多器官疾病杂志，2018，17（11）：801-808.

[6] Schwartz AG，Ruckdeschel JC. Familial lung cancer：genetic susceptibility and relationship to chronic obstructive pulmonary disease [J]. Am J Respir Crit Care Med，2006，173（1）：16-22.

[7] Wang H，Yang L，Deng J，et al. Genetic variant in the 3’-untranslated region of VEGFR1 gene influences chronic obstructive pulmonary disease and lung cancer development in Chinese population [J]. Mutagenesis（5）：311-317.

[8] Nagy G，Németh N，Buzás E. Mechanisms of vascular comorbidity in autoimmune diseases [J]. Curr Opin Rheumatol，2018，30：197-206.

[9] Gonzalez-Gay MA，Gonzalez-Juanatey C，Pineiro A，et al. High-grade C-reactive protein elevation correlates with accelerated atherogenesis in patients with rheumatoid arthritis [J]. J Rheumatol，2005，32（7）：1219-1223.

[10] Assies J，Mocking RJ，Lok A，et al. Effects of oxidative stress on fatty acid and one-carbon-metabolism in psychiatric and cardio-vascular disease comorbidity [J]. Acta Psychiatr Scand，2014，130（3）：163-180.

[11] Tsilidis KK，Kasimis JC，Lopez DS，et al. Type 2 diabetes and cancer：umbrella review of meta-analyses of observation studies [J]. BMJ，2015，350：g7607.

[12] Barnett K，Mercer SW，Norbury M，et al. Epidemiology of multi-morbidity and implications for

health care，research，and medical education：a cross-sectional study［J］. Lancet，2012，380（9836）：37-43.

［13］Joyce E. Frailty and cardiovascular disease：a two-way street?［J］. Cleve Clin J Med，2018，85（1）：65-68.

［14］Allyn J，Allou N，Augustin P，et al. A comparison of a machine learning model with EuroSCORE Ⅱ in predicting mortality after elective cardiac surgery：a decision curve analysis［J］. PLoS One 2017，12（1）：e0169772.

［15］张云霞，董碧蓉. 临床医生应重视老年共病［J］. 中国老年学杂志，2019，39（4）：1003-1006.

［16］Kantor ED，Rehm CD，Haas JS，et al. Trends in prescription drug use among adults in the United States from 1999-2012［J］. JAMA，2015，314（17）：1818-1831.

［17］Schottker B，Saum KU，Muhlack DC，et al. Polypharmacy and mortality：new insights from a large cohort of older adults by detection of effect modification by multimorbidity and comprehensive correction of confounding by indication［J］. Eur J Clin Pharmacol，2017，73（8）：1041-1048.

［18］Gnjidic D，Tinetti M，Allore HG. Assessing medication burden and polypharmacy：finding the perfect measure［J］. Expert Rev Clin Pharmacol，2017，10（4）：345-347.

［19］Upadhya B，Pisani B，Kitzman DW. Evolution of a geriatric syndrome：pathophysiology and treatment of heart failure with preserved ejection fraction［J］. J Am Geriatr Soc，2017，65（11）：2431-2440.

［20］李建华，范利，赵婷，等. 老年高血压患者发生衰弱对预后的影响［J］. 中华老年多器官疾病杂志，2018，17（5）：324-328.

［21］中国老年医学学会，等. 中国老年高血压管理指南 2019［J］. 中华高血压杂志，2019，27（2）111-135.

［22］中国老年医学学会，等. 感染诱发的老年多器官功能障碍综合征诊断与治疗中国指南 2019［J］. 中华老年多器官疾病杂志，2019，18（11）：801-838.

［23］Faner R，Cruz T，Lopez-Giraldo A，et al. Network medicine，multimorbidity and the lung in the elderly［J］. Eur Respir J，2014，44（3）：775-788.

［24］American Geriatrics Society Expert Panel on the Care of Older Adults with Multimorbidity. Guiding principles for the care of older adults with multimorbidity：an approach for clinicians［J］. J Am Geriatr Soc，2012，60（10）：E1-E25.

2 中国特色创面修复学科体系建设的阶段性成就与展望

付小兵

创面愈合、组织修复和再生是最古老的医学问题之一，同时在现代社会中又具有重大的现实需求。随着中国人口老龄化和以糖尿病为代表的慢性疾病患者数量增加，体表慢性难愈合创面出现了老龄化创面增多和以糖尿病足创面发生率增加为特征的“双高峰”变化，其防控已经成为新的重大公共卫生问题。这种老龄化创面和以疾病为主导致的创面防控不仅是一个医学问题，还涉及政策制定、管理实施以及推广应用等许多方面，是学科体系建设中的一项系统工程。

构建中国特色创面修复学科体系并不是一开始就有一个完整的规划和行动指南，而是一个渐进与不断发展的过程。从 20 世纪 90 年代初至今，大约经历了 30 年的时间。30 年间，从了解中国创面流行病学变化新特征以明确主攻方向到基础理论研究突破部分阐明创面难愈合发生机制，从留学国外与出国参观学习了解国际动态到回国建立示范性创面治疗专科进行探索实践，从开展创面治疗从业人员学术培训到创面治疗创新技术研发与成果快速转化应用，从通过高端智库向国家高层领导建议把创面修复学科建设上升为国家战略到卫生行政主管部门批准成立一个新的创面修复专科，无一不凝聚了广大从业人员的辛勤劳动和汗水。

2019 年 12 月 3 日，国家卫生健康委员会办公厅发布了《关于加强体表慢性难愈合创面（溃疡）诊疗管理工作的通知》（国卫办医函〔2019〕865 号）。同时，国家卫生健康委员会办公厅还发布了有关《医疗机构创面修复科基本标准》和《创面修复科临床医师、护士基本技能要求》两个指导性文件，标志着我国官方认可的创面修复科体系建设正式开始，并已经取得重要阶段性成果。这是人民群众对高质量创面治疗新向往的具体体现，是中国社会经济发展和疾病谱的改变对新的医学学科建立提出的更高要求。

一、早期的相关活动

尽管创伤修复、组织再生与创面治疗是一个非常古老的话题，但真正从细胞、分子以及基因水平进行系统研究则开始于20世纪90年代初，标志性的事件如下：①1986年诺贝尔生理学或医学奖颁发于以研究生长因子闻名的斯坦利·科恩（Stanley Cohen）和丽塔·列维–蒙塔尔奇尼（Rita Levi-Montalcini），激发了科研工作者从细胞和分子乃至基因水平研究创伤修复和组织再生的研究精神与热情。②在国内，20世纪80年代末，付小兵院士深感传统的救治技术和方法难以对战创伤治疗产生积极作用，开始从生长因子领域对战创伤修复进行理论与实践研究。其于1991年主编出版的《生长因子与创伤修复》，是国际上第一部从生长因子领域研究创伤修复的专著。③同一时期，黎鳌教授、史济湘教授等“烧伤早期损害发生机制与创面愈合机制研究”成为国家重大基金资助相关研究项目之一；暨南大学林健教授等采用基因工程技术重组牛碱性成纤维细胞生长因子的研究获得成功，开发出第一代重组牛碱性成纤维细胞生长因子，为基础与临床研究和应用生长因子提供了材料。

将中国现代创面修复学科体系建设上升到学科高度是在20世纪90年代末和21世纪初。大约在1996年，付小兵了解到欧洲由于人口老年化和各种慢性疾病的增加，具有建立一个专门机构来治疗慢性创面的需求；1998年哥本哈根大学医院建立了一个小型的试验性创面治疗科室。20世纪90年代中国学者已经开始注意到建立创面治疗专科的意义，并获得了初步认识。而真正把创面修复专科建设提到日程上，是基于以下4方面的变化：①基础研究的不断深入，从理论与技术上具备对创面开展专科治疗的条件。②中国创面流行病学发生了新的变化，出现了主要病因学由20世纪90年代以创伤为主转变为21世纪初以疾病为主的新特征。③各种难治性创面数量明显增加对临床治疗提出了迫切需求。④吸收了西方早期初步的经验教训。

2000年左右，付小兵在相关的专业学术会议上明确提出需要建立专业化的创面治疗专科（中心）的设想，同时又提出烧伤科应该把慢性难愈合创面治疗作为一个重要领域的建议。当时学术界对这些建议反响不太积极，有反对意见，也有专家从学科建设方面提出了积极的建议，如创面治疗专科在医院科室存在的合法性、与其他科室收治患者的关系以及创面治疗专科医生和护士来源等。从20世纪末至今，我国主要在以下几方面为中国特色的创面治疗中心和学科体系建设开展了相关工作。

1. 系统开展中国人群体表慢性难愈合创面流行病学变化新特征研究　通过病因学变化了解中国人群体表慢性难愈合创面流行病学新特征，以此指导中国创面治疗学科体系的建设。从1998年开始，制订每10年开展一次中国创面流行病学变化特征研究的计划，以数据来告诉政府、学术界建立创面治疗中心（专科）的必要性和紧迫性。根据1998—2018年进行的3次全国大规模创面流行病学调查显示，中国人群体表慢性难愈合创面的主要病因学已经由 1998 年以创伤（烧伤、感染）（占 67.5%）为主转变为 2008 年和 2018 年以糖尿病足（分别为 36% 和 25%）为主的新特征，即由“创伤型”转变为“疾病型”。与此同时，高发人群也由青壮年为主转变为以中老年为主。这种以疾病原因导致创面增加的病因学和高发人群转变为以中老年人群为主的新特征，与西方发达国家具有高度的一致性，提示在中国需要进行创面治疗的人数在增加，创面种类增多，治疗难度加大，迫切需要进行专科化治疗。

2．进行创面治疗专科建设的学术准备与宣传　基于创面流行病学变化新特征，开始利用学术会议和专业期刊，系统介绍建立专业化的创面治疗中心的重要性和必要性。从 2004 年开始，先后在《中华烧伤杂志》《中华创伤杂志》《感染、炎症、修复》等专业期刊发表文章，以专家评述和开设专栏等形式，强调学术界开展体表慢性难愈合创面发生机制研究与防治研究的重要性，呼吁在有条件的医院建立专业化的创面治疗科室等。这些专家的观点对改变人们传统认识和凝聚共识、为后来加快创面治疗专科建设起到了一定的引领作用。

3．从管理学角度开展在综合性医院建立专业化的创面治疗专科可行性研究　2011 年，有专业研究人员从管理学角度对创面治疗专科（中心）建设模式、建设规模、管理机构、人员配置以及医护人员培训与评估等进行研究。结果表明，随着社会发展、科学技术进步以及人类疾病谱的改变，一些疾病被消灭后，其相应的专科就完成了历史使命而被裁除，同时另一些新的疾病出现，具有很大的治疗需求。建立新的治疗专科对其开展专业化的治疗是完全必要的，是根据疾病谱的变化而为，在学科建立上顺理成章，管理上也不存在难以解决的问题。创面治疗不单纯是一个技术问题，而是一个包括管理、技术、人才培养等在内的一个完整的学科体系问题，我们称之为“创面治疗学”。

4．展开创面治疗专科建设的初步实践　早期的创面修复专科建设形式多样，并没有统一的模式。约从 2003 年起，战略支援部队特色医学中心（原中国人民解放军第 306 医院）全军糖尿病诊疗中心，利用治疗糖尿病的学科优势开展了糖尿病足的专科治疗。2004 年浙江大学医学院附属第二医院在烧伤科内开设了专门治疗慢性难愈合创面的门诊，利用治疗烧伤的学科优势开展体表慢性难愈合创面治疗。上海交通大学附属第九人民医院亦建立了独立的专门治疗复杂难愈合创面的专科，并开展了创面治疗专科与社区医疗卫生机构双向联动，具有一定的示范意义。

5．开展创面治疗专科人才规范化培训　2008 年国际糖尿病基金会（World Diabetes Foundation，WDF）和康乐保健康之路基金会（Access to Healthcare，AtH）根据中国体表慢性难愈合创面以糖尿病足为主要发病原因的新特征，提供 54 万美元专项基金，在中国开展以糖尿病足为代表的体表慢性难愈合创面防控的宣传教育和培训活动。该项目从 2008 年开始，经过前期的准备与完善，从 2010 年起正式运行，至 2015 年 11 月结束，共完成培训

60 期，培训范围遍及全国 20 个省市自治区，在 42 家医院建立了示范性的创面治疗专科（中心）并授牌，总计培训各类创面治疗人才 9229 人，圆满完成了培训任务，获 WDF 和 AtH 基金会的高度赞扬。

6．开展与国际同行的学术交流　20 世纪 90 年代初期，我国创面治疗的国际交流以个人为主，主要参加欧洲组织修复学会（European Tissue Repair Society，ETRS）和美国创伤愈合学会（Wound Healing Society，WHS）的活动，交流主要以学术研究为主，涉及临床与产品比较少。至 21 世纪初期，我国逐步开始有规模、有组织地加强与国际创伤愈合联盟（World Union of Wound Healing Societies，WUWHS）和欧洲创面处理学会（European Wound Management Association，EWMA）官方的学术交流。这两个重要国际学会的交流内容以临床治疗和产品应用为主。除了定期参加 WUWHS 和 EWMA 的学术年会外，还特别重视中国组织修复学会（Chinese Tissue Repair Society，CTRS）与 WUWHS 和 EWMA 高层官方的联系。利用年会之机，CTRS 与 WUWHS 和 EWMA 的负责人均要举行联合会议，讨论 CTRS 与 WUWHS 和 EWMA 的合作事宜，包括共同制定创面治疗指南、开展多中心临床试验、进行创面治疗中心建设认证以及邀请相互访问等。这几年的工作实现了国际交流从个人到团体，从单纯学术到多方面合作与交流等，显著扩大了中国组织修复与再生，特别是创面治疗在国际的影响。

二、阶段性成果与重要进展

1．体表慢性难愈合创面危害与防控的重要性已获政府和学术界的高度重视　2013 年底，根据中国第二次全国创面流行病学调查结果，中国工程院向国家卫生和计划生育委员会报送了《中国人群体表慢性难愈合创面发生规律和早期防控研究咨询报告》（中工发〔2013〕140 号），建议国家相关部门重视创面疾病谱的变化和可能产生的巨大危害。2014 年 1 月，国家卫生和计划生育委员会组织创伤、烧伤、骨科、内分泌与糖尿病和护理等方面的权威专家在上海召开了听证会，就建立创面治疗专科的必要性和可行性等进行研讨。与会专家一致认为，基于体表慢性难愈合创面治疗需求大、危害大、治疗难度大等特征，建立专业化的创面治疗专科势在必行。

2015 年，中国医师协会创伤外科医师分会成立后，把创面治疗专科建设和创面治疗医师培养作为重要任务来抓，获得中国医师协会原则同意并由中国医师协会颁发培训证书。由此说明，开展中国特色创面治疗学科体系建设从最初以学术探讨和学术培训为主逐步发展成为为行业学术团体认可和半官方行为。2019 年 10 月底，国家卫生健康委员会能力建设和继续教育中心同意在国家卫生健康委员会批准建立创面修复科后，以国家卫生健康委员会能力建设和继续教育中心名义，与其他专科一样，开展规范化的创面修复科专科医师、专科护士和全科医师培训，并开展网络化的教学工作。由此表明，中国创面治疗专科的培训与教育工作从最初的自发性、学术性模式逐步走向了由政府主导性与执业性发展模式。

2. 促进了部分学科转型与发展　中国传统固有的临床专科收治范围比较固定，但随着临床各专业分科越来越细化，使其收治范围越来越小。科学技术的进步和国家防病治病能力的加强，部分以前严重危害人民生命健康的疾病被消灭或基本被消灭（如天花和白喉等），治疗这些疾病的专科便不复存在。而另外一些专科，由于疾病谱的变化使其传统的治疗范围受到挑战。以烧伤为例，传统的烧伤科以收治烧烫伤患者为主，虽然在实际工作中也涉及收治一些其他创面患者，但并没有把它作为学科发展的重要方向。

近年来的研究表明，随着国家对烧伤防控的高度重视和强有力的措施出台，使得烧伤总体发生率和大面积严重烧伤患者数量明显减少，使烧伤学科的生存面临挑战。为此，有专家提出了“战时治烧伤，平时治创面”的烧伤医学转型发展之路。初步调查结果表明，开展专业化的创面治疗以来，中国新建立的创面治疗专科（中心、病房、小组），除小部分是新建的独立专科以外，大部分来源于烧伤、整形、骨科、血管外科甚至内分泌与糖尿病科等，其中来自烧伤和整形外科扩展功能建立的创面治疗中心（专科）占 69.56%。因此可以认为，开展专业化的创面治疗在一定程度上为烧伤科、骨科、血管外科等的转型发展提供了机遇。

3. 建立了一批专业化治疗创面的机构　从 2010 年开始，一批专业化的创面治疗专科（中心、病房、门诊）得到了建立或加强。据统计，截至 2019 年底，在全国 30 余个省（自治区、直辖市）共建立了专业化的创面治疗机构近 500 余家，包括由中国医师协会“1239 三年行动计划”授牌的建设专科 357 家。这些专业化的创面治疗机构具有以下特征：①专科的形式和规模不同，根据各医疗机构具体情况，有的是医院新建的独立创面治疗机构，有的是在以前治疗创烧伤的专科内开设的创面治疗专科病房等。②初步具备对各种复杂难治性创面的治疗能力。③逐步形成医护共管，在医师指导下，护士积极参与的创面治疗新模式。④逐步形成以多学科、多专业交叉融合共同治疗创面的新格局。

4. 培养了一批专业化治疗创面人才　从 2010 年开展专业化的创面治疗培训以来，已经初步形成一整套比较完善的培训体系。一是建立了专业化的培训教师队伍，包括基础研究专家、临床治疗专家、创面护理专家以及创面治疗产品研发与生产专家等。二是编写出版了专业化的教材，包括早期以国际糖尿病基金会和康乐保健康之路基金会培训项目为依托的《糖尿病足及其相关慢性难愈合创面的处理》《中国创面诊疗指南》《再生医学基础与临床》为代表的中高级参考教材等。三是针对不同层次培训需求，建立了专科医师（创面治疗医师）和专科护士（创面治疗师）培训体系。截至 2018 年 10 月，总计培养各类创面治疗人才 15 000 余人，其中医师约占 20%，有志于创面治疗的护理和其他人员约占 80%。

5．国际影响日益扩大　20世纪90年代，中国的创伤修复与创面治疗在国际上基本上没有什么声音，除了少数专家以个人身份参加ETRS和WHS的国际学术交流活动以外，整体上在国际缺乏话语权。随着国内对组织修复与再生基础研究的深入和对理论成果向临床治疗转化应用的关注，我们的重点开始转向以创面治疗为突破口的重要方向，并且加强了与EWMA（偏重临床）的联系和学术交流。从2010年开始，中国组织修复学会（CTRS）以官方名义派团参加EWMA年会和WUWHS每4年1次的大会，人员从最初20多人逐步上升至每次60～80人。每次学术会议均安排有中国专家进行大会报告、主持学术会议或安排中国专场等。与此同时，我们也以CTRS名义，先后邀请了英国、法国、丹麦、印度、日本、韩国、新加坡以及马来西亚等国家和地区的著名专家来中国访问及参加CTRS组织的学术活动。特别是2018年在杭州召开的第1届CTRS年会上，我们邀请了3位拉丁美洲的创面治疗师来中国参观访问和见学2周，在国内外产生了较大影响。2013年，国际著名创面治疗专家、《国际下肢损伤杂志》主编Mani教授专门撰写评述，以“向东方看”对中国近年来在创面治疗领域取得的巨大成绩进行高度评价。

6．初步形成了具有中国特色的创面治疗学科体系　如上所述，创面治疗不是一个单纯的学术与治疗技术问题，而是一个涉及理论创新、产品研发、技术应用、管理模式、学科建设、人才培养以及预防康复在内的一个复杂的学科体系。近年来，我们除在国际著名医学杂志首先报告“表皮细胞去分化”的原创性发现和提出“糖尿病创面难愈的污染学说”以及“放射性创面难愈合是以细胞损害为主的多因素综合作用的结果”等创新认识以外，还加强了创面治疗创新药物与产品研发，同时快速转化应用于临床，包括生长因子、革命性敷料、负压技术、光学技术和产品以及传统医学再创新等。

在学科建设方面，针对创面治疗具有小病房、大门诊、部分治疗可在社区医院以及家庭开展的特征，推行了“深度治疗在医院专科，康复治疗在社区家庭”的创面治疗双向联动模式，建立了创面治疗专科联盟和产学研联盟，在上海和浙江等地初步建立了一些具有示范意义的创面治疗中心。近年来，我们以中华医学会创伤学分会组织修复与再生专业委员会、中华医学会组织修复与再生分会、中国老年医学学会烧创伤分会和中国医师协会创伤外科医师分会等学术团体为依托，从创面治疗中心建设规划、不同层级创面治疗专科建设标准、创面治疗专业人才培养、创面治疗培训体系与认证等方面进行了系统探索，初步形成具有中国特色的创面治疗学科体系。特别是以中国老年医学学会烧创伤分会等牵头制订的多项创面修复科学科和人才标准，获得国家卫生健康委员会肯定并作为学科体系建设的参考标准，其特征如下：①通过有计划、有目标和科学的流行病学变化特征研究，来指导整个创面治疗学科建设。②基于中国是一个最大的发展中国家这一国情，在治疗需求大而整体发展水平和医疗投入有限的情况下，以最小投入获得最大的治疗效益。③根据流行病学变化特征和区域发展差异，建设不同形式的创面治疗中心以满足创面治疗需求。④以学术为牵引，推进产学研用一体化建设，最大限度把创面治疗适宜技术快速转换应用于患者治疗。⑤提倡多学科、多专业、一体化管理共同参与创面治疗，特别强调在创面专科医师指导下的，创面治疗专科护士（创面治疗师）积极参与的创面治疗体制等。

三、国家批准建立创面修复科

30 年来，中国创面修复团队在组织修复、再生医学和创面治疗等领域系统的工作，其目标就是要建立一个新的学科。这个学科是聚焦于体表各种创面治疗的专科，是一个与骨科、烧伤等专科平行的独立的三级学科。截至 2019 年初，专科建立的准备工作已经基本完成。

2019 年 3 月 10 日，在郑州召开的创面修复适宜技术丛书编写会上，我们开始动议正式向国家卫生健康委员会提出建立创面修复科的申请。4 月 29 日完成报告，并于 5 月 5 日以公函形式专送至国家卫生健康委员会，5 月 6 日即获得同意批示，标志着从国家卫生健康委员会层面建立创面修复科的工作正式开始。而后，中国老年医学学会烧创伤分会等组织起草了系列有关创面修复科建设标准和创面修复科从业人员资质等相关文件，在进一步修改完善后，提交国家卫生健康委员会相关部门作为参考标准。其间，国家卫生健康委员会向全国各级卫生管理部门、相关学会和协会等征求意见，专家组在充分论证和吸收反馈意见的基础上，正式向国家卫生健康委员会医政医管局提交了相关标准。2019 年 11 月 29 日国家卫生健康委员会正式批准建立创面修复科，12 月 2 日《国家卫生健康委员会办公厅关于加强体表慢性难愈合创面（溃疡）诊疗管理工作的通知》（国卫办医函〔2019〕865 号）正式对外公布。至此，创建具有中国特色的创面修复科的整个程序和过程正式完成。

2019 年底，建立创面修复科的愿望终于得以实现了。这是基于社会发展、疾病谱改变以及广大患者治疗需求而建立的新科室，是一个以人为本、以患者至上为目标建立的新专科，是一个全面落实习近平总书记“打赢脱贫攻坚战，解决因伤致贫，因伤返贫”（注：调查研究发现，创面患者大多数是贫困人群）的具体举措。

四、展望

创伤特别是创面治疗，尽管取得了重要阶段性成果，但它离满足国家重大需求和人民群众的期望还有较大的距离。目前面临的主要问题和下一步需要关注的关键领域如下。

1. 创面形成的主要病因及患者人群的改变　根据已经开展的 3 次系统创面流行病学调查结果显示，中国创面形成的主要病因已经出现由“以创伤为主”转变为“以疾病为主”

的新特征，并且出现中年人和老年人两个患者群体发病高峰，特别是老年患者明显增加。同时，糖尿病足已经成为中国人群体表慢性难愈合创面和非创伤性截肢的首要病因。这一创面流行病学变化“双高峰”特征，反映了由于中国人口老龄化和糖尿病发生率迅速增加带来的严重后果，老年创面和糖尿病足创面防控已经成为中国人体表慢性创面防控的主要任务。

2．进一步提高创面的总体治愈率　目前我国体表慢性难愈合创面的总体治愈率在 94% 左右，还有 6% 左右患者的创面采用目前的治疗方法仍然难以愈合。因此，攻克剩余的 6% 的难愈合创面，进一步提升创面的治愈率是一个新的挑战。

3．建立中国特色的创面修复学科体系需进一步规范化和标准化　如何进一步规范化和标准化建立中国特色的创面修复学科体系，仍然是一个重要任务。虽然国家卫生健康委员会已经批复同意在中国有条件的二级和三级医院建立针对各种体表慢性难愈合创面的治疗专科，但是对此举措，学术界还存在一些不同的认识，包括学科建立的必要性和与其他学科的关系等。建立创面修复科的活动虽然已在全国各地积极开展，但规范化与标准化需要进一步加强，目的是朝着建立一个真正独立和规范化的专科而努力。

4．进一步重视并处理好创面修复科内外的各种复杂关系　创面修复科与其他学科在学科认同与归属、专科能力提升以及内外关系处理等方面需要进一步重视。在没有对创面开展专科治疗以前，许多医院的门诊换药室承担了部分创面换药等工作，部分护士和伤口造口治疗师也涉及普通创面的换药处理等，这些创面处理措施对保护创面有一定作用，但还不是真正意义上的创面治疗。创面修复科的建立，形成了与其他专科共生与相互竞争的外部关系，同时在创面修复科的内部形成了在专科医师指导下，创面修复科护士积极参与的创面治疗新的模式。因此，如何处理好创面修复科内外的各种复杂关系需要进一步重视。

5．进一步强化创面治疗新技术的研发与快速转化应用　创面治疗是一个与新技术、新产品研发密切相关的学科，目前在中国创面治疗技术与产品研发体系中，真正具有原创性的除了生长因子治疗创面产品研发与应用外，其他先进治疗技术，包括负压治疗技术及产品、先进敷料等，基本上都是引进国外产品或改进相关产品。因此，创新创面治疗技术与产品研发和快速转化应用是一个新的挑战。

6．许多愈合创面的外观还没有达到患者期望的要求　人们常常提出“创伤和组织修复与再生新的目标是什么”此类问题，我认为新的目标就是要实现多种损伤组织在损伤部位的同步修复与再生，即使损伤组织恢复到损伤以前的解剖结构和功能状态，就像蝾螈能够生长出与损伤前完全相同的肢体一样，是一种完美的修复。这个目标是没有溃疡发生，没有瘢痕形成，是修复速度与质量的统一，是功能重建与心理康复的统一，是心灵美与外在美的统一。

参考文献

[1] 国家卫生健康委办公厅. 国家卫生健康委办公厅关于加强体表慢性难愈合创面（溃疡）诊疗管理工作的通知 [EB/OL].（2019-12-02）[2019-12-05]. http：//www.nhc.gov.cn/yzygj/s7659/201912/602716f0471944b8b63b0adabe4546df.shtml.

[2] Fu X，Sheng Z，Cherry GW，et al. Epidemiological study of chronic dermal ulcers in China [J]. Wound Repair Regen，1998，6（1）：21-27.

[3] Jiang Y，Huang S，Fu X，et al. Epidemiology of chronic cutaneous wounds in China [J]. Wound Repair Regen，2011，19（2）：181-188.

[4] 付小兵，陆树良，蒋建新，等. 创面治疗中心的建设势在必行 [J]. 中华创伤杂志，2009，25（9）：769-770.

[5] 付小兵，王正国，陆树良. 加强创面修复专科建设以促进专业化治疗 [J]. 中华烧伤杂志，2012，28（5）：321-322.

[6] 付小兵. 不忘初心、牢记使命，努力把创面修复科建设好发展好 [J]. 中华烧伤杂志，2020，36（1）：1-4.

[7] Fu X，Sun X，Li X，Sheng Z. Dedifferentiation of epidermal cells to stem cells in vivo [J]. Lancet，2001，358（9287）：1067-1068.

[8] Beardsley TM. Back to the future [J]. BioScience，2007，57（8）：643.

[9] Kørbling M，Estrov Z. Adult stem cells for tissue repair-a new therapeutic concept [J]. N Engl J Med，2003，349（6）：570-582.

[10] Jiang Y，Wang X，Xia L，et al. A cohort study of diabetic patients and diabetic foot ulceration patients in China [J]. Wound Repair Regen，2015，23（2）：222-230.

[11] 付小兵. 中国现代创伤修复学科建设的创新与发展 [J]. 中华创伤杂志，2019，35（9）：780-784.

[12] 付小兵，程飚. 再生康复医学：新需求，新融合，新方向 [J]. 中华烧伤杂志，2018，34（2）：65-68.

[13] 付小兵. 构建一个创面治疗学科体系：中国特色创面治疗中心建设20年的回顾与展望 [J]. 中华烧伤杂志，2018，34（12）：859-863.

[14] 杨云滨，付小兵，覃国强. 建立创面治疗中心的管理学探讨——（一）建立创面治疗中心的现实基础 [J]. 感染、炎症、修复，2011，12（2）：67-68.

[15] 杨云滨，付小兵，覃国强. 建立创面治疗中心的管理学探讨——（二）建立创面治疗中心的依据 [J]. 感染、炎症、修复，2011，12（3）：131-133.

［16］杨云滨，付小兵，覃国强．建立创面治疗中心的管理学探讨——（三）创面治疗中心的建设构想［J］．感染、炎症、修复，2011，12（4）：195-196．

［17］杨云滨，付小兵，覃国强．建立创面治疗中心的管理学探讨——（四）建立创面治疗中心的一些问题及解决办法［J］．感染、炎症、修复，2012，13（1）：3-5．

［18］马先，陶贵录，奥布力阿西木·牙库普，等．内窥镜联合造影检查在邻近体腔的慢性窦道创面诊疗中的临床获益研究［J］．中华烧伤杂志，2019，35（6）：441-445．

［19］姜玉峰，许樟荣，付小兵．整体观、系统观及多学科合作在糖尿病足诊治中的重要性［J］．感染、炎症、修复，2012，13（2）：67-69．

［20］谢挺．中国创面修复学科模式的探索与展望［J］．中华创伤杂志，2014，30（4）：289-290．

［21］付小兵．治疗创烧伤国家一类新药基因工程生长因子的研发与转化应用：主要历程与思索［J］．中华创伤杂志，2018，34（12）：1057-1061．

［22］XB Fu，ZY Shen，YL Chen，et al．Randomized placebo-controlled trial of use of topical recombinant bovine basic fibroblast growth factor for second-degree burns［J］．Lancet，1998，352：1661-1664．

［23］付小兵．创伤烧伤创面处理：新技术如何转化应用到临床？［J］．中国医药科学，2014，4（1）：4-5．

［24］付小兵．如何在中国建立规范化的体表慢性难愈合创面防控培训与教育体系：我们的初步实践与体会［J］．感染、炎症、修复，2019，20（1）：23-26．

3 论医养结合的发展趋势

陈运奇　杨庭树　侯惠如

医养结合是近年来全国上下的热门话题。自2011年“医养结合”的概念被率先提出至今，已得到社会广泛认同。尤其是习近平总书记在党的十九大报告中提出“推进医养结合，加快老龄事业和产业发展”的要求之后，全国健康领域更是加深、加快了对医养结合的研究、实践和探索。中国老年医学学会为此成立了“医养结合管理部”和“医养结合促进委员会”，并派专人负责，开展了大量医养结合相关工作，积累了丰富的经验，也取得了一系列理论和实践方面的成绩。通过研究，我们认为医养结合将会朝以下方面发展。

一、以医养结合为特色的“全民健康”模式，将成为今后健康中国建设研究和实践探索的重大课题

习总书记指出，“没有全民健康，就没有全面小康”。换句话说，没有实现“全民健康”，也就不能说实现了“全面小康”。没有全国各地实现的“全民健康市”“全民健康县”的叠加，也就没有“健康中国”的实现。

我们在认真研究实践医养结合的同时，在全国多个地区探索了以县区为单位的全民健康模式的试点，获得了初步成果，其基本特征如下。

1．建立以医养结合为特色的覆盖全县城乡的老年健康服务体系　即以现有县－乡（镇）－村医疗机构为依托，旁边建立县－乡（镇）－村养老机构，共同构成医养结合服务体系，并通过“互联网+”，使全县各级医、养机构互联互通，信息共享。

2．建立覆盖全县城乡的全民健康管理服务体系　依托医养结合服务体系，建立覆盖全县城乡的全民健康管理服务体系，为县域内全体居民进行定期健康体检、健康评估和健康维护（中医药健康服务）。并通过“互联网＋医疗健康”形成健康医疗大数据中心和应用平

台，实现高效快捷的线上管理，线下服务。

3. 建立配套的、有中医药特色的自然医学康复机构　依托县－乡（镇）－村医养结合机构，建立配套的、有中医药特色的自然医学康复机构，以治未病、疗慢病、促康复、抗衰老为主要任务，使辖区内居民所患的常见病、慢性病得到有效防治，提高广大人民群众健康水平。

4. 建立高端医养旅居一体化的颐养中心　具备条件的市县，还可以在风景区建立高端医养旅居一体化的颐养中心，为全国活力老人和亚健康人群服务。在城市中心区域也可以鼓励部分大医院创办养老院，即建立医养结合的"院中院"模式，以满足高龄、高危和失能、半失能老人的需求。在中草药和有机食品资源丰富的地区，还可对其进行大力挖掘开发，不仅为全国人民增加医疗保健和健康食品资源，还能提高本地居民致富水平。

上述模式，实际上是"区域化医养结合模式"和"院中院""风景区"医养结合模式的综合方案，是政府资源和社会资源的整合，是国家卫生健康委员会和民政部门监督职能的创新，可实现县域内居民的全覆盖和效益的最大化。所以我们认为以这种医养结合为特色的"全民健康"模式，将会是实现健康中国建设的有效途径之一，成为健康中国建设研究实践和探索的重大课题。

二、医养结合机构，将逐步取代传统养老院，成为未来社会医疗保健主要机构之一

我国现行的医养机构有以下特征：①公立的市－县－乡（镇）级养老院设施普遍健全，由民政部门主管、政府拨款，收住的都是孤寡老人。虽然免费收养，但大多只管吃住，没有健康服务。②民营养老机构较多，多分布在大城市社区，收住的以高龄、高危和失能半失能老人为主。由于医疗条件不足，大多不受老人欢迎，子女也不放心，导致收住率不高。据调查，全国60%以上的民营养老机构呈亏损状态。③县－乡（镇）－村公立医疗机构，设施普遍比较健全，但患者大多流向大城市的三级医院，不仅县级医院"吃不饱"，乡（镇）卫生院和村卫生室更是门可罗雀，普遍经营困难，靠国家养着。全国已发生多起乡医和村医集体辞职事件，且县－乡－村养老机构则普遍缺少医疗服务，社区和农村的老年慢性疾病患者更无人问津。

通过研究与实践证明，广大农村居民有广泛的医养需求，也有巨大的市场效益。只要在体制上稍作改革，机制上稍有创新，就可以有效甚至完美地解决好广大农村老年人群的健康养老问题。如依托县－乡－村医疗机构，在旁建立养老机构，就可以解决养老机构的医疗问题；三级医院旁建立养老机构，就可以解决高龄、高危和失能半失能老人的医疗问题；在风景区建立医院、养老院、健康管理中心三位一体化的颐养中心，就能为活力老人

和亚健康人群提供十分理想的医养旅居服务问题。医疗机构体系在国家卫生健康委员会领导下，抓好急病、重病、传染病的治疗工作；养老机构体系在民政部门领导下工作，依法托管给民营养老企业，与医疗机构合作形成医养结合服务体系，实现居民全覆盖。

养老机构要以健康为中心，建立完善的健康管理系统，主要任务是治未病、治慢病、促康复、抗衰老，而不仅是生活照料。基层的医养结合机构和风景区的医养结合机构，均可依标准改成医养院，可以像医院一样，通过等级评定，分出一、二、三级医养院，使其逐步发展成为新时代医疗保健的主要支柱机构之一；逐步由医养院取代传统养老院，成为我国医疗卫生事业发展至今与医疗机构平行的新时代标志性机构。

三、医养结合服务的广泛应用，将强力推动中医药的快速发展，成为“重塑中医”的主要途征

医养结合服务的主要任务是“治未病，疗慢病，促康复，抗衰老”，主要内容是中医药特色的健康服务（健康修复）。要发挥中医药在健康中国建设中的独特优势，尤其是在常见病、多发病和慢性病防治中的独特作用，在治未病中的主导作用，在重大疾病治疗中的协同作用和在疾病康复中的核心作用。这五个作用集中体现了中医药对人民健康的重大意义。尤其按照国家要求，要推动中医药特色健康服务进医院、进养老院、进社区、进乡村、进家庭，无疑给中医药的应用和发展提供了十分广阔的天地。

中医药是我国几千年历史面向大自然不断认识研究总结出来的医疗保健养生之道。它凝聚着深邃的哲学智慧和丰富的临床经验，是人类从健康的角度，依“天人合一”的思想，对地球万物规律性的认识，是自然医学的发展和升华。随着健康中国建设的不断深入，健康产业的快速发展，中医药的广泛应用及相关医疗保健成果和产品问世，将极大地丰富世界健康医学事业，为中西医结合和医养结合找到最佳的途径和模式，为人民健康做出更大贡献。

四、未来超级健康产业家，将主要来自以“区域化医养结合模式”为基础，以“院中院”和“风景区”医养结合模式为支撑的健康产业发展之路

目前全国范围内，优秀的健康产业家还相对较少。相反，投资巨大的健康产业，不论是传统的养老院，还是新式的医养结合机构，都步履维艰。传统养老院入住率不高的根本原因是缺医少养，只管吃住，简单生活照料，无法满足老年人的日常生活需求。新式的医养结合养老机构或颐养机构，由于对服务人群定位不准确，建设目标定位不准，自创品牌定位不准，导致入住人数减少，经济效益低下。定位不准，将必然影响发展。

通过研究与实践发现，目前国内从事健康产业的人员，普遍缺少对健康产业发展规律性的认识，忽略了广大农村、基层社区的养老市场和人民群众十分迫切的医养需求，不愿投资农村养老和基层社区的医养事业。也有一些有志于健康产业的企业家，在风景区投资数十亿元，开办具有上千床位的医院、养老院，并配有老年大学和文化活动中心和周边的高端养老社区，条件环境非常好，但忽视了地点偏远、交通不便的现实，过重地突出医疗，结果收效甚微。还有部分金融企业涉足养老行业，投资巨大，入住率也不错，但投资与产出的比值并不高。凡此种种，究其根本原因，都是未找到适合健康产业快速发展的规律和方法。

通过学会十年来的不断研究探索与实践，以我们初步找到了健康产业快速发展的方向。未来的超级健康产业家，将主要来自以“区域化医养结合模式”为基础，“院中院”和“风景区”医养结合模式为支撑的健康产业发展方向。

“区域化医养结合模式”需要在政府主导下，以“按辖区，呈体系，新机制，全覆盖”的模式来建设，服务辖区内 90% 以上的人民群众。承载的是政府职能和担当。不仅投资少（不需要投资医疗机构）、效益快，而且还有多种健康产品高附加值，是多方共赢的模式，更有利于提高广大人民群众的健康水平。“院中院”和“风景区”医养结合模式投资巨大，效益回收慢，但是作为重要的补充和技术，专家的支撑非常重要，可以解决中高端人群的养老需求。尤其是在城市中心区三级医院旁建“院中院”养老院，确实能够解决高龄、高危和失能半失能老人的养老医疗问题，很受城市中高端老人欢迎。需要指出的是，“风景区”医养结合机构所需投资大，若定位不准，风险很大。它的主要服务人群应是全国活力老人和亚健康人群，主要任务是治未病、疗慢病、促康复、抗衰老；核心力是中医药特色健康维护服务，即以专科或专病为特色的品牌。还需要引入健康管理，利用“互联网 + 医疗健康”技术，实行线上管理，线下服务，从而实施全生命周期的健康管理和大数据应用。如此才能实现理想的全国健康养老，满足“全民健康”的要求。

参考文献

[1] 杨庭树. 我国医养结合现状与思考［J］. 中华保健医学杂志，2017，19（1）：1-4.

[2] 隋雨荧，阮云军，吴赛珠. 医养结合养老模式研究进展及我国现状［J］. 中华保健医学杂志，2019，21（3）：287-289.

[3] 吴国玖. 加快发展老龄金融产业和积极应对老龄化浪潮［J］. 人口与计划生育，2016. 24（9）：24-26.

[4] 秦迪. 我国医养结合的研究热点与进展——基于 citespace 的可视化分析［J］. 劳动保障世界，2019，535（15）：29-31，33.

4 老年衰弱综合征研究进展

陈　彪　马丽娜

目前，人口老龄化已经成为我国面临的一个极为严峻的挑战。衰弱（frailty）老年人对急性疾病等应激的应对能力降低，发生跌倒、失能和死亡的风险增加。在现代老年医学理论和临床实践中，对衰弱的关注已成为共识。我国的衰弱研究主要集中于衰弱的评估方法，而国外许多临床学科已将衰弱应用于老年人的临床治疗决策。对最易感老年人进行照护及管理是老年医学实践的核心，因此在老年人群中衰弱的防治非常重要。本文对我国老年人群衰弱综合征的研究进展进行总结。

一、衰弱的定义和临床意义

衰弱是指一种常见的老年综合征，是由于增龄、退行性改变和慢性疾病等引起的机体易损性增加，其核心是老年人生理储备功能降低，外界较小的刺激即可引起负性临床事件。高龄、营养不良、共病、抑郁等均与衰弱有关。衰弱最常见的定义是年龄相关的生物学综合征，是一种即将要发生的健康和功能状态恶化的状况，个体对内源性如感染或外源性打击如环境改变的易损性升高，失能、独立性丧失、住院和死亡等不良结局增加。

衰弱能够预测临床不良预后，衰弱老人住院时间延长、病后恢复慢、发生跌倒、谵妄、认知障碍、压疮、失能及死亡风险增加等。美国国立卫生院老年研究所（National Institute on Aging，NIA）衰弱专家工作组阐述了衰弱在外科实践中的一些应用，包括术前评估手术风险和决策制订、麻醉风险的评估和麻醉方案的制订、围手术期谵妄预防及干预策略制订等。衰弱还可作为亚专科风险评估工具，协助制定有针对性的管理策略。干预和管理衰弱可降低失能发生风险，节省医疗费用，为临床决策者提供了成本效益。

二、衰弱领域国外研究现状

（一）衰弱定义的发展历程

1992 年，美国 Fried 教授等举办了 NIA 衰弱工作组会议，认为衰弱是一种生理储备功能降低的独特的临床综合征，并且具有潜在生理基础和表型变化如能量障碍、多系统动态变化等；1998 年，Fried 和 Walston 教授等提出了衰弱循环（cycle of frailty）假说，步速减慢、肌力减弱、疲乏、体力活动减少和体重下降 5 种表现相互作用形成一个恶性循环，均与能量失衡有关；2001 年，Fried 和 Walston 教授等提出了衰弱表型（frailty phenotype），Walston 教授等提出了生物学基础的衰弱发生机制假说，加拿大 Rockwood 教授等提出了衰弱指数（frailty index，FI）模型；2013 年，国际老年学和老年病学协会将衰弱定义为强度降低和生理功能障碍，增加了个体对依赖性、脆弱性和死亡的敏感性。

（二）三种不同的衰弱概念

1. Fried 表型衰弱　最常用的衰弱概念之一，由 Fried 和 Walston 提出，即具有生物学基础的一种临床综合征，涉及多种发病机制及风险因素，核心为生理储备功能的降低和多系统失调，导致失能、跌倒、生活自理能力下降、住院、谵妄和恢复缓慢等。这个概念促使衰弱循环假说的出现，认为疾病状态、衰老和应激导致螺旋式衰退，肌少症和营养不良是该循环的组成部分，失能和合并症与衰弱相关但又有所不同。

2. Rockwood 累计缺陷衰弱　由 Rockwood 教授及其同事提出，即衰弱是由缺陷累积造成的，个人具有的健康缺陷越多就越衰弱。FI 为个体在某一时间点存在的缺陷数量与总量的比值。FI 得分越高代表越衰弱，适合在为不同目的和目标构建的数据库回顾分析及卫生经济分析等以及使用电子病历信息进行死亡风险评估。这个概念中，认为失能和合并症是衰弱的组成部分，而并非由衰弱引起的相关但又独立的实体。

3. 多维综合征衰弱　衰弱涉及躯体、心理和社会方面，包括躯体功能、营养状况、心理健康、认知功能和社会因素等。这种多维综合征与“内在能力”的概念一致。内在能力（intrinsic capacity）是世界卫生组织（World Health Organization，WHO）在《关于老龄化与健康的全球报告》中提出的，主要关注运动、活力、认知、心理和感官五个领域。

（三）衰弱病因学研究中不断发现新的生物学标志物

预防衰弱和保持健壮是减缓老年人功能下降的关键，对衰弱发病机制的了解将有助于制订有针对性的干预措施。老年人衰弱的发病机制尚不明确，国外人群队列和观察性研究在表型衰弱的生物学特征方面取得了进展。多系统调节及功能失调是衰弱发生的重要途径，主要表现在内分泌改变、慢性炎症和免疫系统失调、线粒体功能障碍、氧化应激损伤等。

（四）国外衰弱干预研究的进展及指南推荐

1. 运动和营养干预　2019 年国际衰弱与肌肉减少症研究会议（International Conference of Frailty and Sarcopenia Research，ICFSR）工作组发布了生理衰弱识别和管理的国际临床实践指南，推荐为衰弱老年人提供多成分锻炼计划，强烈推荐具有渐进式、抵抗训练成分的锻炼。体重减轻、营养不良需考虑补充蛋白质 / 热量，同时配合锻炼。锻炼与营养干预相结合可提高步速和握力。

2. 药物治疗　目前尚无足够的证据表明药物干预的有效性，目前欧洲药品管理局和食品药品监督管理局都不认为衰弱是批准药物的可接受条件。除非存在维生素 D 缺乏症，否则不推荐补充维生素 D 来治疗衰弱。

3. 针对衰弱老人的综合照护计划　系统地管理多重用药、肌少症、体重减轻的可治疗原因以及疲乏的原因如抑郁、贫血、低血压、甲状腺功能低下和维生素 B_{12} 缺乏等。应评估是否存在视力和听力障碍。对有跌倒风险的老年人应注意直立性低血压和晕厥。

三、我国大陆地区衰弱领域的研究现状

（一）我国衰弱研究起步晚，但衰弱评估工具的研究取得迅速发展

1. 在中国老年人群中验证 Fried 衰弱表型评估方法和累积缺损衰弱指数（clinical deficits frailty index，FI-CD）　Fried 衰弱表型的提出基于欧美人群，步速减慢、肌力减弱和低体能的截点值为自然人群中最低的 20%，但欧美标准不适用于中国老年人，并且低体能维度在中国人群缺少量化的指标。目前国内有数个老年队列，例如北京老龄化多维纵向调查队列（Beijing Longitudinal Study of Aging，BLSA）、中国健康与养老追踪调查队列（The China Health and Retirement Survey，CHARLS）、BLSA Ⅱ、中国老年健康影响因素跟踪调查（Chinese Longitudinal Healthy Longevity Survey，CLHL）、如皋长寿和衰老研究（Rugao Longevity and Aging Study，RuLAS）、中国老年健康综合评估研究（China Comprehensive Geriatric Assessment Study，CCGAS）及西部健康与衰老趋势研究（West China Health and Aging Trend Study，WCHAT）等。在近 2 ~ 3 年，我国学者通过利用以上国内大样本的流行病学调查数据，验证了衰弱表型评估方法和 FI，提供了我国老年人步速和肌力的截点，并且开发了适用于国人的基于老年综合评估的衰弱指数法（frailty index derived from CGA，CGA-FI）。通过 BLSA 队列开发的低体能维度的评估量表——中国老年人闲暇时间体力活动问卷（physical activity questionnaire，PAQ）量表，解决了目前尚无针对中国老年人研发的衰弱低体能维度缺乏评估量表的困境，BLSA-PAQ 已被证实对死亡具有预测作用。

2．建立了衰弱快速筛查方法　衰弱筛查问卷（Frailty Screening Questionnaire，FSQ）是针对中国老年人研发的基于 Fried 衰弱表型的自我报告式评估工具，先后在 BLSA 和 CHARLS 人群中进行了验证，FSQ 评分与较差的躯体功能及死亡相关。由于其操作简单快速，FSQ 已用于医院急诊就诊老年人快速评估、老年科入院患者快速综合评估及老年人围手术期评估等。

（二）我国老年人衰弱流行病学研究进展

1．采用衰弱表型定义的衰弱　CHARLS 研究显示，我国 60 岁以上社区老年人衰弱和认知衰弱（cognitive frailty）的患病率为 7.0% 和 1.6%，CCGAS 显示我国 60 岁以上社区老年人衰弱和认知衰弱标化患病率分别为 8.8% 和 2.0%。RuLAS 研究显示 70 岁以上老年人衰弱和认知衰弱患病率分别为 9.5% 和 2.6%。WCHAT 研究显示 60 岁以上西部社区老年人认知衰弱患病率为 2.9%。

2．采用 FI 定义的衰弱　一项纳入 512 723 例中国人群的 10 年随访研究发现，FI 每增加 0.1，全因死亡率增加 1.68 倍。BLSA Ⅱ发现，65 岁以上社区居住老年人衰弱标化患病率和年发病率分别为 15.0% 和 16.0%。CCGAS 采用 CGA-FI 对全国 7 个省市 60 岁及以上老年人进行调查发现，我国社区老年人衰弱和认知衰弱的标化患病率为分别为 9.9% 和 2.7%。

（三）衰弱生物学标志物和衰弱防治研究取得初步进展

近年来，我国学者初步发现中国老年人中外周血慢性炎症指标（白介素 -6）、脂肪细胞因子（脂连蛋白、丝氨酸蛋白酶抑制剂）、胰岛素信号通路相关分子（胰岛素样生长因子 -1）、沉默信息调节因子 2 相关酶 1（SIRT1）、β_2- 微球蛋白、KLOTHO 基因 G-395A 位点多态性及尿液中 8- 氧化鸟苷等与衰弱有关。

我国设计严谨的衰弱防治随机对照研究（randomized controlled trial，RCT）几乎为零。最近一项对衰弱老年人进行营养干预治疗的多中心研究结果显示，补充乳清蛋白联合抗阻力训练 12 周，较单纯抗阻力训练肌肉功能改善更为明显。对北京社区老年人进行综合照护能够改善人群的衰弱状态和内在能力。

四、国内科研机构在衰弱领域的研究进展举例

近年来国内科研机构在衰弱领域取得了一系列研究进展，尤其是北京医院、中国人民解放军总医院、四川大学华西医院、复旦大学附属华山医院、中南大学湘雅医院和首都医科大学宣武医院六家国家老年疾病临床研究中心。以下以首都医科大学宣武医院为例进行介绍。

（一）建立衰弱评估方法，利用流行病学抽样调查和随访数据报道北京和我国大陆地区老年人衰弱的流行病学数据

建立了适用于中国老年人衰弱评估的闲暇时间体力活动问卷 BLSA-PAQ、目前唯一的中国老年人群原创生理衰弱评估工具（FSQ 量表）和社会衰弱（social frailty）评估工具（HALFT 量表）。在衰弱快速筛查工具 FSQ 基础上提出的衰弱评估两步法模型，为临床医生提供了在社区和临床中早期识别和管理衰弱的策略。通过在全国 7 省市采用统一的 CGA 方法提供我国老年人衰弱的流行病学情况，报道中国老年高血压患者衰弱的流行病学情况及对长期预后的影响，并首次报道我国认知衰弱的流行病学情况；CGA-FI 衰弱评估方法在全国六大地区 1 万例老年人中推广应用。对北京城乡老年人开展多水平抽样调查，建立了一万余名 55 岁以上中老年人前瞻性老年健康数据库，提供了北京地区老年人衰弱的患病率和发病率数据。

（二）衰弱的干预研究和生物学标志物

对于社区老年人，研发了社区老年健康和医疗管理系统（Community Geriatric Health and Medical Management Programs，CGHMP），利用 CGHMP 建立北京老年综合照护医疗服务模式，通过对北京社区大样本老年人进行 1 年的老年综合照护干预后，发现干预组人群的衰弱状态改善，内在能力提高。牵头“ICOPE 多中心研究 – 中国老年人内在能力调查（China Aging Resilience and Intrinsic Capacity Study，CARICS）”，全国 40 余家单位共同参与；在国际上首次验证了 WHO 内在能力筛查工具在老年人群中的适用性。对于住院老年人，开展了高龄老年人术前评估多学科干预研究（Aged Patient Perioperative Longitudinal Evaluation-Multidisciplinary Clinical Research，APPLE-MDT）。生物学标志物方面，已初步发现衰弱老年人外周血慢性炎症指标、脂肪细胞因子、SIRT1 等的变化，并发现血清肿瘤坏死因子 α 受体 1、B 型脑钠肽等可能与内在能力下降相关。

（三）与国际衰弱顶级研究机构合作，开展衰弱国际合作研究

与美国约翰斯·霍普金斯大学合作项目的建立，并获北京市自然科学基金资助合作进行“基于线粒体能量代谢通路的衰弱生物学预测模型研究”；与 WHO 合作进行“中国老年人综合照护（ICOPE-China）研究”；同时与加拿大达尔豪西大学及法国图卢兹大学等亦有合作。

（四）参与制定管理、预防与治疗衰弱的国际指南

参与制定《2017 亚太临床实践指南：衰弱的管理》，为亚太地区老年人衰弱的筛查、评估和管理提供了循证指导建议。

（五）国际衰弱会议发言，举办国际衰弱论坛，扩大国际影响力

衰弱研究成果已经在老年及衰弱研究的权威会议如国际老年学与老年医学会议、国际衰弱与肌少症大会、美国老年医学会、美国老年医学学会、亚洲衰弱与肌少症大会、中国国际衰弱大会等进行发布及阐述，得到了国外学者的关注和认可。与 WHO 衰弱临床研究及老年人培训合作中心联合举办的中国国际衰弱大会已经成为亚洲地区衰弱领域的重要会议，具有了一定的国际影响力。

五、总结

衰弱是一种与不良健康结局的发展高度相关的老年综合征，虽然迄今仍无诊断金标准，但在老年人群中对衰弱的识别、预防、治疗和管理日益重要。近年来，我国在老年衰弱综合征领域的研究取得了飞速发展，随着对衰弱发病机制方面研究的不断深入及多学科干预 RCT 的进展，未来对衰弱将出现更有针对性和个性化的管理策略。

参考文献

［1］Fried LP，Tangen CM，Walston J，et al．Frailty in Older Adults：Evidence for a Phenotype［J］．J Gerontol A Biol Sci Med Sci，2001，56：146-157.

［2］Cesari M，Araujo De Carvalho I，Amuthavalli Thiyagarajan J，et al．Evidence for the Domains Supporting the Construct of Intrinsic Capacity［J］．J Gerontol A Biol Sci Med Sci，2018，73：1653-1660.

［3］Wu C，Smit E，Xue QL，et al．Prevalence and Correlates of Frailty among Community-Dwelling Chinese Older Adults：The China Health and Retirement Longitudinal Study［J］．J Gerontol A Biol Sci Med Sci．2018，73：102-108.

［4］Ma L，Zhang L，Zhang Y，et al．Cognitive Frailty in China：Results from China Comprehensive Geriatric Assessment Study［J］．Front Med，2017，4：174.

［5］Ma L，Wang J，Tang Z，et al．Simple Physical Activity Index Predicts Prognosis in Older Adults：Beijing Longitudinal Study of Aging［J］．J Nutr Health Aging，2018，22：854-860.

［6］Yu P，Song X，Shi J，et al．Frailty and survival of older Chinese adults in urban and rural areas：Results from the Beijing Longitudinal Study of Aging［J］．Arch Gerontol Geriatr，2012，54：3-8.

［7］Ma L，Zhang L，Tang Z，et al．Use of the frailty index in evaluating the prognosis of older people in Beijing：A cohort study with an 8-year follow-up［J］．Arch Gerontol Geriatr，2016，64：172-177.

［8］Ma L，Tang Z，Zhang L，et al．Prevalence of Frailty and Associated Factors in the Community-

Dwelling Population of China [J]. J Am Geriatr Soc，2018，66：559-564.

[9] Ma L，Tang Z，Chan P，et al. Novel Frailty Screening Questionnaire（FSQ）Predicts 8-Year Mortality in Older Adults in China [J]. J Frailty Aging，2019，8：33-38.

[10] Ma L，Sha G，Zhang Y，et al. Elevated serum IL-6 and adiponectin levels are associated with frailty and physical function in Chinese older adults [J]. Clin Interv Aging，2018，13：2013-2020.

[11] Ma Y，Li X，Pan Y，et al. Cognitive frailty and falls in Chinese elderly people：a population-based longitudinal study [J]. Eur J Neurol，2020，28（2）：381-388.

[12] Ma L，Zhang L，Sun F，et al. Cognitive function in Prefrail and frail community-dwelling older adults in China [J]. BMC Geriatr，2019，19：53.

[13] Zheng Z，Guan S，Ding H，et al. Prevalence and Incidence of Frailty in Community-Dwelling Older People：Beijing Longitudinal Study of Aging Ⅱ [J]. J Am Geriatr Soc，2016，64：1281-1286.

[14] Kang L，Gao Y，Liu X，et al. Effects of whey protein nutritional supplement on muscle function among community-dwelling frail older people：A multicenter study in China [J]. Arch Gerontol Geriatr，2019，83：7-12.

[15] Ge M，Zhang Y，Zhao W，et al. Prevalence and Its Associated Factors of Physical Frailty and Cognitive Impairment：Findings from the West China Health and Aging Trend Study（WCHAT）[J]. J Nutr Health Aging，2020，24：525-533.

[16] Ma L，Sun F，Tang Z. Social Frailty is Associated with Physical Functioning，Cognition，and Depression，and Predicts Mortality [J]. J Nutr Health Aging，2018：1-7.

[17] Fan J，Yu C，Guo Y，et al. Frailty index and all-cause and cause-specific mortality in Chinese adults：a prospective cohort study. [J]. Lancet Public Health，2020，5：e650-e660.

[18] Ma L，Niu H，Sha G，et al. Serum SIRT1 is Associated with Frailty and Adipokines in Older Adults [J]. J Nutr Health Aging，2019，23：246-250.

[19] Ma L，Chhetri JK，Zhang Y，et al. Integrated Care for Older People（ICOPE）Screening Tool for Measuring Intrinsic Capacity：Preliminary Findings from ICOPE Pilot in China [J]. Front Med（Lausanne），2020，7：576079.

[20] 马丽娜，陈彪. 老年人衰弱综合征的研究现状及发展趋势 [J]. 中华老年医学杂志，2020，39：369-372.

5 重视老年健康管理，推进健康老龄化国家战略

曾　强

一、人口老龄化现状和发展趋势

（一）人口老龄化的现状

人口老龄化是 21 世纪全球面临的最严峻问题之一，世界各地老年人口所占比例和绝对数量都在急剧增加，2015—2050 年，全球 60 岁及以上人口数将从 9 亿增加到 20 亿，预计到 2050 年，80% 的老年人将生活在低收入和中等收入国家。我国从 1999 年起进入老龄化社会，截至 2018 年，我国 60 岁及以上人口达 2.5 亿人，占我国总人口的 17.9%，而 65 岁及以上人口达 1.7 亿人，占 11.9%。人口老龄化趋势不可逆转。中国是世界上老年人口最多的国家，中国人口老龄化关系到全球人口老龄化的发展进程。人口老龄化给中国的经济、社会、政治、文化、科技等方面的发展带来了深刻影响，庞大的老年群体在养老、医疗、社会服务等方面的需求压力越来越大。

（二）人口老龄化的发展趋势

联合国早在 20 世纪 70 年代就提出“健康老龄化”的目标，指发展和维护老年健康生活所需功能发挥的过程。这一定义将老龄化看成一个动态发展的过程，实现路径可能包括健康的身体、平和的心态以及面对逐渐衰老的身体机能，如何适应社会交往的能力，如何应对人口老龄化可能带来的一系列经济、社会问题，采取哪种老年健康服务模式以满足老年人不断增加的健康需求等，对此世界各国均进行了积极探索。

健康老龄化的实质在于促进老年人与社会的融合。一方面强调通过社会的支持，提高老年人生活质量；另一方面强调促使老年人主动积极地参与社会各项活动，推动健康老龄

化社会的实现。健康老龄化要求老年人“老有所养、老有所依、老有所教、老有所乐、老有所学和老有所为”，要科学看待人口老龄化的发展进程，全面建立有利于老年健康事业发展的政策体系。为了积极参与全球健康治理、履行2030年可持续发展议程国际承诺，我国发布的《“健康中国2030”规划纲要》，阐明了促进健康老龄化的具体措施，包括：①推进老年医疗卫生服务体系建设，加强常见病、慢性病的健康管理和健康促进；②推动医养结合发展，鼓励社会力量积极参与，促进老年人预防、诊疗、康复、临终关怀等医疗服务与居家、社区和机构提供的养老服务的有机结合；③推动开展老年心理健康与关怀服务；④推动长期照护服务发展，针对不同经济水平和健康水平的老人建立多层次长期护理保障制度；⑤实现老年基本药物可及性的覆盖，加强老年健康管理，促进老年人身心健康，开拓一条中国特色健康老龄化路径，为世界步入“未富先老”之列的国家提供中国智慧与中国经验，最终实现积极健康的老龄化。

二、积极健康老龄化存在的问题

（一）老年共病及老年综合征问题突出

1. 老年病患的特征　目前我国老年人口的病患特征可以总结为以下“五化”：首先是“高龄化”。80岁及以上高龄老年人在老年人口总量中的比重逐年增加且增速加快。其次是“慢病化”。高血压等心血管疾病、脑卒中、糖尿病、慢性阻塞性肺疾病等，是危害我国老年人健康的最常见慢性疾病。再次是“失能化”。截至2016年底，失能老年人数达到4063万人，占老年人口的18.3%。失能不但使老年生活质量下降，还将诱发跌倒风险，导致住院天数、费用及死亡率增加。复次是“失智化”。患有阿尔茨海默病老人的认知和心理问题，将严重影响到患者及其家庭的生活质量和健康。最后是“空巢化”，这已经成为一个社会问题。目前我国城市和农村空巢家庭的增加也令老年健康的照护问题变得更为严峻。

2. 老年综合征的问题　老年人慢病最大的特点是多种疾病共存。据中国人民解放军总医院国家老年疾病临床医学研究中心针对全国临床多中心的调查显示：2008—2017年，恶性肿瘤、高血压性心脏病、糖尿病、脑血管病是居前五位的老年住院患者的主要疾病，而老年住院患者的共病比例高达91.36%，使用多重用药的比例为43.8%。老年共病和多重用药的现状增加了老年急危重症救治的复杂性和矛盾性，它们相互叠加或掩盖病情，导致诊断和治疗困难，同时多脏器功能受损和功能衰竭的风险显著增高，此外，在社区慢病防控中，老年综合征问题更为突出，如衰弱，跌倒、尿失禁、谵妄、晕厥、疼痛、睡眠障碍、老年帕金森综合征等，亟须提高跨学科团队的诊疗能力和老年共病的防治水平。

（二）老年失能、认知障碍增加老年疾病负担

老年的失能、半失能问题不仅是医疗问题，也给全社会带来沉重负担。衰弱是引起失能最常见的危险因素，衰弱与失能、共病可相互恶化，导致老年人失能、跌倒风险增加，心脑血管事件及死亡风险增加。同时，老年认知障碍患病率也随着年龄的增长而逐年增高，早期识别失能、失智风险并及时进行医疗干预，将有助于延缓衰弱、失能，可以提高老年人生活质量、改善慢病的救治效果，减少医疗费用。

（三）社会支持不足和中长期照护标准机制不健全

中国老龄化速度在加快，而却并非“健康”的老龄化，如高血压、脑卒中、糖尿病、慢性阻塞性肺疾病等是危害我国老年人健康的常见慢性病；面对我国老年人寿命延长、功能下降且慢病、共病高发这一鲜明特色，单纯养老已不适应中国国情，中、长期医疗照护已成为老龄化社会的刚性需求。然而目前我国专业老年照护人员严重匮乏，中长期照护体系标准机制不健全，尤其是为患有慢性疾病的老年人提供的非正式照护服务，尚具有很大的局限性，大多数患有多重疾患且不能完成日常生活活动的老年人，仍需要依靠无任何医疗常识的子女、配偶或保姆进行照护。无论在各级医院还是基层养老机构，老年医疗照护人才及具有安宁疗护技能的专业人才缺口甚大，严重影响慢病管理决策的实施。

（四）老年人心理健康问题严峻

目前，老年抑郁症已被认为正在成为仅次于癌症的危害我国老人生命的第二大杀手。随着老龄化的日渐加深，老人认知和情绪障碍现象日益突出。社会在飞速发展、生活节奏在不断加快，老年人的总体社会适应状况却并不乐观，在经济适应、日常生活适应、人际关系适应、心理适应等各层面均有不同程度的不足。

（五）老年人肥胖、肌少症和营养不良问题

相对成年及成年之前，老年期的人体成分会发生很大变化。研究发现，年龄对体重和 BMI 的影响，随年龄不同而不同。无论男女，随着年龄增加，去脂体重都会发生明显减少且减少的主要成分是肌肉，即“肌少症”。因此，老年人更显肥胖，且更易发生中心型肥胖。

身体不活动，能量代谢率低是引起老年肥胖的主要原因。老年肥胖者患有高脂血症、脂肪肝、糖尿病的发病率远远超过非肥胖者的患病率。体重在老年人的医学评估和治疗中功能状况非常关键。尽管体重过轻是骨折发生的危险因素，但研究显示，关节和骨折与肥胖有密切关系，腰围与睡眠呼吸障碍的发生也有关系。即使在充足的营养和能量摄入的情况下，老年人的营养状况也会受到营养代谢（如吸收、分配、储存、利用和排泄）、药

物－营养相互作用或改变的营养需求的挑战，老年人更倾向营养不良。

三、老年人群健康干预和管理建议

（一）推广老年健康管理新模式

1．老年健康管理的内容　老年健康管理是以预防和控制老年疾病发生与发展、提高生命质量为目的，针对老年人群体及个体进行生活方式相关危险因素的干预及慢病防治，是实现中国健康老龄化的关键；以老年综合评估为核心思想，以早期筛查、信息管理、康复辅具开发为技术平台，从疾病、体能、认知、心理、社会支持多层面全面关注老年健康问题；以注重疾病的早期预防和功能康复，以及提供终身、持续的健康服务为管理目标。未来对于老年健康管理的目标需要改变，不仅要关注传统的死亡率、致残率、再住院风险，更要关注传统预后指标与总体疾病负担。这就需要建立诊疗决策对远期预后的评估模型，制订老年健康管理政策、开展老年医学研究和医疗照护质量评价。老年人的综合评估包括老年人的健康状态、功能储备、独立生活能力和认知功能评价等，老年人通过年度健康体检和周期性健康筛查，能及时、实时了解自身的健康状况，通过专业评估量表完成的对老年人认知功能、生活自理能力评估、防止跌倒、骨质疏松的评估、肌肉减少症、活动与安全评估、生活质量等老年人生活能力进行专业的评估，对常见的慢性病包括高血压、冠心病、脑血管病、糖尿病、慢性阻塞性肺疾病、阿尔茨海默病、老年帕金森综合征以及常见老年综合征（包括跌倒、痴呆、晕厥、肌少症、尿失禁、谵妄、抑郁症、慢性疼痛、失眠、骨质疏松、药物乱用等）进行预防；对肺癌、胃癌、结直肠癌、乳腺癌、子宫颈癌和前列腺癌等恶性肿瘤，通过早期筛查降低疾病致死率。对生活方式、日常生活活动、精神状态、感知觉与沟通能力、社会参与能力、居住环境、精神心理、生活质量和社会支持进行评估，及早发现一些不易察觉的健康危险因素和早期疾病，及时地给予预防和治疗，将大大降低慢性病的发病率、致残率和死亡率。

2．老年健康管理的方式　①加强老年人自我管理和监测，其中对慢病、睡眠、运动、营养等的自我健康管理最为重要。应保证充足的睡眠与休息；养成规律的生活起居习惯、坚持运动；摄入营养丰富、合理的饮食，保证老年人能量的需求；需要保持良好的卫生习惯，注意皮肤和口腔的卫生；保持排泄通畅；还要评估老年人现存和潜在的安全问题，如跌倒等。②注意预防和控制不安全因素的发生和发展。如老年人出门要随身携带小纸条，注明家属的联系方式，服用药物及遇到问题的急救电话如120、110等。③可使用现代信息技术来提高慢性自我管理方案的效果，利用可移动、可穿戴设备等现代电子健康技术自动监测、采集老年慢病管理所需数据，或能够给予老人自动提醒，都有助于帮助老人实现慢病自我管理计划。④提倡全程管理，转变既往碎片式的健康管理模式，建立集无病院前预防、有病院内救治、病后院外康复、日常居家照护、临终安宁疗护“五位一体”的连续、动态、覆盖健康管理全程的系统化医疗保健服务体系。⑤健康管理覆盖老年人的生活全域，包括个人－家庭－社区－环境，诸如居家环境的软硬件建设，无障碍化改造台阶、电梯、卫生间安全辅助设施改建等；制订针对老年人生活服务的家政、商业服务人员队伍建设和健康理念行为的规范，全方位管理做到防治并举、康复照护并重。⑥充分利用各种宣传时机、场合、手段，加强对老年慢性病的知识宣教，提倡健康生活方式，积极防病；在科学防治基础上，实施早期康复介入，提高老年人的生活质量。

（二）倡导老年人心理健康干预新视角

老年健康管理重视老年人的身心健康，不仅“管病”，更要“管人管心”。一方面，要有基础疾病的管控，更要有心理精神的慰藉和满足，身心并护；另一方面，将生物－心理－社会－环境的医学模式应用于老年医学，全面收集关于老年人躯体、精神和社会需求的信息，制订个体化的预防保健、疾病诊治、康复照护与长期随访措施，强调改善和维护器官功能，维持老人自我照顾能力，积极融入社会生活，提高生活质量，维护和尊重老年人的权益和尊严。人到老年，由于社会角色的转变，生活磨炼、复杂的家庭关系及不良的健康状况等因素影响，常会有负面或消极的情绪产生，如烦躁、愤怒，焦虑等，易导致人体发生许多生理变化，甚至形成生理上的疾病。情绪管理就是发现和感知焦虑、烦躁、愤怒等不良情绪，并采取有效的手段进行调节，帮助其建立良好正面情绪的过程。退休综合征是一种老年期典型的心理社会适应不良的心理疾病，直接损害退休老人的身心健康，加速衰老过程，因此必须及时有效地加以控制和消除。空巢老人是社会的弱势群体，相关的心理健康引起社会的广泛关注，应为其提供实际的生活支持和必要的情感支持，从而提高其心理健康质量。

（三）开创医养结合长期照护新保障

1. 老年医养结合服务　大力发展医养结合服务，建立健全医疗卫生机构与养老机构合作机制，鼓励多种形式的签约服务与协议合作。支持有条件的养老机构按相关规定申请开办康复医院、护理院、中医医院、安宁疗护机构或医务室、护理站等，重点为失能、失智老人提供所需的医疗护理和生活照护服务。公立医院资源丰富的地区可积极稳妥地将部分公立医院转为老年康复、老年护理等机构。推进医疗卫生服务延伸至社区、家庭。推进基层医疗卫生机构和医务人员与居家老人建立签约服务关系，为老年人提供连续性的健康管理和医疗服务。

2. 老年照护服务　依托有关医疗培训机构，开展居家照护培训，促进医养结合。高龄老年人通过良好的长期照护，其健康问题和功能的衰退可以得到有效的控制，尤其是在尽早发现和提前干预下，即便是功能衰退的老年人，持续的长期照护也可以保证他们生活过得有尊严并得到持续的个人发展。帮助失能老人积极利用各种资源，指导其重新获得应对困难的方法，提高对应激事件的控制能力，恢复老人的主动性。此外，在心理方面，为失能老人家庭提供照护技能支持及“喘息服务”，为长期精心照护卧病在床的失能老人家属提供临时替代照护服务，让长期精神压抑或因照护压力而身心疲惫的家属得到“喘息”机会，并对他们进行心理干预，给予充分的理解、安慰和支持，以减轻照料老年人的负担。

（四）充分发挥全科管理的新作用

全科管理是指结合老年共病的诊疗需求，改变单病诊疗、专科诊治为主体的医疗模式，进一步规范多学科团队的综合评估、共病的诊治流程及全科医护人员的培训；强化全科能力素质培养以支撑日常健康管理中的整体评估和科学管控。全民健康教育，特别是针对我国老年人群常见的慢性病开展健康宣教，突出对危险因素、预警及监控指标、生活指导、病后康复等知识进行普及，引导老年人群认识慢病，转变生活方式，从而开展科学防控和主动康复。

老年人的健康管理既包括健康老年人的预防保健，也包括患病老年人的多学科诊疗；既包括居家照护、社区老年人的日常保健，也包括住院老年人的综合救治和临终关怀。应当转变以上模式，建立由老年患者、家属、医护人员、药师、康复师、营养师、心理医师和社区服务人员等组成的“多对一”新型慢病防治团队。提高社区卫生工作者评估老年失能风险，提高对老年综合征的认识能力，对社区老年衰弱、肌少症，跌倒、营养不良、行动、认知和感觉障碍的开展早期筛查和干预策略的研究。

（五）推广应用老年智能健康管理新平台

“互联网 +”为健康管理提供了信息平台支撑。通过互联网和远程医疗，将老年人、多学科医护团队、家属、陪护、卫生经济师及社区服务人员都纳入平台内，进行实时反馈、实时评估、实时干预，让老年人在各级各类医疗保健机构中享受到更加人性、便捷、适宜、合理、经济的医疗服务，真正实现居家 – 社区 – 医养机构的无缝衔接和深度融合。针对多个危险因素开展综合性社区互联网慢病干预是有效预防和控制慢病的最佳手段，具体包括建立老年人电子健康档案、加强老年人健康教育、制定常见慢性病的社区卫生服务防治指南等，积极构建以预防为中心、健康为主导的健康管理服务模式。将生活方式治疗纳入医疗服务项目与医保支付范围，通过经济杠杆制约倒逼百姓掌握自我健康管理。

（六）促成跨学科人才培养及产、学、研、用新领域

“健康老龄化”的理念内涵和实践，使老年医学的发展从自然科学的范畴向社会科学拓

展，老年社会学、老年心理学等相关学科应运而生。学科间的交叉整合使“老年医学”大学科的框架日渐端倪。运用最新科研成果和技术手段进行衰老与长寿机制的研究，以循证医学模式提高老年常见病的临床诊治水平，促进临床保健工作的科学化和规范化，已成为老年医学学科提升和发展的迫切需求。全社会各级管理部门需以老年健康的现代认识为导向制定政策、指南、标准和法规，不仅要在各个专业领域提高老年科医师、护士、康复师、心理科、营养科、药师的多学科团队建设，也要从政策支持、人才资格培养体系认定、多学科团队执业环境等多个领域，探索如何提高老年人从公共卫生系统平等获取中长期照护服务的问题。同时，积极鼓励老年医学领域与信息管理技术、可穿戴设备等人才、技术的交流和合作，提高老年人获得服务的可及性。

（七）提升老年人积极健康新素养

以老年健康需求为导向，优化老年健康教育内容，改进老年人健康教育方式，有效提升老年人健康教育效果。加强老年人健康教育，在教育形式上，定期开展教育咨询、教育讲座、播放录像等活动，专门聘请专家开展“一对一”老年人健康教育活动。同时，详细记录老年人的基本信息、体质状况、既往史、心理状况、家庭关系和社会关系融洽情况等，为日后定期进行老年人随访服务奠定基础，使随访服务更加突出重点、更有针对性。按照老年人健康状况，将健康教育对象分为健康老年人、慢性病老年人和失能老年人三类，有自主活动能力的老年人可以到健康服务机构接受健康教育活动；失能老年人缺乏生活自理能力，通过预约，由机构人员上门进行健康教育。在健康教育内容上，首先对老年人的生活方式和健康状况进行评估，通过问诊和健康状态自评了解老年人基本健康状况、体育锻炼、饮食、吸烟、饮酒、慢性疾病常见症状、既往所患疾病、治疗及目前用药和生活自理能力等情况，充分考虑老年人的个体差异，给予相应内容的健康指导，以此达到“未病先防、既病防变”目标。健康老年人需要给予保健知识、老年人常见病知识、急救技能等的指导；开展老年人健身、老年人保健、老年人疾病防治与康复、科学文化、心理健康、职业技能、家庭理财等内容的教育活动，提升老年人健康素养。患有高血压、糖尿病等慢性疾病的老年人需要了解慢病发病机制和预防措施，掌握简易急救知识及自我护理、监测技能和康复知识，提高健康保健意识和保健能力，降低慢性病并发症的发生率。

（八）完善老年健康服务新体系

老年健康服务提供能力有待加强。目前我国尚未建立起适应老年人健康需求的包括保健－预防－治疗－康复－护理－安宁疗护的综合性、连续性的服务体系。老年人医疗卫生服务机构、康复医院、残疾人专业康复机构、护理院等机构数量有限且地区分布不均，失智照护、安宁疗护等机构严重缺乏，为社区和居家老年人提供健康服务的能力亟待加强。

从事老年人健康服务的人员数量不足，尤其是基层人才严重缺乏。医养结合服务工作刚刚起步，政策体系尚不健全，老年人健康的评价体系等多方面皆有待完善。因此，应因地制宜，突出重点，根据各地发展水平，结合老年人的物质和精神文化需求，分类别、多层次、有针对性地开展为老年人健康服务，重点做好对有需求的经济困难的失能、失智、计划生育特殊家庭老年人的健康保障和服务关爱工作。

（九）出台老年人健康保障新政策

老年人是利用医疗服务资源的高频次人群，老年人的门诊、住院需求及医疗费用均高于社会平均水平。目前我国老年人健康保障制度总体上仍滞后于人口老龄化和社会发展的要求，政策效率不高，尤其是失能老年人、残疾老年人迫切需要的长期护理保险制度尚未建立，老年人的长期护理费用没有制度性保障来源。应以政府引导为主，社会共同参与，积极发挥政府在制定规划、出台政策、引导投入、规范服务、监督管理等方面的职责，加快老年人健康保障体系建设。同时，要发挥市场在资源配置中的决定性作用，广泛动员专业化社会组织的力量，激发社会活力，鼓励社会投资，满足多层次、多样化的健康养老服务需求。

总之，“十三五”期间，老年人科技创新重大研究任务是以社会发展中的重大问题作为科技攻关的战略目标，面向全国老年人健康主战场，围绕“全面建成小康社会”的奋斗目标，在“以健康老龄为重点研究领域、建立规范科技创新体系、为科技工作奠定坚实基础、从而节省医疗成本”的消极视角，转变成“为老年人创造价值”的积极视角，通过经济效益分析深入探索老年人健康管理的模式及创新机制，迎接健康老龄化时代的新挑战。

参考文献

[1] 徐健，孔灵芝．关注慢性病 助力健康老龄化 [J]．中国慢性病预防与控制，2020，28（9）：641-644.

[2] 陈艳玫，刘子锋，李贤德，等．2015—2050 年中国人口老龄化趋势与老年人口预测 [J]．中国社会医学杂志，2018，35（5）：480-483.

[3] 郭丽君，鲍勇，黄春玉，等．中国养老服务医养结合模式的制度设计和政策建议 [J]．中国老年学杂志，2018，38（11）：2794-2798.

[4] 曹丰，王亚斌，薛万国，等．中国老年疾病临床多中心报告 [J]．中华老年多器官疾病杂志，2018，17（11）：801-808.

6 老年检验医学与科技创新

中国老年医学学会检验医学分会

随着“全民大健康”理念的深入，老年医学越来越受到全社会的广泛关注。习总书记在中共十九大报告中指出，积极应对人口老龄化，构建养老、孝老、敬老政策体系和社会环境，推进医养结合。中国老年医学学会检验医学分会（以下简称“检验医学分会”）致力于老年常见病、多发病的实验室检测技术与临床诊治意义研究，并立足科技成果的临床应用转化，积极推动发展智慧医疗，发挥检验医学在慢病管理中的作用，为临床及时控制疾病的发展演变、防病于未然提供有力的帮助。五年来，检验医学分会以学术会议、编制团体标准与指南、开展多中心科学研究、下基层培训等多种形式，让更多的人了解、关注并加入到老年医学学科发展的行列中，促进中国老年医学的不断进步与发展。

一、老年检验医学大数据调查

检验医学分会在丛玉隆会长带领下，围绕老年人的检验正常参考值范围调查进行了多项科研工作。牵头组织国内多家大型医院开展多中心合作，进行老年人检验结果的大样本数据调查。研究项目包括：①老年人血液学检查结果的多中心大样本调查；②维生素 D 与甲状腺功能检测结果的多中心大样本调查；③血清脂蛋白磷脂酶 A_2 检测结果多中心大样本调查；④血小板功能检查结果的多中心大样本调查；⑤血液流变学检验方法学及临床可应用价值评估。目前率先完成并结题的共有两项。

（一）老年人血常规检测数据调查

参与多中心试验的单位包括中国人民解放军总医院、四川大学华西医院、北京协和医院、北京医院、南方医科大学南方医院、复旦大学附属华东医院、吉林大学中日联谊医院、浙江大学医学院附属第一医院、广西壮族自治区民族医院、昆明医科大学第二附属医院。

样本有效数据6298例，其中男性3843例，女性2455例。同期研究对照（20～50岁）7000例。结果显示，老年男性红细胞随年龄增加有减低趋势。其中男性低于行标参考值下限356例，最低79g/L；女性低于行标参考值下限125例，最低86g/L。老年人群单核细胞有增高趋势，共276例高于10%，其中有15例高于15%，最高30%。老年人群血细胞形态有一定特点，可偶见棘形、棒状、碎片、畸形红细胞，部分单核细胞中可见空泡，可见变异淋巴细胞、幼稚粒细胞，大血小板较多。

（二）老年人血小板聚集率数据调查

参与多中心试验的单位有中国人民解放军总医院、北京医院、浙江大学医学院附属第一医院、复旦大学附属华东医院、吉林大学中日联谊医院、广西医科大学第一附属医院和广西壮族自治区民族医院。

样本为55～90岁老年人4915例，严格纳入排除标准。检测花生四烯酸（arachidonic acid，AA）和二磷酸腺苷（adenosine diphosphate，ADP）诱导的血小板聚集。结果显示，三组表观健康老年人（60岁以下、60～80岁、80岁以上）AA和ADP诱导的血小板聚集率随着年龄增大呈现上升趋势。阿司匹林服药组1 719例，服药后AA诱导的聚集率在20%以内的为1 550例，占总入组数量的90.2%，因此建议以20%以内作为服药未发生抵抗的标准；氯吡格雷服药组1299例，服药后ADP诱导的聚集率在50%以内的为1 177例，占总入组数量的90.6%，因此建议以50%以内作为服药未发生抵抗的标准。ADP服药后聚集率分布呈现离散度较大的特点。

二、老年检验医学团体标准制定

为了积极响应中国老年医学学会团体标准制定工作，检验医学分会于2018年成立了由多位专家组成的团体标准制定专家指导委员会，用于指导老年疾病的诊治与慢病管理、智慧医疗的行业标准制定与宣传。2018年，检验医学分会共组织申请11项老年团体标准，正式立项6项，目前1项批准发布，1项已通过了专家评审会，其他正在编写中。其数量、质量均得到学会充分认可。

（一）6项标准通过立项

通过积极申报与答辩，最终有6项标准通过公示予以立项，分别为：

1．M蛋白血症的临床实验室诊断（中国医学科学院北京协和医院　苏薇）

2．老年人骨质疏松标志物应用指南（首都医科大学附属北京同仁医院　刘向祎）

3．老年脑脊液及无菌体液的病原培养及检测操作规范（国家卫生健康委员会临床检验中心　胡继红）

4．老年伤口、脓及软组织及穿刺部位感染的病原培养及检测操作规范（北京大学深圳医院　刘小平）

5．老年冠心病血瘀证检验指标临床应用指南（中国中医科学院西苑医院　常志遂，尚晓泓）

6．临床实验室真实世界数据研究指南（中国医学科学院北京协和医院　邱玲；国家卫生健康委员会临床检验中心；解放军总医院第五医学中心　毛远丽）

（二）血瘀证团体标准发布实施

《老年冠心病血瘀证检验指标临床应用指南》（以下简称《指南》）由检验分会申请立项，全国28家中医院共同参与起草制定完成的。

1．血瘀证作为中医业内已达成共识的常见证候，是冠心病的最重要证候类型，老年人更易发生。目前，虽已有冠心病血瘀证诊断相关标准发布应用，但其仍然缺乏客观性的检验医学指标。随着中医药事业的蓬勃发展，中西医病证结合治疗冠心病显示出其独特优势。本标准的制定是基于冠心病中医证候与检验医学指标之间的相关性，应用检验指标对冠心病血瘀证的辅助诊断价值，为中医临床辨证论治提供准确的客观依据和实验室指标。本标准内容具有普适性、推广性和简易性等特点，便于临床掌握和应用。

2．该项团体标准从申请、立项到完成，共组织召开7次研讨会，邀请了20多个省市来自临床、检验以及标准化专家100余人对标准的适用范围、术语规范、病例收集、检验指标的选择、中医证候与检验指标的关联性、检测系统的一致化等问题逐一进行讨论。初稿完成后，编制组面向全国各中医和中西医系统医疗机构发放团体标准讨论稿和问卷调查表，同时开展22家临床实验室参与的检验指标的验证工作。中国老年医学学会标准化管理部对提交的团体标准在中国老年医学学会网和中国老年医学学会检验医学分会中医学组微信平台上公开开展了覆盖全国21个省、市、自治区的心血管临床专家和检验专家的征求意见工作。编制组对专家问卷调查、实验室验证回馈信息以及来自数十家单位共26条反馈意见逐条研究处理，进一步修订了团体标准的内容。2019年11月10日召开了团体标准审查会。15名来自中医院临床、检验、流行病以及标准化专业的与会专家认真听取了《指南》编制组的报告，对申报材料进行了认真、细致、逐字逐段的讨论，详细听取了申请人的答辩，最后以无记名方式获得全票通过。并于2019年11月14日得到学会专家委员会批准进行发布实施。

该《指南》的编写是在中医证候与检验指标相结合诊断血瘀证方面的一项创新性工作，特别是在当前 WHO 已将中医列入世界医学名录、国家强调发展中医事业、传统的中医理论和经验与现代西医诊断技术相结合的先进理念背景下更具意义。该《指南》的发布也为今后检验分会团体标准工作更好地开展起到了引领和示范作用。

3. 本团体标准规定了老年冠心病血瘀证检验指标的选择范围和应用方法，适用于临床医学实验室和临床科室针对老年（≥ 65 岁）冠心病血瘀证患者检验指标的选择及应用。其他冠心病血瘀证患者也可参照使用。

4. 血瘀证相关检验指标和分类。

（1）血瘀证相关检验指标通常分为主要指标和次要指标（表 6-1）。

表 6-1　血瘀证相关检验指标

主要指标	次要指标
活化部分凝血活酶时间（APTT）、凝血酶原时间（PT）、抗凝血酶Ⅲ（AT-Ⅲ）； D- 二聚体（D-dimer）； 脑钠肽（BNP）、氨基末端脑钠肽原（NT-proBNP）； 肌钙蛋白 T（cTn T）、肌钙蛋白 I（cTn I）； 三酰甘油（TG）、总胆固醇（TCH）、高密度脂蛋白胆固醇（HDL-C）、低密度脂蛋白胆固醇（LDL-C）	同型半胱氨酸（Hcy）； 血小板计数（PLT）、血小板聚集试验（PAgT）； 纤维蛋白原（Fib）

注：血瘀证检验指标参数的参考范围依据《全国临床检验操作规程》（第 4 版，2015 年）。

（2）主要指标异常：① APTT 异常（时间延长或缩短）、PT 异常（时间延长或缩短）或 AT-Ⅲ浓度减低；② D- 二聚体浓度升高；③ BNP 浓度升高或 NT-proBNP 浓度升高；④ cTnT 浓度升高或 cTn I 浓度升高；⑤ TG 浓度升高、TCH 浓度升高，或 LDL-C 浓度升高；⑥ HDL-C 浓度降低。

（3）次要指标异常：① Hcy 浓度升高；②血小板计数或功能异常（PLT、PAgT 升高或降低）；③ Fib 异常（升高或降低）。

5. 冠心病血瘀证检验指标应用流程和结果判定。

（1）辅助诊断血瘀证：同时满足 4（2）中的 3 条主要指标，即可辅助诊断为血瘀证。同时满足 4（2）中的 2 条主要指标和 4（3）中的 2 条次要指标，即可辅助诊断为血瘀证。

（2）高度疑似且需其他证据证实血瘀证：同时满足 4（2）中的 2 条主要指标，或同时满足 4（2）中的 1 条主要指标和 4（3）中的 2 条次要指标，即高度疑似且需其他证据证实为血瘀证。

三、开展学术交流聚焦老年检验医学创新与应用

检验医学分会致力于促进老年医学学术创新发展，同时搭建老年检验医学学术交流平台。为使各项学术活动更具有针对性和专业性，经过精心策划和准备，检验医学分会依次成立了5个专业学组，分别为免疫与肿瘤疾病学组、血栓与心脑血管病学组、代谢与肾病学组、感染性疾病学组、中医学组。学组成员的组成均兼顾了专业特点、地域覆盖、企业参与的特点，有利于针对性地开展老年检验医学的科学研究、临床实践及教学等活动。分会自成立以来共举办了10次会议，共计22个论坛及1期继续教育培训班，大多数论坛是以学组为单位展开，有利于针对各专业进行精而深的交流。参会代表众多，学术气氛浓厚，对老年检验医学的发展和交流起到了积极的推动作用。医学检验需要技术创新，研究老年专病、难病的检验方法，可以更大程度地发挥医学检验在老年医学的价值。加强老年检验医学基础性研究工作，制定中国老年人群检验结果参考范围，“量身定制”体检组合，发展智慧医疗，为检验医学在老年医学领域的发展开拓新领域。

（一）聚焦老年心脑血管与神经系统疾病的诊断和治疗

代谢与肾病学组通过多次举办学术论坛及路演的方式，重点关注以下几个方面：①代谢性指标检测的临床意义及其在老年慢性疾病中的作用；②老年人群代谢性指标生物参考区间的制定；③临床检验在老年慢性肾脏病（chronic kidney disease，CKD）患者及阿尔茨海默病患者管理策略中的作用；④心血管疾病健康管理的意义和趋势；⑤代谢性指标与慢性病危险预测。通过多方研究，得到大量共识，旨在改善老年生活质量，促进老年代谢和肾病研究的进展。

1．心力衰竭（以下简称心衰） 是老年人常见的危重症，在老年患者心衰的早期诊断方面，除了传统标志物BNP和肌钙蛋白，还有新的标志物如可溶性ST2和半乳凝素3可作为心衰患者危险分层和预后评估因子。联合多项生物标志物检测可能为心衰的诊断提供新的思路。老年患者心衰治疗方面，建议由以前“金三角”治疗方案（血管紧张素转换酶抑制或者血管紧张素受体拮抗剂、醛固酮受体拮抗剂、β受体拮抗剂）扩展至多元化治疗。老年患者慢性心衰管理需要多学科合作，以患者为中心进行团队管理，按照规范流程操作，对提高心衰诊治水平具有重要作用。

2．阿尔茨海默病（Aizheimer’s disease，AD） 为老年人常见病，早期发现和早期干预对预后有重要意义。临床诊断早期AD，在不可逆神经元受损和认知障碍症状发生之前进行早期干预，对有效治疗时间窗的打开具有重大意义。近年来研发了多种阿尔茨海默病的新型标志物，如Aβ42、总tau蛋白、磷酸化tau蛋白（phosphorylated tau protein，P-tau）、淀

粉样前体蛋白（amyloid precursor protein，APP）、衰老蛋白 -1（presenilin-1，PS-1）、衰老蛋白 -2（presenilin-2，PS-2）、载脂蛋白 E（apolipoprotein E，ApoE）等，医务工作者需对其应用特点和局限性进行深入了解，在临床工作中寻踪觅迹，以问题为导向深度挖掘，抽丝剥茧，解决“诊之难”的问题。如果能够将基因诊断、生化和影像学等多种诊断标志物联合使用，将为 AD 早期准确的诊断提供巨大帮助。

3．脂蛋白相关磷脂酶 A_2　是血管炎症的早期评估指标，也可作为动脉粥样硬化性心脑血管疾病的独立危险因子，在早期诊断及预后评估中发挥重要作用。动脉粥样硬化易损斑块的早期评估中，脂蛋白相关磷脂酶 A_2 较其他指标具有一定优势。需要针对不同年龄的人群建立脂蛋白相关磷脂酶 A_2 的生物参考区间和截断值，以及不同危险因素患者的治疗目标。具有危险因素的老年人群有必要进行早期检测。

4．慢性病的控制　是促进健康的重要任务，而改进慢性病分析风险和研究增龄过程的生物规律是临床检验的重要发展任务。医务工作者应多加关注增龄相关生物标志物及其临床应用问题。

（二）微生物组学是老年医学研究的新领域

感染性疾病学组多次邀请国内感染领域的临床专家和微生物领域的检验专家，共同探讨如何将临床微生物检验的新技术新方法应用于感染性疾病的实验室诊断，如何提升感染性疾病诊断的准确性和检测速度，聚焦于结核分枝杆菌感染性疾病、侵袭性真菌病、下呼吸道感染性疾病等给老年患者带来的健康威胁，讨论分析其病原学诊断，潜伏感染和耐药的多重基因分析等，并立足于大数据进行肠道微生物组学的深入分析，为老年患者感染性疾病临床诊治措施的研讨提供了平台，增添了动力，促成了共识。

1．微生物组学相关的基础与临床应用研究　微生物组学与机体的生理与病理状态、健康与疾病调控密切相关，尤其是人体肠道微生态更上升到“人体第二大脑”的高度，在维持人体的健康、调节人体的情绪方面有重要的作用，而且与相当多的临床疾病密切相关。微生物组学与老年人群的各种状态、功能及疾病的关系更加密切。应推动微生物组学在老年相关疾病防控方面的深入研究与应用。

2．老年人急性重症社区获得性肺炎（acute severe community acquired pneumonia，ASCAP）　ASCAP 具有较高病死率，如何快速准确地做出病原学诊断，既是一条必须跨越的鸿沟，也是评价临床微生物检验专业综合能力的重要标志。除呼吸道病毒外，细菌、非典型病原菌、真菌和寄生虫也是 ASCAP 常见的病原体。如何从多种微生物中快速寻找和确认真正的病原体，既是技术，也是艺术。

3．人群肠道菌群与慢性病息息相关　通过数据挖掘，研究者发现区域因素对菌群的影响显著大于年龄、疾病、生活方式等其他因素。菌群诊断的地域依赖性假说指出，不同疾病的菌群诊断应分类开展，而未来的菌群作为诊断标志物，将依据疾病类型分别建立通用型或者本地化模型。该假说有助于理解纷繁复杂的菌群，明确菌群干预靶标。

4．人体是一个超级生物体，与体内微生物互利共生　微生态是人体的有机组成，贯穿生命始终，也是人体的重要“器官”。微生态与人类，尤其是老年人群的健康、肥胖、感染、肿瘤、心血管系统疾病、糖尿病甚至神经系统疾病的发生发展均相关，需推进相关机制研究。

5．菌群移植（human microbiota transplantation，HMT）　此治疗方案在临床肠道菌群紊乱性疾病中具有广泛应用价值，肠道微生态治疗疗法基于利用菌群移植、益生菌、益生元及营养支持等技术来改善患者肠道功能及微生态环境，从而实现肠道内和肠道外疾病的有效治疗。该疗法必将给肠道菌群紊乱导致的肠功能障碍以及各种相关疾病的预防和诊疗开创新的局面。

6．高通量测序技术（next-generation sequencing technology，NGS）　是微生物组学研究的重大转折点。NGS 在临床微生物领域主要包括培养分离后全基因组测序、宏基因组测序以及靶向测序。在乳糜泻疾病患者肠道微生物组学、呼吸道感染及血流感染等病原微生物鉴定、HIV 等耐药位点鉴别等领域，可使用不同 NGS 方法进行实际应用，使 NGS 成为帮助老年感染患者诊疗的利器。

（三）专家共话老年血液病与血栓性疾病的诊断

血栓与心脑血管病学组通过举办学术交流和继续教育学习班的方式组织众多专家交流，深入探讨心脑血管疾病的个体化用药治疗、血栓性疾病的实验室诊断、抗栓治疗的风险管理、抗血小板治疗与老年心脑血管疾病的关系、住院患者静脉血栓风险防范的实验室支撑、血小板功能检测在急性冠状动脉综合征患者抗血小板治疗中的应用价值、血液性疾病疑难病例分析等，关注在新形势下血栓和心脑血管疾病检测项目的发展，聚焦于检验与临床的沟通及临床服务水平的提升。

1．淋巴瘤　多发于老年人，随着基因表达谱和测序技术的应用以及新标志物的出现，淋巴瘤的诊断和分型取得长足进展，精准诊断已成为淋巴瘤治疗的靶向标。

2．骨髓增生异常综合征（myelody splastic syndrome，MDS）　是临床上常见的老年血液疾病，MDS 发病率随年龄增高而逐渐增加。目前血液学检查（包括血细胞计数、外周血细胞分类、骨髓细胞学分类）仍然是 MDS 诊断的基础。细胞遗传学、分子生物学、骨髓病理学、免疫学等对于 MDS 的诊断十分重要。MDS 治疗依据其危险分层开展，较低危组治疗以改善血细胞减少为主要目的，较高危组以阻止进展为急性髓系白血病为主要目的。

3．静脉血栓栓塞症（vein thromboembolism，VTE）　分为肺动脉栓塞（pulmonary embolism，PE）和深静脉血栓形成（deep venous thrombosis，DVT）。VTE 相关性死亡已成

为医院内非预期死亡的首要病因，无预防措施的内科住院患者中约 5% 或可因致死性肺动脉栓塞而丧生。检验从业者可以根据老年人 VTE 的发病特点，设计和建立 VTE 风险防控诊断模型，更好地帮助临床医师管理 VTE 患者。

4. 血小板功能检测是血栓性疾病预防和治疗的重要手段　通过多中心、多区域老年人血小板聚集功能的变化及分布规律的大数据调查，发现血小板功能随着年龄的增加会出现一些规律性变化。实验室应建立不同年龄段人群的血小板功能的正常参考区间，为我国老年人群健康保健、疾病诊断和精准治疗提供更科学有效的依据。

（四）做好老年多发肿瘤的早期诊断及伴随诊断

免疫与肿瘤疾病学组多次就老年免疫及肿瘤疾病的检测新技术及临床应用新进展进行广泛交流，交流重点为老年多发肿瘤，包括前列腺癌、直肠癌、肺癌、肝癌和黑色素瘤等疾病的临床与检验新进展，阐述其临床特征及诊疗策略、表观遗传学研究新进展、肿瘤分型与实验室早期诊断进展，关注肿瘤标志物助力临床决策和诊疗管理。临床专家与检验专家面对面，围绕基因检测技术在肿瘤治疗中的应用与问题、液体活检技术在肿瘤诊治中的应用与问题和血清肿瘤标志物价值等热点问题展开热烈讨论，加深了临床与检验工作者的沟通和认识，通过分享研究成果和临床经验，达成了多项共识。

1. 肺癌　老年人查体经常查出肺部结节，结节良恶性鉴别诊断是困扰临床的一大难题。对此可基于基质辅助激光解吸电离质谱系统建立代谢组学检测平台，进行早期肺癌精准诊断和治疗监测。新技术的关键在于研发贵金属核壳纳米材料作为基质增强离子化效率，提高代谢分子检测灵敏度，利用机器学习建立基于代谢分子的早期肺腺癌精准检测模型。代谢组学标志物的筛选还可预测直肠癌术后的复发风险。而多靶点伴随诊断技术，特别是液体活检对于取样困难或无法取样的老年肺癌患者具有重要应用价值。在 EGFR V2 检测技术的设计理念、质量控制和流程优化的基础上，老年肺癌患者的诊断将不再困难。

2. 老年多发性骨髓瘤（multiple myeloma，MM）　在早期阶段，即意义未明的单克隆免疫球蛋白血症（monoclonal gammopathy of undetermined significance，MGUS）和冒烟型骨髓瘤（smoldering multiple myeloma，SMM），对其进行临床角度识别非常重要。生化检测中球蛋白的水平、血尿 M 蛋白水平及血尿免疫固定电泳的检测对识别 MM 的早期阶段 MGUS 及 SMM 起着关键性的作用，血清游离轻链定量检测以及浆细胞的分子遗传学检测在识别高危 MGUS 和 SMM 中也发挥着重要作用。

3. 肝癌　全新肝癌诊断标志物——异常凝血酶原（protein induced by vitamin kabsence or antagonist-Ⅱ，PIVKA-Ⅱ）对原发性肝细胞癌有重要诊断价值，PIVKA-Ⅱ中国人群肝癌临床诊断路径多中心研究已取得大量成果，PIVKA-Ⅱ在肝癌诊疗管理中具有重要价值，基于此创新开发的诊断模型对肝癌高危人群具有早期诊断的临床价值。

（五）中医在老年医学与慢性病管理中大有可为

中医学组通过举办主题为检验在慢性病诊疗中应用的学术会议，聚焦老年医学、老年慢性病的中医特色检验指标的临床应用，与会专家从“治未病”与实验诊断的关系入手，突出实验诊断中的某些异常结果，为中医“治未病”提供了更为广阔的思考空间及探讨研究的思路。中医学组突出中医特色，结合中医老年慢性病的理论，针对实验室指标与老年慢性病临床诊治意义，为致力于开展和关注老年慢性病实验室诊疗的专家搭建了学术交流平台，为更好地发挥医学检验对于老年慢性病管理的作用起到了引领作用。

1．特异性检测指标　通过对冠心病血瘀证及冠心病非血瘀证患者的血小板、凝血等直接相关指标进行 meta 分析和临床横断面研究，获得冠心病血瘀证凝血相关的候选特异性检测指标，为该病证临床检测的量化、标准化提供重要参考。

2．中西医共同作用　中医发展应与现代医学互补以解决中医标准化、客观化的问题，其中实验诊断生物标志物对证候诊断具有深远意义。AI 人工智能对老年慢性病的大数据管理、药物研发领域，特别是在慢性病群体的全面检测方面的使用是人民健康管理的发展方向，而中医药现代发展更要依赖智能化、信息化的驱动。

3．慢性肾脏病　尤其是膜性肾病存在继发性纤溶功能亢进，可引起凝血和纤溶相关指标的变化。尿激酶型纤溶酶原激活物（urokinase-type plasminogen activator，uPA）、可溶性尿激酶受体（soluble urokinase plasminogen activator receptor，suPAR）、凝血调节蛋白（thrombomodulin，TM）随 CKD 分期进展而增高，组织型纤溶酶原激活抑制复合物（tissue plasminogen activator inhibitor-C，tPAI-C）随 CKD 分期进展而减低，尤其是膜性肾病患者，纤维蛋白原（fibrinogen，FIB）、纤维蛋白降解产物（fibrin degradation product，FDP）、D- 二聚体（D dimer，DD）、纤溶酶 – 抗纤溶酶复合物（plasmin-antiplasmin complex，PIC）随 CKD 分期进展而增高。FDP、TM、凝血酶抗凝酶复合物（thrombin-antithrombincomple，TAT）、tPAI-C、suPAR 在不同中医证候 CKD 患者之间有统计学差异，其中，气虚证患者 tPAI-C、PAI-1、uPA 均高于阳虚证患者，而 FDP、TM、suPAR 低于阳虚证患者，表明阳虚证较气虚证凝血和纤溶异常更显著。

4．慢性病的中医管理　随着社会老龄化的到来，中医在老年人慢性病管理中日渐成为一项热门课题，中医辨证施治对老年慢性乙型肝炎发展成肝硬化和肝癌的预防和阻断具有良好疗效。血常规、肝功能和凝血功能等常规性检验指标与老年慢性乙型肝炎中医证型的关联，值得广泛关注。

5．智慧医疗　是治未病的重要手段。①根据大数据调查制定适合健康老年人群各类慢性病、高危人群不同的检验项目组合；②建立老年检验项目的数据库是通过实验室检查体检治未病的重要基础工作；③家庭医师、社区卫生机构可根据服务人群“量身定制”体检组合，预防疾病和慢性病并发症。

（丛玉隆　毛远丽　赵　虎　江　虹　邓新立　周　玉）

参考文献

[1] Sofogianni A, Alkagiet S, Tziomalos K. Lipoprotein-associated Phospholipase A2 and Coronary Heart Disease [J]. Curr Pharm Des, 2018, 24 (3): 291-296.

[2] Younus A, Humayun C, Ahmad R, et al. Lipoprotein-associated phospholipase A2 and its relationship with markers of subclinical cardiovascular disease: A systematic review [J]. J Clin Lipidcl, 2017, 11 (2): 328-337.

[3] Sahu KK, Mishra AK, Lal A, et al. Iron deficiency: an independent prognostic marker in heart failure [J]. Ann Hematol, 2020, 99 (1): 211-212.

[4] Tromp J, Khan MAF, Mentz RJ, et al. Biomarker Profiles of Acute Heart Failure Patients With a Mid-Range Ejection Fraction [J]. JACC Heart Fail, 2017, 5 (7): 507-517.

[5] Faits T, Walker ME, Rodriguez-Morato J, et al. Exploring changes in the human gut microbiota and microbial-derived metabolites in response to diets enriched in simple, refined, or unrefined carbohydrate-containing foods: a post hoc analysis of a randomized clinical trial [2020-09-16]. Am J Clin Nutr, 2020, nqaa254.

[6] Daillère R, Derosa L, Bonvalet M, et al. Trial watch : the gut microbiota as a tool to boost the clinical efficacy of anticancer immunotherapy [J]. Oncoimmunology, 2020, 9 (1): 1774298.

[7] Zhang CX, Wang HY, Chen TX. Interactions between Intestinal Microflora/Probiotics and the Immune System [J]. Biomed Res Int, 2019, 2019 : 6764919.

[8] Kåhrström CT, Pariente N, Weiss U. Intestinal microbiota in health and disease [J]. Nature, 2016, 535 (7610): 47.

附：

中国老年医学学会检验医学分会简介

中国老年医学学会检验医学分会于 2015 年 7 月成立，分会秉承创建一个学科、搭建一个平台、培养一批人才、培植一支队伍的宗旨，在学术交流、团标制定、多中心研究方面做了大量工作，有力推动了我国老年检验医学的发展。

会　长：丛玉隆

副会长：陈文祥　谢　风　毛远丽　裘宇容　赵　虎　江　虹

总干事：邓新立

中国老年医学学会检验医学分会第三次全体委员会

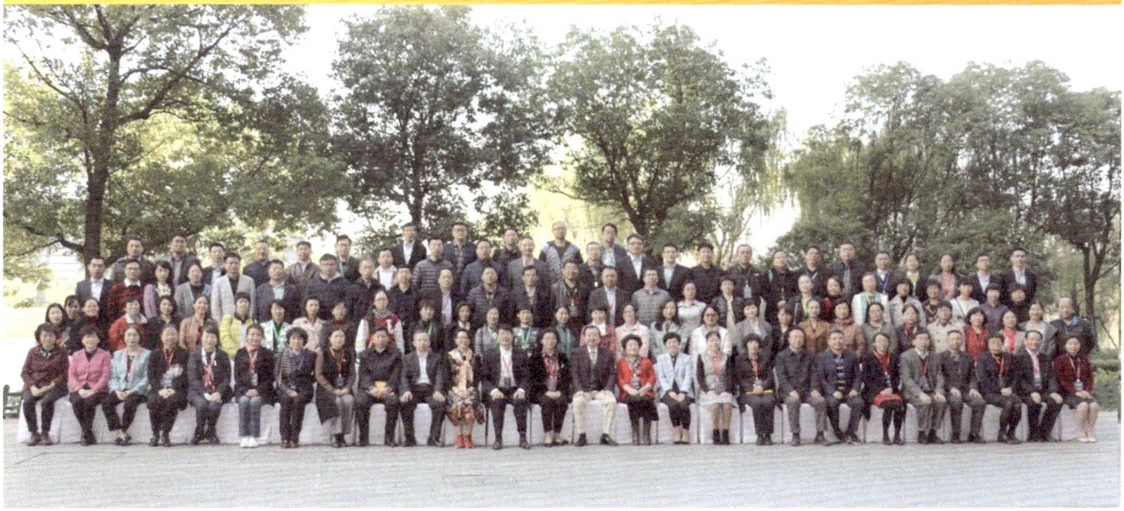

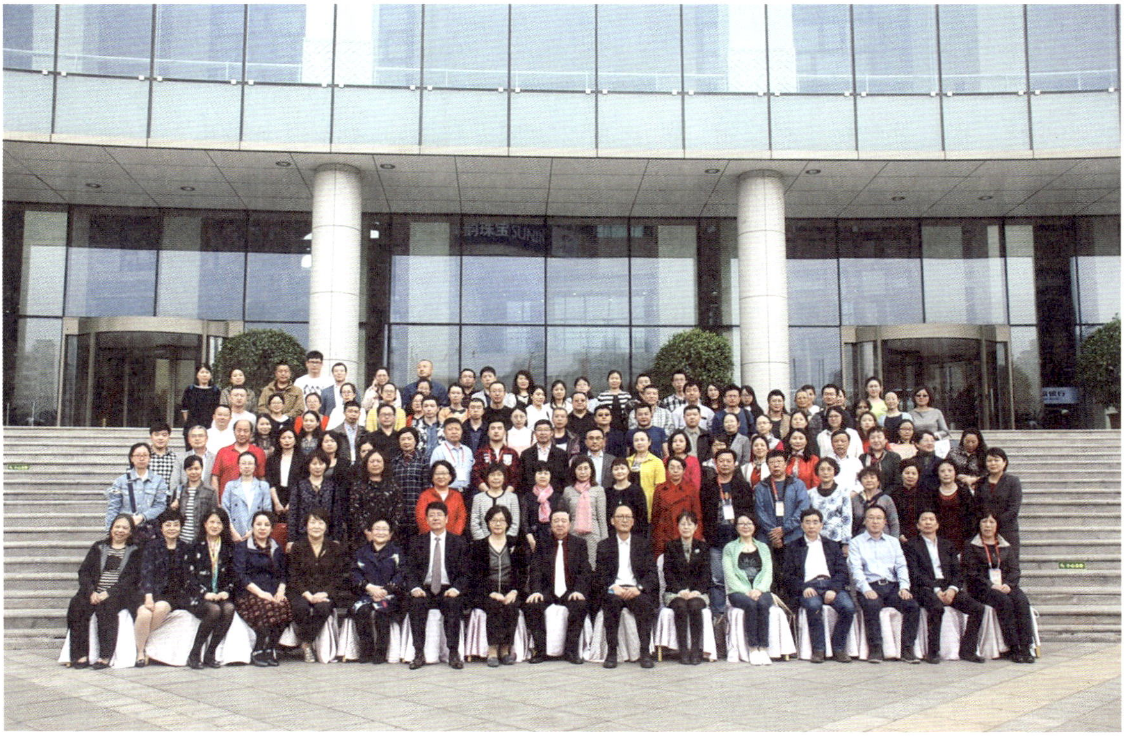

7 老年医疗机构管理与科技创新

中国老年医学学会老年医疗机构管理分会

一、制定老年友善服务规范与创建老年友善医院

（一）背景

1．我国人口老龄化现状　近年来，我国社会经济持续健康发展，人民生活水平大幅提升，随之而来的平均预期寿命延长以及生育率下降，导致我国人口的年龄结构正在发生迅速的变化。据有关数据资料显示，截至2018年底，我国60岁及以上老年人口约2.49亿，占总人口的17.9%；65岁及以上人口约1.67亿人，占总人口的11.9%；80岁及以上高龄老人正以每年5%的速度增加，到2040年将达到7400多万人。随着我国老龄化形势日趋严峻，老年人的医疗卫生服务需求呈显著上升趋势。

2．老年人及老年病（老年期健康状况）的特殊性　老年人是一个特殊群体，由于其机体的老化和生理功能的衰退，表现出一系列不同于正常成年人的特点，如共病、功能残障、躯体功能减退、认知功能下降、情绪波动性大、适应环境能力差等。影响老年人健康的主要因素有衰老、疾病，以及生活方式、交通住房、居住环境、社会支持、卫生保障体系等。原有的医疗卫生服务体系和医疗机构服务模式已不能适应老年患者的健康需求。加之我国现有医疗机构的人员配备、建筑布局、医疗质量管理和照护服务内容大多数还停留在疾病导向的生物医学模式上。医疗机构没有“全人、全程、全科”的服务概念，在服务流程和管理、沟通与伦理、老年人特殊照护和物理环境等方面没有相应的服务规范和标准。

3．老年友善服务（创建老年友善医疗服务机构）是中国应对人口老龄化的有效措施　世界卫生组织于2007年提出了“老年友好城市”的理念；2017年“关于老龄化与健康的全球战略与行动计划”中把老年友善环境建设作为五个目标之一。老年友善医疗服务机

构的创建就是要整合医疗卫生服务资源，构建适合老年人的健康保障体系，优化医疗机构的服务流程，建立适应老年人的诊疗服务环境，全方位提供老年友善服务。

敬老爱老是中华民族的传统美德，党的十九大将“积极应对人口老龄化”写入报告，《“十三五”健康老龄化规划》也提出“维护老年人的健康功能，提高老年人的健康水平”的要求。由此可见，为了满足老年人不断增长的健康及照护服务需求，在医疗机构推广老年友善医疗服务很有必要。

（二）老年友善医疗服务规范

1. 北京老年医院在中国老年医学学会支持下率先开展试点工作　2016 年初，北京老年医院率先以 WHO 建立的老年友善医疗服务机构基本原则为基础，参照国际上一些国家和地区开展老年友善医疗服务相关内容，研讨、修改和完善了《北京老年医院创建“老年友善医院”实施方案》，并在全院启动，创建试点工作。同时将此项工作向中国老年医学学会汇报并得到大力支持。

2. 形成规范初稿并开始推广　2016 年 11 月，在北京老年医院老年友善医院服务创建工作试点基础上，中国老年医学学会领导积极支持并建议在全国推广，同时组织相关领域专家进行论证，这一举措得到老年医疗机构相关专家的充分认可。2017 年 10 月形成《老年友善医院服务规范》，并以此为考核标准开始在老年医疗机构分会成员单位中进行老年友善医院创建评审。

3. 颁布老年友善服务规范标准　在前期研究探索和实践基础上，2018 年 6 月，《老年友善服务规范》通过中国老年医学学会立项评审，进入团体标准的编写阶段。经过几轮专家论证、修改和完善，2019 年 3 月 1 日《老年友善服务规范》在国家标准委平台正式颁布，成为中国老年医学学会首批发布的团体标准之一。经中国老年医学学会审核的首批老年友善医院有 13 家，包括北京老年医院 、辽宁省老年病医院（辽宁省金秋医院）、北京市中西医结合老年健康研究所（北京市隆福医院）、昆明市第二人民医院（云南康复医院）、江苏省老年医院（江苏省省级机关医院）、自贡市老年病医院（自贡市第五人民医院）、河北省第八人民医院（原河北省老年病医院）、大庆哮喘病医院（大庆油田总医院集团东海医院）、唐山市工人医院集团康复医院、郑州市老年病医院（郑州市第九人民医院）、成都市第八人民医院（成都市慢性病医院）、国药东风花果医院、迁安市老干部局医院（迁安市老年医院）。截至 2019 年 4 月，通过全国老年友善医院评审达标的有 29 家，通过北京市评审达标的有 42 家。

（三）老年友善服务规范主要内容

《老年友善服务规范》（以下简称《规范》）以 WHO 建立老年友善医疗机构基本原则为

基础，以为老年人提供安全、舒适的诊疗服务和环境为目标。《规范》规定了医疗机构在文化内涵、医院管理、医疗照护服务和物理环境上应达到老年友善服务的基本标准和相应的质量控制要求。具体有以下 4 个方面。

1．友善文化　是创建老年友善医院的灵魂。以老年人的心理、社会因素为出发点，提供人文关怀，使老年患者及其家属受到尊重。员工用尊敬的态度、称呼和易懂的语言文字或图片与患者、家属及其照护者进行沟通，及时提供服务信息公示，鼓励老年人参与志愿者服务活动，将“健康老龄化”的理念贯穿于老年友善医院的文化建设之中。

2．友善管理　是创建老年友善医院的基本保障。为了有效开展工作，医院要成立相应的组织机构，要有政策和经费支持；要换位思考，从老年患者就医便捷和安全出发，优化和再造就诊、检查、取药及出入院流程，为存在跌倒和发生意外事件高风险的老年患者进行综合功能评估和干预；要为衰弱老人开通院内就医绿色通道；要开展员工培训，不断提高员工为老服务的技能和水平；要定期进行督导，发现问题及时整改；要有激励机制，使医院不断改革和创新，逐步打造为老服务的模式和品牌，使老年友善医院的服务形成常态。

3．友善服务　是创建老年友善医院的核心。老年医学关注点在于功能改善和提高生活质量，对共病、老年综合征、失能和失智的老人实行全身心、全过程和全学科的连续医疗照护。全面的综合评估和风险筛查，做到防患于未然；为患者制订详尽和周密的入院和出院计划，做好患者出院后的随访工作；建立跨学科团队，避免多重用药和过度医疗，解决复杂的疾病和社会心理的问题；综合考虑患者的疾病和功能状况，为患者制订个体化的诊疗方案，开展老年特色门诊；通过分级诊疗和无缝隙衔接，把医院与社区、家庭，把不同的医疗和养老机构联系起来，实现医养全面融合。

4．友善环境　是创建老年友善医院的基本条件。医院环境要干净、便捷和安全，选择适合老年人的标识、病区的布局和装饰。从灯光、地面、颜色、隔帘、家具到洗浴设施、环境布局，要充分考虑到老年人认知状况和运动功能的需求，也要考虑到医护人员的照护强度和操作问题。环境和设施的改善可以减少住院老年人的压疮、跌倒、坠床、谵妄和误吸的发生。

二、搭建老年医院联盟平台与构建老年医疗服务模式

（一）老年医疗机构组织的建立对老年医疗服务的影响

1．老年医院联盟成立　“十・五”以来，随着对老龄化挑战的认识不断加深，全国各地陆续有老年医院挂牌。但由于各地经济发展不平衡、各级政府重视程度不同，加上对老年医学的认识程度导致老年医院的发展状况不一。老年医院的任务是什么，如何建立老年医院，机构内科室如何搭建，医疗模式与传统医疗模式的区别等问题均无章可循。加之在

医疗机构序列里没有老年医院的编制，与之相配套的政策及人员编制、机构设施、等级评审标准等仍是空白。2011 年 9 月，在北京会议中心，由北京老年医院牵头，北京、湖南、江苏、海南、河北、浙江、云南、福建、江西、山西、陕西、河南、深圳、成都、唐山、黑龙江、吉林等 41 家省、市级老年医院，以及对老年事业热心的企业共同组建了“全国老年医院联盟”（以下简称“联盟”）。

2011 年首次召开联盟成立大会，通过了联盟章程和对全国老年医院的倡议书，选举产生了联盟执行机构——联盟理事会和下一届轮值主席。成立大会上听取了关于国内外老年医学及老年医疗服务现状的汇报，组织了老年医院如何发展的专题讨论会。本次大会还邀请了多位行业专家，他们对联盟的成立给予了高度评价，希望联盟承担为中国老年人群的健康长寿保驾护航的历史重任。联盟的成立对国家老年医学的推进具有里程碑式的重要意义。

成立后的联盟是全国老年医院相互交流、取长补短、共同发展的资源共享平台。联盟的宗旨是积极引领中国老年医学人才参与老年医学事业，支持与推动老龄社会福祉事业和社会文明的进步与发展；关注和帮助社会老年群体，倡导“病而不残、残而不废”的生存理念；在医疗机构及社会上弘扬并传播孝道文化，带动全社会积极参与敬老和助残的社会公益事业，促进中国社会老年医学事业的发展。

联盟发起成员中包括省级老年医院 7 家，市、地区级老年医院 34 家。医院的老年病总床位数 4393 张，日门诊接诊 8.33 万人次，医务人员 9891 人。成立“联盟”在于引领老年医院更新观念、建章立制、加强管理，促进老年医院科学、有序发展。

2. 老年医疗机构管理分会成立　2015 年 4 月中国老年医学学会成立后，老年医院联盟集体加入中国老年医学学会，成立老年医疗机构管理分会（以下简称“管理分会”）。管理分会先后成立了 5 个专业学组，即医院延伸服务学组、医学伦理学组、老年综合评估学组、医养科技创新学组和医养机构后勤管理学组。继而分会开展老年医疗服务模式研究，构建当地老年医疗服务体系；探索医养结合服务，组建老年医疗服务医联体；推广老年医学理念和开展老年医学、康复、护理和照护人员技能培训，为中国老年医学学会的发展做出较大的贡献。

（二）发展老年医学，探索老年医疗服务模式

1. 根据老年人特点提出老年医学服务模式　针对老年人年老体衰、多病共存、有复杂的社会心理影响因素的特点，老年医院大力宣传老年医学的整合管理，推广老年综合功能评估、老年综合征管理和多学科服务模式。以推广老年营养示范病房和临终关怀中居丧服务为抓手，分会成员就老年患者普遍存在的衰弱和肌少症，给予规范、专业、个性的营养风险评估与干预，收效明显。同时编写、出版老年医学的书籍，开展老年医学培训。组成老年医学医师、护士、社会工作者、心理医师、康复医师、营养师、临床药师等参与的多

学科团队，以患者需求为导向设立阿尔茨海默病治疗中心、卒中单元、康复中心、糖尿病单元，在门诊设立记忆减退诊室、睡眠诊室、疼痛诊室、跌倒诊室、失禁诊室等。结合中国传统医学的优势，在医院开展中西医结合治疗老年病。多学科医疗模式极大地提高了老年患者的治疗和康复效果，达到了维护功能、提高生活质量的老年病治疗目标。真正体现了现代生物、心理、社会医学模式的改变，同时，还完成了（北京）老年医疗服务体系研究、中期照护研究、跨学科团队服务模式研究、临终关怀需求调研、医养结合与连续医疗服务研究等课题。通过分会成员单位的交流与经验分享，创建出一套行之有效的老年医疗服务模式。

2．构建区域老年医疗服务体系，开展医养结合服务工作

（1）以北京为例，在北京市卫生健康委员会领导下，2013 年成立了北京市老年卫生服务指导中心。构建了分层管理、无缝衔接的北京老年医疗服务体系。以家庭医疗和社区卫生服务为基础，以综合医院老年病科为衔接，以专业老年病医院为核心，搭建专业化管理的老年医疗服务体系。老年医疗服务体系由职能管理、服务机构、人才队伍、大数据信息和保障支撑等五大网络组成。同时，精心打造以北京老年医院为中心，以区县老年医院、康复院、护理院为专科医联体的服务构架。加强和周边养老院、敬老院的合作与联系，为老年患者开设绿色就医通道。推广老年综合征的评估与干预技术、老年多发病的多学科整合管理技术、舒缓治疗和临终关怀技术等，初步建立起了老年医学服务的人才队伍。

（2）全国各地省级老年医院结合自己的特点将老年专科机构、综合医疗机构、家庭、社区和其他养老机构之间有效连接，保证照护的完整性和有效性。通过医联体的建设将社区全科医师和专科医师紧密连接，使老年人的健康促进、疾病预防、急病救治、中期康复、长期照护和安宁疗护无缝衔接，满足老年人的不同医疗需求。

（3）全国各地有 21 家老年医疗机构组建了老年医疗和康复专科医联体，共有 734 家医疗和医养结合机构参与。其中，医疗机构 402 家，占 54.77%；养老和医养机构 322 家，占 43.87%；相关科技和服务企业 10 家。例如：北京老年医院的老年康复医疗联合体、辽宁省金秋医院医联体、河北省第八人民医院医养联合体、江苏省老年医院医联体及医养协作联合体、郑州市老年病医院（郑州市第九人民医院）的河南省医养联盟、唐山工人医院集团的唐山市区域性医联体、鞍钢集团总医院的鞍山市城区医联体、济源市第三人民医院医联体、大庆龙南康复医院的大庆龙南康复医院医联体、昆明市第二人民医院医联体、中国科学院大学附属北京怀柔医院医联体、沈阳市红十字会医院医联体、江油市老年病医院医养联合体、四川省老年病医院（四川省第五人民医院）医养联合体、自贡市老年病医院的川南老年医学专科联盟、十堰市的国药东风花果医院医养联合体、重庆市第十三人民医院医联体等。

3．出版老年医学相关书籍　近年来，管理分会的老年医护专家编撰并出版了 89 部老

年医学护理书籍，为医疗服务起到积极的指导作用。

北京老年医院出版的书籍包括《老年中期照护》《老年长期照护》《老年人就医指导》《老年常见病照护》《老年医学伦理问题分析及应用》《老年综合评估（第二版）》《老年病多学科整合管理》《老年病诊疗手册》《实用老年医学（编译）》《临终关怀与舒缓治疗》《老年综合征管理指南》。

江苏省老年医院出版医护书籍 33 本，主要包括《养老护理员岗前培训教材（业务理论）》《养老护理员岗前培训教材（综合理论）》《常见康复医学临床问题解答》《实用急危重症诊疗精粹》《社区养老服务指导》《实用老年医学（第一辑）》《实用老年医学（第二辑）》《临床常见急危重症综合诊疗》《实用临床普通外科学》《专家面对面——老年健康》系列丛书、《2 型糖尿病社区综合管理实用技术》《老年护理》系列丛书、《〈医疗机构药学工作质量管理规范〉操作手册》《皮肤病五十年临证笔录》《药物化学（第三版）》。

河北省第八人民医院出版的书籍包括《老年常见病诊疗与健康指导》《老年 2 型糖尿病的防治策略》《老年人慢性心力衰竭的防治策略》《老年便秘的临床诊治》《新编肛肠疾病诊断与治疗》《实用老年综合能力评估服务指导手册》《老年康复护理手册》。

昆明市第二人民医院出版的书籍包括《常见老年综合征评估与风险管理》《老年多发病中医诊治及典型病案》《运动人体科学基础理论研究》《新编临床内分泌疾病诊疗精要》《云南省养老护理管理规范与护理技术操作规程》。

辽宁省金秋医院出版的书籍包括《老年心血管诊疗技术》《老年骨科疾病及常见病防治知识问答》《金秋健康科普》《骨质疏松症诊断及微创治疗》。

自贡市老年病医院出版的书籍包括《精神病学与临床心理学》《临床心理诊断治疗》《实用老年病诊疗与保健》。

（三）搭建学术交流平台、开展老年友善服务

1．开办老年医疗机构管理分会网站和微信公众号　2015 年老年医疗机构管理分会（全国老年医院联盟）网站正式启用。利用网站推送分会工作动态、发布适宜技术和学术培训通知，传播老年健康信息，促进分会成员间交流合作、信息共享。2017 年开通了微信公众号，建立了微信群，实现了信息交流的实时互动，提高了信息交流效率，增强了凝聚力。

2．大力开展健康教育　多年来管理分会成员单位始终将老年人的健康教育放在老年医疗服务的重要位置上。仅 2019 年，67 家分会成员单位在各地举行活动 160 场，受众累计达 19 428 人次。成都市第八人民医院开展“庆祝重阳节暨孝文化教育基地挂牌志愿服务”联盟活动；陕汽第二医院在西安万寿社区举办敬老义诊活动；昆明市第二人民医院在云南省林业科学院开展“情暖重阳·健康大讲堂”讲座。辽宁省金秋医院关注十九大，不忘初心、不懈奋斗，在职党员进大南街道开展九九重阳敬老服务。北京老年医院在八大处开展“防

治老年抑郁、焦虑”和“相约守护、共筑健康”等义诊、讲座活动。

3. 开展老年友善服务暨健康扶贫万里行接力活动　响应中国老年医学学会号召，管理分会开展不忘初心、牢记使命、老年友善服务暨健康扶贫万里行接力活动。从郑州站起步，经过河北站、沈阳站，目前到达江苏昆山站。2019 年 5 月 17 日，“全国老年友善服务暨健康扶贫万里行”活动在郑州市第九人民医院正式启动，在继续推进老年友善医院建设的基础上，结合《老年友善服务规范》团体标准开展贯标工作和脱贫攻坚工作。通过义诊、基层医疗帮扶、科普讲座和服务进万家等方式开展系列公益活动，进一步提升基层老年医疗服务能力，提高贫困家庭的健康素养水平，保障贫困人口享有基本医疗卫生服务，防止因病致贫、因病返贫，助力脱贫攻坚工作。2019 年 7 月 5 日“全国老年友善服务暨健康扶贫万里行・河北站”活动以“不忘初心、牢记使命”为主题，组织老年医学专家走进石家庄市藁城区冀北养老院、革命老区平山县小觉镇秘家会村，开展基层医疗帮扶、健康讲座、义诊咨询等服务，传递老年友善理念，服务贫困地区群众健康。2019 年 11 月 24 日“全国老年友善服务暨健康扶贫万里行”活动在沈阳举办，通过走访因病致贫家庭和老人，养老机构的健康讲座，义诊，疾病筛查和基层医疗机构帮扶，建立就医、会诊绿色通道等形式，深受当地政府和老年人欢迎。2019 年 12 月 22 日“全国老年友善服务暨健康扶贫万里行”在江苏省昆山市老年病医院（昆山市锦溪人民医院）举办，同时举行了江苏老年医学专科联盟揭牌仪式。四川省江油市老年病医院，在活动中根据其他医院的经验编撰了《创建老年友善医院与医养结合管理规范》材料汇编，制定并完善了 14 个方面的具体规章制度，以及简易精神状态评价量表、微型营养评估、跌倒风险、视力和听力、尿失禁、吞咽障碍程度分级、日常生活操作日清单、临终关怀、精神专科和康复专科等 12 个类别的评估量表及操作规程 46 个。将老年友善服务与日常临床工作有机结合起来，起到了提升老年医疗和医养服务质量和水平的作用。

三、老年医学人才培养与专科培训

聚焦专业领域前沿技术和老年医学理念举办多期学术会，推进老年医学护理专业人才队伍建设。连续 5 年由轮值主席单位负责举办老年医疗机构管理分会学术年会，参会单位积极踊跃，每次都有主题和创新意识，参会人员收获丰硕。

2015 年 9 月 6 日，在河北省北戴河召开“中国老年医学学会老年医疗机构管理分会成立大会及学术交流会”。来自全国 19 个省市自治区、直辖市的 113 家医院，近 350 人参加了本次大会。本次大会围绕老年医学发展、老年医院管理模式、老年医院建设标准、创新医养结合、倡导护理保险等议题进行了研讨，多位专家做了专题报告。与会专家深刻剖析了老年医疗发展中存在的问题，提出老年综合门诊建设、开展老年用药综合评估、理性对待老年人疾病治疗手段选择等观点，提出理性对待老年人末期医疗问题、生前预嘱（医疗）等问题。本次会议以“融合创新，务实理智，促进老年医学发展”为主题，以“全国老年医院院长培训班”形式，成功搭建了全国老年医院院长交流平台，进一步明确了老年医院发展方向。

2016 年 9 月 16～18 日，“第二届老年医疗机构管理分会年会暨老年中期照护服务推动策略国际研讨会”在云南省昆明市召开。来自全国 120 个单位近 400 名医护人员参加了大会。会议邀请了来自国内外的老年医学及照护专家。专家们针对英国分级诊疗模式及老年照养系统、中国台湾省老年中期照护现状及展望、中国老年医学面临的问题、社区老年中期照护关键技术的研究、老年期重点疾病预防及干预、老年科与全科的有效对接、北京康复医联体创新模式等专题进行了学术报告。与会者从世界发展及国内实践，从专业技术到诊疗模式，从现状运作到问题瓶颈进行了深入的研讨。

2017 年 9 月 9 日，“第三届老年医疗机构管理分会年会暨 2017 金秋老年医学及健康养老服务产业论坛”在辽宁省沈阳市举行。200 余名来自全国多家医院及相关学科的老年医学专家、企业代表、养老机构代表参加了论坛。论坛以“中国特色医养结合模式及老年康复医学、老年护理在医养结合中的探索与实践”为主题，设置“医养结合”主论坛和“老年护理”“老年康复”分论坛，融入“专家对话”特色环节，来自北京协和医院、北京老年医院、北京大学第三医院、北京大学、大连医科大学等国内医院、高校的老年医学及养老服务业相关专家学者，围绕老年医疗机构的建设、老年医学的发展及老年康复疗养照护模式进行了专业解读和分享交流。大会特邀多位行业专家分别做了“我国医养结合的发展思考”“老年友善医院建设”“医养结合产业合作模式探索”及“基于农村养老现状调查中的规划模式分析”等学术报告。

2018 年 9 月 20 日，“第四届中国老年医学学会老年医疗机构管理分会年会暨安宁疗护服务创新实践主题论坛”在河南省郑州市举行。来自 85 家成员单位的 235 名代表参加了本次论坛。论坛以“应对老龄社会，开启医院延伸照护服务破冰之旅”为主题，特设安宁疗护服务创新实践主题论坛、首设医院延伸服务和老年医学伦理分论坛。多位论坛特邀专家做了“癌症生存患者治疗后期不良反应及管理”“把握机遇 迎接挑战——积极推进河南健康老龄化”“安宁疗护在中国”等报告。

2019 年 9 月 21 日，“第五届中国老年医学学会老年医疗机构管理分会年会暨医院延伸服务模式探索与实践大会”在河北省唐山市隆重召开。来自全国百余家相关单位的 300 余位专家学者莅临盛会。专家分别就老年人群癌症筛查的必要性和个性化决策、英国照护师的培训教育、获得性脑损伤的视觉康复治疗等国内外前沿的学术主题进行了分享，并对《老年友善服务规范》团体标准进行了解读。本次论坛以“医院延伸服务创新与实践”为主题，设医院延伸服务和医学伦理学组两个分论坛，一个老年结核病专题研讨会。同时举行了首批老年营养示范病房授牌仪式，并开设了为期 2 天的个案管理师培训班。

管理分会先后共举办各类老年医学培训 72 期，年均 14.4 期，培训总课时为 828 学时，授予 145 总学分，参与培训人员总数达 10 075 人。

（陈　峥　张进平　李保英）

参考文献

［1］宋惠平，陈峥. 老年友善医院［J］. 中华老年医学杂志，2016，8（35）：1018-1021.

［2］宋岳涛，陈峥，高茂龙，等. 北京市老年友善医院标准解读［J］. 中国老年保健医学杂志，2018，16（3）：11-15.

［3］周燕珉.《养老设施建筑设计详解》（1～2 卷）［M］. 北京：中国建筑工业出版社. 2019.

［4］宋岳涛，金哲，高茂龙，等. 医疗服务机构老年综合评估基本标准与服务规范（试行）［J］. 中国老年保健医学，2018，16（3）：3-10.

［5］Organization W H. Global Age-friendly Cities：A Guide［J］. World Health Organization，2007.

［6］Organization W H. WHO Age-friendly environments，programme［J］. World Health Organization，2014.

［7］Organization W H. Age-friendly Primary Health Care Centres Toolkit［J］. World Health Organization，2008.

［8］Organization W H. Active Aging：Towards Age-friendly Primary Health Care［J］. World Health Organization，2007.

附：

中国老年医学学会老年医疗机构管理分会简介

中国老年医学学会老年医疗机构管理分会于 2015 年 9 月 6 日在河北省北戴河成立。分会会员是以全国老年医院联盟的 133 家从事老年医学临床、科研、教学和产业服务的医疗机构为主体，包括各级老年医院或老年医疗机构的院长或书记、老年医学研究所的负责人、综合医院老年医学科的主任、高等医学院校老年医学教学的负责人、老年医疗服务产业的管理者、从事老年社区及居家养老服务的社会团体和机构负责人。分会制定了《老年医疗机构管理分会工作管理规定》《重大事情的函审制度》等制度。在中国老年医学学会的管理、监督下，管理分会设有独立分账户，每项收入、支出均进行严格审批和详细记录。目前，分会共有会长 1 名、副会长 7 名、常务委员 22 人、委员 107 人。

会　长：陈　峥

副会长：许家仁　白建林　刘建军　暴继敏　卢艳丽　金水晶　戴爱国

总干事：张进平

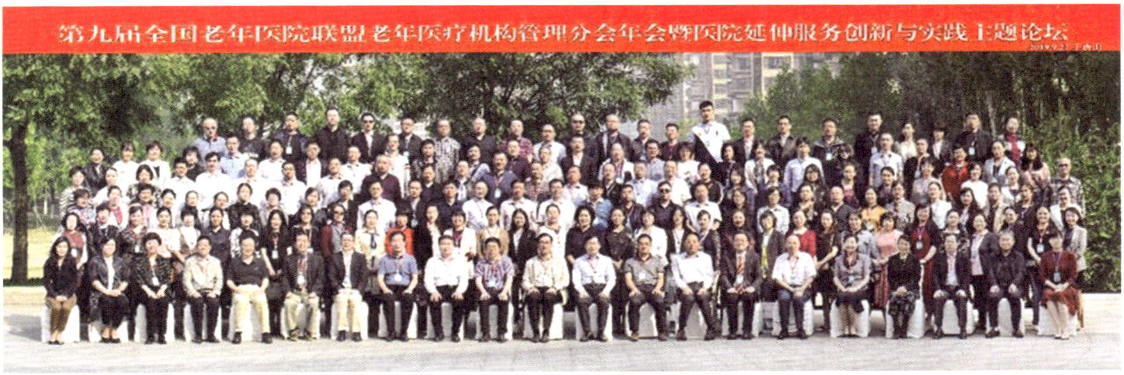
第九届全国老年医院联盟老年医疗机构管理分会年会暨医院延伸服务创新与实践主题论坛

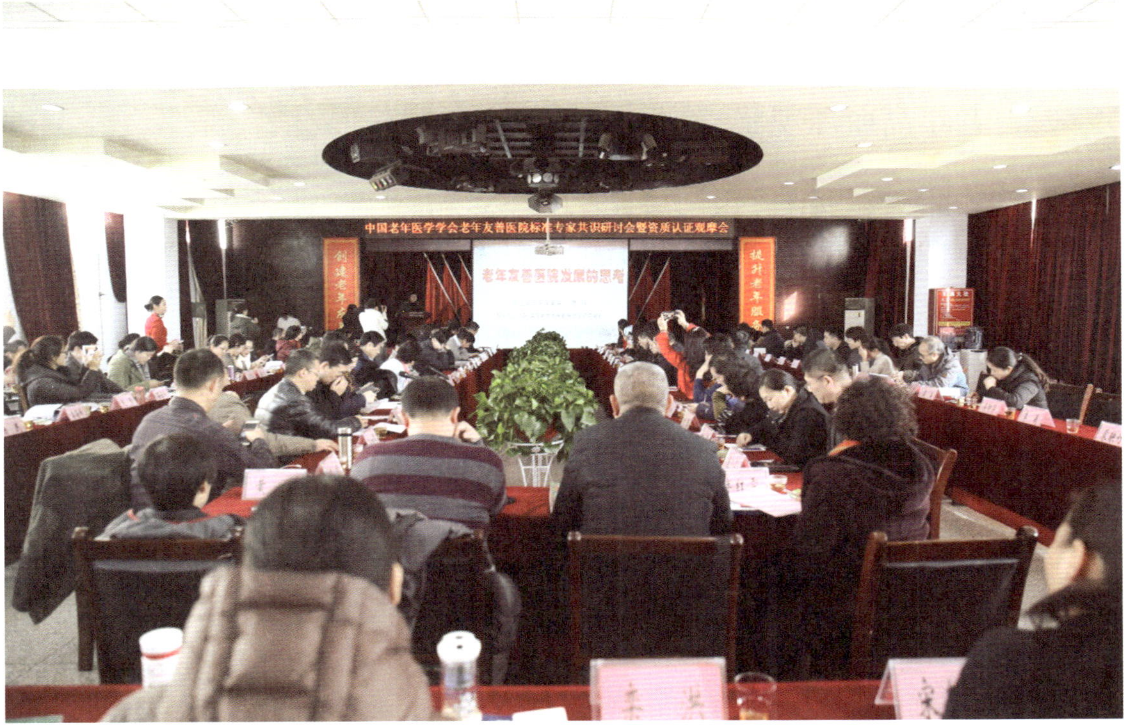
中国老年医学学会老年友善医院标准专家共识研讨会暨资质认证观摩会
老年友善医院发展的思考

8 老年高血压医学与科技创新

中国老年医学学会高血压分会

一、老年高血压现状

随着年龄的增长，机体的生理功能开始退化，逐渐出现病理状态，其中高血压是老年人最常见的慢性病之一。Framingham 流行病学研究显示，随着年龄增长，高血压的患病率逐渐增加。1991 年全国人群高血压抽样调查资料显示，我国 60 岁及以上老年人群的高血压患病率是 40.4%，2002 年全国营养调查显示，中国老年人群的高血压患病率是 49.1%，2012～2015 年全国高血压分层多阶段随机抽样横断面调查资料显示患病率为 53.2%，患病率总体呈增高趋势。高血压是罹患脑卒中、心肌梗死乃至心血管疾病导致死亡的首要危险因素，因此高血压管理对减少心血管疾病负担具有重要意义。近年来，我国高血压防控事业取得了令人瞩目的成绩。据 2015 年统计显示，60 岁以上人群高血压的知晓率、治疗率和控制率分别为 57.1%、51.4% 和 18.2%，较 2002 年的 37.6%、32.2% 和 7.6% 明显增高。近年来，我国老年高血压患病率与欧美国家相当，但整体的控制率与欧美国家相比差异显著，仍处于较低水平。据国外流行病学调查显示，美国老年高血压的治疗率为 72.6%，血压控制率可达 50.8%，而在欧美国家中，其治疗率至少可达 30% 以上。

与中青年患者相比，老年高血压患者有许多特殊的临床表现：①常见表现为收缩压升高，脉压增大；②血压调节能力下降，容易出现异常血压波动；③常伴有多种心血管系统或非心血管系统疾病；④常伴有衰弱和认知功能障碍等衰老表现；⑤老年高血压患者伴有严重动脉硬化时，可出现假性高血压。这些临床特点显著增加了老年患者降压治疗的难度，成为老年高血压患者血压控制率低的客观原因。

同时，尽管政府、学术团体、专家学者等积极踊跃地开展相关活动，由于一些客观因素影响，老年高血压防治仍在一定程度上存在不足之处：①我国的经济基础和社会条件尚不能满足日益严峻的老龄化问题；②群众，尤其是老年群体对高血压认识不足，依从性较差；③医疗资源与患者人群不匹配，同时医务人员对老年高血压管理的认识仍有不足。

我国《"十三五"健康老龄化规划》提出"健康老龄化"概念，即"从生命全过程的角度，从生命早期开始，对所有影响健康的因素进行综合、系统的干预，营造有利于老年健康的社会支持和生活环境，以延长健康预期寿命，维护老年人的健康功能，提高老年人的健康水平"。根据《老年健康蓝皮书：中国老年健康研究报告（2018）》显示，在各种健康问题中，造成中国老年人疾病负担的首要健康问题包括脑卒中、恶性肿瘤、缺血性心脏病、呼吸系统疾病、糖尿病、心理健康问题所导致的疾病、高血压性心脏病、跌倒。上述8类主要疾病中就包括3个心脑血管疾病，而高血压作为心脑血管疾病的主要危险因素，更是老年健康管理中不可忽视的重大问题。结合我国老年高血压防治现状，为了实现健康老龄化，推进实现健康中国的战略目标，中国老年医学学会高血压分会致力于提高老年高血压管理水平，加强老年高血压的教育宣传。

二、老年高血压医学的目标及任务

1．老年高血压医学的目标　坚持科技创新，贯彻新时代卫生与健康工作方针，服务方式从以治病为中心转变为以人民健康为中心，提高老年人群对高血压的认识水平，强调对老年高血压的管理，加强早期干预，形成有利于健康的生活方式、生态环境和社会环境，提高医疗行业对老年高血压的规范化管理水平，提高老年高血压的知晓率、治疗率和控制率，通过对血压的合理管控，延缓高血压所致心血管疾病进程，最大限度降低心血管疾病的发病率和病死率，改善患者生活质量，延长寿命，减少高血压导致的疾病负担，达到"健康老龄化"的标准，延长健康寿命，为建设健康中国奠定坚实基础。

2．老年高血压医学的任务

（1）普及老年高血压知识，提高老年人群的疾病管理素养：加强老年高血压管理的宣传、教育与促进，倡导高血压人群的健康生活方式，合理正确的疾病管理模式。

（2）早期诊断，全面评估，及时干预，规范化治疗，个体化管理，完善服务：医务人员对老年高血压应及时发现，根据患者具体情况给予鉴别诊断，明确诊断后进行全面评估，尽早采取有效干预措施，完善治疗策略，个体化地提供系统连续的预防、治疗、康复、健康促进一体化服务，维持患者的良好健康状态，减少心血管不良事件的发生。

（3）多级医疗机构协作，注重社区支持和远程管理：根据老年高血压的管理情况，选择不同医疗机构治疗，需尤其重视社区医疗服务在老年高血压管理中的重要作用。社区医疗服务方便、快捷，集治疗和预防为一体，社区医务人员更了解老年患者的健康状况、生活习惯，干预措施更有针对性，方便给予个体化用药方案。同时，应用远程管理技术，掌握患者血压情况，及时判断病情变化。

三、老年高血压医学的进展

由于老年是高血压的独立危险因素，因此老年人高血压患病率显著高于中青年人，同时老年高血压又面临严峻的现状，近年国内外对老年高血压的管理日益关注。但是由于老年高血压合并疾病患者传统上被排除在干预性试验之外，以往针对老年人群的循证医学证据相对较少。近年一些专门针对老年高血压患者所进行的研究更进一步证实，控制老年人高血压可以降低其靶器官损害的危险性，如老年收缩期高血压研究、欧洲收缩期高血压临床试验、中国收缩期高血压临床试验、上海硝苯地平降压治疗临床试验以及瑞典老年高血压试验。这些研究为老年高血压管理提供了有效的循证医学证据支持，也同时提出了尚未探索的挑战性问题。目前，基于新近发布的各国高血压防治指南以及相关临床研究，老年高血压防治有了更为清晰、完善的方案。

1. 高血压诊断标准或将重新定义　多项血压与心脑血管疾病相关研究显示，与正常血压相比，血压在 120 ~ 129mmHg/< 80mmHg 阶段和 ≥ 130/80mmHg 阶段，发生冠心病和卒中的相对风险分别为 1.1 ~ 1.5 和 1.5 ~ 2.0。因此 2017 年的美国高血压指南重新定义了高血压，将诊断标准下调为 130/80mmHg，同时对血压等级进行了重新划分。正常血压：< 120mmHg/< 80mmHg；血压升高：120 ~ 129mmHg/< 80mmHg；高血压 1 期：130 ~ 139mmHg/80 ~ 89mmHg；高血压 2 期：≥ 140mmHg/ ≥ 90mmHg。虽然高血压定义的改变导致美国高血压患病人数的增加，但并未明显增加其医疗负担，因为对于高血压 1 期的患者，主要给予生活方式的干预，仅部分患者需要服药治疗。定义的改变增加了患者对于高血压这一疾病的重视，强调早期干预的重要性。但是，后续发布的国内外指南并没有随之做出相应的改变，仍沿用之前的诊断标准。指南的制定需基于足够的循证医学证据，但遗憾的是，迄今我们缺乏来自中国人群的随机对照试验研究证据。高血压诊断标准的下调将会是一种必然趋势，有助于尽早给予严格的血压干预，以获得更好的结局。

2. 老年高血压起始药物治疗和降压目标的血压值更为明确和简化　证据表明，即使在高龄人群中，血压控制与心血管事件和致残风险降低有关。因此对于老年人群，特别是合并多个心血管危险因素的个体，将血压降至目标值，可有效控制心血管不良事件及死亡的发生率。只有对血压达标标准予以明确，才能最大限度发挥降压治疗的作用。

基于上述原因，近年发布的国内外指南均明确指出老年高血压患者的起始药物治疗和降压目标的血压值，具体数值见表 8-1。特别是美国指南，更是将降压目标值统一为收缩压小于 130mmHg。新近颁布的我国首部针对老年人群的高血压指南——《中国老年高血压管理指南 2019》（以下简称《指南》）中则更为详细。《指南》指出，年龄

≥ 65 岁，血压≥ 140/90mmHg，在生活方式干预的同时启动降压药物治疗，将血压降至 < 140/90mmHg；年龄≥ 80 岁，血压≥ 150/90mmHg，即应启动降压药物治疗，首先将血压降至 < 150/90mmHg，若耐受性良好，则进一步将血压降至 < 140/90mmHg；经评估确定为衰弱的高龄高血压患者，血压≥ 160/90mmHg，应考虑启动降压药物治疗，收缩压控制目标为 < 150mmHg，但尽量不低于 130mmHg。除此之外，《指南》还考虑到，既往高血压指南对老年高血压启动药物治疗的血压值和目标值方面的标准均比较简略，未根据患者不同的并发症进一步细分。因此在充分考虑老年患者的特殊性后，《指南》根据老年人群的合并疾病提出了相应的降压目标值，充分体现了个体化的治疗原则。

表 8-1　最新国内外指南关于老年高血压起始药物治疗和降压目标的目标血压值推荐

指南	起始药物治疗的血压值	降压目标值
2017 AHA/ACC	对已发生 CVD 事件或 10 年 ASCVD 风险≥ 10%，血压≥ 130 / 80 mmHg 未发生 CVD 事件且 10 年 ASCVD 风险 < 10%，血压≥ 140 /90 mmHg	< 130mmHg
2018	ESH/ESC 健康的老年高血压患者（即使年龄 > 80 岁）：SBP ≥ 160mmHg 当 SBP 为 140 ~ 159mmHg，且治疗耐受良好，建议健康的老年人 （> 65 岁，但≤ 80 岁）进行降压药物治疗	≤ 80 岁：SBP：130 ~ 139mmHg > 80 岁：如果可以耐受，SBP：130 ~ 139mmHg
中国高血压防治指南（2018 年修订版）	65 ~ 79 岁的普通老年人：血压≥ 150/90mmHg 应开始药物治疗，血压≥ 140/90mmH 时可考虑药物治疗 ≥ 80 岁的老年人：SBP ≥ 160mmHg	65 ~ 79 岁的老年人，首先应降至 < 150/90mmHg；如能耐受，可进一步降至 < 140/90mmHg ≥ 80 岁的老年人：< 150/90mmHg
高血压基层诊疗指南（2019 年）	65 ~ 79 岁的普通老年人：SBP ≥ 150mmHg 和 / 或 DBP ≥ 90mmHg 时推荐开始药物治疗，SBP ≥ 140mmHg 和 / 或 DBP ≥ 90mmHg 时可考虑药物治疗 ≥ 80 岁的老年人：SBP ≥ 160mmHg	65 ~ 79 岁的老年人，首先应降至 < 150/90mmHg；如能耐受，可进一步降至 < 140/90mmHg ≥ 80 岁的老年人：< 150/90mmHg
2019 NICE	< 80 岁：2 级高血压或 1 级高血压合并靶器官损害、心血管疾病、肾病、糖尿病、10 年心血管病风险≥ 10% ≥ 80 岁：诊室血压 > 150/90mmHg。 对体弱或多重病症的任何年龄的患者都要根据临床判断	< 80 岁：≤ 140/90mmHg ≥ 80 岁：≤ 150/90mmHg
中国老年高血压管理指南 2019	≥ 65 岁：血压≥ 140/90mmHg ≥ 80 岁：血压≥ 150/90mmHg	≥ 65 岁：< 140/90mmHg ≥ 80 岁：< 150/90mmHg

注：CVD：心血管疾病；ASCVD：动脉粥样硬化性心血管病；SBP：收缩压；DBP：舒张压；AHA：美国心脏协会；ACC：美国心脏病学会；ESH：欧洲高血压学会；ESC：欧洲心脏病学会；NICE：英国国家卫生与临床优化研究所。

3．降压药物治疗不以优先顺序进行分类，强调联合治疗的重要性

（1）不同于之前的指南，最新国内外高血压指南均不以优先顺序将降压药物分为一线及二线用药。因为多项研究证实，降压治疗获益的主要机制是血压的下降，并且很大程度上是独立于所选择的药物，而且每一类降压药物均有利有弊，并不能一概论之。目前公认的五大类降压药物包括利尿剂、β受体拮抗剂、钙通道拮抗剂、血管紧张素转换酶抑制剂、血管紧张素受体拮抗剂。上述药物无论是单独应用还是联合应用均适合于高血压的初始和维持治疗，针对特殊人群可优先选择某类降压药物。

（2）多部新近高血压指南均强调联合治疗在降压方案中的重要性。在临床上，联合用药可使血压迅速达标，不仅能增强降压疗效，还能互相抵消或减轻药物不良反应。《2017 美国成人高血压预防、检测、评估及管理指南》《2018ESH/ESC 高血压管理指南》《2019 年中国高血压防治指南（修订版）》等均推荐优选复方单片制剂，我国也于 2016 年发表了《复方利血平氨苯蝶啶片临床应用中国专家共识》。与自由联合降压治疗相比，其优点是简化治疗方案，使用方便，减少每天服药数量，可增加老年患者的治疗依从性，能更有效地控制血压，特别适用于目前我国老年高血压患者依从性较低的现状。

4．关注老年人群健康状态：衰弱和认知功能障碍

（1）衰弱：健康老年人是指精神和身体状况良好的人，一般定义为无并存疾病、认知障碍和衰弱。衰弱老年人则定义为多脏器功能储备下降，对日常或应激的脆弱性增加，此类老年人发生阿尔茨海默病、肾功能下降、直立性低血压、跌伤、死亡的风险更高。老年高血压患者的衰弱状态会影响该年龄段高血压管理指南建议的适用性。因此《2018ESH/ESC 高血压指南》建议对于衰弱老年高血压患者应根据共病情况做出治疗决定，并仔细监测治疗效果。《中国老年高血压管理指南 2019》也指出，对于衰弱的高龄高血压患者，应放宽降压标准，起始降压治疗的血压值为 160/90mmHg，目标为收缩压 < 150mmHg，但尽量不低于 130mmHg，同时在药物选择方面应谨慎选择联合治疗。同时也推荐应用 FRAIL 量表或步速测定对高龄高血压患者进行评估，以指导降压方案的制订。

（2）认知功能障碍在老年人群中日益凸显，它可使致残率、致死率增加，加重社会及家庭负担，也与高血压管理存在密切联系。证据表明，在接受治疗的高龄患者中，血压和认知功能下降之间存在“J”形或“U“形”曲线关系。这一现象表明，老年人血压过高或过低均能增加认知障碍发生风险，而适当的降压治疗可延缓增龄相关的认知功能下降以及降低痴呆发生风险。PROGRESS 和 Syst-Hypertension 研究结果显示，积极治疗的复发性脑卒中患者，其痴呆发生率明显较低。HYVET 研究提示脉压增大对老年患者认知结果也有潜在的不利影响。2019 年在 JAMA 上发布的 SPRINT-MIND 研究结果首次评估强化降压对痴呆风险的影响，该研究结果表明，与低于 140mmHg 的目标相比，将收缩压降低至

120mmHg 以下显著降低了轻度认知障碍和轻度认知障碍或可疑痴呆的复合事件的发生率。因此给予适宜的干预措施，能够提高高血压合并认知障碍的防治水平和改善患者的预后。高血压分会联合中国老年医学学会认知障碍分会，目前着手于《老年高血压合并认知障碍中国专家共识》的撰写，届时该共识将为我国老年高血压合并认知障碍人群的诊断、治疗、随访等，提供系统的临床参考。

四、老年高血压医学的展望

1．开展针对老年高血压人群的研究，为高血压管理提供更多、更优质的循证医学证据　虽然近年对于老年高血压人群的研究逐渐增多，但是相对一般人群仍显单薄，尤其是针对高龄老年人的优质研究更为少见。因此在老年高血压管理的决策中，需部分参考一般高血压人群的数据，再结合老年人特点进行综合考虑。这对于老年高血压的科学、规范化管理是很大的掣肘。因此，未来亟待更多的高质量循证医学证据，为老年高血压管理提供依据。

2．依靠科技进步，充分发挥现代技术在高血压管理中的作用　科技的进步对老年高血压的防治事业具有重要价值。随着自动电子血压计和动态血压监测的不断普及，可为老年高血压的早期诊断和长期管理提供重要依据，也为社区管理创造良好的技术支持。同时，老年高血压远程管理也在逐渐受到关注。老年高血压管理依靠现代互联网技术，实时上传患者血压测量情况，使主管医师及时掌握患者血压波动情况，对病情变化进行预判，及时采取治疗措施，防止病情恶化，使患者个体化治疗落实到实处；另外，通过远程视频等技术还可利用优质的专家资源进行培训、咨询和指导，提高诊治水平。高血压远程管理主要包括及时监测数据与风险评估、优化治疗、生活方式干预、丰富健康教育内容以及老年人情绪问题处理等。基于以上功能，高血压远程管理以数据监测为入口，为老年高血压人群打造预防、监测、干预、保障于一体的精准管理体系。将互联网技术的实时性、可及性、个体性优势与老年高血压群体的特殊性糅合，达到优化管理的目的。

3．依托于社区支持，优化老年高血压的综合管理　在 2019 年 ESC 年会上发表的 HOPE 4 试验的最新数据显示，将非医师保健工作者、初级保健医师和家庭成员结合在一起的综合护理模式，有助于减少 40% 以上的心血管疾病风险，且可将高血压控制率提高 2 倍。提示以社区支持为基础的干预措施对高血压管理具有重要意义。老年高血压患者的特点使得社区环境的支持更为必要。老年高血压患者血压波动大，易发生直立性低血压、餐后低血压等，同时常合并多种疾病，需同时服用多种药物及个体化的服药指导；患者自理能力相对下降，行动不便。社区支持下的管理，方便、快捷，集治疗和预防为一体，同时更了解患者个体情况，可以给予更有针对性的干预措施。

4. 更加关注多重心血管疾病的识别与干预，注重综合管理　多数老年高血压常和其他慢性代谢性疾病伴发，如糖尿病、脂代谢异常、高尿酸血症等。同时高血压长期存在且未能有效控制时，会造成明显的靶器官损害，除因动脉粥样硬化导致脑卒中、心肌梗死等急性发作的严重疾病之外，还可导致多种严重的慢性疾病，如心力衰竭、心房颤动、慢性肾疾病、血管性痴呆等，这些疾病往往会长期存在。因此，需要在老年高血压患者人群中密切关注这些疾病的识别与干预。对于该人群应定期进行靶器官结构与功能评估，及时发现并进行及时、有效的治疗，对多种心血管疾病及危险因素进行综合管理。

总之，老年高血压的管理正逐步趋于规范化，其管理水平也在不断提升，同时越来越多的研究成果和技术，助力老年高血压医学，势必推动该学科的精益与创新。

（华　琦）

参考文献

[1] 王薇，赵冬. 中国老年人高血压的流行病学 [J]. 中华老年医学杂志，2005，24（4）：246-247.

[2] 李立明，饶克勤，孔灵芝，等. 中国居民 2002 年营养与健康状况调查 [J]. 中华流行病学杂志，2005，26（7）：478-484.

[3] 李苏宁，陈祚，王增武，等. 我国老年高血压现状分析 [J]. 中华高血压杂志，2019，27（2）：140-150.

[4] Malachias M V B. The Challenges of Controlling Arterial Hypertension in the Elderly [J]. Arq Bras Cardiol，2019，112（3）：279-280.

[5] Zdrojewski T，Wizner B，Wiecek A，et al. Prevalence，，awareness，，and control of hypertension in elderly and very elderly in Poland：results of a cross-sectional representative survey [J]. J Hypertens，2016，34（3）：532-538.

[6] Hua Q，Fan L，Li J，et al. 2019 Chinese guideline for the management of hypertension in the elderly [J]. J Geriatr Cardiol，2019，16（2）：67-99.

[7] Yang L，Xu X，An J，et al. Analysis on associated factors of uncontrolled hypertension among elderly hypertensive patients in Southern China：a community-based，cross-sectional survey [J]. BMC Public Health，2014，14：903.

[8] Del P R，Ferri C. Hypertension Management at Older Age：An Update [J]. High Blood Press Cardiovasc Prev，2019，26（1）：27-36.

[9] Shen W K，Sheldon R S，Benditt D G，et al. 2017 ACC/AHA/HRS Guideline for the Evaluation and

Management of Patients With Syncope：Executive Summary：A Report of the American College of Cardiology/American Heart Association Task Force on Clinical Practice Guidelines and the Heart Rhythm Society［J］．Journal of the American College of Cardiology，2017，70（5）：620-663．

［10］Bryan W，Giuseppe M，Wilko S，et al．2018 ESC/ESH Guidelines for the management of arterial hypertension［J］．European Heart Journal，2018，1-98．

［11］《中国高血压防治指南》修订委员会，中国高血压联盟，中华医学会心血管病学分会，等．中国高血压防治指南 2018 年修订版［J］．心脑血管病防治，2019，19（1）：1-44．

［12］中华医学会，中华医学杂志社，中华医学会全科医学分会，等．高血压基层诊疗指南（2019 年）［J］．中华全科医师杂志，2019，18（4）：301-313．

［13］National Institution for Health and Care Excellence．Hypertension in adults：diagnosis and management［EB/OL］．2019．

附：

中国老年医学学会高血压分会简介

中国老年医学学会高血压分会于 2015 年 9 月 17 日成立。分会以“努力提高中国老年高血压防治效果和医疗服务效率，减轻社会、家庭和个人的健康负担，为国家制订老年高血压相关政策提供理论和实践依据”为宗旨，全心全意致力于老年高血压防治事业。先后发布《高龄老年人血压管理中国专家共识》（中文及英文版）、《复方利血平氨苯蝶啶片临床应用中国专家共识》《老年人异常血压波动临床诊疗中国专家共识》及《中国老年高血压管理指南 2019》（中文及英文版）等。2018 年启动全国调查项目：老年高血压患者心血管危险因素与预后相关关系的调查与分析。在天津、河南、安徽、山东、江苏、山西、四川、辽宁、北京、河北 10 个省市先后开展调查并将逐渐公布调查结果。高血压分会将一如既往秉承创新、实用的理念，运用现代医学、传统医学的理论和高新技术，探索提高老年高血压管理质量的对策，为我国建设健康老龄化社会做出长期不懈的努力。

会　长：华　琦

副会长：李艳芳　王　文　刘梅林　郭艺芳　袁　洪　李为民　祝之明　陈鲁原　高平进　张源明

总干事：胡亦新

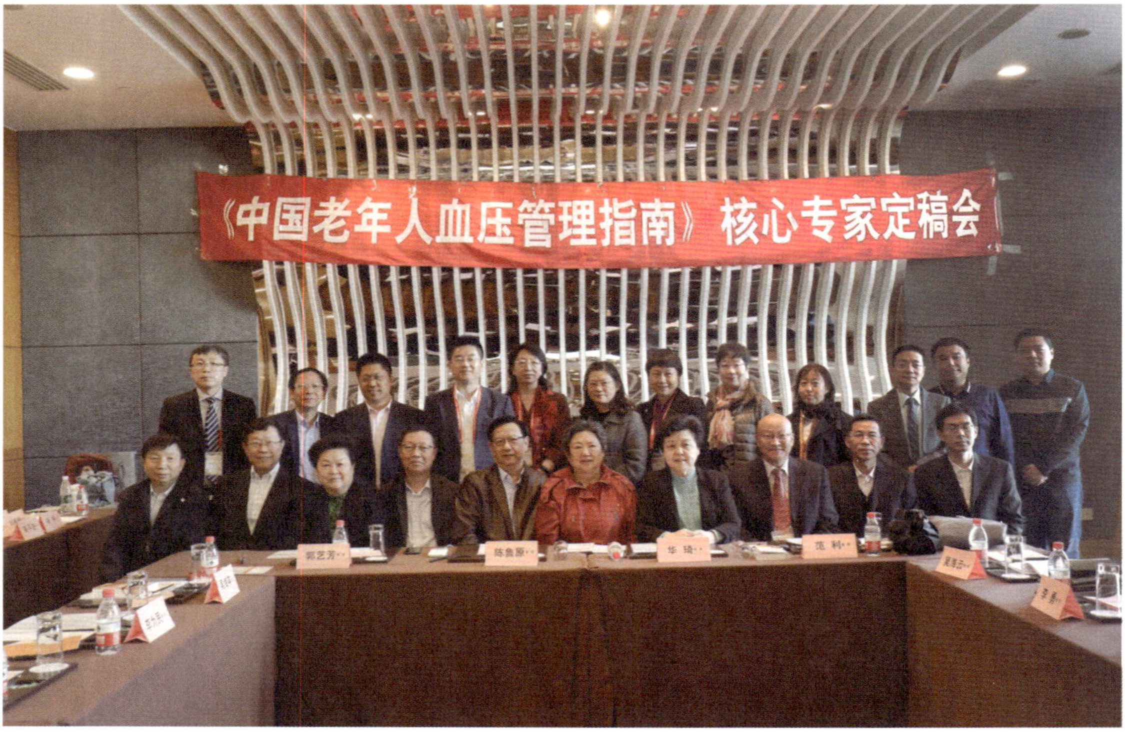
《中国老年人血压管理指南》核心专家定稿会

9 老年内分泌代谢医学与科技创新

中国老年医学学会老年内分泌代谢分会

一、老年内分泌代谢医学面临的挑战

自中华人民共和国成立以来，70年间我国的人均寿命从解放初期的37岁延长到现今的77岁。改革开放40多年，人民生活水平显著提高，营养过剩促发糖尿病患病率从1980年的0.6%增至2018年的12.7%，增长了20倍，同期肥胖超重人群超过50%。近期流行病数据显示，我国高血压患病率为23.2%，老年人患病率（2015年）为53.2%；血脂异常患病率（2016年）为43.2%，高尿酸血症和痛风的患病率（2014年）分别为13.3%和1.1%。老龄化和慢性代谢性疾病快速进展，但人们对新形势下如何保持健康、如何防治慢性代谢性疾病缺乏基本的认识，甚至医学界对上述“四高＋肥胖”的控制力度也有争议。所以导致了近二十年来，“四高”的大血管并发症——动脉粥样硬化相关的心脑血管病一直是我国老年人前3位的死亡原因，也是老年人肢体残疾的主要病因，心脑血管病的紧急救治是医疗资源的主要开支之一。为改变这种被动局面，世界卫生组织曾在2016年提出“战胜糖尿病”的口号，国家卫生健康委员会提出的《健康中国行动（2019—2030年）》中已经提到要将以治病为主转为防病为主，虽一字之差，实际的政策、策略需要修正的问题却很多，这是老年内分泌代谢分会及同行面临的巨大挑战。

社会老龄化一定会增加老年相关疾病的发生率，对常见的老年骨质疏松症的防治、甲状腺疾病的处置，需要给予密切关注。

二、老年内分泌代谢医学的进展与科技创新

（一）老年糖尿病管理理念和策略的进展与科技创新

1. 老年糖尿病优化管理理念的创新　糖尿病作为一种复杂的慢性病，已成为老年人生

存的严重威胁。国际糖尿病联盟公布的数据显示，2019年，约有420万人（20～79岁）死于糖尿病或其并发症，相当于每8秒有1个人死于糖尿病，约占全球全因死亡的11.3%。糖尿病所致死亡中，46.2%的患者年龄小于60岁。因糖尿病死亡的患者数最多的国家分别是中国、印度、美国和俄罗斯。糖尿病及其并发症是导致过早死亡的主要原因，近半数老年糖尿病患者的死因是心脑血管疾病，动脉粥样硬化是心脑血管病变的病理基础。中国一项纳入5817例2型糖尿病患者的多中心观察研究显示，80%的患者合并有心脑血管高危风险。如何控制动脉硬化性病变的发展，是降低糖尿病患者心脑血管死亡率的重要环节。糖尿病相关动脉粥样硬化的形成起始于糖尿病前期，我国糖尿病前期患者约有4.5亿人，未经糖尿病普查前几乎均处于未知状态，老年人中糖尿病前期患者所占比例更高，80岁以上接近50%。老年人的动脉粥样硬化常是多因素综合作用的结果，老龄化本身也是因素之一，高血压和高胆固醇血症（主要是高密度脂蛋白胆固醇）更常见。要从源头上开始防控，及早发现异常指标并采取合适的方式进行控制，将异常转为正常或接近正常范围，尽可能减少相应的损害是基本策略。由于高血糖、高血压、高脂血症、高尿酸血症早期多没有特殊不适，除肥胖可被察觉之外常常不被人重视，也是诸多患者放任“四高”存在而延误管控时机的原因之一。更重要的是患者缺乏对这些疾病的防治知识，医学界对诊断后是否需积极管控也有争议，尤其是对老年人，多数学者认为不需要将这些指标控制到正常，以至于诊而不治，治不达标，并发症的危害愈发严重。

近100年来随着现代医学的发展，对历史久远的慢性代谢性疾病的病因、演变过程、预后影响因素等的认识有了质的突破。在探讨疾病诊断和控制标准的大型人群研究中，明确了识别代谢异常的诊断界值（没有个性化标准），受患者接受治疗早晚和自我管理能力优劣、伴发疾病多少、并发症轻重、药物不良反应大小、医疗和社会支持水平高低等因素影响，代谢性疾病控制标准需个性化酌定。早发现异常、早开始管理、长期保持在接近正常人的代谢水平，避免并发症的发生发展，是改善代谢性疾病严重不良预后的良策。此外，治疗手段尤其是有效治疗药物的研发进展很快，已有多种机制的降糖药让患者在糖尿病早期即可应用而不会发生低血糖，并能兼顾改善总体代谢平衡、控制心血管病风险因素。

对于老年患者的管理理念，大多数学者和指南中总是弱化控制目标，主要是因为缺乏老年人群的管理数据，尤其是高龄老年患者的预后受多种因素影响，很难判断单一代谢指标控制是否有积极的作用。面对老龄化社会现状，了解老年人群患病特点对确定管理策略有重要意义。老年内分泌代谢分会多年来关注我国老年糖尿病患者的临床特征，组织了局部及全国医院的老年患者管理现状调查，进行老年糖尿病优化管理的尝试，修订了《中国老年2型糖尿病诊疗措施专家共识（2018年版）》，其中主要的流行病学数据、由此而生的管理理念、策略和方法均处于目前国内外老年糖尿病管理领域的领先地位，主要简述如下。

据《中国老年人生活质量发展报告（2019）》数据显示，目前中国60～69岁的低龄老年人占老年人总数的56.1%，70～79岁的中龄老年人占30%，80岁及以上的高龄老年人只占13.9%。2013年、2018年全国糖尿病调查发现总体患病率分别为10.9%、12.7%，60岁以上老年人的糖尿病患病率分别为20.9%、30.2%，均有所增长。我国糖尿病发病率最高的群体是65～79岁，与美国报道相同。在老年糖尿病人群中，70%以上是在60岁以后发病，60岁以前发病后进入老年的约有30%。整体糖尿病人群中的老年患者约占半数，其中约4/5是60～80岁期间新发的糖尿病，国内大型糖尿病调查和我们老年患者控制现状的调查均显示半数以上老年患者未能早诊断、早治疗，血糖控制差，需要在全国范围加强老年人群糖尿病筛查，才能做到早发现、早管理、早获益。

与老年前患病者比较，糖尿病患病越晚，胰岛B细胞代偿功能越好，胰岛素抵抗（腹型肥胖、肌少症）越明显。大多数患者如能及时检测，早期发现血糖异常即开始管理，良好控制血糖并不难，需要改变以年龄论方略的管理理念。老年前患病后进入老年者，如血糖未能得到很好控制，较长病程多已发生并发症，胰岛B细胞功能衰减，常需要补充胰岛素促泌剂或注射胰岛素治疗，低血糖发生的风险大，血糖控制难度增加。对于老年患者来说，已有的糖尿病病程和胰岛B细胞功能衰减程度及医疗和社会保障水平，特别是患者自我管理水平是血糖能否良好控制的限制条件。目前，社会上对老年糖尿病管理理念的迟滞是导致大多数患者不能及时诊治的桎梏，必须改变以年龄论方略的管理理念，而要秉持以治疗难易度和需求为主，力争减少糖尿病并发症的损害，为每一个老年患者争取最优的生存结果的基本策略。

2．老年糖尿病管理策略的科技创新　从近几年的糖尿病相关研究可知，糖尿病及相关的代谢异常性疾病是多基因的复杂疾病，尚无治愈糖尿病的方法。鉴于其病变慢性发展的特性，不同治疗起点的结局也会不同。大庆研究及STOP-NIDDM研究显示，对于糖耐量受损患者早期进行积极干预可延缓糖尿病的发生。UKPDS研究、ADVANCE研究显示，强化降糖可减缓糖尿病并发症进展。但ACCORD研究及VADT研究对具有10年以上糖尿病病史的心血管高危患者快速严格控制血糖，并未能获得比较理想的结果。STENO-2等研究显示，多重危险因素的综合管理能使患者获益。此外，DCCT-EDIC研究的分析显示，随着糖尿病病程的延长，即便是1型糖尿病，心血管事件的风险也已由单纯高血糖过渡到多重危险因素（高血压、血脂紊乱）共同介导。对于老年2型糖尿病患者，常在确诊时就伴有其他大血管危险因素，心脑血管病变及死亡风险高于中青年糖尿病患者。这些均提示，综合评估、优化靶目标、全面控制心血管风险因素有助于患者最终获益。

尽管现代医学研制的降糖药已有很多种，与降压、降脂药比较，降糖药治疗更需要在患者自我管理的基础上才能奏效，而患者自我管理水平是当前最欠缺的环节。欧美多国已经更多地关注改变生活方式的研究，并启动多个有助于患者自我管理的项目。欧洲（EASD，2018）和美国糖尿病（ADA，2019）年会中均有糖尿病饮食管理研究的专场，2019年国际糖尿病联盟推荐了一个芬兰糖尿病风险评分（FINDRISC）在线测试项目，通过简单的 8 个问题计分（表 9-1），就可以评估今后罹患糖尿病的风险程度。

表 9-1　IDF 在线糖尿病风险评估表

<table>
<tr><th>序号</th><th>评估项目</th><th colspan="2">评分条件</th><th>得分</th><th>合计分</th><th>结果判断</th></tr>
<tr><td rowspan="4">1</td><td rowspan="4">年龄（岁）</td><td colspan="2">＜45</td><td>0</td><td rowspan="4">＜7</td><td rowspan="4">低风险
估计 1/100 的人会罹患糖尿病</td></tr>
<tr><td colspan="2">45～54</td><td>2</td></tr>
<tr><td colspan="2">55～64</td><td>3</td></tr>
<tr><td colspan="2">＞64</td><td>4</td></tr>
<tr><td rowspan="3">2</td><td rowspan="3">体重指数（kg/m^2）</td><td colspan="2">＜25</td><td>0</td><td rowspan="4">7～11</td><td rowspan="4">轻度风险
估计 1/25 的人会罹患糖尿病</td></tr>
<tr><td colspan="2">25～30</td><td>1</td></tr>
<tr><td colspan="2">＞30</td><td>3</td></tr>
<tr><td rowspan="3">3</td><td rowspan="3">腰围（cm）</td><td>男＜94</td><td>女＜80</td><td>0</td></tr>
<tr><td>94～102</td><td>80～88</td><td>3</td><td rowspan="4">12～14</td><td rowspan="4">中度风险
估计 1/6 的人会罹患糖尿病</td></tr>
<tr><td>＞102</td><td>＞88</td><td>4</td></tr>
<tr><td rowspan="2">4</td><td rowspan="2">运动：是否经常有 30 分钟以上的体育活动</td><td colspan="2">是</td><td>0</td></tr>
<tr><td colspan="2">否</td><td>2</td></tr>
<tr><td rowspan="2">5</td><td rowspan="2">多长时间进食一次蔬菜 / 水果</td><td colspan="2">每天吃</td><td>0</td><td rowspan="5">15～20</td><td rowspan="5">高风险
估计 1/3 的人会罹患糖尿病</td></tr>
<tr><td colspan="2">不是每天吃</td><td>1</td></tr>
<tr><td rowspan="2">6</td><td rowspan="2">是否曾经服用降压药</td><td colspan="2">否</td><td>0</td></tr>
<tr><td colspan="2">是</td><td>3</td></tr>
<tr><td rowspan="2">7</td><td rowspan="2">是否曾经查见血糖高（体检，其他疾病，妊娠）</td><td colspan="2">否</td><td>0</td></tr>
<tr><td colspan="2">是</td><td>5</td><td rowspan="4">＞20</td><td rowspan="4">非常高风险
估计 1/2 的人会罹患糖尿病</td></tr>
<tr><td rowspan="3">8</td><td rowspan="3">糖尿病家族史</td><td colspan="2">否</td><td>0</td></tr>
<tr><td colspan="2">有：非直系亲属（祖父母、姨舅、堂姑叔、表姐妹等）</td><td>3</td></tr>
<tr><td colspan="2">有：直系亲属（父母、兄弟姐妹、自己的孩子）</td><td>5</td></tr>
</table>

美国心脏协会在 2010 年开始提倡心血管健康管理，确定了 2020 年全球战略目标定义的七大心血管健康指标（表 9-2），拟到 2020 年，将所有美国人的心血管健康水平提高 20%，同时将心血管疾病和脑卒中的病死率降低 20%。有学者根据该指标调查显示，我国完

全符合理想健康标准的成年人不到 1%。

表 9-2　美国心脏协会（AHA）2020 年全球战略目标定义的七大心血管健康指标

项目	差的健康水平	中等健康水平	理想健康水平
目前吸烟	≥ 30 支 / 天	25 ~ 29.5 支 / 天	从不或戒烟 > 12 个月
体重指数（kg/m^2）	≥ 30	25 ~ 29.5	< 25
运动锻炼	无	1 ~ 149 分 / 周中等强度，或 1 ~ 75 分 / 周高强度，或 1 ~ 149 分 / 周中等 + 高强度	≥ 150 分 / 周中等强度，或 ≥ 75 分 / 周高强度，或 ≥ 150/ 周中等 + 高强度
健康饮食评分 *	0 ~ 1 分	2 ~ 3 分	4 ~ 5 分
总胆固醇（mg/dl）	≥ 240（6.2mmol/L）	200 ~ 239（5.18 ~ 6.19mmol/L）或治疗达标	< 200（5.18mmol/L）
血压（SBP/DBPmmHg）	≥ 140/90	120 ~ 139/80 ~ 89	< 120/80
空腹血糖（mg/dl）	≥ 126（7mmol/L）	100 ~ 125（5.6 ~ 6.9mmol/L）	< 100（5.6mmol/L）

注：* 各种饮食分别计 1 分：每天≥ 4.5 杯蔬菜和水果；每周食用≥ 100g 的鱼；富含纤维的全麦（膳食纤维≥ 1.1g/10g 碳水化合物，或≥ 85 克 / 天）；食盐≤ 1 500 毫克 / 天；糖或甜饮料≤ 450 千卡 / 周。

对于我国糖尿病患者而言，改变原有的饮食习惯（谷薯为主），强化自我健康管理意识是当务之急，需要敦促防病知识的教育和患者管理措施的实施，目前媒体宣传和医保体系与需求相差太远。已有很多业界人士在探讨有效便捷的医患共管体系，促进糖尿病及其他代谢性疾病整体管理水平的提高。上海交通大学医学院附属瑞金医院牵头开展的“国家标准化代谢性疾病管理中心（Metabolic Management Center，MMC）”计划，通过建立物联网大数据的标准化管理平台，实现“一个中心，一站服务，一个标准”的组织模块，力争通过上下联动的分级诊疗策略，在 2021 年完成 1 000 家 MMC，标准化管理 1 000 万患者，希望达到 10 年后糖尿病发病率降低 1%、各种并发症患病率降低 10% 的预期目标。

老年内分泌代谢分会修订的《中国老年 2 型糖尿病诊疗措施专家共识（2018 年版）》，在阐述了中国老年糖尿病特点的基础上提出，对老年人群的各项代谢指标控制标准不应以年龄为羁绊，而应以患者实际病变水平、治疗难易度和自我管理能力为判断参考条件进行个性化定标。明确强调了“对每一个老年患者均需做五个方面的综合评估”“四早策略”“优化老年控制目标”“重视基础治疗（患者教育、自我管理、饮食和运动治疗）”“合理应用降糖药物（根据疾病进展程度选择药物品种，及时适度启用或联合用药等）”“早查早治糖尿病并发症和老年综合征”“全面控制心血管危险因素”等策略，更适用于我国老年糖尿病的管理。

3．老年糖尿病降糖药物的进展及应用技巧的科技创新

（1）糖尿病降糖药物的研发进展：现代关于降糖药的记录起始于1921年胰岛素的提取并应用于临床，距今已百年。前60年降糖药物相关研究更多集中于与胰岛素相关的药物，血糖明显升高了才会采取降糖药物治疗，主要目的是降低血糖减小短期死亡率。其后关注到降低短期死亡率后慢性高血糖带来的大血管、微血管并发症的危害，病因学研究（遗传因素、代谢调节的诸多病理改变）也提供了新药研发的契机。近40年不断有新型降糖药上市，随着对降糖治疗目标关注点的扩展，对新型降糖药的要求不仅局限于降血糖，还要求有益于纠正发病原因（代谢失衡）和延缓糖尿病并发症的发生。近20年研发上市的肠促胰液素类和肾小管钠－葡萄糖共转运蛋白2抑制剂，由于在降糖的同时具有改善心血管和肾脏病变预后的协同作用，美国糖尿病协会和欧洲糖尿病协会在2019年改变了其糖尿病指南中维持多年的降糖药优选排位顺序。

（2）新型降糖药对整体糖尿病治疗模式的推进：以胰岛素/胰岛素促泌剂为主的降糖治疗时期，担心药物引起的低血糖是医师或患者不敢降血糖的主要原因。使用胰岛素后食欲增加，增加人体水钠潴留，可增加体重，加重循环系统的负荷。在以往的临床研究中，应用胰岛素的患者体重增加，其肿瘤、心脑血管病的发生率也有明显增加。而且这类药物需在血糖升高到一定程度后才可应用，否则低血糖难以避免。同时期的双胍类（丁双胍、苯乙双胍、二甲双胍）降糖药以其非胰岛素途径稳定降糖、调整能量平衡（控制体重）、改善胰岛素敏感性等效果奠定了一线用药的地位。

随着病因学研究的进展，虽未能发现根治糖尿病的方法，但发现了除胰岛素外影响糖代谢的多种降糖药物。近40年来，新型降糖药不断上市，糖苷酶抑制剂、胰岛素增敏剂、肠促胰液素类[胰高血糖素样肽1受体激动剂（GLP-1RA）、二肽酶-4抑制剂（DPP-4i）]和列净类降糖药（SGLT2i）等数十种降糖药大大满足了糖尿病治疗的不同需求。GLP-1RA（艾塞那肽、利拉鲁肽、贝拉鲁肽、利西那肽、杜拉糖肽、索马鲁肽等）和SGLT2i（达格列净、恩格列净、卡格列净）的上市后研究，重点观察了心血管和肾的安全性和保护作用。

GLP-1RA以葡萄糖浓度依赖的方式促进胰岛素分泌，同时增加肝、肌肉和脂肪组织对葡萄糖的利用，通过抑制食欲中枢、减缓胃排空和抑制内生糖的作用，有助于改善代谢平衡，从而达到血糖和体重的控制。基础研究显示，该类药物具有靶向调节大血管、微血管的病理生理及血流动力学（包括减少血管内皮功能障碍和氧化应激，降低血管平滑肌细胞增殖与活性氧的产生，减少血栓，减轻炎症，利尿，调节肾素－血管紧张素－醛固酮系统以及降低体重等）的作用，有效地实现了对心脑血管的保护作用。利拉鲁肽（LEADER研究）、索马鲁肽（SUSTAIN-6研究）、杜拉糖肽（RNWIND研究）、阿必鲁肽（Harmony研究）的大型研究，都能看到不同程度的降低心脑血管事件的效用；艾塞那肽周制剂（EXSCEL研究）也可看到类似趋势。LEADER和LIRA-RENAL研究除看到利拉鲁肽降低不良心血管事件的风险，也降低了肾事件风险达22%。

SGLT2i 通过抑制近曲小管钠 – 葡萄糖共转运蛋白 2 的活性，促进肾对钠、葡萄糖的排出，起到降血糖、改善胰岛素敏感性和代谢平衡的效用。尿钠的增多可在一定程度上减少体液含量，并可下调肾素 – 血管紧张素 – 醛固酮系统（RAS）活性，有利于改善心功能、降低血压。恩格列净（EMPA-REG 研究）和卡格列净（CANVAS、CREDENCE 研究）的临床研究均看到显著降低心血管不良事件发生率、降低心衰住院风险和肾保护的结果。达格列净（DECLARE-TIMI58）的临床研究在改善心血管不良事件研究中是中性结果，但可观察到降低心衰住院风险。DAPA-HF 研究显示，无论是否合并糖尿病，达格列净均显著降低心血管死亡或因心衰住院发生的风险。该类药物已经扩展到非糖尿病患者心血管和肾病变的临床研究。达格列净和伊格列净 L- 脯氨酸已获批用于 1 型糖尿病与胰岛素联合控制血糖。

卡格列净对胃肠道黏膜细胞上的钠 – 葡萄糖共转运蛋白 1（SGLT-1）有一定抑制作用，可延缓胃肠道葡萄糖的吸收速度。另一种具有 SGLT-1 和 SGLT-2 双靶点抑制作用的索格列净也正在国外做上市前研究。

鉴于上述研究结果，美国和欧洲糖尿病协会已推荐有心血管病变的患者在使用二甲双胍的基础上尽早联合 GLP-1RA 或 SGLT2i 类降糖药，有糖尿病肾病的患者尽早启用 SGLT2i 类降糖药。这两类降糖药并不直接引发低血糖，与双胍类、糖苷酶抑制剂、二肽酶 -4 抑制剂（DPP4i）和格列酮类联合应用，可以比胰岛素促泌剂 / 胰岛素（高低血糖风险）更早应用于糖尿病的发展过程，有利于实施早治疗、早达标的优化管理策略，有望整体改善糖尿病的控制水平。

（3）老年糖尿病降糖药物应用技能的科技创新：作为慢性疾病，长期药物治疗不可避免。患者总是希望得到更简单、便捷、有效的药物使用方法。尤其是老年患者，遗忘服药也是必须关注的问题。新型口服制剂多是 1 天服用 1 次，阿斯利康公司研发的二甲双胍缓释片、沙格列汀二甲双胍合剂均是特殊的内外双层结构缓控释剂型，药物释放稳定性好，每天服药 1 次更加简单。

胰岛素是糖尿病患者常用的治疗药物，也是最难掌握的治疗手段。自从 1921 年发现胰岛素并提纯应用于临床，不断地在剂型和给药方式上有研究进展。在已有速效、短效、中效、长效和超长效胰岛素制剂的基础上，近期吸入性人胰岛素和速效门冬胰岛素这两种具有强化速效作用特征的新型胰岛素制剂进入临床，相较于速效胰岛素类似物，吸入性人胰岛素达峰时间和作用时间更短，有助于更好地减少餐后血糖波动，且低血糖风险和增重效应更低。另外，继超长效德谷胰岛素（100U/ml）上市后，浓缩剂型的甘精胰岛素（300U/ml）也相继上市。与德谷胰岛素相比，甘精胰岛素皮下注射后血药浓度更平缓，可能具有更低的低血糖风险。新的胰岛素剂型为临床更好地模拟基础和餐食胰岛素需求提供便利。GLP-1RA 类制剂中索马鲁肽和杜拉糖肽均是长效周制剂，血药浓度稳定、不良反应相对较轻、给药便利性好，患者治疗依从性高。

胰岛素给药方式的研发方面，我国制药厂家已经引进了口服胰岛素的生产线，有望近年应用于临床。美国加州大学洛杉矶分校生物工程系顾臻教授团队研发的智能式胰岛素微针皮贴片，在1～2cm直径的贴片上附有100～200个微针，针内储有胰岛素的微囊泡，针尖部位有能感应血糖变化的化学开关（葡萄糖氧化酶和过氧化氢酶），具有随血糖变化快速响应的功能（升高时开放，释放胰岛素），现仍处于临床前研究。胰岛素皮下注射泵在模拟人体生理需求释放胰岛素方面占据优势，但由于价格昂贵和佩戴不便等原因，更多应用于1型糖尿病患者。目前市场应用最具优势的是胰岛素注射和血糖监测并用的实时动态血糖监测胰岛素泵但价格较高。2018年我国自主研发的无导管、半抛型、智能化贴敷式胰岛素泵上市，使我国患者有了携带方便而相对价廉的分体式胰岛素泵。2020年美国FDA批准了首个更智能化的混合式闭环胰岛素泵，相关研究已证实该系统对青少年和成人1型糖尿病患者具有安全性和有效性，但仍需做进一步的临床验证研究。

（二）老年甲状腺疾病的诊疗进展

1．老年甲状腺疾病的流行病数据　老年甲状腺改变大致可分为形态学、功能状态和非甲状腺疾病对甲状腺的影响三部分。随着年龄增大，甲状腺异常的检出率也逐渐增加，尤其是甲状腺结节和甲状腺功能减退（甲减）的发生率较中青年明显增高。免疫性、炎性病理性改变和老年退行性病变是主要病因。女性多于男性、甲减多于甲状腺功能亢进（甲亢）、亚临床状态多于临床病变的特征与中青年患病群体相似。受研究人群所限，国内外有关老年人甲状腺疾病报道的数据有较大差异，我国甲状腺结节的检出率可高达50%～80%，其中甲状腺癌占5%～10%；甲亢患病率为0.22%～0.47%，亚临床甲亢患病率为2.1%～3.4%（国外报道0.7%～1.8%）；甲减患病率为2.2%～4.4%，亚临床甲减患病率为3.4%～14.2%（低于国外报道的8%～18%），亦有报道亚临床甲减患者人数约是临床甲减的6倍，老年女性患病率为男性的2～4倍。在非甲状腺疾病所致老年危重症患者中，体内代偿性降低能量代谢相关的活性甲状腺激素水平［三碘甲腺原氨酸（triiodothyronine，T_3）、甲状腺素（thyroxine，T_4）水平降低，促甲状腺激素（thyroid stimulating hormone，TSH）正常］，而又呈现正常甲状腺功能的非甲状腺疾病病态综合征很常见（40%～70%），甲状腺激素水平变化的严重程度与原发疾病的严重程度成正比。

2．老年甲状腺疾病诊治要点

（1）甲状腺结节和甲状腺癌：老年人中甲状腺结节检出率（常规超声可诊断）很高，但需要外科手术治疗者并不多，主要涉及甲状腺乳头状癌（病理诊断）、低分化腺癌（极少，病理诊断）、压迫气管的巨大结节性甲状腺肿（需颈部CT或MRI确诊），总体不超过10%。后两种需评估手术能否获益并慎重选择手术方式。美国报道老年人甲状腺微小乳头状瘤男性多于女性（23.30% *vs*.16.60%，$P < 0.001$），淋巴结和远处转移率较高（25.85% *vs*.9.19%，$P < 0.001$），治疗时多处于疾病Ⅲ～Ⅳ期，治疗后特异性疾病5年、10年生存率（99.9%、99.2%）略低于中青年组（99.9%），总体预后良好。对老年甲状腺乳头状癌，原

则上一旦确诊仍是首选手术治疗，需进行详细的术前评估，由手术经验丰富的团队进行手术，术后并发症的风险并不会随着年龄的增大而增加。如预期寿命有限或手术难以承受者可以先观察，必要时可考虑 ^{131}I 放射治疗。对于老年患者，术后甲状腺素的抑制治疗需注意对心脏和总体代谢水平的影响（营养状态 / 骨质疏松情况等），选择合适的剂量（一般情况好、预期寿命长的老年患者可按成年人标准术后前 2 年控制 TSH < 0.1mU/L，2 ~ 5 年控制 TSH < 0.5mU/L；心脏功能耐受差者可考虑术后前 2 年控制 TSH 0.1 ~ 1.0mU/L，2 年后或低危患者控制 TSH 0.5 ~ 2.0mU/L）并酌情及时调整治疗。

（2）老年甲亢：通常临床症状不典型，更多表现为淡漠、消瘦、心律失常。合并甲亢相关眼病者，眼睑黏液性肿胀和眼球突出均可见。诊断时仍需注意鉴别甲状腺炎症所致一过性甲亢（核素扫描）。对首次发生的甲亢，可考虑首选抗甲状腺药物治疗，对非首次发生的甲亢，建议患者首选 ^{131}I 放射治疗，对合并眼病者需在治疗前评估眼病是否会加重，必要时先行球后放疗。老年人中亚临床甲亢患者人数约是甲亢患者的 10 倍，临床症状更不典型，心律失常（阵发性心房纤颤）是常见的就诊症状。鉴于老年亚临床甲亢患者病因多样也常伴发其他疾病，需注意明确诊断，给予正确的治疗方法。炎症性一过性亚临床甲亢无须抗甲状腺药物治疗。非炎症性亚临床甲亢分为轻度（血清 TSH 0.1 ~ 0.4mU/L）和重度（血清 TSH < 0.1mU/L）。文献荟萃分析显示，轻度和重度亚临床甲亢均会增加心律失常、非致死性心血管事件、骨质疏松性骨折、阿尔茨海默病的发病风险。确诊后除 TSH > 0.1mU/L、年龄 < 65 岁、无症状且无心血管和骨质疏松病变者可以先临床观察，余者原则上采用抗甲状腺药物治疗，常用甲巯咪唑 5 ~ 10 毫升 / 天，逐渐减量维持（2.5 毫升 / 1 ~ 2 天），有 TRAb 抗体阳性者也需待此转为正常才停药。同时关注心血管病变、骨质疏松症和阿尔茨海默病的筛查和管理。

（3）老年甲减：甲减是老年人最常见的内分泌腺疾病，包括老年前患病进入老年和老年后新发病者。甲减的替代治疗是人体器官功能衰减中最简单、效果最佳的治疗手段，只要患者坚持并按检测指标提示（医嘱）服用合适剂量的甲状腺素，不会因病程长短影响疗效。甲减患者更易合并高胆固醇血症，老年患者可能伴存动脉粥样硬化，需要及时发现，在生活方式管理后不能控制胆固醇水平者，尽早开始降胆固醇药物治疗。亚临床甲减（血清 TSH 4.1 ~ 11.0mU/L）患者在初诊时需有一个观察期（1 ~ 3 个月）以明确是炎性病变的修复过程还是甲减的前期。一项高质量的队列研究发现，与不治疗相比，亚临床甲减的治疗与冠心病风险降低有关，但未能得到可改善生活质量、认知功能、血压或体重指数的确切证据。对老年亚临床甲减患者的治疗无须过急，尤其是有心律失常病史的老年人，需注意甲状腺激素替代治疗初始剂量要小，观察能耐受后再逐渐增加剂量。

（三）老年骨质疏松症

1．老年骨质疏松症的临床特点和筛查　广义上的老年骨质疏松症包括女性绝经期后进入老年者、男性更年期后及老龄（70 岁以后发病）相关的骨质疏松症，其他多种原因所致继发性骨质疏松症所占比例低于中青年人群。骨质疏松症的最大危害是发生椎体、髋关节、前臂部位的脆性骨折，以及由此继发的残疾和死亡风险明显增高。全国性大规模流行病学调查显示，50 岁以上人群以椎体和股骨、颈骨密度值为基础的骨质疏松症总患病率，女性为 20.7%，男性为 14.4%，60 岁以上人群中骨质疏松症的患病率明显增高，女性尤为突出。北京市 50 岁以上的髋部骨折率 1990 ~ 1992 年在男性为 83/10 万，女性为 80/10 万；在 2002 ~ 2006 年，则分别增长为男性 129/10 万和女性 229/10 万。尽管如此，我国人民对于骨质疏松症的防范意识还很缺乏，知晓率、治疗率均低。老龄化、缺乏日晒、饮食中钙摄入量低、运动不足或方式单一（缺乏肢体抗阻运动项目）、瘦体质是常见的骨质疏松症易患因素。老年人均需做骨质疏松的风险评估，体重是个简易指标，另可通过国际骨质疏松症基金会骨质疏松症风险一分钟测试题和亚洲人骨质疏松自我筛查工具（OSTA）进行筛查，有条件者可直接进行骨密度检测［双能 X 线吸收测定法（DXA）］明确诊断。确认存在骨质疏松后，无骨折史者需进一步行骨折风险评估（世界卫生组织推荐骨折风险预测简易工具 FRAX）。

2．老年骨质疏松症治疗进展　根据 DXA 结果分层，若低骨量 T 值为 –2.5 ~ –1.0，骨质疏松 T 值≤ –2.5，符合 T 值标准和 / 或有脆性骨折即可确诊骨质疏松症。其后的治疗主要包括三个方面：基础治疗（调整生活方式、骨营养补充剂）、抗骨质疏松的药物治疗和继发性骨质疏松症的病因治疗。

在治疗骨质疏松的主要目的是预防骨折，老年人骨折发生的另一个重要原因是肌少症。在生活方式管理中，推荐富含钙、低盐和适量蛋白质的均衡膳食，鼓励适当户外活动和日照，强调增加肢体的抗阻力活动，提高肌力和灵活性。在生活方式调整的基础上，增加钙和维生素 D 制剂的摄入，剂量均需个性化，避免高钙血症和高尿钙。维生素 D_2 和维生素 D_3 作为骨骼健康的基本营养补充剂，活性维生素 D 及其类似物属于骨质疏松症的治疗药物，包括阿法骨化醇、骨化三醇等，推荐用于老年人和肾功能不全患者。

抗骨质疏松的药物主要从抑制骨吸收和促进骨生成两方面起作用。常用于临床的二磷酸盐制剂（口服的阿伦膦酸钠、利噻膦酸钠、依替膦酸钠；静脉输注的依班膦酸钠、唑来膦酸钠，剂型不同作用强度差别较大）通过抑制破骨细胞的功能而抑制骨吸收。降钙素（鲑鱼降钙素，鳗鱼降钙素）可抑制破骨细胞的生物活性并减少破骨细胞的数量，从而阻止骨量丢失并增加骨量。雌激素和选择性雌激素受体调节剂（雷洛昔芬）能抑制骨转换，阻止骨丢失。国外已上市的地诺单抗是 RANK（核因子 κB 受体活化因子）生物类似物，与破骨细胞 RANKL（核因子 κB 受体活化因子配体）结合从而抑制破骨细胞的增殖和分化，是目前减少骨吸收效用最强的药物。锶盐（雷奈酸锶）可同时作用于成骨细胞和破骨细胞，具有抑制骨吸收和促进骨形成的双重作用。甲状旁腺激素（rhPTH 1-34）是能促进骨形成的抗骨质疏松药物，改善骨密度的效用最明显，需皮下注射给药。四烯甲萘醌是维生素 K_2 的同型物，通过 γ- 羧基谷氨酸促进骨钙素发挥正常生理功能，可以促进骨形成并有一定抑制骨吸收的作用。以上药物需根据患者的骨质疏松程度选择单药或是联合用药，定期复查相关指标，确定治疗周期。

（田　慧）

参考文献

［1］Yongze Li，Di Teng，Xiaoguang Shi，et al．Prevalence of diabetes recorded in mainland China using 2018 diagnostic criteria from the American Diabetes Association：national cross sectional study［J］．BMJ，2020，369：m997．

［2］Zengwu Wang，Zuo Chen，Linfeng Zhang，et al．Status of Hypertension in China：Results From the China Hypertension Survey，2012-2015［J］．Circulation，2018，137（22）：2344-2356．

［3］李苏宁，陈祚，王增武，等．我国老年高血压现状分析［J］．中华高血压杂志，2019，27（2）：140-150．

［4］Sampson Opoku，Yong Gan，Wenning Fu，et al．Prevalence and risk factors for dyslipidemia among adults in rural and urban China：findings from the China National Stroke Screening and prevention project（CNSSPP）［J］．BMC Public Health，2019，19（1）：1500．

［5］Liu R，Han C，Wu D，et al．Prevalence of hyperuricemia and gout in mainland China from 2000 to 2014：a systematic review and meta-analysis［J］．Biomed Res Int，2015，762820．

［6］Huang Y1，Li J，Zhu X，et al．Relationship between healthy lifestyle behaviors and cardiovascular risk factors in Chinese patients with type 2 diabetes mellitus：a subanalysis of the CCMR-3B STUDY［J］．Acta Diabetol，2017，54（6）：569-579．

［7］中国老年医学学会老年内分泌代谢分会．中国老年2型糖尿病诊疗措施的专家共识［J］．中华内科杂志，2018，57（9）：626-641．

［8］The American Diabetes Association．Standards of Medical Care in Diabetes 2020［J］．Diabetes Care，2020，43（Suppl．1）：S1-S207．

［9］应令雯，周健．2020年ADA糖尿病医学诊疗标准解读［J］．中国医学前沿杂志（电子版），2020，12（1）：59-70．

［10］迟家敏．老年人内分泌代谢系统疾病的流行病学研究［J］．中华老年医学杂志，2003，22（6）：326-327．

［11］邱蕾，孙明晓，汪耀，等．中年至超高龄老年人甲状腺结节的发病特点［J］．中华内分泌代谢杂志，2014，30（2）：115-118．

［12］Rugge JB，Bougatsos C，Chou R．Screening and treatment of thyroid dysfunction：an evidence review for the U.S．Preventive Services Task Force［J］．Ann Intern Med，2015，162（1）：35-45．

[13] Davies L，Welch HG. Current thyroid cancer trends in the United States. JAMA Otolaryngol Head Neck Surg，2014，140（4）：317-322.

[14] Seybt MW，Khichi S，Terris DJ. Geriatric thyroid ectomy：safety of thyroid surgery in an aging population [J]. Arch Otolaryngol Head Neck Surg，2009，135（10）：1041-1044.

[15] Biondi B，Cooper DS. Subclinical Hyperthyroidism [J]. N Engl J Med，2018，378（25）：2411-2419.

[16] 中华医学会骨质疏松和骨矿盐疾病分会. 原发性骨质疏松症诊治指南（2011 年）[J]. 中华骨质疏松和骨矿盐疾病杂志，2011，4（1）：2-17.

[17] 中华医学会骨质疏松和骨矿盐疾病分会. 维生素 D 及其类似物的临床应用共识 [J]. 中华内分泌代谢杂志，2018，34（3）：187-200.

附：

中国老年医学学会内分泌代谢分会简介

中国老年医学学会内分泌代谢分会成立于 2015 年 10 月 16 日。截至 2019 年 4 月，学会共有来自全国 24 个省、市、自治区、直辖市的 251 名会员。常委会由 1 名会长，9 名副会长，31 名常委，5 名本专业资深专家顾问组成。内分泌代谢分会于 2019 年完成《中国老年 2 型糖尿病诊疗措施共识（2018 年版）》的修订并发表于中华内科杂志。

会　长：田　慧

副会长：陈　树　冯　波　李　强　李　焱　陆菊明　施秉银　邢小平　邢小燕
汪　耀　徐焱成

总干事：李春霖

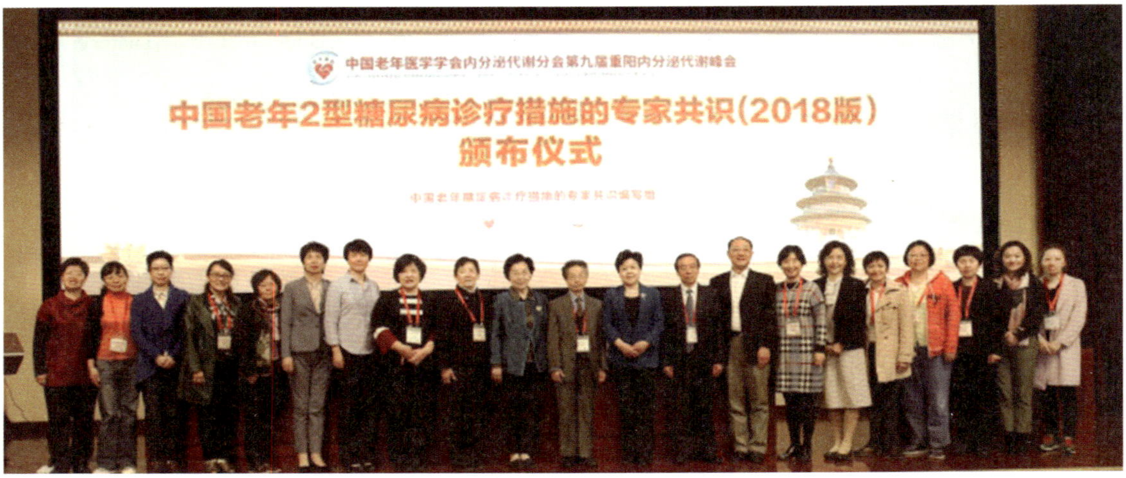

10 老年认知障碍医学与科技创新

中国老年医学学会认知障碍分会

一、阿尔茨海默病研究进展

阿尔茨海默病（Alzheimer’s disease，AD）是一种老年期常见的以进行性认知功能障碍和行为损害为特征的神经系统退行性疾病。目前全球约有 AD 患者 3600 万人，我国也面临严峻的 AD 发病形势，给患者、家庭及社会带来沉重负担，已被世界卫生组织列为全球需要优先解决的重要卫生问题。目前 AD 的发病机制尚未完全阐明，且无有效的早期诊断和临床防治方法。过去 5 年间，国际在 AD 的发病机制、寻找早期诊断及防治措施等方面取得了一系列创新性成果，我国在此领域也取得了显著进展，现综述如下。

（一）发病机制

1. 发现 β- 淀粉样蛋白（amyloid β-protein，Aβ）代谢障碍新机制　AD 的发病机制有众多假说，其中 Aβ 级联假说仍占据主导地位，认为 Aβ 的产生增多和 / 或清除障碍是 AD 发生的始动因素。但过去几年间，靶向 Aβ 的 AD 修饰性治疗的临床试验均未通过三期临床试验，提示我们需要从新的角度来探讨 AD。我国学者发现 Aβ 可在外周组织脏器清除，且系统疾病可影响外周 Aβ 代谢，促进 AD 的发生；外周源性 Aβ 可进入脑内诱发 Aβ 病理。据此首次提出 AD 是一种全身性疾病，应从全身角度探讨 AD 发生机制和诊治方法的新观点。此外，我国学者利用蛋白质组学方法解析 AD 患者脑组织和年龄匹配的非 AD 患者脑组织以及 APP/PS1 转基因模型小鼠脑内 Aβ 斑块的蛋白组学特征，为 AD 的病理机制研究提供了独特见解，也为未来 AD 诊断及治疗靶点的研究奠定了坚实基础。我国学者还鉴定了一系列参与 AD 的新基因蛋白，如能同时抑制 Aβ 产生和 tau 蛋白磷酸化并调节神经突触结构的新基因家族 *RPS23RG*，以及介导 Aβ 毒性、导致 tau 蛋白异常的新的促凋亡蛋白，丰富了对

AD 疾病过程的理论阐述。

2．发现 tau 蛋白代谢障碍新机制　tau 蛋白过度磷酸化，在神经元内聚集形成神经原纤维缠结，与神经元功能障碍、突触丢失和认知功能缺陷密切相关，但 AD 患者脑内导致 tau 蛋白异常磷酸化的机制尚不完全明确。我国学者发现，p75 神经营养因子受体（p75NTR）可诱导 tau 蛋白过度磷酸化，且在介导 Aβ 诱导的 tau 蛋白异常磷酸化中发挥重要作用；金属元素锂可降低脑内 tau 蛋白的含量，但却导致细胞内铁离子的聚集，造成神经元丢失、认知功能缺陷等症状，否定了锂降低 tau 蛋白含量作为一种神经保护治疗策略。此外，我国学者提出了 tau 蛋白磷酸化的神经保护性学说，发现 tau 蛋白通过诱导 β- 联蛋白（β-catenin）乙酰化发挥神经保护作用，阐释了 tau 蛋白诱导的神经元凋亡逃逸的机制。

3．发现能量代谢障碍新机制　研究发现，AD 早期脑内即存在葡萄糖代谢障碍，但其机制尚不清楚。我国学者发现维生素 B_1 代谢异常是导致 AD 患者脑葡萄糖代谢障碍的主要原因，并可进一步触发多级联病理生理反应，从而导致脑神经元及其突触丢失与萎缩、Aβ 沉积、tau 蛋白磷酸化、神经炎症等 AD 病理生理改变和疾病的发生，据此提出了 AD 的脑能量代谢障碍假说。基于该假说，创建了具有完全自主知识产权、全面反映 AD 多病理生理特征内在关联的脑葡萄糖代谢障碍小鼠模型和具有可活体动态检测脑 Aβ 沉积、tau 蛋白异常磷酸化等变化的非人灵长类狨猴模型。

4．发现免疫与神经炎症新机制　神经炎症是 AD 的重要病理特征之一，炎症及免疫反应参与 AD 的发病机制，而小胶质细胞除在吞噬 Aβ 方面发挥重要作用，其介导的炎性反应亦是促进 AD 进展的重要因素之一。我国学者发现重组人髓样细胞触发性受体 2（TREM2）和同族蛋白 TREM1 可通过调控小胶质细胞功能参与 AD 的发生，而 TREM2 作为 Aβ 受体，既可介导小胶质细胞对 Aβ 的清除，又可介导 Aβ 诱导的小胶质细胞的神经炎症等病理效应；同时，还发现白细胞介素 -33（IL-33）介导的免疫信号在 AD 高风险人群中的异常，揭示了其调控认知功能的分子机制，并提出基于小胶质细胞的干预策略进行临床前试验。

5．发现系统感染与 AD 的发病相关　研究发现，系统感染史可能与 AD 的发生风险相关，AD 患者脑组织内病原菌数量较非 AD 患者明显增多，且细胞及动物实验表明某些病原菌感染可诱导 AD 样病理改变。我国学者首次报道 AD 患者存在肠道菌群失调。外周血细菌和 / 或病毒的感染负荷与 AD 的发生相关，且与 AD 外周血 Aβ 水平成正相关，提示系统感染可能参与 AD 的发生发展。

6．探索中国人 AD 遗传机制取得进展　国际上几项大规模全基因组关联研究（Genome-Wide Association Studies，GWAS）发现了一系列 AD 易患基因，但因存在地域、种族、文化等差异，不同人群的疾病易患基因并不完全相同。通过 GWAS、二代测序、候选基因分析等研究策略，我国学者筛选并确立了中国人群的 AD 易患基因，并发现了新的遗传风险位点和基因单倍型，揭示了新的遗传风险位点在 AD 中的致病机制；基于遗传因素的聚集效应，初步构建了中国人发生 AD 的遗传风险预测模型——遗传风险评分（genetic risk score，GRS）。解决了关于 APOE 基因座调控的争议，解释了遗传风险因子与病变表型的关联，为患者分型和临床早诊优治提供了新工具。通过总结 AD 患者脑组织基因表达谱，发现 *YAP1* 在 AD 发生过程中发挥重要作用，搭建了专业数据库 AlzData（www.alzdata.org）以促进领域内转录组与基因组等数据的共享和利用。通过对家族性 AD 遗传机制研究，发现了 AD 新的致病基因 *ZDHHC21*，据此建立了 7 种中国人自主研发的转基因小鼠模型用于 AD 发病机制研究和新药研发试验。

（二）早期诊断标志物

AD 的早期诊断可为 AD 有效预防和干预提供重要的窗口期。为此，寻找可用于 AD 早期诊断的生物标志物，是过去 5 年间国际上的一个研究热点。我国学者在此领域也取得了显著进展。

1．发现了一系列能用于早期诊断 AD 的生物标志物　国际上几项大型 AD 队列研究包括 ADNI、AIBL、DIAN 等，其对 AD 生物标志物的研究主要基于 AD 的自然历程及病理机制，脑脊液 Aβ42、脑脊液磷酸化 tau 蛋白（P-tau）、脑脊液总 tau 蛋白（T-tau）等体液标志物，磁共振海马萎缩、氟脱氧葡萄糖 – 正电子放射体层成像（PET-FDG）、PET-Aβ 和 PET-tau 等影像学检查已经确认其诊断价值并写进新的 AD 诊断标准开始应用于临床。我国学者通过建立高通量、高灵敏度生物标志物检测平台，寻找包括脑脊液、血液、尿液、唾液、细胞及毛发等的新型生物标志物，发现了一系列能用于早期诊断 AD 的生物标志物，对预测 AD 的发生和发展具有重要意义。

2．发现外周血液生物标志物　目前尚无公认的适于早期诊断和人群筛查的体液生物标志物。我国学者发现外周血外泌体中 Aβ、T-tau、P-tau 可以有效反映脑内的病理变化，具有和脑脊液等同的临床诊断价值；检测血液中 β- 淀粉样前体蛋白酶裂解酶 1（β-amyloid precursor protein cleavage enzyme 1，BACE1）的活性可以在早期临床阶段，即轻度认知障碍（mild cognitive impairment，MCI）阶段预测 AD 的发生发展，还可以转换为最早出现的临床症状以及脑功能下降率；血细胞 TRPC6 mRNA 的表达水平能有效区分 AD、MCI 和认知正常个体，并在国内外不同队列研究中得到验证。血维生素 B_1 及其磷酸酯衍生物检测对 AD 具有较好的诊断灵敏度和特异度；发现 2 型糖尿病患者血液样本中 GSK-3β活性和 A β42/40 水平升高以及 ApoEε4 基因型等可作为其认知损伤的生物标志物，可能用于早期预测 2 型糖尿病向 AD 转化。

3．在 AD 诊断技术上取得新进展　我国学者首次合成新型 PET 示踪剂——氟代维生素 B_1 并申报了国家国际发明专利（中国、欧盟已授权，美国正在实审），为未来研究脑维生素 B_1 代谢与 AD 的关系奠定了坚实的基础。设计开发了外周血 Aβ 蛋白检测仪，可初步区分

AD 和正常对照。研制出可用于活体检测的近红外 Aβ 示踪剂，并在动物实验中得到验证。

（三）药物治疗

目前国际上几乎所有 AD 疾病修饰性治疗均未通过临床三期试验，尤其是近年来，几项靶向于 Aβ 及 BACE1 的大型三期临床试验均以失败告终，AD 的治疗研究面临巨大挑战。我国学者在 AD 新药研发方面取得了一些进展。

1. 已完成临床试验的药物　我国学者研发的甘露寡糖二酸（GV-971）已于 2019 年顺利完成三期临床试验并获批上市。GV-971 通过重塑肠道菌群平衡，降低肠道菌群代谢物特别是苯丙氨酸和异亮氨酸的产生，降低外周与中枢炎症，减少脑内 Aβ 沉积和 tau 蛋白过度磷酸化，从而改善认知功能障碍。这一独特的作用机制，为靶向肠道菌群作为 AD 治疗新策略提供了重要的概念支持，为长期无药可治的 AD 患者带来新希望。另外，我国一类新药丁苯酞已被证实对血管性认知障碍具有治疗作用，填补了血管性认知障碍无治疗药物的空白。

2. 正在进行临床试验的药物　发现维生素 B_1 衍生物苯磷硫胺具有防治 AD 的作用。该药通过调节维生素 B_1 代谢、抑制糖原合成酶激酶 -3 活性等机制实现防治 AD 的作用。经 PET 证实诊断的小样本 AD 病例观察表明，该药具有长期改善 AD 患者认知功能的作用。该药于 2016 年获得国家一类新药临床批文，已完成一期临床研究，正在开展全国多中心二期临床研究，且已于 2016 年先期在美国开展二期临床研究。

3. 动物研究证实有效的候选药物　我国学者发现：抗高血脂症药物吉非罗齐和匹立尼酸可通过激活过氧化物酶体增殖物激活受体 α（peroxisome proliferator-activated receptor α，PPARα）介导的自噬，促进淀粉样蛋白清除，从而发挥抗 AD 的作用。临床用自由基清除剂依达拉奉可通过抑制 Aβ 聚集、减轻 Aβ 诱导的氧化应激反应达到改善认知、防治 AD 的作用；神经营养因子受体 p75NTR 释放的胞外段分子可有效抑制 Aβ 的产生、沉积，并阻断 Aβ 诱导的 tau 蛋白磷酸化和神经元变性死亡。还发现了一个新的蛋白酶——天冬酰胺内肽酶（asparaginyl endopeptidase，AEP）在 AD 的发生中起到关键作用，并研发了 AEP 的小分子抑制剂 compound 11，在数种 AD 动物模型中显示出显著疗效。

4. 提出 AD 治疗的新途径、新方法　我国学者首次提出从外周途径清除脑内致病蛋白治疗 AD 的新途径，并在动物实验中证实。外周途径如腹膜透析，可有效清除脑内 Aβ 和 tau 蛋白，改善 AD 小鼠的认知功能，为 AD 的防治提供了一种安全有效的新方法；采用纳米技术制作纳米药物载体，将药物（如白芦藜醇、神经营养因子等）靶向输送至病变部位或亚细胞结构，实现定时、定位、定量发挥药物疗效的目的，且已在 AD 模型小鼠的治疗中初显成效；提出高压氧治疗纠正 AD 患者的低氧状态，从而延缓或改善 AD 病理进程的治疗策略，并在国内开展高压氧治疗 AD 的临床应用，经多家医院的推广应用，初步取得了满意的治疗效果，临床应用前景广阔。

（四）展望

AD发病机制复杂且影响因素众多，其研究仍充满挑战。未来AD研究可以衰老向AD的演变过程为切入点，探讨AD发生的初始机制、寻找早期诊断生物标志物及阻止衰老向AD演变的预防和早期干预措施，寻找AD防治的新靶点、药物和干预技术。过去5年间，我国的AD研究在发病机制、诊断和治疗方面均取得一系列创新性成果。近年来我国从事AD的科研队伍不断壮大，国家对AD的资助也显著增加，我国即将启动的"脑计划"也将AD列为重点研究对象。建立大规模AD研究队列及神经退行性疾病生物标本库，加强AD生物标志物检测试剂、技术方法和仪器设备的研究，建立能够高度模拟人类AD的动物模型等，是我国AD研究亟待加强的基础性工作。相信在未来5～10年，我国在AD领域的研究将迎来突飞猛进的局面。

二、血管性认知障碍研究进展

血管性认知障碍（vascular cognitive impairment，VCI）是脑血管病变及其危险因素导致的临床脑卒中或亚临床血管性脑损伤，涉及至少一个认知域受损的临床综合征，涵盖了从轻度认知障碍到痴呆，也包括合并AD等混合性病理所致的不同程度的认知障碍。中国医师协会神经内科分会认知障碍专业委员会组织相关专家结合我国实际情况，提出《2019年中国血管性认知障碍诊治指南》，旨在进一步统一VCI的概念、分类、诊断和防治的共识，为VCI临床实践和研究提供简明和实用的方案。

（一）分类

1．VCI的程度及其亚型　根据《血管损伤认知障碍分类研究共识》（VICCCS）、国际血管性行为与认知障碍协会（VASCOG）和《精神疾病诊断与统计手册》（第5版）（DSM-5）就VCI概念和分类的基本共识，按认知障碍的严重程度，分为轻度VCI和重度VCI。

（1）轻度VCI（mild VCI）：存在1个或多个认知域的功能障碍，不影响日常生活的独立性（工具性日常生活能力正常或轻微受损）。

（2）重度VCI（major VCI）：临床表现为至少一个认知域存在显著的认知障碍（认知障碍可以存在于多个域中），其严重程度影响到日常生活的独立性。脑血管事件或血管性脑损伤（病理/影像学）与认知障碍发生之间存在明显的时间关系。

2．重度VCI的临床亚型　依据脑卒中病史及临床病理或影像学特征，重度VCI常见有四种类型。

（1）脑卒中后痴呆（post-stroke dementia，PSD）：患者脑卒中后表现出即时和/或延迟的认知障碍，时间界定在脑卒中后6个月以内开始，认知障碍持续存在3个月以上。

（2）皮质下缺血性血管性痴呆（subcortical ischemic vascular dementia，SIVaD）：是最常见的类型之一，病理改变主要位于皮质下，脑小血管疾病是 SIVaD 的主要病因，腔隙性脑梗死和广泛融合的脑白质高信号是最常见的影像学表现。

（3）多发脑梗死性痴呆（multi-infarct dementia，MID）：多用于指示多个皮质 – 皮质下梗死的存在及其对痴呆的可能影响。

（4）混合型痴呆（mixed dementia，MixD）：MixD 的血管性脑损伤与神经变性病理并存，以脑血管病伴发 AD 最为常见，血管病变可能发生在 AD 或其他神经退行性疾病之前、之后或同时发生。命名的先后顺序应尽可能反映两种病理对痴呆影响的差异，如 VCI-AD 或 AD-VCI、VCI-DLB（路易体痴呆）或 DLB-VCI 等。

（二）诊断

1. 临床评估　病史采集应全面且有知情者的补充，重点关注认知障碍所累及的认知域，脑卒中与心脑血管病史、家族史以及相关危险因素。对患者进行详细的一般体格检查、神经系统体检以及相关的辅助检查，寻找血管性病因并排除其他原因所致的认知障碍。

2. 神经心理评估　对可疑 VCI 的患者，应进行完整的神经心理评估，至少评估注意 / 执行功能、记忆、语言和视空间功能 4 个 VCI 核心认知域。

3. 影像学评估　对所有可疑 VCI 的患者，均应进行神经影像学检查，首选 MRI 检查。评估内容至少包括脑萎缩（部位与程度）、脑梗死（部位、大小、数量）、脑白质病变（范围）和脑出血（部位、大小、数量）。推荐使用 VASCOG 影像学诊断标准。

4. 诊断标准　通过临床评估了解认知障碍发病过程及其与脑血管病、血管危险因素之间的关系，结合神经心理学检测和脑影像检查寻找血管性病因，明确认知障碍程度和血管性脑损伤类型，并排除其他可导致认知障碍的疾病。推荐 VASCOG 诊断标准。

VCI 诊断需要具备的 3 个核心要素：①存在认知损害，主诉或知情者报告或有经验临床医师判断存在认知障碍，而且神经心理学检测也有认知障碍的证据，和 / 或客观检查证实认知功能较以往减退，并至少存在 1 个认知域的损害。②存在血管性脑损伤的证据，包括血管危险因素、脑卒中病史、脑血管病的神经损伤症候、影像学显示的脑血管病变证据，以上各项不一定同时具备。③明确血管性脑损害在认知损害中占主导地位，明确血管性脑损伤在认知障碍中是否起主要作用是诊断 VCI 的重要环节，尤其是合并有 AD 病理表现时，应根据认知障碍和脑血管病的临床表现，结合神经影像学表现判断血管性脑损伤对认知障碍的影响。

临床特征需要符合下列之一。

（1）认知障碍的发生在时间上与 1 个或多个脑血管事件相关：认知障碍的发生往往是

突发的，并随着多次类似脑血管事件的发生而表现为阶梯式进展或波动性，并且认知障碍在脑血管事件发生后 3 个月仍然持续存在。

（2）如果没有脑卒中事件的病史，那么需要受损的认知域主要是信息处理速度、复杂注意力和 / 或额叶执行功能，以下特征可作为支持点：①早期出现的步态异常，包括行走不平衡感或反复的跌倒；②早期出现尿频、尿急或其他不能用泌尿系统疾病解释的症状；③人格或情绪改变，如意志力丧失、抑郁或情绪失控。

神经影像学检测需要符合 VASCOG 诊断 VCI 的最低影像学标准，即至少具备以下影像学表现之一：①一个大血管脑梗死足以导致重度 VCI，而诊断重度 VCI 往往需要 2 个或多个大血管脑梗死。②存在一个广泛的或者关键部位的脑梗死，位于丘脑或基底节区可能足以导致重度 VCI。③存在 2 个以上脑干以外的腔梗；1 ~ 2 个关键部位的腔隙，或者 1 ~ 2 个非关键部位的腔隙同时合并广泛的脑白质高信号。④广泛或融合的白质高信号。⑤关键部位的脑出血，或者 2 个及 2 个以上的脑出血。⑥以上形式的组合。

（三）治疗和预防

胆碱酯酶抑制剂与 N- 甲基 -D- 天冬氨酸受体拮抗剂用于 VCI 的治疗效果有待进一步临床评价。对于 VCI 合并 AD 的混合型痴呆，胆碱酯酶抑制剂与 N- 甲基 -D- 天冬氨酸受体拮抗剂也是可供选择的治疗方案。丁苯酞、尼莫地平、银杏叶提取物、脑活素、小牛血去蛋白提取物等对 VCI 的治疗可能有效，但还需要更多的临床研究证据。

VCI 的精神症状治疗首选非药物治疗，胆碱酯酶抑制剂与 NMDA 受体拮抗剂对精神症状有一定的改善作用，使用抗精神病药物时应充分考虑患者的临床获益和潜在风险。

预防措施主要包括生活方式干预和血管危险因素的控制。锻炼、健康饮食、戒烟和教育可能降低 VCI 的风险。高危老年人群的多因素干预（锻炼、饮食、认知训练及血管危险因素控制）很可能对预防 VCI 有益。

（四）结语

混合型病理改变在认知障碍中的作用与权重尚难做出明确的界定和量化，VCI 及 AD 的相关指南尚未明确混合型痴呆的诊断标准。结构影像和功能影像学技术相互融合，用于显示血管性脑损伤和 AD 等神经性疾病的混合性病理改变对认知障碍的影响，帮助确定脑损伤严重程度的阈值，以建立混合型痴呆的诊断标准，有利于对 VCI 亚型进行更精确的诊断和多靶点防治。通过建立高质量的临床多中心 VCI 研究队列，将目前主要基于临床症候的 VCI 诊治方法逐渐转变为基于病因、病理和发病机制的 VCI 精准诊断与防治策略，可以不断提高 VCI 的研究与防治水平。

三、额颞叶变性

额颞叶变性（frontotemporal lobar degeneration，FTLD）在临床上表现为额颞叶痴呆（frontotemporal dementia，FTD），是一组以进行性精神行为异常、执行功能障碍和语言损害为主要临床特征的痴呆综合征，病理特征是选择性额叶和 / 或颞叶进行性萎缩。

（一）流行病学

FTLD 是早发型痴呆的主要原因之一，在年龄 < 65 岁的患者中，FTLD 是神经退行性变导致痴呆的第二位常见原因，仅次于 AD。目前，关于 FTLD 的全球流行病学研究不多，其患病率约为 10.8/10 万，年发病率为 1.61/10 万，我国尚无 FTLD 的流行病学数据。然而，由于 FTLD 易被漏诊和误诊，上述统计数据可能要低于实际患病率。FTLD 的发病年龄为 40 ~ 80 岁，既往认为以 45 ~ 64 岁发病最常见，但近年来根据新诊断标准的流行病学研究表明，65 岁以上发病的患者亦不少。

（二）病因和病理

1．病因　FTLD 的病因尚不清楚，临床、病理和遗传方面均具有异质性，基因突变是迄今唯一可确定的危险因素，FTLD 有显著的家族遗传倾向，家族性 FTLD 占 30% ~ 40%；其中，行为变异型额颞叶痴呆（behavioural variant frontotemporal dementia，bvFTD）的遗传异质性最强，高达 47% 的 FTD 患者有阳性家族史，至少 10% ~ 27% 的 FTD 患者符合常染色体显性遗传。目前已知至少有 10 余个基因位点与 FTLD 发病相关，尤以 *MAPT*、*GRN*、*C9orf72* 以及 *TBK1* 基因突变最为常见。从病理的角度看，*MAPT* 基因突变几乎都表现为 FTLD-tau 病变；*GRN*、*C9orf72*、*TBK1* 或 *VCP* 等其他基因突变表现为 FTLD-TDP 病变。FTD 与肌萎缩侧索硬化（FTD-ALS）同时存在多由 *C9orf72* 基因突变引起，但也可见于 *VCP* 和 *TBK1* 基因突变。

2．病理　FTLD 是一组神经病理表现异质性的疾病，病理特征是不同程度的额叶和 / 或颞叶皮质萎缩，临床表型在很大程度上取决于细胞内异常蛋白的聚集。FTLD 的异常蛋白沉积可分为两大类：微管相关蛋白 tau 蛋白（FTLD-tau）和泛素蛋白（ubiquitin protein，FTLD-U）。FTLD-tau 病理表现是神经元和胶质细胞存在高度磷酸化的 tau 蛋白，它约占所有 FTLD 病变的 40%；其余 60% 的 FTLD 病变是 tau 蛋白阴性、泛素蛋白染色阳性，被归类为 FTLD-U。在 FTLD-U 中，80% 为 TDP-43 蛋白异常聚集，称为 FTLD-TDP；10% 为肉瘤融合蛋白（FUS 蛋白）沉积，称为 FTLD-FUS；约 10% 的 FTLD-U 病变原因不明，但包涵体泛素阳性，tau 蛋白、TDP-43 和 FUS 蛋白阴性，称为 FTLD- 泛素蛋白酶体系统（FTLD-UPS）。因此，FTLD 的主要病理改变可以分为 FTLD-tau、FTLD-TDP、FTLD-FUS 和 FTLD-UPS。

然而，单一的病理改变与每一种 FTLD 临床表型之间没有绝对的对应关系，且在既往研究中 FTLD 各临床表型表现出特定病理改变的概率差异很大，因此 FTLD 各临床亚型的临床表现也有较大的差异。

（三）诊断

FTLD 目前尚缺乏特异的生物标志物。诊断需根据详尽的病史（特别是家族史）、早期临床表现特点、体征，结合神经心理量表、神经影像学检查以及实验室资料综合考虑。FTLD 根据临床特点，主要分为三种临床亚型：行为变异型额颞叶痴呆（bvFTD）、语义性痴呆（semantic dementia，SD）和进行性非流利性失语（progressive non-fluent phasia，PNFA）。其中 SD 和 PNFA 可归为原发性进行性失语症（primary progressive aphasia，PPA）。bvFTD 在 FTLD 中最常见，正确识别很重要，但由于 bvFTD 临床、病理及遗传的异质性最高，给诊断带来很大的挑战。根据 2011 年国际 bvFTD 标准联盟的诊断标准，根据患者临床表现、影像学表现、神经病理学证据或致病基因可进一步将 bvFTD 分为疑似 bvFTD、可能 bvFTD，以及病理确诊 bvFTD。SD 和 PNFA 的临床诊断推荐应用 Marshall 等提出的 PPA 诊断路线图辅助鉴别以语言障碍为突出表现的 PPA（图 10-1），该图综合了病史和检查关键特征，根据患者逐渐进展的语言障碍，是否存在说话费力 / 发音不准、语法错误、复述能力下降和理解能力受损等特点，结合颅脑 MRI 进行 PPA 分类诊断。

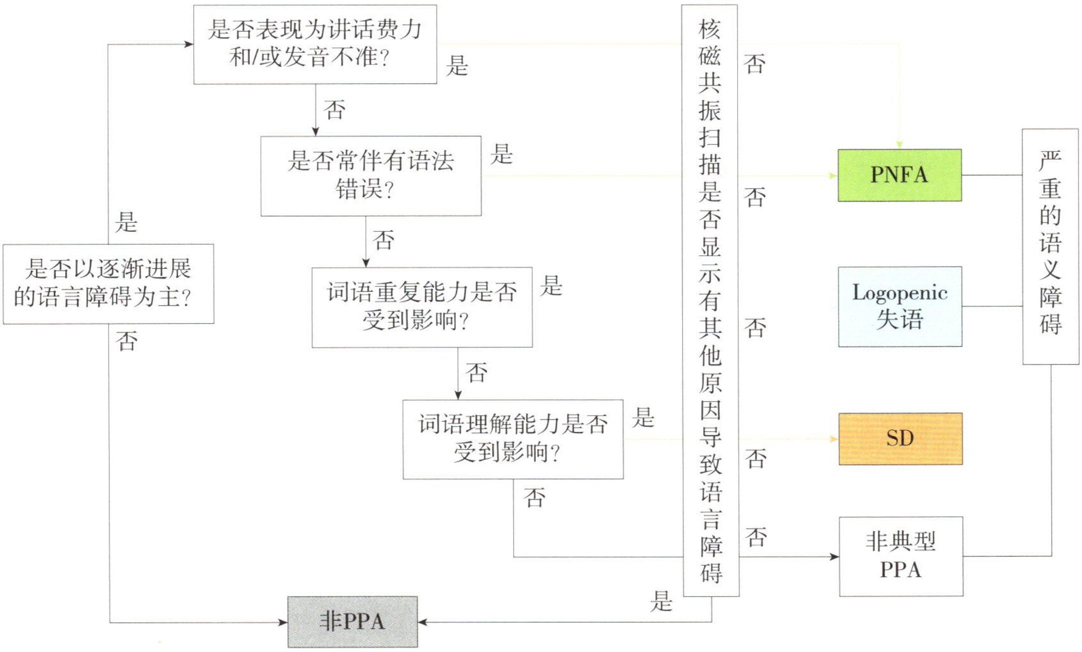

图 10-1 临床 PPA 诊断路线图

1．临床表现　bvFTD 主要表现为早期行为改变和执行功能障碍；SD 主要表现为语言流畅但内容空洞、命名障碍；PNFA 主要表现为进行性非流畅性语言、语法、单词输出障碍。随着 FTLD 的进展，病变由疾病初期大脑局部神经退行性变逐渐扩散至更广泛的额颞叶区域，3 种临床亚型症状也会逐渐融合。此外，在临床、病理和遗传方面，FTLD 可与进行性核上性麻痹（progressive supranuclear palsy，PSP）、皮质基底节综合征（corticobasal syndrome，CBS）或运动神经元病（motor neuron disease，MND）、肌萎缩侧索硬化（amyotrophic lateral sclerosis，ALS）等神经退行性运动障碍合并存在，可成为 FTLD 的特殊临床亚型。

2．辅助检查

（1）实验室检查：①分子遗传学标志物检测：对痴呆人群不加选择地进行突变基因筛查，阳性率低，花费高。对明确的有痴呆家族史患者、早发的散发性病例及特殊临床表型病例，根据临床表型对候选基因进行筛查有助于提高检出率。*MAPT* 或 *GRN* 基因缺陷常见于常染色体显性遗传的 *bvFTD*；怀疑家族性 *PNFA* 的患者可进行 *GRN* 基因筛查；*SD* 患者进行基因筛查意义较小，因只有小部分患者可能存在 *MAPT* 基因突变或 *C9orf72* 六核苷酸重复扩增。理想情况下，应对患者及其家庭成员均进行基因筛查。②脑脊液检测：主要用于 FTLD 与 AD 的鉴别。

（2）神经心理学检查：临床心理评估宜侧重于评估执行功能、语言功能和精神行为异常。为更准确地诊断 SD 和 PNFA，在语言评估方面，需重点收集和评估患者起病初期表现最突出的语言障碍特点，同时注意综合考虑方言、受教育程度、职业、是否有视听障碍等因素的影响。此外，患者就诊时病史长短对明确诊断亦十分重要，因 PPA 患者随着疾病进展各种语言障碍症状常融合重叠。

（3）神经影像学检查：①脑 MRI 检查：额叶和 / 或颞叶萎缩是 FTLD 的典型影像学表现，是诊断 FTLD 的支持证据。建议进行脑 MRI 冠状位扫描，更易评估额颞叶萎缩。患者出现症状初期的 MRI 影像对鉴别诊断更重要，每年复查 MRI 动态观察脑萎缩变化有助于提高诊断的准确性。②其他神经影像学检查：FDG-PET、单光子发射计算机断层成像（SPECT）可提示局限性额叶和 / 或颞叶糖代谢或脑灌注异常，有助于 FTLD 的早期诊断和鉴别诊断。AD 患者 FDG-PET 多表现为弥散性后部颞顶叶低代谢。此外，PET 分子影像检查有助于鉴别 AD 与 FTLD，淀粉样蛋白示踪剂（PiB、AV-1、AV-45）标记的淀粉样蛋白沉积是 AD 的病理特点，FTLD 则无这些神经病理改变。

（四）治疗

1．非药物治疗　目前 FTLD 尚无有效的疾病修饰治疗药物，如综合考虑药物治疗的不良反应，整体来说非药物治疗优于药物治疗。非药物治疗需要多学科联合协作，包括语言训练、认知训练、心理支持、针对患者能力和兴趣改善环境等。FTLD 患者的攻击性、去抑制和运动障碍，使其自身及照料者均存在受伤风险，因此需要针对患者的特定需求，采用个体化的安全改善措施。

2. 药物治疗　FTLD 的药物治疗主要是针对行为、运动和认知障碍等的对症治疗，许多广泛用于治疗其他类型痴呆和神经退行性疾病的药物常被用于 FTD 的对症治疗，但其疗效不一，且非典型抗精神病药物不良反应较多，并会增加患者死亡风险。常用药物包括胆碱酯酶抑制药（cholinesterase inhibitors，ChEIs）、N- 甲基 -D- 天冬氨酸受体拮抗剂和选择性 5- 羟色胺再摄取抑制剂，非典型抗精神病药物如利培酮、奥氮平、喹硫平等，但亦有报道 ChEIs 无效。

四、路易体痴呆

路易体痴呆（dementia with Lewy bodies，DLB）是第二常见的神经退行性痴呆类型，仅次于 AD。路易体痴呆的病理表现以 α- 突触核蛋白（α-synuclein）在路易体和路易神经突中聚集为特征。类似于帕金森病的锥体外系运动症状在 DLB 患者中常见，但并非路易体痴呆的必要诊断条件。帕金森病患者随着病程的发展，同样可以出现痴呆的症状，发展为帕金森病痴呆（Parkinson disease dementia，PDD）。DLB 和帕金森病（parkinson disease，PD）的临床表现有重叠，DLB 在实际诊断中可能被过低诊断，而 PDD 则可能被过度诊断。本部分将着重阐述 DLB 的临床特征，诊断标准和治疗新进展。

（一）临床特征

痴呆，即指渐进性认知功能下降以至影响正常社交、工作、日常生活能力，是 DLB 诊断的必要条件。

1. 核心临床特征　核心临床症状包括波动性认知功能障碍、视幻觉、快速眼动睡眠行为障碍（REM sleep behavior disorder，RBD）、帕金森综合征。

波动性认知功能障碍是临床实践中最难以评估的临床特征。典型的波动性认知功能障碍表现为谵妄样自发性认知、注意力和觉醒的改变。其包括行为不一致、语句不连贯、注意力不集中、意识改变的波动性变化。以下 4 项满足 3 项可能提示 DLB：①白天困倦；②白天睡眠超过 2 小时；③长时间凝视发作；④语无伦次发作。可通过结构化问卷并基于计算机的测试来评估波动性认知功能障碍。至少需要一种评估方法用于 DLB 的诊断。

反复发作的复杂视幻觉在 80% 的 DLB 患者中出现，是 DLB 重要的提示线索。视幻觉的描述通常为清晰的人物、动物、文字或者抽象的幻影。而视幻觉在 AD 患者中较为少见，就诊时有无视幻觉可以帮助鉴别 AD 和 DLB（阳性预测值 83%，阴性预测值 90%）。

自发的帕金森病样的特征在 85% 的 DLB 患者中出现。患者可出现运动迟缓、静止性震颤、肌强直。但 DLB 患者出现的帕金森综合征特征较 PD 更少、更轻，且通常双侧发病。目前临床单个症状不能可靠地鉴别 PD 和 DLB，此时可参考 DAT 显像。

RBD 表现为快速眼动期出现与梦境相关的复杂行为动作，如躯体活动和痉挛增多。在经病理确诊的 DLB 患者和非 DLB 患者中，RBD 出现的频率分别为 76% 和 4%。RBD 通常较其他症状早出现数年，其间 RBD 可能发作频率降低，需要通过问卷筛查或者同睡者报告。严重的阻塞性睡眠呼吸暂停、周期性肢体运动障碍等疾病也会出现 RBD 症状，需仔细鉴别，必要时可借助多导睡眠图（polysomnography，PSG）来鉴别。

2．支持性临床特征　一些支持的 DLB 临床症状常常会出现甚至在早期出现，但缺乏诊断特异性。当患者出现特别是持续性或合并性出现表 10-1 中的支持性临床特征时，可以提示 DLB 诊断。

3．指示性生物标志物　包括 SPECT 或 PET 提示的基底节多巴胺转运蛋白（DAT）摄取降低，间碘苄胍（^{123}I-MIBG）心肌扫描成像异常，PSG 证实快速眼动期肌肉失张力。DAT 显像是 DLB 和 AD 鉴别的良好工具，其特异度和灵敏度分别为 90% 和 78%。DLB 患者 ^{123}I-MIBG 心肌扫描同样提示摄取量异常下降，其对 DLB 和 AD 鉴别的灵敏度和特异度分别为 69% 和 87%，对轻度患者（简易精神状态检查 MMSE > 21）灵敏度和特异度可提高到 77% 和 94%。一项纳入 172 例的尸检研究发现，PSG 检查发现伴有快速眼动期肌肉失张力的神经退行性疾病患者 94% 为突触核蛋白病。

4．支持性生物标志物　包括 CT 或 MRI 提示内侧颞叶相对保留，SPECT/PET 扫描广泛的血流灌注减少和代谢降低，脑电图改变。DLB 有相对特异性的区域性萎缩模式，相较 AD，其内侧颞叶往往不萎缩或少量萎缩。SPECT/PET 扫描在 DLB 患者中表现为广泛的血流灌注减少和代谢降低，在枕区最为明显。脑电图可出现显著的头后部慢波伴周期性 pre-α/θ 节律改变。

（二）诊断标准

结合详细的临床病史、体格检查和辅助检查，DLB 的诊断标准可参考 DLB 联盟第四次共识报告，很可能（probable）DLB 和可能（possible）DLB 临床诊断标准见表 10-1。

DLB 是指痴呆在帕金森综合征之前或与之同时出现，而 PDD 是指在已有帕金森病患者中出现的痴呆。在临床不能明确区分时，采用路易体病这一术语来描述两者。临床研究需要区分 DLB 和 PDD 时，痴呆发生和帕金森综合征间隔 1 年的标准仍可使用，帕金森综合征 1 年内出现痴呆为 DLB，1 年后为 PDD。

表 10-1　很可能 DLB 和可能 DLB 临床诊断标准

类别	诊断标准
必要条件	痴呆，即渐进性认知功能减退，严重程度足以影响患者正常社会和职业功能以及日常生活活动能力；在疾病早期不一定出现显著或持续的记忆障碍，但随疾病进展会变得明显，注意力、执行功能和视觉功能损害可能特别显著，可早期出现
核心临床特征	前三者可能早期出现，持续于整个病程中
	1. 波动性认知功能障碍，伴注意力和警觉性显著变化
	2. 反复出现的视幻觉，通常十分详细、生动和完整
	3. 快速眼动睡眠行为障碍，可能在认知功能下降前出现
	4. 出现一或多种帕金森综合征核心症状，如运动迟缓、静止性震颤或肌强直
支持性临床特征	1. 对抗精神病药敏感
	2. 姿势不稳
	3. 反复摔倒
	4. 晕厥或其他短暂性意识丧失
	5. 严重自主神经功能障碍（包括便秘、直立性低血压、尿失禁等）
	6. 嗜睡
	7. 嗅觉减退
	8. 其他类型的幻觉
	9. 系统化妄想
	10. 淡漠
	11. 焦虑和抑郁
指示性生物标志物	1. 通过 SPECT/PET 显示的基底节 DAT 摄取降低
	2. ^{123}I-MIBG 心肌扫描成像异常（摄取减低）
	3. PSG 证实快速眼动期肌肉失张力
支持性生物标志物	1. 脑 CT/MRI 检查显示，内侧颞叶结构相对保留
	2. SPECT/PET 灌注成像 / 代谢扫描显示，普遍低灌注或低代谢；FDG-PET 成像显示枕叶代谢下降，伴或不伴扣带回岛征
	3. EEG 出现显著的后头部慢波伴周期性 pre-α/θ 节律改变
很可能 DLB	1. 出现两项或两项以上 DLB 核心临床特征，伴或不伴提示性生物标志物阳性
	2. 仅出现一项 DLB 核心临床特征，但伴有一项或一项以上的提示性生物标志物阳性
	仅基于生物标志物而不能诊断为很可能的 DLB

续表

类别	诊断标准
可能 DLB	1．仅出现一项 DLB 的核心临床特征，无指示性生物标志物
	2．出现一项或多项指示性生物标志物，但缺乏核心的临床特征
不支持 DLB	1．出现其他任何躯体疾病或脑部疾病包括脑血管病，足以部分或全部解释患者的临床症状。在这种情况下，即使不能完全排除 DLB 诊断，也需要考虑混合性或多发性病变的可能性
	2．帕金森综合征是唯一的核心临床特征，并且在严重痴呆阶段首次出现

（三）治疗

DLB 目前尚无特效治疗方法。治疗的要点为详尽的初始评估、准确的诊断、对患者和照料者进行相关教育及早发现早治疗。主要针对认知、精神、运动和非运动症状等进行对症治疗，采取非药物和药物联合治疗。

1．非药物治疗　目前尚缺乏高质量的针对 DLB 患者的非药物干预手段研究。尽管已有大量针对 AD 患者行为干预手段，但 DLB 经临床试验证实的行为治疗方法尚缺乏。非药物治疗包括适当的锻炼、认知训练、照顾者的教育和心理干预。

2．药物治疗　药物治疗主要针对以下 4 方面进行：认知损害、神经精神症状、运动症状、睡眠障碍。

（1）认知损害治疗：一线用药为胆碱酯酶抑制剂。系统回顾和 meta 分析发现，胆碱酯酶抑制剂多奈哌齐和利凡斯的明对改善 DLB 有相似的疗效。两个药物均能改善患者的日常生活能力，减少照顾者负担。N- 甲基 -D- 天冬氨酸受体拮抗剂能改善 DLB 患者认知功能和神经精神症状，但目前证据较少。

（2）神经精神症状治疗：胆碱酯酶抑制剂可以减轻患者的冷漠和改善视幻觉。抗精神病药物可能引起帕金森综合征或自主神经功能障碍迅速恶化，甚至增加死亡风险，在 DLB 患者中应避免使用。非典型抗精神病药物，如喹硫平、氯氮平、米氮平、选择性 5- 羟色胺再摄取抑制剂、5- 羟色胺 – 去甲肾上腺素再摄取抑制剂，应根据患者耐受性和反应性个性化用药。

（3）运动症状治疗：多巴胺能在 DLB 患者中的治疗效果较 PD 患者差，且可能增加精神症状风险，但一部分患者小剂量逐步滴定至有效剂量可以改善运动症状且不加重精神症状。首选左旋多巴制剂单药治疗 DLB，尽量避免使用抗胆碱能药物。

（4）睡眠障碍及自主神经功能障碍的治疗：褪黑素和氯硝西泮可用于有 RBD 症状的 DLB 患者，同样从小剂量开始使用。对于自主神经功能障碍（如直立性低血压、消化系统症状、出汗），目前尚无针对性的随机对照临床试验证据。该类症状应结合临床实际、专家共识和已有的报道个体化用药。

五、帕金森病痴呆

帕金森病痴呆（PDD）占各型痴呆的 3.6%，31% 的 PD 患者存在痴呆，PD 患者的痴呆累积发病率甚至高达 80%。目前尚不清楚 PDD 病理机制，其可能有异质性。PDD 患者神经病理可发现 AD 病理改变和 / 或路易体病理改变，但病理基础和临床表现的机制关联尚不清楚。本部分着重阐述 PDD 的临床特征，诊断标准和治疗新进展。

（一）临床特征

1. 基本运动特征　PDD 患者首先需要满足 PD 诊断的核心运动特征，包括运动徐缓、肌强直、静止性震颤、姿位平衡障碍。PDD 患者以姿位平衡障碍、步态异常更为常见，而震颤相对少见。

2. 认知障碍　PDD 认知障碍主要表现在注意力、执行能力、视空间能力和轻度的记忆能力下降。注意力、执行能力下降类似于 DLB 患者，可有波动性。视空间能力损害较同等认知障碍的 AD 患者更为严重。记忆能力受损包括工作记忆、情景记忆、内隐记忆，情景记忆的损害程度较 AD 患者更轻。PDD 患者语言功能早期相对保留，严重的失语、失用在 AD 患者中更常见。

3. 精神行为异常　PDD 患者可以出现多种精神行为异常症状，包括视幻觉、妄想、焦虑、抑郁、睡眠障碍。41% ~ 87% 的 PDD 患者可出现视幻觉，最常见的类型为复杂型视幻觉（如人物和动物）。幻想以偏执和被害妄想常见。30% ~ 40% 的 PD 患者出现焦虑抑郁症状，其可能预测认知功能的下降。睡眠障碍以 RBD 为主要特征，RBD 可于认知功能受损数年前即出现，是突触核蛋白病的预测因素。

4. 其他特征　PDD 患者还可能出现其他的神经功能障碍，如自主神经功能障碍，嗅觉障碍、感觉障碍、心境障碍。

（二）诊断标准

PDD 的诊断标准可结合国际运动障碍学会和中华医学会神经病学分会制定的 PDD 诊断标准（表 10-2）。

PDD 核心症状：①符合英国脑库和中华医学会神经病学分会制定的 PD 诊断标准；②在 PD 诊断基础上，1 年后隐匿发生缓慢进展的痴呆。

支持 PDD 的临床表现：①情绪或性格改变；②视幻觉；③日间或过度睡眠；④幻想与幻觉。

不支持 PDD 的诊断条件：①存在局灶神经定位体征和影像表现，符合血管性痴呆诊断；②脑卒中 3 个月后发生认知障碍且呈阶梯状进展；③认知障碍可由其他明确的原因解释。

若符合 PDD 核心症状，无不支持诊断条件，以下认知障碍 4 条符合 2 条，可诊断为临床可能（probable）PDD：注意力障碍，执行功能障碍，视空间能力障碍，自由回忆障碍；若符合 PDD 核心症状，无不支持诊断条件，以下 3 条符合 1 条，可诊断为可疑（possible）PDD：存在其他认知域功能障碍；不能明确锥体外系与痴呆症状发生的时间顺序；存在其他可能导致认知损害的原因。

表 10-2　PDD 诊断的简明评估方案

诊断标准	评估方法
1. 确诊原发性 PD	英国脑库标准
2. 痴呆在 PD 发病 1 年后出现	患者或家属提供病史或既往就医记录
3. 智能减退并影像日常生活	MMSE＜26 分，问经济支配、社会交往、决策力、准确服药
4. 认知功能评估	（以下 4 项中至少 2 项）
注意力	100 连续减 7、倒数月份
执行力	词语流畅性（1 分钟内少于 11 个）、画钟表（不能完成）
视空间能力	描摹交叉五边形（不能完成）
记忆力	即刻回忆、短期回忆（忘记至少 1 项物体）
5. 精神行为评估	简明神经精神量表（NPI）

（三）治疗

针对 PDD 的药物治疗主要分为 3 部分：认知障碍、神经精神症状、运动障碍。目前尚无确切治疗方法可疑改变临床结局。

（1）认知障碍的治疗：可选用胆碱酯酶抑制剂。两项高质量系统回顾和 meta 分析发现，胆碱酯酶抑制剂多奈哌齐和利凡斯的明均能改善 PDD 认知，且有相似的疗效。但利凡斯的明相较于多奈哌齐在 PDD 患者中不良反应更大。N- 甲基 -D- 天冬氨酸受体拮抗剂目前证据较少且并不一致。现有的小样本临床试验提示，N- 甲基 -D- 天冬氨酸受体拮抗剂可以改善患者 ADCS-CGIC 评分。但也有临床试验提示 N- 甲基 -D- 天冬氨酸受体拮抗剂在 PDD 患者中不能改善患者 ADCS-CGIC 评分。N- 甲基 -D- 天冬氨酸受体拮抗剂在 DLB 患者中可能加重幻想与视幻觉，加之不明确的临床试验结果，在 PDD 患者使用 N- 甲基 -D- 天冬氨酸受体拮抗剂应谨慎。

（2）抗神经精神症状：PDD 患者对抗 PD 药物的神经精神副作用更为敏感。出现精神症状后，应首先考虑减用或停用可能导致精神症状的抗 PD 药物。减药顺序为抗胆碱能药物、金刚烷胺、多巴胺受体激动剂和单胺氧化酶 -B 抑制剂。胆碱酯酶抑制剂可以一定程度改善患者精神症状，但同时也会带来更高的恶心、呕吐、震颤等不良反应的发生比例。谨慎评估患者症状及风险，临床判断患有抗精神病治疗指征后，可小剂量使用喹硫平和氯氮平，但目前尚缺乏高质量临床研究支持。应充分告知患者此类药物在运动障碍方面的不良反应，以及会增加脑卒中和心肌梗死和死亡的风险。抗焦虑抑郁药物目前尚未进行充分评估，选择性 5- 羟色胺再摄取抑制剂、5- 羟色胺 – 去甲肾上腺素再摄取抑制剂需结合患者实际情况个体化用药。

（3）运动障碍治疗：PDD 患者治疗运动障碍与 PD 患者类似。但 PDD 患者使用多巴胺能药物易发生精神症状，与抗精神症状相互矛盾，应谨慎使用，抗胆碱能药物应尽早停用。左旋多巴对认知功能无不良影响，用尽可能少的多巴胺能制剂控制运动障碍症状。

六、认知障碍照料者干预研究进展

随着社会对认知障碍照料者群体的日益关注，相关干预研究的数量快速增加，干预形式逐渐多样化，干预内容越来越丰富；与此同时，研究质量显著提升，表现为随机对照设计的分组方法、分配隐藏及实施的描述更为明确，对结局指标的关注范畴也从照料负担和负性情绪逐渐扩大到对照料者整体健康、生活质量、社会支持等的评价。除个案管理外，照料者干预研究逐步分化为 3 种主要类型：心理教育干预、心理治疗干预以及支持性干预。

1．心理教育干预　是最常见的干预类型，大量研究已证实，心理教育干预对照料者具有广泛且有益的影响。研究者对可能影响心理教育干预效果的潜在因素进行了探讨。Pinquart 和 Sörensen 提出，相较于单纯提供信息，采用可以提高照料者互动机会的干预形式、增加其在项目中的参与度，对照料者能产生更广泛的有益影响。Parker 等认为具有相关理论基础的心理教育干预可能更为有效。Thompson 等发现小组形式的心理教育干预较以个体为单位的干预效果更显著。Jensen 等研究发现，短期心理教育项目较长期项目对照料者负担的缓解作用更显著。后续研究发现，与高收入国家相比，在中低收入国家实施的项目对照料负担的改善更明显。作者对此结果的解释是，中低收入国家的医疗服务不完善、照料者获取正式帮助的困难增加，因此，短期的心理教育项目便足以显示出显著的有益影响。

2．心理治疗干预　心理治疗干预的有效性建立在照料者与专业治疗师之间的治疗性关系的基础上。干预策略是根据认知行为治疗（cognitive behavioral therapy，CBT）、压力应对模型或压力管理模型等理论和原则制定的。这些策略旨在帮助照料者减少照顾带来的心理困扰。因此，心理治疗干预的结局指标聚焦于照料者照顾过程中的焦虑、抑郁、愤怒等不良情绪，部分研究也涉及照料者负担、生活质量等指标。Vandepitte 等在其针对照顾者干预的系统评价中也指出 CBT 干预是减轻照料者负性思想的有效手段。此外，心理治疗干预也常鼓励照料者积极参与患者的认知行为训练。Leung 等的荟萃分析发现，照料者积极参与认知障碍患者的认知干预，如认知刺激、认知康复或认知训练，有助于提升照料者生活质量、减轻抑郁情绪，但他们的研究未发现照料者在焦虑症状、照料负担及家庭关系方面的明显变化。

3．支持性干预　也是一类重要的照料者干预。这类干预主要通过提供照料者信息等支持、协助其解决影响照料的关键问题，帮助他们克服社交隔离的状态。支持性干预的形式多样，包括一对一同伴支持、家庭支持和社交网络干预、支持小组干预和远程干预。与心理教育干预和心理治疗干预比较，支持性干预结构化程度相对较弱。以最常见的支持小组干预为例，有学者对此进行分析后发现，不同支持小组干预间的异质性较大。Chien 等纳入 30 篇支持小组干预研究，通过亚组分析发现：干预内容结合心理教育、具有理论基础，小组成员人数 6 ~ 10 人、使用干预手册、干预时长不少于 8 周、干预总时间不低于 16 小时以及进行随访的干预效果最显著。此外，小组活动中女性参与者的比例越高，干预对照料者心理健康和抑郁的积极影响也会越明显。质性研究系统评价显示，参加支持小组的照料者间建立了新的社会联系，在活动中获得放松与同伴支持；同时通过经验交流和问题讨论，增加了其应对照料问题的信心，进而缓解了照料压力，心理健康也得到改善。Dam 等总结质性、量性研究结果后提出，总体来说支持小组干预对照料者有益，但对各指标，特别是社会支持结果指标的影响，还需更多高质量随机对照研究结果予以补充。

在实际研究中，上述三类干预的内容常相互重叠，干预策略也相互借鉴，从而形成多组分干预这一逐渐受到关注的综合性干预形式。多组分干预往往包含教育、支持、技能训练等干预内容及对应干预策略，通常持续 12 个月或更长时间。多项系统评价显示，多组分干预对照料者的有益影响较单一类型的干预更显著、有益结局指标的范围也更广泛，特别是对改善照料者健康和生活质量方面具有很大潜力，但多组分干预的内容和形式间存在较大异质性，现有证据显示，最有效的干预类型组合及干预策略仍未确定。

“照料者是世界上最大的认知障碍照护服务机构”，将认知障碍的相关指标纳入结局指标有助于对照料者干预研究进行更全面的评估。例如，认知障碍患者的痴呆行为精神症状（behavioral and psychological symptom of dementia，BPSD）是影响照料负担的最重要的患者因素，而照料者对患者的 BPSD 发生率和严重程度也有显著影响。照料者如缺乏应对技巧和 / 或与患者沟通不良，容易触发或加重患者的 BPSD；照料者抑郁症状越严重或压力越大，越是倾向于报告更多的 BPSD。目前绝大多数照料者的干预研究将照料者的健康相关指标作为干预研究的主要结局指标。但是，基于提供家属照料者支持并由照料者主导，针对其所照料的患者且将患者的结局指标纳入干预的首要结局指标的研究仍非常有限。

我们在《中国认知障碍患者照料管理专家共识》的基础上，积极开展《认知障碍照护师规范》的制定及相关培训工作，不断完善认知障碍患者照料管理居家及机构的工作研究，使认知障碍患者能得到更理想的生存质量，为形成我国认知障碍照料本地化特色努力奋斗。

（贾建军　章军建　王延江　郁金泰　陈庆岭　徐志鹏　孙　璇　张暑映）

参考文献

[1] Wang J, Gu B J, Maters C L, et al. A systemic view of Alzheimer disease-insights from amyloid-beta metabolism beyond the brain [J]. Nature review neurology, 2017, 13 (10): 612-623.

[2] Xiong F, Ge W, Ma M. Quantitative proteomics reveals distinct composition of amyloid plaques in Alzheimer's disease [J]. Alzheimers & Dementia, 2019, 15 (3): 429-440.

[3] Liu E, Zhou Q Z, Xie A J, et al. Tau acetylates and stabilizes beta-catenin thereby promoting cell survival [J]. EMBO reports, 2020, 21 (3): e48328.

[4] Zhao Y, Wu X, Li X, et al. TREM2 Is a Receptor for beta-amyloid that mediates microglial function [J]. Neuron, 2018, 97 (5): 1023-1031.

[5] Giridharan V V, Masud F, PETRONILHO F, et al. Infection-induced systemic inflammation is a potential driver of Alzheimer's disease progression [J]. Frontiers in aging neuroscience, 2019, 11: 122.

[6] Zhou X P, Chen Y, Mok KY, et al. Non-coding variability at the APOE locus contributes to the Alzheimer's risk [J]. Nature communications, 2019, 10 (1): 3310.

[7] Xu M, Zhang D F, Luo R C, et al. A systematic integrated analysis of brain expression profiles reveals YAP1 and other prioritized hub genes as important upstream regulators in Alzheimer's disease [J]. Alzheimers & Dementia, 2018, 14 (2): 215-229.

[8] Jia L F, Qiu Q Q, Zhang H, et al. Concordance between the assessment of Abeta42, T-tau, and P-T181-tau in peripheral blood neuronal-derived exosomes and cerebrospinal fluid [J]. Alzheimers & Dementia, 2019, 15 (8): 1071-1080.

[9] Lu R, Wang J, Rao R, et al. Reduced TRPC6 mRNA levels in the blood cells of patients with Alzheimer's disease and mild cognitive impairment [J]. Molecular psychiatry, 2018, 23 (3): 767-776.

[10] Wang X, Sun G Q, Feng T, et al. Sodium oligomannate therapeutically remodels gut microbiota and suppresses gut bacterial amino acids-shaped neuroinflammation to inhibit Alzheimer's disease progression [J]. Cell Research, 2019, 29 (10): 787-803.

[11] Luo R C, Su L Y, Li G Y, et al. Activation of PPARA-mediated autophagy reduces Alzheimer disease-like pathology and cognitive decline in a murine model [J]. Autophagy, 2020, 16 (1): 52-69.

[12] Yang P, Sheng D Y, Guo Q, et al. Neuronal mitochondria-targeted micelles relieving oxidative

stress for delayed progression of Alzheimer's disease [J]. Biomaterials, 2020, 238 : 119844.

[13] Zhou H, Gong Y C, Liu Y N, et al. Intelligently thermoresponsive flower-like hollow nano-ruthenium system for sustained release of nerve growth factor to inhibit hyperphosphorylation of tau and neuronal damage for the treatment of Alzheimer's disease [J]. Biomaterials, 2020, 237 : 119822.

[14] Zhang L, Zhao P H, Yue C P, et al. Sustained release of bioactive hydrogen by Pd hydride nanoparticles overcomes Alzheimer's disease [J]. Biomaterials, 2019, 197 : 393-404.

[15] Sun J, Wei C F, Liu Y N, et al. Progressive release of mesoporous nano-selenium delivery system for the multi-channel synergistic treatment of Alzheimer's disease [J]. Biomaterials, 2019, 197 : 417-431.

[16] 中华医学会神经病学分会痴呆与认知障碍学组写作组. 血管性认知障碍诊治指南 [J]. 中华神经科杂志, 2011, 2 : 142-147.

[17] Sachdev P, Kalaria R, O'brien J, et al. Diagnostic criteria for vascular cognitive disorders: a VASCOG statement [J]. Alzheimer disease and associated disorders, 2014, 28 : 206-218.

[18] Skrobot O A, Black S E, Chen C, et al. Progress toward standardized diagnosis of vascular cognitive impairment: Guidelines from the Vascular Impairment of Cognition Classification Consensus Study [J]. Alzheimers & Dementia. 2018, 14 : 280-292.

[19] Hachinski V, Iadecola C, Petersen R C, et al. National Institute of Neurological Disorders and Stroke-Canadian Stroke Network vascular cognitive impairment harmonization standards [J]. Stroke, 2006, 37 : 2220-2241.

[20] Wardla J M, Smith E E, Biessels G J, et al. Neuroimaging standards for research into small vessel disease and its contribution to ageing and neurodegeneration [J]. Lancet neurology, 2013, 12 : 822-838.

[21] Livingston G, Sommerla D A, Orgeta V, et al. Dementia prevention, intervention, and care [J]. Lancet, 2017, 390 : 2673-2734.

[22] Moll V C, Richard E, Eurelings LS, et al. Effectiveness of a 6-year multidomain vascular care intervention to prevent dementia (preDIVA): a cluster-randomised controlled trial [J]. Lancet, 2016, 388 : 797-805.

[23] Guekht A, Skoog I, Edmundson S, et al. ARTEMIDA Trial (A Randomized Trial of Efficacy, 12 Months International Double-Blind Actovegin): A randomized controlled trial to assess the efficacy of actovegin in poststroke cognitive Impairment [J]. Stroke, 2017, 48 : 1262-1270.

[24] Jia J, Wei C, Liang J, et al. The effects of DL-3-n-butylphthalide in patients with vascular cognitive impairment without dementia caused by subcortical ischemic small vessel disease: A multicentre, randomized, double-blind, placebo-controlled trial [J]. Alzheimers & Dementia, 2016, 12 : 89-99.

[25] Bang O Y, Kim E H, Cha J M, et al. Adult Stem Cell Therapy for Stroke: Challenges and Progress [J]. Journal of stroke, 2016, 18 : 256-266.

［26］中华医学会老年医学分会老年神经病学组额颞叶变性专家共识撰写组．额颞叶变性专家共识［J］．中华神经科杂志，2014，47（5）：351-356.

［27］Mckhann G M，Albert M S，Grossman M，et al．Clinical and pathological diagnosis of frontotemporal dementia：report of the Work Group on Frontotemporal Dementia and Pick's Disease［J］．Archives of neurology，2001，58（11）：1803-1809.

［28］Coylegilchrist I，Dick K M，Patterson K，et al．Prevalence，characteristics，and survival of frontotemporal lobar degeneration syndromes［J］．Neurology，2016，86（18）：1736-1743.

［29］Hernandez I，Fernadeez M V，Tarraga L，et al．Frontotemporal lobar degeneration（FTLD）：review and update for clinical neurologists［J］．Current Alzheimer research，2017，15（6）：511-530.

［30］Mosseveld e S，Engelborghs S，Zee J，et al．Genotype-phenotype links in frontotemporal lobar degeneration［J］．Nature reviews neurology，2018，14（6）：363-378.

［31］Seltman R E，Matthews B R．Frontotemporal lobar degeneration：epidemiology，pathology，diagnosis and management［J］．CNS drugs，2012，26（10）：841.

［32］中国痴呆与认知障碍诊治指南写作组，中国医师协会神经内科医师分会认知障碍疾病专业委员会．2018中国痴呆与认知障碍诊治指南（四）：认知障碍疾病的辅助检查［J］．中华医学杂志，2018，98（15）：1130-1142.

［33］Sivasathiaseelan H，Marshall C R，Agustus J L，et al．Frontotemporal dementia：a clinical review［J］．Seminars in neurology［J］，2019，39（2）：251-263.

［34］魏翠柏，张玉婧，周爱红，等．语义性痴呆的临床特点［J］．中国神经精神疾病杂志，2018，44（8）：449-452.

［35］Goreno M L，Hillis A E，Weintraub S，et al．Classification of primary progressive aphasia and its variants［J］．Neurology，2011，76（11）：1006-1014.

［36］Jones S V，O'brien J．The prevalence and incidence of dementia with Lewy bodies：a systematic review of population and clinical studies［J］．Psychological medicine，2014，44（4）：673-683.

［37］Hamilton J M，Landy K M，Salmon D P，et al．Early visuospatial deficits predict the occurrence of visual hallucinations in autopsy-confirmed dementia with Lewy bodies［J］．The American journal of geriatric psychiatry，2012，20（9）：773-781.

［38］Shimizu S，Namioka N，Hirose D，et al．Comparison of diagnostic utility of semi-quantitative analysis for DAT-SPECT for distinguishing DLB from AD［J］．Journal of the neurological sciences，2017，377：50-54.

［39］Ferman T J，Boeve B F，SMITH G，et al．Inclusion of RBD improves the diagnostic classification of dementia with Lewy bodies［J］．Neurology，2011，77（9）：875-882.

［40］Boeve B F，Molano J R，Ferman T J，et al．Validation of the Mayo Sleep Questionnaire to screen for REM sleep behavior disorder in an aging and dementia cohort [J]. Sleep medicine, 2011, 12 (5): 445-453.

[41] Boeve B F, Silber M, Ferman T J, et al. Clinicopathologic correlations in 172 cases of rapid eye movement sleep behavior disorder with or without a coexisting neurologic disorder [J]. Sleep medicine, 2013, 14 (8): 754-762.

[42] Berman S B, Miller-patterson C. PD and DLB: Brain imaging in Parkinson's disease and dementia with Lewy bodies [J]. Progress in molecular biology and translational science, 2019, 165 : 167-185.

[43] Mckeith I G, Boeve B F, Dickson D W, et al. Diagnosis and management of dementia with Lewy bodies: Fourth consensus report of the DLB Consortium [J]. Neurology, 2017, 89 (1): 88-100.

[44] Stinton C, Mckeith I, Taylor J P, et al. Pharmacological management of Lewy body dementia: a systematic review and meta-analysis [J]. American journal of psychiatry, 2015, 172 (8): 731-742.

[45] Wang H F, Yu J T, Tang S W, et al. Efficacy and safety of cholinesterase inhibitors and memantine in cognitive impairment in Parkinson's disease, Parkinson's disease dementia, and dementia with Lewy bodies: systematic review with meta-analysis and trial sequential analysis [J]. Journal of neurology neurosurgery psychiatry, 2015, 86 (2): 135-143.

[46] Petrou M, Bohnen N I, Müller M L, et al. Aβ-amyloid deposition in patients with Parkinson disease at risk for development of dementia [J]. Neurology, 2012, 79 (11): 1161-1167.

[47] Hall H, Reyes S, Landeck N, et al. Hippocampal Lewy pathology and cholinergic dysfunction are associated with dementia in Parkinson's disease [J]. Brain, 2014, 137 (9): 2493-508.

[48] Aarsland D, Taylor J P, Weintraub D. Psychiatric issues in cognitive impairment [J]. Movement disorders, 2014, 29 (5): 651-662.

[49] 陈生弟，陈海波，谭玉燕. 帕金森病痴呆的诊断与治疗指南 [J]. 中华神经科杂志，2011，44 (9): 635-637.

[50] Emre M, Tsolaki M, Bonuccelli U, et al. Memantine for patients with Parkinson's disease dementia or dementia with Lewy bodies: a randomised, double-blind, placebo-controlled trial [J]. The lancet neurology, 2010, 9 (10): 969-977.

[51] Seppi K, Ray Chaudhuri K, Coelho M, et al. Update on treatments for nonmotor symptoms of Parkinson's disease—an evidence- based medicine review [J]. Movement disorders, 2019, 34 (2): 180-198.

[52] Friedman J H. Pharmacological interventions for psychosis in Parkinson's disease patients [J]. Expert opinion on pharmacotherapy, 2018, 19 (5): 499-505.

[53] Jensen M, Agbata I N, Canavan M, et al. Effectiveness of educational interventions for informal caregivers of individuals with dementia residing in the community: systematic review and meta-analysis of randomised controlled trials [J]. International of journal geriatrics psychiatry, 2015, 30 (2): 130-143.

［54］Vandepitte S，Noortgate N，Putman K，et al. Effectiveness of Supporting Informal Caregivers of People with Dementia：A Systematic Review of Randomized and Non-Randomized Controlled Trials［J］. Journal of Alzheimers disease，2016，52（3）：929-965.

［55］Leung P，Orgeta V，Orrell M. The effects on carer well-being of carer involvement in cognition-based interventions for people with dementia：a systematic review and meta-analysis［J］. International journal geriatric psychiatry，2017，32（4）：372-385.

［56］Dam A E，Vugt M E，Klinkenberg I P，et al. A systematic review of social support interventions for caregivers of people with dementia：Are they doing what they promise?［J］. Maturitas，2016，85：117-130.

［57］Chien L Y，Chu H，Guo J L，et al. Caregiver support groups in patients with dementia：a meta-analysis［J］. International journal of geriatric psychiatry，2011，26（10）：1089-1098.

［58］Lauritzen J，Pedersen P U，Sorensen E E，et al. The meaningfulness of participating in support groups for informal caregivers of older adults with dementia：a systematic review［J］. JBI Database system review implement reports，2015，13（6）：373-433.

［59］Huis i h V J G，Verkaik R，Mistiarn P，et al. The effectiveness of interventions in supporting self-management of informal caregivers of people with dementia：a systematic meta review［J］. BMC Geriatrics，2015，15：147.

［60］Laver K，Milte R，Dyer S，et al. A Systematic Review and Meta-Analysis Comparing Carers Focused and Dyadic Multicomponent Interventions for Carers of People With Dementia［J］. Journal of aging health，2017，29（8）：1308-1349.

［61］Dickinson C，Dow J，Gibson G，et al. Psychosocial intervention for carers of people with dementia：What components are most effective and when? A systematic review of systematic reviews［J］. International Psychogeriatrics，2017，29（1）：31-43.

［62］中国认知障碍患者照料管理专家共识编写组. 中国认知障碍患者照料管理专家共识［J］. 中华老年医学杂志，2016，35（10）：1052-1059.

附：

中国老年医学学会认知障碍分会简介

中国老年医学学会认知障碍分会于2015年成立，是由全国各省市自治区（含港澳台）400多位专家学者组成的专业学术团体。分会秉承“团结、创新、务实、作为”的宗旨，励精图治，为推进我国认知障碍领域的建设和发展进行了许多有益的探索。

自成立以来，分会共开展线上典型病例讨论113例次，举办讲座培训236场次；每年“9·21世界老年性痴呆宣传日”活动，均在各地共举办宣教活动，累计362场次；制作了全国300多个机构近500位专家出诊辑录。

发布国内首部《中国认知障碍患者照料管理专家共识》，充实修改后以全英文版形式向国际发布并在全国30个大中城市进行宣讲培训80场次；2017年汉化改编了《临床痴呆诊断量表（CDR）》，发布《阿尔茨海默病ABC管理中国专家共识》。

举办每年一度的京津冀认知障碍论坛，参与学会在石家庄、泰州、太原及成都举办的年会并设立分论坛，以及在深圳、武汉分别举办认知障碍国际高端论坛等学术交流活动。

会　长：贾建军

副会长：曹云鹏　宁玉萍　屈秋民　魏翠柏　魏文石　王延江　徐　俊　章军建　张占军

总干事：陈庆岭

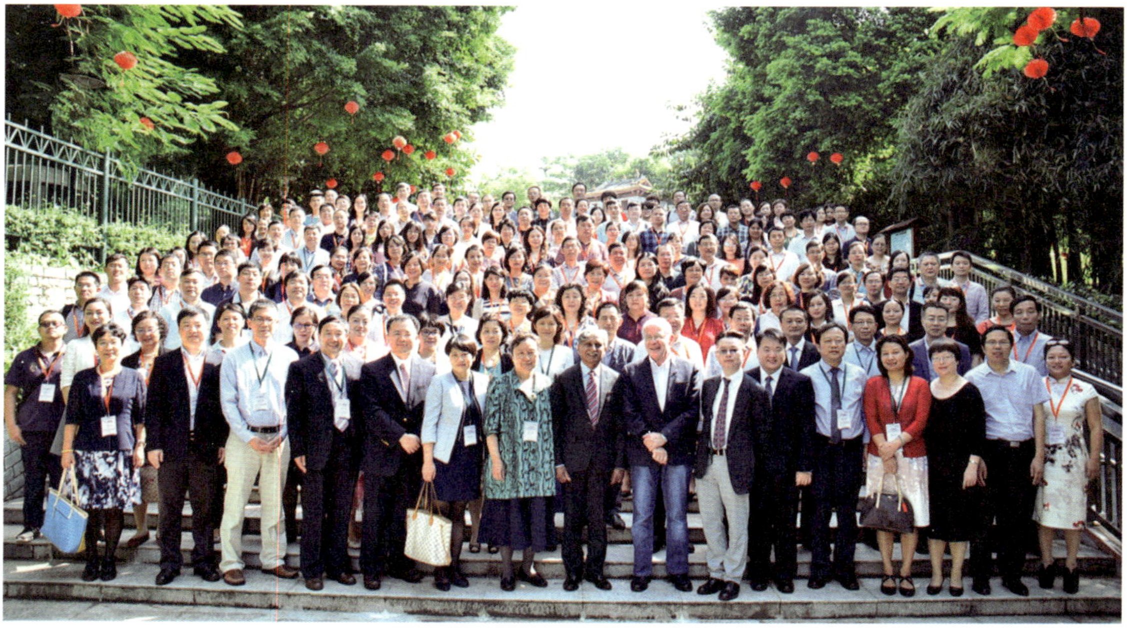

11 中国医养结合养老服务的创新发展

中国老年医学学会医养结合促进委员会

一、我国养老服务领域的现状与问题

我国人口老龄化严重，是世界上唯一的老年人口过亿的国家。目前，我国 60 岁以上老年人已达 2.54 亿人，65 岁以上人口约 1.67 亿人。2019 年中国人均寿命 77.3 岁，但预期健康寿命不足 70 岁，绝大多数老年人带病生存。据统计，目前我国老年人半数以上患有慢性疾病，且失能失智、生活不能自理的老年人达 4000 万以上。尽管我国老年医疗养老服务需求如此庞大，但是老年医疗养老服务总的满足率很低，大多数老年人没有得到相应的医疗养老服务。可见，我国不仅存在"养老难"的问题，而且"医养分离"现象已成为严重制约我国养老事业发展的瓶颈。我国养老产业，尤其是医疗养老，在整体规划设计、功能设计、行业管理以及社会化、职业化和产业化等诸多方面都还很薄弱，导致医疗服务不深入养老服务，养老服务缺乏医疗服务，"医养分离"现象十分普遍和严重。主要体现在以下 5 个方面。

1. "老而缺养"——在整体规划层面社会养老机构缺乏　按照国家《民政事业发展第十三个五年计划》要求 2020 年每千名老人拥有养老床位数 35 ~ 40 张的标准，我国至少需要 889 万 ~ 1016 万张养老床位。根据 2019 年统计数字来看，全国仅有 5 个省市养老床位数达到规划标准，而不少边远省份每千名老人拥有床位数不足 20 张。根据国家卫生与健康委员会公布的数据看，截至 2019 年第一季度，我国各类养老服务机构共 16.38 万个，各类养老床位共 746.3 万张，其中养老机构床位 392.8 万张，社区养老床位 353.5 万张。医养结合型养老服务机构就更少，据 2019 年 10 月央视新闻发布国家卫生健康委员会统计数据，全国医养结合型养老机构为 4000 个，医养结合型养老床位更加奇缺。

2. "养而缺医"——在功能设计层面养老机构缺乏医疗功能　现有的养老机构，由于种种原因，缺乏医疗服务功能，或者停留在十分低级的水平。另外，目前我国绝大多数医疗机构没有很好地开展医养结合业务，一方面大医院忙于看病，无暇顾及医疗养老领域；另一方面很多基层医疗机构受到政策、医疗保险等制约，宁可闲置医疗资源，也无动力开展医疗养老服务。

3.“医而缺人”——在职业化层面，医疗养老缺乏专业人才　目前，全国养老机构中专职服务的医师护士数量很少，有资质的养老护理员仅2万多人，远远不能满足需求。社会还未把老年保健、老年护理等养老工作当成一种职业来对待，各类养老服务人员基本上是一些年龄偏大、文化程度偏低、就业相对困难的人员。他们几乎没有接受过专业化、正规化的培训，专业水平与综合素质都有较大的不足，提供的服务内容也局限于生活照料和家政服务。

4.“人而缺管”——在行业管理层面医疗养老缺乏行业管理　养老服务行业由民政部门组织实施，医疗保健服务由国家卫生健康委员会卫生部门组织实施。具有医养结合特点的医疗养老服务则没有明确的部门组织实施。可以说民政、卫生都在管，也可以说都不管。医养结合缺乏统一的社会管理和监督机制。

5.“管养缺行”——在产业化方面，医疗养老缺乏产业体系　医疗养老相关技术、产品、服务等在我国也相当薄弱，没有形成产业规模和产业链，医疗养老距离产业化还有很大距离。

二、“医养结合”养老模式的设想

“医养结合”就是指医疗资源与养老资源相结合，实现社会资源利用的最大化。其中，“医”包括医疗康复保健服务，具体有医疗服务、健康咨询服务、健康检查服务、疾病诊治和护理服务、慢性病康复服务以及临终关怀服务等；“养”包括生活照料服务、精神心理服务、文化活动服务。“医养结合”养老模式是集医疗、康复、养生、养老等为一体，把老年人健康医疗服务放在首要位置，将养老机构和医院的功能相结合，把生活照料和康复关怀融为一体的新型养老服务模式。基于医院－社区－家庭的延伸护理服务模式，利用不同的医疗机构的不同专业技能分工协作开展延伸护理服务。2013年国务院出台《国务院关于加快发展养老服务业的若干意见》，2015年国务院又批准了《关于深入推进医养结合发展的若干意见》，这就需要省市县各级政府也制定和推出一系列相应的可操作的政策和办法，采取政策引导、资金支持、加强管理等措施，推进“个性化、广覆盖”社会化医养结合养老服务试点，促进医疗卫生资源进入养老机构、社区和居民家庭。日本、澳大利亚、意大利、加拿大、西班牙等国的研究结果表明，此种模式可使患者得到连续治疗和康复指导，为及时就诊、转诊及急救赢得了时机。医养结合不仅强调为出院患者提供直接而且长期的医疗照护服务，而且还要通过信息化手段，充分利用基层医疗卫生服务机构的资源，遵守循证护理原则，以患者为中心，帮助患者以及其家庭照料者提高自我护理和家庭照护的能力。2002 年香港理工大学黄金月教授将延伸护理模式引入香港，并提出了 4C 模式，主要是应用电话随访和家庭访视，对出院的糖尿病、冠心病、肾衰竭晚期、慢性阻塞性肺疾病患者进行护理服务。

三、医养结合养老模式发展路径

面对我国庞大的医疗养老需求、万亿市场潜力和千万就业空间，亟待政策激活和市场培育，深入探索拓展医养结合养老服务的新思路，让医疗护理服务、生活服务、医疗服务、应急服务等走进家庭，从短期效果来看，这对我国拉动内需、化解当前国际金融危机具有重要意义；从长远意义来看，还将有力助推我国“绿色 GDP”的增长，再造我国经济发展新的“黄金期”，实现健康中国梦。

医养结合养老服务总发展思路是“政府引领，整体规划、各界参与、产业推进、互联网助力”的“以居家养老为基础、社区服务为依托、机构养老为补充”的社会化医养结合养老服务体系。具体发展路径如下。

1．学习国家政策，帮助政府督导医养结合　医养结合模式主要特点为：①有强大的医疗支撑保障体系；②建立了完善的内部循环转区机制；③同时纳入医疗保险定点医疗服务范围，降低了需要照护老人的医疗费用；④建立了全智能化老年服务体系；⑤拥有一支完善的专业队伍。这些不仅需要政府出面制订出台相关政策，更主要的是需要进行督促、推进落实。重中之重，首先应该完成如下工作：①支持和要求养老机构设置医疗机构，开展医养结合服务；②支持和要求医疗机构开展养老服务、老年就医优先优惠服务和面向养老机构的远程医疗服务；③要求社区卫生服务机构为老年人建立健康档案，开展上门诊视、健康查体、保健咨询等服务。

2．支持民营企业，调动社会参与医养结合　加大对民办医养结合养老机构的扶持力度，鼓励和吸引社会力量兴办医养结合养老机构，一手抓扶持、一手抓规范。采取民办公助的市场运作模式，尽可能多地将医养结合养老服务交给社会中介组织和非营利性机构去办、交给市场和企业去办，资助多种社会力量组织开展医养结合养老服务。

3．大力加强职业培训，使医养结合有人才保障　努力建立一支以专职人员为主体，兼职人员和志愿者为辅助的社会化医养结合养老服务队伍，为社会化、职业化养老服务的可持续发展提供人才保障。

4．积极推进技术应用，使医养结合有技术助力　智慧医疗即是 IT 技术、物联网技术、大数据技术等相结合的技术手段，打造健康档案区域医疗信息平台，实现患者与医务人员、医疗机构、医疗设备之间的互动，逐步达到信息化。利用物联网新技术的导入，智慧医疗将改变目前医疗服务的现状，医院内外以及医患关系都将发生新的变化，医疗服务将会更具弹性与开放。促进医养结合，实现“智慧养老”。智慧养老即利用物联网技术，通过各类传感器，使老年人的日常生活处于远程监控状态，维护老年人生活的安全和健康。其核心在于用先进的管理和信息技术，如传感器、移动通信、云计算、Web 服务、智能数据处理等 IT 手段，将老年人、社区、医疗机构、医护人员甚至政府相关机构等紧密联系起来。

5. 宣传行业管理，使医养结合更加规范 进一步清晰养老服务机构、行业的责权利，建立统一的社会养老服务组织、运行、管理和监督机制，三级社会医养结合养老服务组织、运行管理和监督机制。

四、医养结合服务标准的制订与推广

我国医养结合服务起步晚，实践经验少，一直以来还没有医养结合建设与服务的中国标准。这种状况导致我国各地在医养结合机构建设、服务开展和质量管理等方面存在缺乏依据、标准不一、管理薄弱等问题，在很大程度上制约着我国医养结合养老服务产业的健康发展。2019 年 5 月 2 日，在成都举行的“第五届中国老年医学与科技创新大会——暨中国老年健康与养老产业博览会”上，中国老年医学学会发布了《医养结合服务机构设施设置基本要求》和《医养结合服务机构等级评定规范》两个行业标准，正式推出“医养结合建设与服务”的中国学会标准，填补了我国医养结合标准建设上的空白，对我国医养结合机构建设、服务开展和质量管理具有现实的指导意义。这两个标准是中国老年医学学会在《“健康中国 2030”规划纲要》《国务院关于加快发展养老服务业的若干意见》《关于推进医疗卫生与养老服务相结合的指导意见》等文件精神指导下，在深入调研国内外相关行业标准和我国医养结合建设与服务经验的基础上，组织我国医养结合领域相关专家起草，并在近 20 家单位进行检验，反复论证、几经修订，历时 2 年正式定稿发布。以此医养结合学会标准推出为契机，中国老年医学学会将继续大力推进示范基地建设，贯彻医养结合标准；举行专家帮带活动，示范医养结合标准；举办专题教学培训，传播医养结合标准；开展检查评比活动，推广医养结合标准。以学会标准，引领、推进我国医养结合建设和服务的健康发展与优质提升。

五、医养结合服务模式的初步探索

我国的养老任务严峻，且老年人的照料和医疗服务需求高度叠加，特别是失能老年人的治疗和养老事实上很难分开。国务院在 2011 年《社会养老服务体系建设规划（2011—2015 年）》中提出，养老机构要有提供突发性疾病和其他紧急处置救援服务能力，鼓励老年养护机构中内设医疗机构，并提出重点推进医护型养老社会建设。2016年1月国家卫生与计划生育委员会《2016年卫生计生委工作要点》提出启动医养结合项目试点。同年国家民政部、发展改革委员会《民政事业发展第十三个五年规划》提出重点发展医养结合型养老机构。2017年11月国家卫生与计划生育委员会《关于养老机构内部设置医疗机构取消行政审批实行备案管理的通知》对部分养老机构内设医疗机构取消审批。2019年9月国务院《关于深入推进医养结合发展的若干意见》正式通过。

为践行党和国家积极应对人口老龄化、实施健康中国战略，中国老年医学学会医养结合促进委员会（以下简称医养结合促进委员会）自2015年10月25日成立以来，积极探索，努力实践，不断总结经验，逐步改进完善，经过4年的努力，目前已探索出适合不同地域和气候环境、不同经济发展情况、城市农村或城镇等不同条件下的5种医养结合服务机构模式，即农村乡村医养模式、城市乡镇医养模式、城市机构医养模式、风景区医养模式及智慧健康小镇医养模式。

医养结合促进委员会在河北省石家庄市探索出农村乡村医养模式，以石家庄市中医院为中心，向周边社区、农村扩展，形成了街道办事处养老服务中心和社区“小微”养老院，以及乡镇和村养老院三级医养机构。目前已建立3个养老院、8个街道养老服务中心、96个服务点。该体系直接服务居家养老约6万老年人，覆盖300多万居民。典型案例如石家庄市小徐营村的农村乡村医养模式，以乡村养老院辐射居家，并由三级医院及网络医疗为支撑；山东省临沂凯旋模式即城市乡镇医养模式，由临沂市民政部门主导，以民营凯旋医院（二级老年医院）为中心，托管多个乡镇公立敬老院并改造成小型或中型养护院，同时在50个社区卫生站建立日间照料中心并辐射到居家，形成医院－养护院－社区日间照料中心－居家为一体的医养结合服务模式。由沈阳市卫生健康委员会主导，辽宁中置盛京老年病医院以医院＋养老院为一体，形成城市机构医养模式，该模式在大城市很受欢迎，它解决了空巢老年人、患慢性病老年人的养老和医疗需求同等重要的问题。沈阳市卫生健康委员会还以部分区、县、乡、村医疗机构为依托，旁建养老院，形成医养结合服务机构。目前，已涉及3个县（区）、乡、村，覆盖人口130万人。风景区医养模式是以二级医院、养老院、健康管理中心三部分组成的综合体，中国老年医学学会成功地在海南五指山、仁帝山建立风景区候鸟式医养结合服务模式，以全面健康管理理念实现治未病、治慢病、促康复、抗衰老服务。智慧健康小镇医养模式的典型经验，成都中国青城国际颐养中心和桂林信和信大中华养生谷以互联网－医院－教育学院（文化）－养老院－社区（特色医疗）－健身养生－环境为一体的综合大型智慧型医养结合服务体，该模式规模大、医疗康复设备先进、养老环境优美、文化休闲底蕴浓厚，适合于中等收入老年人养老养生及旅游康养，也适合于空巢老人及慢性病老年人医养康复。

（武　强　程丽红　杨庭树）

参考文献

［1］卞国锐. 新型乡村养老社区规划研究［J］. 江苏建筑，2020（3）：17-21.

［2］徐虎，余威，彭雅萱，等. 基于“互联网 +”的医养结合模式创新研究［J］. 现代商贸工业，2019，40（24）：57-58.

［3］何婷. 人口老龄化背景下医养结合养老模式的研究［D］. 衡阳：南华大学，2016.

［4］张晓娣，石磊. OLG 框架下的中国养老保险与公共债务可持续性研究［J］. 南开经济研究，2014（2）：136-152.

附：

中国老年医学学会医养结合促进委员会简介

中国老年医学学会医养结合促进委员会是中国老年医学学会（总会）直属分支机构，于 2015 年 10 月 25 日成立，2020 年 12 月 13 日举行了第二届医养结合促进委员会换届大会并成立医养结合促进委员会专家委员会，目前有会员 219 人。分会秉承总会宗旨，团结全国医养结合领域工作者，认真贯彻党和国家关于医养结合服务工作方针、政策、法律、法规。开展医养结合相关理论和实践研究，创新符合国情的医养结合养老新模式，促进和提高我国医养结合事业的发展和服务水平。

会　　长：杨庭树

名誉会长：苏元福　陈运奇

副会长：林　峰　孙志军　徐卫华　郝玉玲　龙宗耀　刘发军　姜开田　马柏林　于学成　朱廷军　朱文龙　黄海浪

总干事：程丽红

专家委员会主任：乔树宾

专家委员会副主任：陈学忠　高德江　郭丽君　李瑶盖　陆菊明　卢艳丽　鲁丽萍　裴松宪　武　强　王伟民　吴卫平　吴本俨　翁长水　郑鹏远　杨长春　朱　军　章亚非　张　健

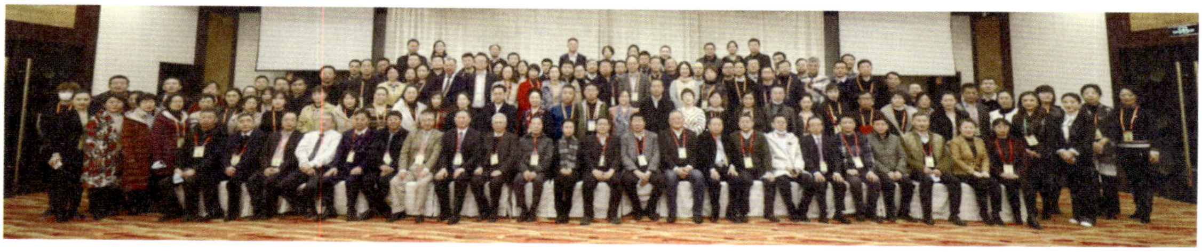

12 老年感染管理质量控制与科技创新

中国老年医学学会感染管理质量控制分会

一、医院感染管理及其质量控制

（一）我国医院感染管理的发展趋势

1．医院感染管理重心转移　通过顶层设计，逐步完善医院感染管理的体系建设；更加关注医院感染管理工作的执行力；更加关注基层医疗机构的医院感染防控。

2．医院感染管理理念的变化　从经验感控迈向循证感控；从群体感控迈向精准感控；建立感控文化，实现文化感控。

3．新技术带来变革　感控信息化的发展，大数据的建立与应用，人工智能的应用等。

4．医院感染管理学科的发展　加强学科建设，建立人才队伍；加强多学科合作，实现多学科共赢；加强科学研究，重视国际交流。

（二）医院感染管理相关法律法规及标准化建设突飞猛进

1．医院感染管理法制化与标准化工作现状　我国基本建立了包括法律、法规、标准和规范性文件在内的医院感染完整的制度管理体系，并日趋完善，能够保证我国医院感染管理工作在法规和标准框架下依法管理、依法运行、依法监督。2006 年卫生部颁布了带有罚则的《医院感染管理办法》，标志着我国医院感染管理工作步入规范化的快速轨道。同年，卫生部医院感染控制标准专业委员会成立，负责建立我国医院感染控制标准体系，管理、评价与医院感染控制相关的技术标准和技术规范。医院感染防控标准体系框架，包括基础类、防控技术类、诊疗相关类、管理类，每个大类之下再细分为二级类别。迄今医院感染标准立项 41 项，发布 23 项。

2．具有“底线性”“强制性”的《医疗机构感染预防与控制基本制度（试行）》 2019年5月《国家卫生健康委办公厅关于进一步加强医疗机构感染预防与控制工作的通知》（国卫办医函〔2019〕480号），要求认真学习贯彻《医疗机构感染预防与控制基本制度（试行）》，根据本机构实际情况，细化具体制度措施，加强全过程管理。基本制度包括10项制度：感控分级管理制度，感控监测及报告管理制度，感控标准预防措施执行管理制度，感控风险评估制度，多重耐药菌感染预防与控制制度，侵入性器械/操作相关感染防控制度，感控培训教育制度，医疗机构内感染暴发报告及处置制度，医务人员感染性病原体职业暴露预防、处置及上报制度，医疗机构内传染病相关感染预防与控制制度。

（三）医院感染管理质量控制

1．医院感染管理质量控制工作发展要点

（1）逐步完善“国家－省－地（市）”三级院感质控工作组织体系。

（2）完善国家院感质控制度规范体系，探索院感信息公开渠道：以补短板为目标启动《院感病例临床诊断标准》编研工作。探索科学有效的医院感染管理质量控制方法，以公开透明管理为引领，以实施《医院感染监测基本数据集及质量控制指标集实施指南（2016版）》为主线，以《医院感染管理质量控制指标（2015年版）》为抓手，持续改进和完善医院感染质量管理与控制工作机制。

（3）以医院感染管理著作编写、发布为契机，创新院感管理与质控培训机制。

（4）确保国家院感质控重点工作有效推进：以现实问题为导向做好两个专项行动深化推动工作，稳步推进全国统一标准的院感信息化监测工作。

（5）构建国家院感质控持续改进体系：建立并实施国家质量控制检查制度；院感基础防控手段不放松，继续加强重点部门、重点环节院感的精准防控；加强基层医疗机构医院感染管理。

2．医院感染专业质量控制指标体系的建立 2015年4月13日国家卫生与计划生育委员会《国家卫生计生委办公厅关于印发麻醉等6个专业质控指标（2015年版）的通知》（国卫办医函〔2015〕252号），其中《医院感染专业质量控制指标（2015年版）》共设置13个院感质控指标，包括医院感染发病（例次）率、医院感染现患（例次）率、医院感染病例漏报率、多重耐药菌感染发现率、多重耐药菌感染检出率、医务人员手卫生依从率、住院患者抗菌药物使用率、抗菌药物治疗前病原学送检率、Ⅰ类切口手术部位感染率、Ⅰ类切口手术抗菌药物预防使用率、血管内导管相关血流感染发病率、呼吸机相关肺炎发病率、导尿管相关泌尿系感染发病率。该质控指标体系兼顾了医院感染的结构质量、环节质量和终末质量，为促进医疗服务的标准化、同质化提供了指标依据。今后将在此基础上不断调整、完善，构建更加完整的体系。

3. 医院感染管理质量控制成为国家医疗服务与质量安全的重要方面　医疗质量安全管理是医疗卫生事业管理的重要组成部分，而医院感染管理质量控制又是其中的重要内容之一。在2016年4月发布的《2015年国家医疗服务与质量安全报告》（以下简称《报告》）中，第三部分第二章第九节《医院感染管理专业》，分析了789家医院（三级综合医院409家、二级综合医院315家、民营医院45家和各种专科医院20家）报告的13项国家公布的医院感染管理质控指标的数据。国家卫生与计划生育委员会决定在此基础上，撰写《中国医疗服务与质量安全》白皮书。此后，每年均有相关调查并发布相关报告。

二、医院感染监测信息化建设

（一）国外医院感染监测信息化概况

欧美等发达国家与地区的医院感染监测系统走在了前列。美国疾病预防控制中心（Centers for Disease Control and Prevention，CDC）主管的美国国家统计科学研究院（national institute of statistical sciences，NISS）系统于2005年整合形成国家医疗保健安全网络（national healthcare safety network，NHSN）系统，其作用包括收集数据，了解患者与医护人员的不良反应程度，评估坚持各防控措施的效果，提供跨医疗机构的比较及本机构的持续改进情况，开展目标性监测等。德国卫生部负责的KISS系统涵盖200多家医院、227间ICU、231家手术室和23个新生儿监护病房及10个骨髓和造血干细胞移植病房。澳大利亚医院感染标准化监测系统与医院信息系统建立了良好的连接，直接通过网络收集医院感染的资料，在实现实时监控的同时节省了大量人力资源。英国的ICNet系统则体现了操作简便、实用性强、价格低廉等特点，被英国卫生部推荐使用，已在英国本土和英联邦多地区的医院推广，取得了良好应用效果。

（二）国内医院感染监测信息化概况

自20世纪90年代后期开始，不少机构和医院相继开发自己的监测软件，从最初的单机录入辅助统计分析，到近年来利用局域网技术进行感染相关数据的采集与分析，依托医院信息系统建立医院感染实时监测系统，大大提高了监测的效率和效果。进入21世纪10年代，医院感染监测系统的研制开发进入繁荣时期。首都医科大学附属北京天坛医院2008年报告了“医院感染信息预警监测系统”，北京大学人民医院作为北京市医院感染管理质量控制和改进中心的挂靠单位，推出了“北京市医院感染监控管理系统”（2008年报告），原中国人民解放军第三医院的“医院感染预警指挥系统”、复旦大学附属华东医院的“医院感染监测管理系统”等，在功能实现上取得了很大进展。近些年发展起来的由一些专业公司开发的医院感染实时监测系统，则有了更为强大的功能。在实践中应用这些系统，专职人员从烦琐的病例筛查、数据登记、指标统计中不同程度地“解放”出来，既能得到准确的监测数据，全面把握全院的感染情况，又能将更多精力投入对临床一线重点科室的干预、督导之中。

（三）基于医疗过程数据和基本数据集的医院感染信息化监测技术与实践

1．医院感染基本数据集及质量控制指标集 《医院感染监测基本数据集及质量控制指标集实施指南（2016 版）》由国家卫生计生委员会医院管理研究所组织开发、编制．是用以开展医院感染监测标准化管理的全国性技术规范。

（1）基本数据集：包括通用、自身风险、诊断信息、诊疗相关风险、实验室检验、体征相关和医院感染结果判读 7 大类 70 个数据元。规范了医疗机构医院感染相关临床数据，保证数据抽取、转换、存储与分析的同质化，提高数据与真实情况的符合度，为信息技术人员更好地理解医院感染监测专业需求提供了指导，并为研发国家 / 区域性医院感染监测系统奠定基础。

（2）质量控制指标集：包括感染率（发病率、患病率）、手术部位监测、器械相关治疗监测、新生儿病区监测、细菌耐药性监测、抗菌药物使用监测、现场督查 7 类 64 组 449 个指标。

2．医院感染管理信息系统基本功能规范 《医院感染管理信息系统基本功能规范》（WS/T 547—2017）规定了医院感染管理信息系统基本要求，医院感染监测功能基本要求（数据采集功能、自动筛查功能、实时预警功能、辅助确认功能、干预反馈功能、统计分析功能、数据上报功能），重点部门、重点环节和重点人群医院感染监测功能要求［手术部位感染监测、重症监护室（ICU）感染监测、新生儿病房医院感染监测、器械相关感染监测、临床抗菌药物使用监测、细菌耐药性监测］等。

3．医疗机构使用的医院感染监测系统

（1）医院感染实时监控系统（real-time nosocomial infection surveillance system，RT-NISS）：①通过感染病例智能判别，实现实时监测和实时干预；②通过住院患者全过程监控，实现感染防控关口前移；③通过病原学和症状监测，实现暴发实时预警和早期控制；④通过交互平台的应用，实现与临床的实时沟通与干预；⑤通过科学的信息采集机制，实现目标性监测高效简便；⑥通过提供翔实系统的数据，实现科学决策和持续改进。由此，创建基于 RT-NISS 的感染管理工作新模式。

（2）感染预防与控制专家系统（infection prevention and control expert system，IPCES）：①以感染风险评估、诊断、治疗路径为重点，对感染诊疗行为主动引导，对刚入院的患者，基于患者自身的基础疾病和拟开展的治疗方案进行感染风险评估，“感控小秘书”主动引导临床医务人员规避诊疗过程中各类医院感染风险；②以患者为主线，围绕诊疗全过程，针对每个医嘱、每个操作、每个环节中的感控问题做好监测、提醒与干预，实现对医院感染管理质量重点环节和重点患者的主动监测控制；③以持续改进为目标，完善医院感染管理质量分析评价，对发现的问题及时采取整改措施，促进质量持续改进。

4. 国家或区域性医院感染监控平台研制并试点成功　基于基本数据集和互联网的国家或区域性医院感染监控平台，统计分析医疗机构的住院患者感染全过程数据，进行区域性医院感染信息的实时监控和追踪；通过对各医疗机构感染信息的标化、提取、分析和比较，实现了对国家或区域性医院感染过程信息的实时监测和追踪，使各级卫生行政部门和感染管理质控中心掌握区域内医院感染发生情况，并进行评价、比较和反馈；促进了医院感染数据的共享和比较，有效提高了医院感染数据的利用水平和分析价值，促进了感染预防控制模式的转变。

2015 年 11 月开始开展医院感染信息化监测试点工作。国家卫生计生委员会办公厅和总后勤部卫生部医疗管理局联合下发《关于开展医院感染信息化监测试点工作的通知》（国卫办医函〔2015〕1007 号），在 10 个省份和军队医院开展为期 3 年的医院感染信息化监测试点工作。并下发了《医院感染信息化监测试点工作方案》，每个试点省份至少要在 20 家医院开展医院感染信息化监测试点。之后几年，监测试点工作得到了不断推进，试点范围逐步扩大。此项工作的开展，实现了医院感染病例的全过程实时监控，实现医院感染聚集性事件的预警，提供医院感染防控方面的数据导航和决策支持，将极大地提高我国医院感染监测水平、循证感控水平和防控干预能力。

（四）展望

利用医院感染监测系统开展实时主动监测是未来医院感染信息化监测的方向。全面推进国家或区域性医院感染信息化平台建设是掌握、研判医院感染聚集或暴发趋势的基础。建立医院感染监测云平台，应用大数据分析技术构建医院感染风险识别模型。开展医院感染监测信息标准化的研究，实现医院感染监测数据的互联互通、数据共享是未来国家或区域性医院感染监测的必由之路。利用医院感染信息化监测数据，开展精准化感控，为临床感染诊疗提供数据服务。

三、医院感染预防控制措施

（一）手卫生

2015 年 4 月，国家卫生计生委员会医院管理研究所医院感染质量管理和控制中心负责实施了首个“医院感染防控国家主题行动计划”。其中，“清洁的手，呵护健康（2014—

2017 年）”活动以卫生部 2009 年发布的《医务人员手卫生规范》和《预防与控制医院感染行动计划（2012—2015 年）》为依据，旨在进一步促进手卫生在全国医疗机构内规范、有效地实施，切实提升医疗机构相关人员手卫生的依从性、正确性，提倡以清洁的手拯救患者的生命，全面推动我国医疗机构医院感染、医源性感染预防控制的能力和水平。计划实施后，国内医务人员手卫生依从性得到了很大提升。

2019 年国家卫生健康委员会发布了修订的卫生行业标准《医务人员手卫生规范》（WS/T 313—2019），进一步强化了手卫生工作。

国际上对医务人员手卫生一直保持着很高的重视程度。在国外文献中，对于手卫生的操作细节、检查督导、经济学研究等都有涉及，提升手卫生依从性是核心，如《鼓励患者提醒医护人员手卫生的策略有效性的系统综述》《模拟教育作为单一干预措施并不能改善手卫生行为：对照随访研究》《信息策略在改善手卫生依从性方面的效用》《使用视频监控反馈提高血液透析室医务人员手卫生依从性》《护士和医生的平均手卫生负担不同》等文献。

（二）手术部位感染的预防控制

1．围手术期感染风险因素

（1）手术操作相关因素：紧急手术和较为复杂的手术，切口分级较高，开放式手术。

（2）设施风险因素：通风不足，手术室往来人员较多以及器械设备消毒不足或不当。

（3）患者准备相关风险因素：存在某种先期感染，备皮消毒不充分，术前刮剃体毛，预防性抗生素选择错误、使用或持续时间错误。

（4）术中风险因素：手术时间较长，输血，无菌技术及手术技巧，手与前臂消毒及手套佩戴技术，缺氧，体温过低，血糖控制不良。

（5）术后风险因素：高血糖与糖尿病，术后切口护理，输液。

2．手术部位感染的预防控制

（1）手术部位感染的预防控制包括基本原则、规章制度建设、环境管理、器械物品管理、人员管理、操作管理、相关方面（抗菌药物使用、监测等）。

（2）我国相关规范和标准：《医院手术部（室）管理规范（试行）》（卫医政发〔2009〕90 号，2010 实施）、《外科手术部位感染预防与控制技术指南（试行）》（卫办医政发〔2010〕187 号）、《手术部（室）医院感染控制规范》（WS 卫生行业标准，2012 征求意见稿）、《手术部位感染预防控制指南》（国家军用标准 GJB 7480—2012）、《基层医疗机构医院感染管理基本要求》（国卫办医发〔2013〕40 号）。

（3）国外及国际组织发布的指南：美国感染病学会（Infectious Diseases Society of America，IDSA）《手术部位感染预防指南（2014 版）》、WHO《预防手术部位感染（SSI）的全球指南

（2016 年）》、美国 CDC《手术部位感染预防指南（2017 版）》、亚太感染控制学会《手术部位感染预防指南（2018 版）》。

（三）抗菌药物应用

继 2012 年《抗菌药物临床应用管理办法》之后，《抗菌药物临床应用指导原则（2015 年版）》（国卫办医发〔2015〕43 号）对抗菌药物应用给予更强有力的指导。主要内容包括：①抗菌药物临床应用的基本原则；②抗菌药物临床应用管理；③各类抗菌药物的适应证和注意事项；④各类细菌性感染的经验性抗菌治疗原则。

其中，关于抗菌药物在特殊病理、生理状况患者中应用的基本原则，专项提出老年患者抗菌药物的应用原则。由于老年人组织器官呈生理性退行性变，免疫功能下降，一旦罹患感染，在应用抗菌药物时需注意以下事项。①老年人肾功能呈生理性减退，按一般常用量接受主要经肾排出的抗菌药物时，由于药物自肾排出减少，可导致药物在体内积蓄，血药浓度增高，易发生药物不良反应。因此老年患者，尤其是高龄患者接受主要自肾排出的抗菌药物时，可按轻度肾功能减退减量给药。青霉素类、头孢菌素类和其他 β- 内酰胺类的大多数品种即属此类情况。②老年患者宜选用毒性低并具杀菌作用的抗菌药物，无用药禁忌者可首选青霉素类、头孢菌素类等 β- 内酰胺类抗菌药物。氨基糖苷类具有肾、耳毒性，应尽可能避免应用。万古霉素、去甲万古霉素、替考拉宁等药物应在有明确应用指征时慎用，必要时进行血药浓度监测，并据此调整剂量，使给药方案个体化，以达到用药安全、有效的目的。

（四）多重耐药菌医院感染的预防与控制

1. 国际社会广泛关注，我国高度重视，积极应对细菌耐药　通过各方面积极努力，抗菌药物管理的长效机制进一步强化，遏制细菌耐药的社会治理体系逐步形成，建立细菌耐药监测体系，抗菌药物应用合理化水平不断提高，细菌耐药形势总体平稳向好。国家下发了一系列关于遏制多重耐药菌感染的通知，提出了严格的要求。其中卫生部办公厅于 2011 年 1 月印发的《多重耐药菌感染预防和控制技术指南（试行）》（卫办医政发〔2011〕5 号）（以下简称《指南》）对医疗机构防控工作起到了重要指导作用。《指南》明确指出，医疗机构要重视多重耐药菌医院感染管理；加强重点环节管理；加大人员培训力度；强化预防与控制措施，加强医务人员手卫生、严格实施隔离措施、遵守无菌技术操作规程及加强清洁和消毒工作；合理使用抗菌药物；同时建立和完善对多重耐药菌的监测，要求医疗机构对多重耐药菌感染患者或定植高危患者进行监测，临床微生物实验室应当至少每半年向全院公布一次临床常见分离细菌菌株及其药敏情况，包括全院和重点部门多重耐药菌的检出变化情况和感染趋势等内容。《指南》为医疗机构进行多重耐药菌医院感染预防与控制工作提供了技术指导，对促进相关措施的落实，控制及减少多重耐药菌的传播具有重要意义。

2. 专家共识起到积极指导作用　针对不同种类的多重耐药菌，相关专家和学术团体制订发布了很多专家共识，如陈佰义等21位专家发布的《万古霉素临床应用中国专家共识（2011版）》、黄勋等28位专家2015年发布的《多重耐药菌医院感染预防与控制中国专家共识》，中华预防医学会医院感染控制分会、中华医学会感染病学分会、中国医院协会医院感染管理专业委员会、中国老年医学学会感染管理质量控制分会、中华护理学会医院感染管理专业委员会、国家医院感染管理专业质控中心2019年联合发布的《中国碳青霉烯耐药革兰阴性杆菌（CRO）感染预防与控制技术指引》等。

3. 医疗机构加强管理，取得阶段成效　各医疗机构按照国家相关指南、规范的要求制订了适合本单位的多重耐药菌感染预防与控制操作规程；医院感染专职人员深入临床一线严格督导；采取了进一步推进多重耐药菌预防与控制的措施，如利用先进的信息化手段、应用品管圈等工具加强多重耐药菌管理，结合医院实际开展形式多样的宣传与知识培训，营造多重耐药菌感染防控的文化氛围，多学科联合防控，开展多重耐药菌感染的流行病学调查，加强干预并进行效果评估、改进与提高，建立长效机制，做到持续质量改进。

四、长期照护机构的感染预防与控制

（一）美国长期照护机构的感染预防与控制

美国CDC网站设置专栏《护理院与养老院（长期照护机构）》（*Nursing Homes and Assisted Living Long-term Care Facilities*［*LTCFs*］），提供了较为完整的长期照护机构感染防控措施信息。该专栏指出，每年有500多万美国人生活在长期照护机构中。关于LTCFs感染的数据有限，但在医学文献中分析，感染是住院和死亡的主要原因，每年多达38万人死于LTCFs的感染；感染包括尿路感染、腹泻病、耐药葡萄球菌感染等。感染防控措施的相关信息包括以下主要内容。

1. 医务人员可获得的信息　包括抗生素管理要点，相关学会的感染防控信息，疑似感染个案调查表，感染预防与控制指南，感染评估与管理，严重感染和暴发报告，专业会议中感染防控内容等。

2. 入住老年人可获得的信息　应提示长期照护机构的入住老年人，使其意识到，在这些机构中居住比在家中感染的概率更高。可以向机构提出预防感染问题，询问和了解关于抗生素使用的信息，患者安全问题，常见感染及细菌相关信息等。

3. 预防工具　专门为临床医师、管理人员和卫生部门人员设计，如抗生素管理的核心要素、营造抗生素合理使用文化、艰难梭菌感染预防评估、落实相关措施的指南等。

4. 感染预防培训　培训内容包括有效的防控项目核心活动、防控措施等，课程由23个模块和子模块组成，可以按任意顺序和多次完成。培训是免费的，可随时在线训练。

5. 卫生部提供的信息材料　帮助医护人员在长期照护机构中开展感染防控工作。

（二）我国养老机构院内感染预防控制

我国针对养老机构制定的服务质量方面的地方标准较多，而养老机构院内感染预防控制相关的标准，目前出台的北京市地方标准《养老机构院内感染控制规范》（DB 11/T 149—2016）和《养老机构医务室服务规范》（DB 11/T 220—2014）等，暂无国家层面的标准。

北京市《养老机构院内感染控制规范》内容包括基本要求、环境清洁卫生要求、重点区域感染控制（包括治疗室、处置室、居住区域、洗衣区域、餐饮区域）、常见疾病的院内感染防控措施（包括呼吸系统感染性疾病、泌尿系统感染性疾病、消化系统感染性疾病、导管相关性血流感染、皮肤感染），另有洗手法、标准预防2个附录。该标准为国内养老机构院内感染预防控制提供了较好的范例，值得借鉴。

（刘运喜　王力红　吴安华　李卫光　曹晋桂　索继江
陆　群　宗志勇　侯铁英　索　瑶　蔡　虻　邢玉斌）

参考文献

[1] 李六亿，吴安华，付强，等. 传承·创新·展望——中国医院感染管理卅年（1986—2016）[M]. 北京：北京大学医学出版社，2016：3-22.

[2] 索继江，李六亿，王力红，等. 不忘初心·追求卓越　中国医院感染管理卅年（1986—2016）[M]. 北京：中国协和医科大学出版社，2016：31-39.

[3] 付强，刘运喜. 医院感染监测基本数据集及质量控制指标集实施指南（2016版）[M]. 北京：人民卫生出版社，2016：1.

[4] 姚希，巩玉秀，张宇，等. 国外医院感染管理技术类文件体系现况研究[J]. 中华医院感染学杂志，2015，25（21）：5016-5018.

[5] 胡必杰，高晓东，陈文森，等. 国际医院感染防控研究进展[M]. 上海：上海科学技术出版社，2017：5-7.

[6] 刘运喜，邢玉斌，索继江，等. 基于区域协同的医院感染实时监测网络信息平台的设计与实现[J]. 中国医院. 2013，17（3）：1-2.

[7] 杜明梅，邢玉斌，索继江，等. 多重耐药菌医院感染的实时监测与预防控制[J]. 中国医院. 2013，17（3）：3-5.

[8] 邢玉斌，索继江，杜明梅，等. 医院感染监测的基本数据元标准化研究[J]. 中华医院感染学杂

志，2016，26（11）：2408-2410.

［9］Xia Zhao，Lihong Wang，Nan Wei，et al. Risk factors of health care–associated infection in elderly patients：a retrospective cohort study performed at a tertiary hospital in China［J］. BMC Geriatrics，2019，19：193-198.

［10］Xia Zhao，Lihong Wang，Nan Wei，et al. Epidemiological and clinical characteristics of healthcare-associated infection in elderly patients in a large Chinese tertiary hospital：a 3-year surveillance study［J］. BMC Infectious Diseases，2020，20：121-127.

［11］Nursing Homes and Assisted Living（Long-term Care Facilities［LTCFs］）［EB/OL］.

［12］北京市质量计数监督局. DB11/T 149—2016，养老机构院内感染控制规范［S］. 2016

附：

中国老年医学学会感染管理质量控制分会简介

中国老年医学学会感染管理质量控制分会于2015年10月在北京成立，成员包括全国各综合医院、老年专科医院的感染管理专兼职人员和临床医务人员、养老机构人员、疾控中心人员等，涵盖医院管理、医疗、护理、药学、检验、预防、医技、信息等专业746人。围绕感控信息化与流行病、感控质量持续改进、感染诊治与合理用药、病原学监测与防控、感染控制护理、保健人群感染防控、医养机构感染防控等专业特点，开展学术交流与科技创新研究。率先设立“中国老年医学学会感染防控研究基金”，与同业学会联合发布技术指南，开展医养机构感染管理专项调研工作，加强感染管理信息化建设等。鼓励分会委员围绕重点任务，主动承担科研课题、编写专著，主持或参与制定与修订国家或团体标准，组织或参加医疗扶贫公益、科普宣传及健康教育公益活动，承担政府委托项目，开展国际交流合作等。

会　长：刘运喜

副会长：曹晋桂　侯铁英　宗志勇　李卫光　蔡　虻　陆　群　索继江　索　瑶
王力红　吴安华

总干事：邢玉斌

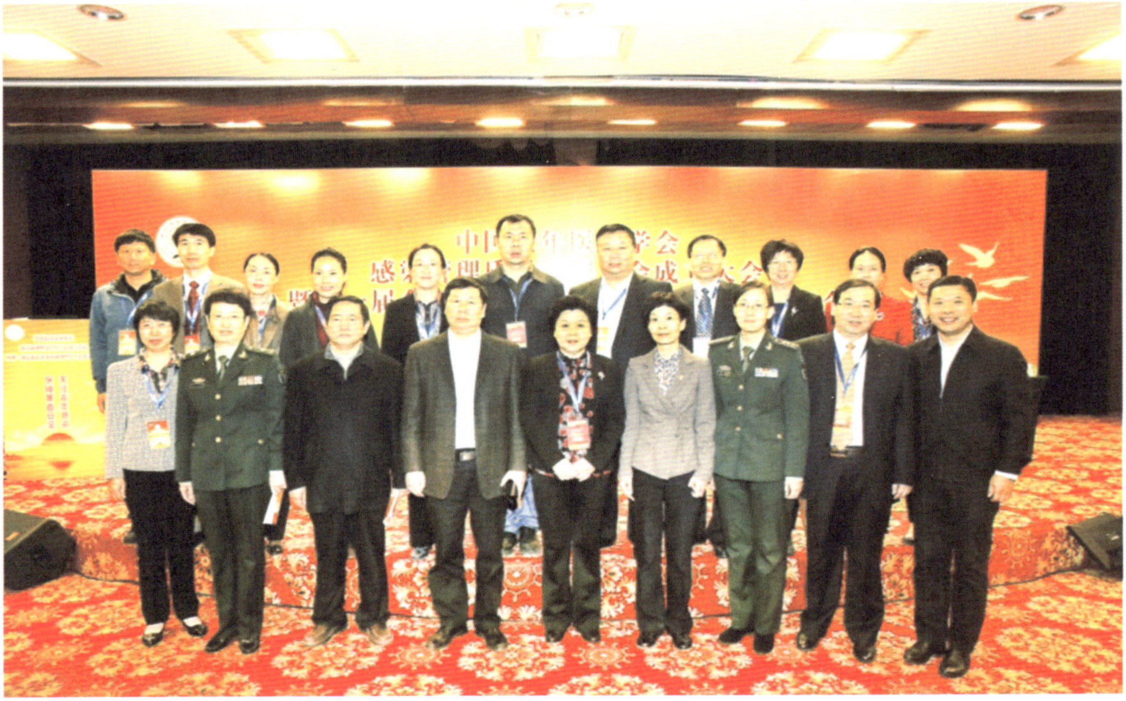

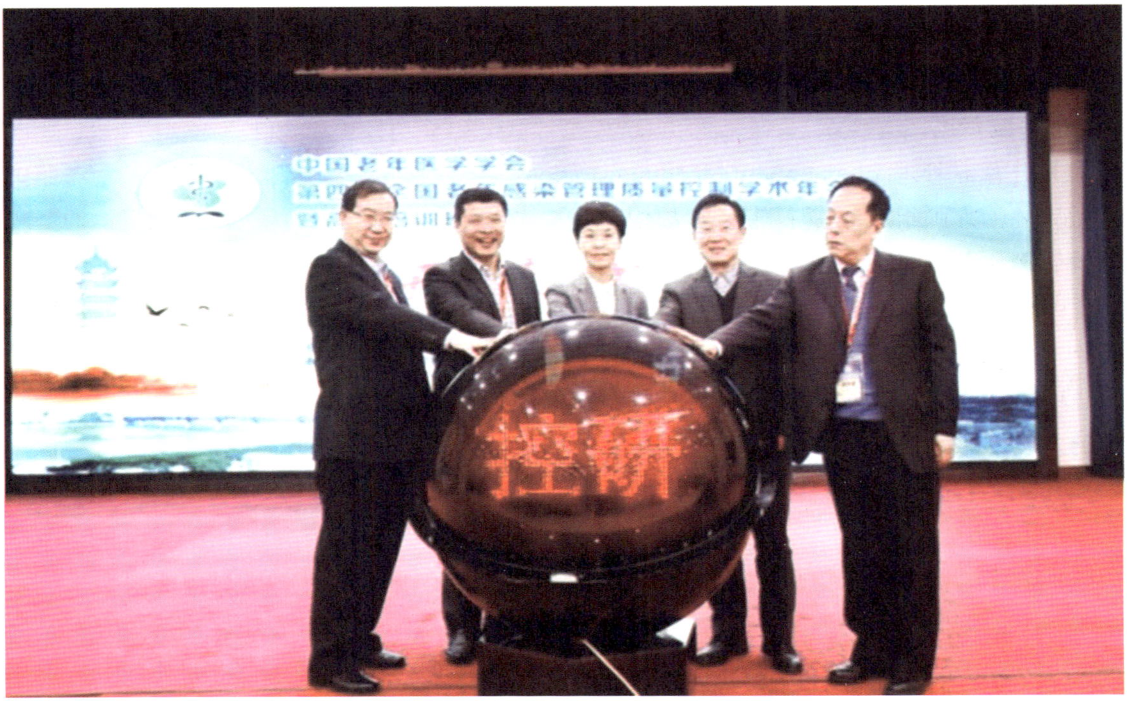
中国老年医学学会
控研

13 老年营养与食品安全学与科技创新

中国老年医学学会营养与食品安全分会

一、家庭营养管理

（一）背景

全国老年住院患者营养调查结果显示，营养不良风险比例高达 49.7%；营养不良发生率为 14.7%。营养不良可致患者感染等并发症发生率增加、再入院率提高、住院时间延长、住院费用增加等一系列不良临床结局。有研究表明，营养不良的老年患者出院后接受持续有效的家庭营养管理，不仅可提高其生活质量，还可以降低致残和病死率、延长寿命、降低 65.6% 住院费用。

家庭营养管理（home nutrition administration，HNA）指由营养师、医师、护士、照护者及康复治疗师组成的多学科专业化团队，在家、社区及养老机构为老年人群提供的全程营养管理服务。目前我国已形成居家为基础、社区为依托、机构为支撑的“9073”养老模式（90% 的老人通过自我照料和社会化服务实现居家养老，7% 的老人通过社区组织提供的各种专业化服务实现社区照料养老，3% 的老人通过入住养老机构实现集中养老）。由此可见，HNA 未来市场潜力巨大，其推广和普及将促进医疗资源的优化配置，成为社会医疗改革的发展方向之一。

（二）家庭营养管理团队和流程

研究表明，由临床医师、临床营养师、护士、康复治疗师及陪护人员组成的多学科家庭营养管理团队可改善长期居家患者的生活满意度并降低相关医疗费用。建议由大型医院（三甲）成立家庭营养多学科营养指导团队提供咨询服务，基层社区和养老机构成立肠内营养管理团队负责家庭营养管理的具体实施。

基于此，中国老年医学学会营养与食品安全分会率先提出社区适老营养师的概念，指经过规范化培训并取得资质，为居住在一定区域里的人们所组成的各种社会关系的生活共同体、居家和医疗养老相关机构中的老年人实施营养教育、膳食营养实践和服务等专业服务及全面营养管理的营养师。

目前，国内家庭营养管理还处于摸索阶段，根据家庭营养管理的需要和我国实际国情，参照国外经验，分会循证制定了我国家庭营养管理流程（图 13-1）。

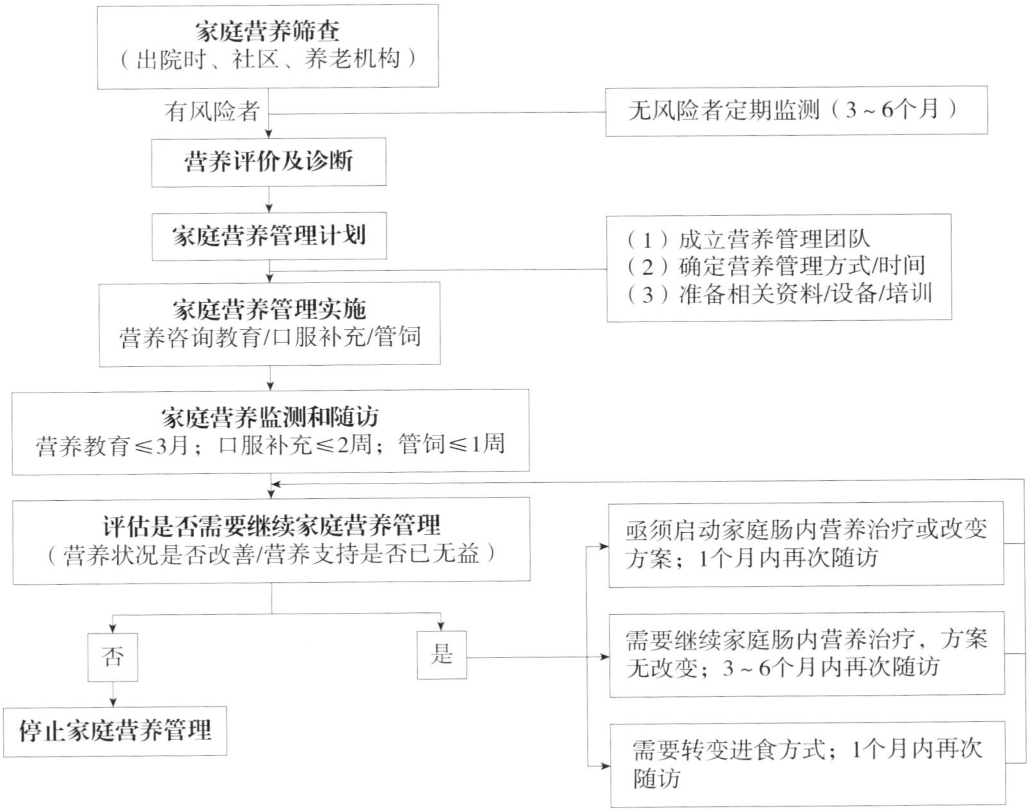

图 13-1　家庭营养管理流程

（三）营养风险筛查、评价及干预

1. 营养风险筛查　营养风险是潜在与营养因素有关的，可能对老年患者临床结局等发生不良影响的风险。营养风险筛查是快速简捷判断社区老人是否需要进一步进行全面营养评估和营养治疗的方法。目前针对社区老人的研究中尚无统一的筛查量表，推荐使用微型营养评定简表（mini-nutritional assessment short-form，MNA-SF），包含 6 方面问题：饮食改变、体质量改变、应激、神经精神因素、运动能力及体重指数（body mass index，BMI）或小腿围。营养风险可能发生在不同疾病的不同阶段，定期筛查可及时发现营养问题；所有老年患者出院时均应进行营养风险筛查，有营养风险者应纳入家庭营养管理潜在对象；所有社区老人均应定期进行营养风险筛查，罹患慢性病者是营养风险筛查的重点人群，暂不存在营养风险的健康老年人每 6 个月复筛 1 次，存在营养风险的患病老年人每 3 个月复筛 1 次。

2. 营养状况评价　营养状况评价是营养干预的基础，对筛查出有营养风险的老人应立即进行综合性营养状况评价，必要时进行营养干预，建议对接受家庭营养管理的老年患者每 1 ~ 3 个月进行再评价；所有从事社区 / 家庭营养风险筛查和营养状况评价的工作者都应接受系统规范的培训，营养状况评价内容见表 13-1。

表 13-1　营养状况评价内容

类别	评价内容
临床病史	年龄 / 性别 基础疾病 可能影响营养状况的用药史及手术 代谢需求 肌肉脂肪丢失、是否有水肿或腹腔积液、头发皮肤是否完整、是否有外伤等
饮食状况	近期进食量的改变情况 消化系统情况 个体营养需要
人体测量	身高、体重、BMI 体重变化情况 腹围、臀围、小腿围 皮褶厚度、握力 体成分分析
实验室检查	血常规检查 肝功检查 肾功检查 激素水平及炎症指标 代谢因子及产物
社会活动	社会心理因素 社会经济因素 家庭环境 教育水平或学习能力

3. 家庭营养干预

（1）家庭肠内营养适应证：参考“*ACI Nutrition Network Guidelines for Home Enteral*

Nutrition（*HEN*）*Services*（*2nd Edition*）”，按疾病对营养需求度、营养不良对疾病结局影响度及老年人群患病率，进行系统疾病排序，再甄选单病种，家庭肠内营养适应证见表 13-2。

表 13-2　家庭肠内营养适应证

分类	疾病
饮食摄入量减少	口腔、食管肿瘤 神经系统疾病，如脑血管意外、多发性硬化症、运动神经元病变、脑瘫
吞咽困难	咽喉部吞咽困难，如脑卒中、神经退行性病变、头颈部肿瘤
营养素吸收能力受损	胃肠切除 / 旁路手术 消化道恶性肿瘤，如胰腺癌、结直肠癌 炎性肠病，如克罗恩病、溃疡性结肠炎 短肠综合征，胃肠道造口 放射性肠炎
营养需求增加 / 有特殊的营养需求	慢性肺疾病，如肺纤维化囊肿、慢性阻塞性肺疾病 慢性肾功能衰竭 神经性厌食症 获得性免疫缺陷综合征患者 /HIV 病毒携带者 代谢性疾病和血液系统疾病 外伤及手术后患者

（2）老年膳食：老年膳食是指为老年人群制定符合其人体基本营养需要和各种疾病治疗需要的膳食，可分为调整质地和调整营养成分膳食。调整质地膳食指按照不同疾病的病理和生理需要，将各类食物通过改变食物质地或改变烹调方法配制而成的膳食，分为普通膳食、软食、半流质膳食和流质膳食。调整营养成分膳食又称治疗膳食，指根据患者不同的病情调整营养素，以满足不同疾病治疗对营养素的需要，以治疗疾病和促进健康的膳食，如高能量膳食、高蛋白质膳食、低脂肪膳食、低盐（钠）膳食等。

（3）适老食品：①适老营养配方食品（nutrition formula food for elder）：由中国老年医学学会营养与食品安全分会率先提出此概念，是一类根据老年人的生理特点和营养需求，调整某一种或多种营养素含量及比例，改善食物质地，添加益生菌和 / 或益生元，配制加工而成的预包装食品。该类食品需满足老年人群营养需求，同时以老年医学或营养学的研究结果为依据，针对老年人因各种原因摄入不足而引起的营养不良，进行营养素补充。②适老药食同源药膳配方食品（edible Chinese medicine-made diet formula food for elder）：根据老年人的生理特点和药食同源药膳特性，调整某一种或多种药食同源材料含量及比例，改善食物质地配制加工而成的特殊膳食预包装食品。③适老健康饮品：适合老年人群使用的，不添加非物理方法或物理方法已导致其生理活性完全丧失的营养成分，营养成分来自被人类长期食用的食物，且不使用增稠剂、防腐剂等进行掩饰性添加的对人体健康有益的饮品。

（4）特殊医学用途配方食品（foods for special medical purpose，FSMP）：FSMP 是为了满足进食受限、消化吸收障碍、代谢紊乱或特定疾病状态人群对营养素或膳食的特殊需要，专门加工配制而成的一类配方食品，分为全营养配方食品、特定全营养配方食品和非全营养配方食品。①全营养配方食品：可以作为单一营养来源满足目标人群营养需求的特殊医学用途配方食品。根据氮的来源可以分为氨基酸 / 短肽型和整蛋白型全营养配方食品。对于有一定胃肠功能或胃肠功能较好的老年人，可以使用整蛋白型全营养配方食品。②特定全营养配方食品：可以作为单一营养来源满足目标人群在特定疾病医学状况下营养需求的特殊医学用途配方食品。根据适用疾病分为糖尿病全营养配方食品、呼吸系统疾病全营养配方食品、肾病全营养配方食品、肿瘤全营养配方食品、肝病全营养配方食品等。应根据老年患者的不同疾病状态选择不同的 FSMP。③非全营养配方食品：可以满足目标人群部分营养需求的特殊医学用途配方食品。按照其产品组成特征，可以分为营养素组件、电解质配方、吞咽组件、流质配方等。营养素组件包括蛋白质组件、脂肪组件、碳水化合物组件。当老年人出现蛋白质需求增加，如创伤、手术等情况时，可以添加蛋白质组件。电解质配方是以碳水化合物为基质并添加适量电解质的非全营养配方食品。当老年人出现部分电解质缺乏，或因疾病原因需要补充电解质时，可以使用电解质配方。增稠组件是增加液体食品的黏稠度并降低其流动性的非全营养配方食品，可用于吞咽障碍或 / 和有误吸风险的老年人。流质配方以碳水化合物和蛋白质为基础，可以添加多种维生素、矿物质和适量膳食纤维的非全营养配方食品，一般为液态产品，可用于需要限制脂肪摄入的老年人。

二、肌肉衰减综合征

（一）肌肉衰减综合征的流行病学

2010 年，欧洲老年人肌肉衰减综合征工作组（European Working Group on Sarcopenia in Older People，EWGSOP）将肌肉衰减综合征（sarcopenia，以下简称肌少症）定义为一类进行性的广泛性的骨骼肌肌量和肌力减少以及骨骼肌功能减退导致机体功能和生活质量下降甚至死亡的综合征。研究显示，60 ~ 70 岁年龄段的老年人肌少症的发病率为 5% ~ 13%；80 岁以上老龄人口中，发病率高达 11% ~ 50%。我国近年的大样本研究结果显示，> 70 岁男性肌少症的发病率为 12.3%，女性为 4.8%。

（二）肌肉衰减综合征临床症状与诊断

肌少症的临床症状为活动能力下降、肌肉数量减少以及肌肉功能减退、活动及握力等力量表现明显下降，等。患者日常动作（行走坐立等）完成困难甚至导致平衡障碍易跌倒，肌少症是跌倒的独立危险因素，也是生命后期失能的重要预测指标。

1. 亚洲肌少症工作组（Asian Working Group for Sarcopenia，AWGS）2014 年推荐的诊断标准

标准 1：骨骼肌质量减少，即生物电阻抗法（bioelectrical impedance analysis，BIA）：男性四肢骨骼肌肌量指数（appendicular skeletal muscle index，ASMI）< 7.0kg/m²，女性 ASMI < 5.7kg/m²；或双能 X 线吸收测定法（dual energy X-ray absorptiometry，DXA）：男性 ASMI < 7.0kg/m²，女性 ASMI < 5.4kg/m²）。

标准 2：骨骼肌力量下降（手握力：男性 < 26kg；女性 < 18kg）。

标准 3：骨骼肌功能指标下降（步速 < 0.8m/s）。

（符合标准 1，再符合标准 2 或标准 3 中的任何一条，即可诊断肌少症）

2. EWGSOP 2018 年推荐的诊断标准

标准 1：肌力低下。

标准 2：肌量或肌质低下。

标准 3：体能低下。符合标准 1 可能是肌少症。

符合标准 1，并证实满足标准 2，可以确诊为肌少症；标准 1、2、3 均满足，诊断为严重的肌少症。

（三）肌肉衰减综合征营养治疗

营养干预能有效防治肌少症。老年人摄入大量奶制品可显著改善四肢肌肉量。一项为期 30 天的多中心、随机、对照研究表明补充全营养素和蛋白质对肌肉功能的提高均有一定作用。另有 RCT 报道营养干预使衰弱社区老年人肌肉功能和肌力明显改善。国内外已发布若干老年人肌肉衰减指南或共识，指出营养干预是防治肌少症的重要手段。

1. 蛋白质　蛋白质摄入量与肌肉的质量和力量呈正相关，食物蛋白质能促进肌肉蛋白质合成，老年人蛋白质推荐摄入量应维持在 1.0 ~ 1.5g/（kg·d），对于有慢性肾病的老年患者，可保证充足的蛋白质供给，但若患有严重的肾功能损伤，蛋白质推荐摄入量应维持在 0.6 ~ 0.8g/（kg·d）。

2. 脂肪酸　对于已经患有肌少症的老年人，可适当增加深海鱼油、海产品等富含 Ω-3 不饱和脂肪酸食物的摄入量。长链多不饱和脂肪酸可增加抗阻运动与其他营养物质的联合，以延缓肌少症的发生。

3. 维生素　①维生素 D：机体可通过食物摄取和皮肤合成获得维生素 D，但其合成受纬度、季节等多种因素影响，维生素 D 缺乏在人群中特别是老年人群中仍普遍存在。已患有肌少症的老年人应常规监测体内维生素 D 水平，低下时应及时补充，补充剂量为 15 ~ 20μg/d（600 ~ 800IU/d）。增加户外活动，增加阳光照射时间，也有助于提高老年人体内维生素 D 水平，改善肌少症。②其他抗氧化维生素：维生素 C 与某些氨基酸的合成有关，

缺乏可能影响身体活动能力；血清维生素 E 浓度降低与老年人虚弱、身体活动能力与肌肉力量的下降有关；老年人血清类胡萝卜素水平减低与其握力、髋部与膝部肌肉力量下降存在明显关联。应鼓励老年人增加深色蔬菜、水果以及豆类等富含抗氧化营养素食物的摄入，以减少肌肉有关的氧化应激损伤，老年人若食欲较差，可以适当补充含多种抗氧化维生素的膳食补充剂。

4．矿物质　血浆中硒浓度降低是老年人骨骼肌质量和强度下降的独立相关因素，膳食硒摄入量与老年人握力呈正相关。老年女性中虚弱者较非虚弱者的血浆硒浓度更低，可以适当补充复合矿物质补充剂。

5．肠内营养治疗　大部分肌少症的老年患者都存在能量及蛋白质摄入不足的情况，口服营养补充（oral nutrition supplements，ONS）可有效防治肌少症，建议每天在餐间 / 时或锻炼后额外补充 2 次营养制剂，每次摄入 15～20g 富含必需氨基酸或亮氨酸的蛋白质及 200kcal（836.8kJ）左右的能量。含有至少 25g 蛋白质的 ONS 有益于老年患者。

三、吞咽障碍

（一）吞咽障碍的流行病学

吞咽障碍包括吞咽过程异常，即因下颌、双唇、舌、软腭、咽喉、食管等器官结构和 / 或功能受损，不能安全有效地把食物输送到胃内，导致患者不能摄取足够营养和水分。广义概念还包含认知、精神、心理等方面的问题引起的行为和行动异常导致的吞咽和进食问题。

2016 年《欧洲吞咽障碍学会－欧盟老年医学会白皮书》报道，独居老人吞咽障碍发病率为 30%～40%，老年急症发作者为 44%，住院老年人为 60%。2002 年 Li-Chan Lin 指出，中国台湾省老年人吞咽障碍发病率为 51%。2017 年《中国特定人群吞咽功能障碍的流行病学调查报告》显示，吞咽障碍在我国脑卒中、神经退行性疾病、头颈部肿瘤患者和老年人群中患病率处于较高水平，其中男性高于女性，与年龄增长正相关，且存在经济区域间的差异。各种疾病导致吞咽障碍的患病率分别为脑卒中（急性期 46.3%、恢复期 56.9%）、神经退行性疾病（阿尔兹海默病 40.8%、帕金森病 46.2%、多发性硬化 12.5%、肌萎缩侧索硬化 50.0%）、头颈肿瘤（鼻咽癌 36.6%、喉癌 58.4%）。

（二）吞咽障碍临床筛查与诊断

世界卫生组织已将吞咽障碍列入国际疾病分类第 11 版（International Classification of Diseases 11，ICD-11）：①功能性吞咽困难（序号 5093，ICD-11 编码 F45.803）；②吞咽困

难（序号 16237，ICD-11 编码 R13.x00）。吞咽障碍为症状，而非疾病。

吞咽障碍指数自评表（dysphagia handicap index，DHI）是适用于老年人群的一种容易完成、临床可用、统计结果可靠的患者自主报告工具，用以评价吞咽障碍对个人生活的情感、功能和身体方面造成的障碍和不便。原始英文版本由 Silbergleit，A K 等于 2012 年正式发布，其信度和效度已得到多次验证。DHI 整体分为问卷和自评级两部分：问卷部分由包括自身体 Physical（P）、功能 Functional（F），情感 Emotional（E）3 个维度的 25 个问题组成，总分与维度别总分越高，代表吞咽功能情况和临床结局越不理想。自评级共 7 级，级别数字越大，代表自评吞咽障碍情况越严重。中文版吞咽障碍指数自评表（Chinese dysphagia handicap index，C-DHI）已发表于《老年吞咽障碍患者家庭营养管理中国专家共识（2018 版）》。

（三）吞咽障碍分级营养治疗策略

在吞咽障碍患者从进食到吞咽全过程的医疗管理中，食物的味道、外形、质构、营养成分，照护食品，肠内营养、肠外营养支持的时机、品种选择，对吞咽障碍老人的疾病康复，功能、自理能力、生活能力的恢复都十分重要。吞咽障碍老人的营养管理目的，重点是保持良好营养状况、预防误吸、脱水和延缓吞咽功能损害（表 13-3）。

表 13-3 吞咽障碍老人营养管理分类

分类	吞咽功能	吞咽障碍改善目的	营养管理要点
一级预防	因年龄增长出现口腔退行性变、吞咽功能生理性低下	可通过调整进食方法加强口腔保健，并辅以间接训练	一般营养状况尚可
改善功能	患有血管损害等原发性疾病，可能或存在吞咽功能损害	可通过积极的康复训练以改善吞咽功能	通过调整食物质构，保证适宜的营养和水分供给
维持功能	中度吞咽障碍	很难通过现有康复训练明显改善吞咽功能；可通过康复训练维持现有吞咽功能	通过调整食物质构、使用部分照护食品和指导用餐环境，维持稳定的营养状况，使营养状况不继续恶化
降低风险	既往存在误吸性肺炎	以不再发生误吸性肺炎为康复训练目的	必要时可使用肠内营养治疗，改善营养不良
终末照护	对于终末期老人	通过训练使老人可经口进食少量喜爱的食物	维持平稳生命体征，以老人进食意愿为准，在安全前提下提供少量经口进食

根据老人不同吞咽功能，以临床表现、进食状态划分为 7 个级别，吞咽障碍严重程度随着级别数的降低依次递增，营养干预手段由经口进食、调整质地饮食逐步向部分管喂、全管喂肠内营养制剂、肠内营养治疗联合肠外营养治疗转换（表 13-4）。

表 13-4　不同吞咽功能分级营养管理方案

吞咽功能级别		临床表现	进食状态	治疗要点	营养管理策略
无误吸	7 级正常	无吞咽障碍	经口进食（吞咽障碍普食）	不需治疗	营养教育
	6 级 轻度问题	主观评估有轻度吞咽问题，存在咀嚼不充分但口腔残留少，无误吸	经口进食（吞咽障碍普食 > 吞咽障碍调整饮食）	关注口腔问题（如调整义齿），指导食物选择和烹饪方式；根据实际需求康复训练	营养教育 + 饮食质地调整
	5 级 口腔问题	存在先行期和准备期；口腔功能中度或重度障碍，进餐时间延长，口腔内残留食物增多；可能存在脱水和营养不良风险	经口进食（吞咽障碍普食≤吞咽障碍调整饮食）；可能需要肠内营养（口服营养补充）	康复训练；指导食物选择、饮食质地调整和烹饪方式；吞咽时需他人的提示或监护	营养教育 + 饮食质地调整 + 训练饮食 + 可能肠内营养（口服营养补充）
存在误吸	4 级 机会误咽	常规经口进食存在误吸风险，通过吞咽造影检查可见咽头食物残留；可能存在脱水和营养不良	吞咽障碍调整饮食，常规使用管饲肠内营养（鼻胃管、鼻肠管）；经口进食（吞咽障碍调整饮食）> 管饲	康复训练；通过饮食质地调整防止误吸和营养不良	营养教育 + 饮食质地调整 + 训练饮食 + 肠内营养（鼻胃管、鼻肠管）
	3 级 水分误吸	存在水的误吸，进餐只能咽下食物，但摄取的能量不充分	吞咽障碍调整饮食，饮水必须加增稠剂；经口饮食（吞咽障碍调整饮食）< 管饲（胃造口、空肠造口）	饮食质地调整有一定效果；需要长期管饲营养支持保证水分和营养供给；在安全前提下进行康复训练	营养教育 + 饮食质地调整 + 训练饮食 + 肠内营养（胃造口、空肠造口）
	2 级 食物误吸	存在水分、固体、半固体食物误吸，基本不可经口进食；可保持稳定的呼吸状态；需要长期管饲营养支持	长期管饲（胃造口、空肠造口）	饮食质地调整效果不确定，长期管饲营养支持；康复训练，外科治疗	营养教育 + 肠内营养（胃造口、空肠造口）
	1 级 唾液误吸	存在唾液误吸，不能经口进食、饮水；无法保证稳定的呼吸状态	长期管饲（胃造口、空肠造口），或需要肠外营养	以维持平稳生命体征为基本目的，长期管饲营养支持；必要时可行肠外营养支持；外科治疗	营养教育 + 肠内营养 / 肠外营养 + 乐趣性进食

注：>：多于；<：少于；≤：不多于。

（胡　雯　程　志　裘耀东　景小凡　李晶晶　饶志勇　于　康　姚　颖
缪明永　尤祥妹　张勇胜　郑延松　许红霞　吴砚荣　胡庆祥）

参考文献

[1] Alejandro S P，Diana B C，Beatriz L S，et al. Health-Care Costs，Glycemic Control and Nutritional Status in Malnourished Older Diabetics Treated with a Hypercaloric Diabetes-Specific Enteral Nutritional Formula [J]. Nutrients，2016，8（3）：153.

[2] 中国老年医学学会营养与食品安全分会，中国循证医学中心，《中国循证医学杂志》编辑委员会，等. 老年患者家庭营养管理中国专家共识（2017 版）[J]. 中国循证医学杂志，2017（17）：1259.

[3] Stanislaw K，Adam H，Grzegorz D，et al. Home enteral nutrition reduces complications，length of stay，and health care costs：results from a multicenter study [J]. The American Journal of Clinical Nutrition，2014，100（2）：609-615.

[4] 中国老年医学学会. T/CGSS 007—2019，社区适老营养师规范 [S]. 2019.

[5] 中国老年医学学会. T/CGSS 004—2019，适老营养配方食品通则 [S]. 2019.

[6] 中国老年医学学会. T/CGSS 009—2019，适老药食同源药膳配方食品通用要求 [S]. 2019.

[7] Morley J E. Sarcopenia：Diagnosis and treatment [J]. Journal of Nutrition Health & Aging，2008，12（7）：452-456.

[8] Cheng Q，Zhu X，Zhang X，et al. A cross-sectional study of loss of muscle mass corresponding to sarcopenia in healthy Chinese men and women：reference values，prevalence，and association with bone mass [J]. Journal of Bone andmineral Metabolism，2014，32：78-88.

[9] Chen LK，Liu LK，Woo J，et al. Sarcopenia in Asia：Consensus report of the Asian Working Group for Sarcopenia [J]. Journal of the American Medical Directors Association，2014，15（2）：95-101.

[10] 于宝海，吴文娟. 2018 欧洲肌少症共识解读 [J]. 河北医科大学学报，2019，40（4）：373-379，384.

[11] Aleman-mateo H，Carreon VR，Macias L，et al. Nutrient-rich dairy proteins improve appendicular skeletal muscle mass and physical performance，and attenuate the loss of muscle strength in older men and women subjects：a single-blind randomized clinical trial [J]. Clinical Interventions in Aging，2014，9：1517-1525.

[12] Kim CO，Lee KR. Preventive effect of protein-energy supplementation on the functional decline of frail older adults with low socioeconomic status：a community-based randomized controlled study [J]. Journals of Gerontology，2013，68：309.

[13] Deutz NE，Bauer JM，Barazzoni R，et al. Protein intake and exercise for optimal muscle function with aging：recommendations from the ESPEN Expert Group [J]. Clinical Nutrition，2014，33（6）：929-936.

[14] Rodacki CL，Rodacki AL，pereira G，et al. Fish-oil supplementation enhances the effects of strength training in elderly women [J]. The American Journal of Clinical Nutrition，2012，95：428-436.

［15］Volkert D，Beck A M，Cederholm T，et al．ESPEN guideline on clinical nutrition and hydration in geriatrics［J］．Clinical Nutrition，2018：S0261561418302103．

［16］中国老年医学学会营养与食品安全分会，中国循证医学中心，《中国循证医学杂志》编辑委员会，等．老年吞咽障碍患者家庭营养管理中国专家共识（2018 版）［J］．中国循证医学杂志，2018，18（6）：547-559．

附：

中国老年医学学会营养与食品安全分会简介

中国老年医学学会营养与食品安全分会于 2015 年 11 月成立，会长，副会长、常委、委员等共计 300 余人。分会聚力创新，发表 2 部专家共识；引领规范，发布 2 项团体标准；整合优势资源，积极举办学术论坛、国家级继续教育以及“合理营养，享‘寿’健康”品牌公益活动。

会　长：胡　雯

副会长：于　康　缪明永　许红霞　张勇胜　周春凌　姚　颖　尤祥妹　王昆华　郑延松

总干事：裘耀东

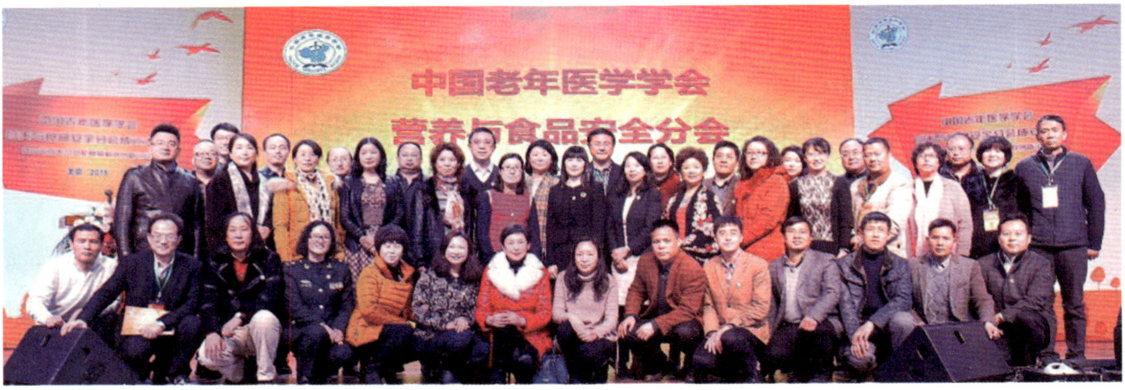

14 老年烧创伤医学与科技创新

中国老年医学学会烧创伤分会

一、老年烧创伤救治是我国卫生事业的重要需求与挑战

（一）我国人口老龄化加速增长

近年来我国人口老龄化程度正呈加速增长。截至 2016 年底，我国 60 岁及以上老年人口超过 2.3 亿人，占总人口的 16.7%；65 岁及以上老年人口超过 1.5 亿人，占总人口的 10.8%。预计到 2050 年，我国老年人口将达 4.8 亿人。随着老龄化人口的激增，老年健康问题已成为我国卫生事业今后相当一段时期面临的突出问题与重大挑战。2017 年 10 月 18 日，习近平总书记在十九大报告中指出，要积极应对人口老龄化，构建养老、孝老、敬老政策体系和社会环境，推进医养结合，加快老龄事业和产业发展。2019 年 11 月，中共中央、国务院印发了《国家积极应对人口老龄化中长期规划》，应对人口老龄化已成为我国的国家发展战略。

（二）老年人是烧创伤的高危群体

1. 与烧创伤相关的老年生理特点

（1）脏器功能减退：老年人脏器功能呈现系统性减退，如视力和听力下降；心排出量减少 40% ~ 50%；肺活量减少 50% ~ 60%，肺氧合功能进行性下降；肾清除功能下降 40% ~ 50%；脑组织萎缩，记忆力减退，反射迟钝，甚至出现阿尔茨海默病；消化系统功能减弱，胰岛素功能衰减，糖尿病发病率随年龄增加。由此，机体的应激与代偿能力下降。

（2）骨的弹性和韧性降低：老年人存在不同程度的骨质疏松，骨小梁减小变细，骨的硬度和强度减弱，骨皮质变薄，骨质脆性增大，骨骼机械强度降低。同时，骨周围肌群退变，不能有效抵消有害应力，因而在外力作用下容易骨折，如交通事故伤和跌倒等。

（3）皮肤结构与功能下降：老年人皮肤再生功能减弱，表现为表皮变薄、增生变慢；真皮层变薄，胶原纤维、弹力纤维等结缔组织退行性变；皮肤的体温调节功能、免疫和分泌功能均降低。因而一旦皮肤软组织损伤，常常愈合延迟，容易合并感染，甚至引发脓毒症。

2．老年烧创伤的流行病学现状

（1）老年创伤的流行病学特征：据2019年《中国伤害预防报告》显示，我国每年因创伤就医高达6200万人次，每年因创伤致死人数达70万～75万人。老年人由于行动不便、反应迟缓，当发生急性创伤时，其反应能力、自我保护能力以及躲避能力较差，因此更容易发生创伤性事故。流行病学调查结果显示，老年创伤患者主要集中于60～69岁年龄段，居前两位的原因分别是跌倒和交通事故伤。骨折是老年创伤的主要表现形式。由于老年人代偿能力减弱，发生创伤后的病理改变和临床特征也有别于中青年人群，表现为更高的致残率与死亡率。

（2）老年烧伤的流行病学特征：近年来的流行病学调查结果显示，老年烧伤占比已由2011年的4.9%上升至2015年的6.9%，重度以上烧伤占比由1.7%上升至7.1%。随着我国人口老龄化加速，预计老年烧伤占比还将继续提升，日益成为烧伤科不可忽视的重要群体。欧美国家及日本较我国早进入老年社会，老年烧伤占比更高，如加拿大老年烧伤占同期烧伤住院患者的16.2%，日本老年烧伤占烧伤住院患者的46.1%。此外，老年烧伤的发病年龄亦呈上升趋势。

（三）老年烧创伤救治面临重大挑战

近几十年来，虽然创伤、烧伤医学取得长足进步，但是针对老年创伤与烧伤的研究不多，相关救治技术进展缓慢。老年烧创伤的临床特点与其他人群比较存在显著差异，其并发症多、救治难度大、死亡率高，老年烧创伤救治仍面临着重大挑战。

1．老年创伤的主要特点

（1）常合并多种并发症：多数老年患者的创伤并不严重，但各个系统器官并发症多，尤其易并发肺部感染、心血管并发症、血栓形成、胃肠功能紊乱，导致病情严重程度明显增加，急性生理和慢性健康状况评估的评分高、预后差。其中，肺部感染不仅发生率高，而且临床表现往往不典型，容易漏诊。

（2）骨折是常见的表现形式：骨折是老年创伤常见的表现形式，其中以股骨颈骨折最为常见。股骨颈局部血供特殊，骨折后易发生骨不连、股骨头坏死，预后较差。

（3）慢性创面的发生率高：除骨折外，创伤往往导致皮肤软组织损伤，由于老年人常常合并基础疾病如糖尿病等，皮肤软组织损伤不易愈合，相当部分发展为慢性溃疡，经久不愈，部分患者发展为截肢，给患者带来巨大痛苦。

2. 老年烧伤的主要特点

（1）救治水平提高缓慢：老年烧伤患者的死亡率显著高于儿童和成年患者。目前，重度以上老年烧伤的治愈率仅为成年重度烧伤患者的1/3。半数致死面积（LA_{50}）是评估烧伤治疗水平的重要指标。近20年来，老年烧伤患者的LA_{50}一直徘徊于35%TBSA上下，提示老年烧伤救治水平长期停滞不前。

（2）各病程阶段并发症多：低血容量性休克、脓毒症和脏器并发症是烧伤的常见并发症。由于老年烧伤多为日常生活烧烫伤，烧伤面积相对较小，因而早期低血容量性休克并不多见。相反，由于老年患者抵抗力差、免疫功能下降，烧伤后更容易发生脓毒症，其临床表现隐匿，给早期诊断带来挑战，且一旦发展为脓毒性休克，则预后较差。老年患者脏器并发症如心功能不全、急性肾功能不全和急性呼吸窘迫综合征的危险度分别是青壮年患者的10.8倍、5.7倍和3.4倍。这些关键脏器的功能障碍严重影响老年烧伤患者预后。

（3）创面易加深，手术风险大：老年人皮肤萎缩，皮下脂肪少，烧伤后易累及深部组织，因而烧伤深度普遍更深。对于小面积老年烧伤（< 10%TBSA），伤后72小时之内进行早期切痂植皮有利于提高生存率。然而，对于面积较大的老年烧伤，由于术后极易诱发多脏器并发症和创面感染，导致术后病情恶化，手术并不总能有效改善治疗结局。因此，对于老年烧伤而言，围手术期的全身和创面管理，在某种意义上远比手术本身更值得重视。

二、老年烧创伤救治的关键问题与创新进展

（一）老年创伤救治的关键问题与创新进展

1. 多发伤　是指累及身体多个部位或体腔的损伤，导致生理状态不稳定，并可导致未直接受伤的远隔脏器功能障碍。多发伤的病死率和并发症发生率高于各脏器损伤叠加的预期水平。创伤严重度评分（injury severity score，ISS）> 16即严重多发伤，其死亡率达18.7%。

（1）多发伤严重度评估：采用简明损伤定级标准（AIS）和以AIS为基础的创伤严重度评分（ISS）。

（2）多发伤后致命性三联征：多发伤并发休克后，出现严重生理功能紊乱和机体代谢功能失调，患者出现低体温、凝血功能障碍和酸中毒，机体处于生理极限状态，患者面临着死亡和出现严重并发症的危险。低体温、凝血功能障碍和酸中毒称为多发伤后致命性三联征。

（3）多发伤伤情评估：①根据致伤机制评估：致伤机制是严重多发伤临床判断、评估伤情的重要依据，包括交通伤所致多发伤致伤机制；坠落伤所致多发伤致伤机制；火器伤所致多发伤致伤机制；砍刺伤所致多发伤致伤机制。② CRASH PLAN系统评估：公认的系

统检诊程序是“CRASH PLAN”。C（cardiac）指心脏及循环系统；R（respiration）指胸部及呼吸系统；A（abdomen）指腹部，腹部是多发伤中最易发生漏诊的部位；S（spine）指脊柱；H（head）指头部，包括意识状况等；P（pelvis）指骨盆；L（limbs）指肢体；A（arteries）指动脉，包括外周动脉搏动和损伤情况；N（nerves）指神经，包括感觉和运动情况。③影像学检查精确评估：影像学检查是明确多发伤诊断的重要方法，包括创伤超声重点评估和螺旋 CT 检查。④多次动态检查全面评估：提倡在多发伤救治过程中 3 个不同的时间点对患者进行反复检查，以最大可能避免误诊漏诊。包括：①初次评估，重点是气管、呼吸和循环等威胁生命的损伤；②二次评估：在气管、呼吸及循环等情况处理后，检查表面伤口、触诊骨结构、检查骨盆稳定性和触诊脊柱，以明确身体各部位明显的、需要急症手术的损伤；③三次评估：到达外科病房、生命体征稳定，或已完成紧急外科手术后，应从头顶到脚趾进行系统检查。

（4）多发伤紧急救治：多发伤救治可以分为院前救治和院内救治两个阶段。

多发伤院前救治：主要包括现场患者伤情评估、有限生命拯救和快速安全后送。遵循以下步骤：①将患者转移到安全区域。②创伤生命支持：包括保持呼吸道通畅（airway，A）、维持呼吸功能（breathing，B）、维持循环功能（circulation，C）。③其他处理：包括肢体、胸部、腹部处理及预防感染等。④快速转运：遵循“安全、快速”的原则。主要方式是急救车、救护车等，未来的发展方向是救护直升机的空中转运。

多发伤院内救治：近 20 年来多发伤患者的院内救治发生了本质性的改变，由多学科医师组成的团队全程负责其急诊复苏、紧急手术、ICU 复苏、稳定后的确定性手术的整体化救治逐渐成为新的标准模式，是“以疾病为中心”向“以患者为中心”治疗模式转变的结果。

（5）多发伤救治中的损害控制策略：损害控制策略是 20 世纪 90 年代首先针对严重腹部创伤提出的，目的是避免低体温、凝血功能障碍和代谢性酸中毒构成的致命性三联征。

严重创伤损害控制定义：损害控制是针对严重创伤患者进行阶段性修复的外科策略，旨在避免由于体温不升、凝血功能障碍、酸中毒互相促进形成致命性三联征而引起的不可逆的生理损伤。

严重创伤损害控制适应证：①严重脏器损伤伴大血管损伤，如胸部心脏血管伤、严重肝及肝周血管伤、骨盆血肿破裂和开放性骨盆骨折；②严重脏器损伤，如严重胰十二指肠伤等；③严重多发伤，ISS ≥ 25；④严重失血，估计失血量 > 4L，收缩压 < 70mmHg 等血流动力学不稳定，或输血量 > 10U，或手术室内血液置换大于 4L，或所有手术室内液体置换大于 10L；⑤出现致命性三联征，体温 < 34 ~ 35℃，pH 值 < 7.10 ~ 7.30，凝血功能障碍；⑥估计手术时间 > 90 分钟。

多发伤损害控制方法：①损害控制性初次手术：初次手术是损害控制策略的首要关键技术，有时甚至是唯一的技术，其主要目的是控制出血、控制污染、暂时性关闭切口等。

②损害控制性复苏：应争取在数十小时内达到最好的恢复，逆转低血容量，确保足够的心排出量和氧输送，以纠正代谢性酸中毒、凝血功能障碍和低体温。③损害控制的再次手术：待患者生命体征平稳，治疗进入第三阶段，即对患者行确定性手术，包括针对出血、遗漏的损伤及各种创伤或手术后并发症的处理，以及有计划的分期手术。

2．四肢、脊柱和骨盆损伤　老年创伤患者容易出现骨骼系统损伤。对于比较严重的四肢、脊柱和骨盆损伤，目前的观点主张先迅速纠正休克、平衡内环境，纠正酸中毒、低温及凝血功能障碍状况，优先保证患者生命，使其渡过创伤的第一次打击，待血流动力学、体温等内环境恢复平稳后再实施确定性手术。治疗策略如下。

（1）创伤部位止血：①包扎止血：以止血粉、纱布、绷带和相对清洁的编织物加压包扎创面、伤口，甚至可以用军用气压止血作战服充气止血。②应用止血带：仅必要时使用，常用橡皮止血带分别环扎在上臂的上 1/3、下肢的中下 1/3；压力：上肢 250 ~ 300mmHg，下肢 400 ~ 500mmHg。记录时间，应避免长期使用。

（2）骨折固定：①骨折临时固定：利用任何简易的器材对肢体进行固定，长度应包括上、下各 1 个关节。②单侧外固定支架系统：单侧外固定支架系统装备简单，器械易于携带，固定过程迅速简单，固定可靠，便于调节，创面包扎简单，有利于创面的换药处理。主要适用于四肢长骨的开放性或闭合性骨折，伴或不伴血管、神经的损伤。骨折类型包括横形、斜形、螺旋形或粉碎性骨折。安装支架时，应该在条件允许的情况下无菌操作，并避免对正常血管、神经造成损伤。

（3）筋膜切开减压：筋膜切开减压应用于肢体明显肿胀、血管临时再通或挤压综合征等情况。切开筋膜减压应及早进行，切开长度须足够，切口达肿胀肌肉组织全长，减压需彻底。

（4）控制腹膜后腔出血：临床评估存在腹膜后腔血肿且持续增加时，应积极采用腹膜后腔填塞压迫止血的方法。填塞物在术后 3 ~ 5 天取出。运用该技术时应注意：①判断伤情后，果断实施，避免因犹豫而错失填塞的最佳时机；②若怀疑腹膜后腔血肿持续增大时，应谨慎或避免行腹腔诊断性穿刺检查，防止血肿进入腹腔；③填塞应快速进行，无须探查出血点，将纱布包裹止血材料后填入腹膜后间隙压迫即可，一般不主张行双侧髂内动脉结扎，以免增加暴露和手术时间。

（5）治疗大血管损伤：当肢体大血管损伤发生时，可采用硅胶管插入动脉内，临时恢复血供，称为血管临时再通技术。该技术是挽救肢体、控制损伤的有效措施，能保证肢体远端的血液供应。在开放性伤口内，可直接用硅胶管连接肢体主要动脉断端的两侧，恢复下肢血供。

（6）截肢：创伤性截肢是指当坏死组织及创面感染加重机体损伤所采取的挽救生命的重要措施。对于下肢严重挤压伤患者，除应尽早清创、筋膜间隔切开减压、骨折固定及覆盖创面外，判断软组织尤其是皮肤、肌肉的活力非常重要。若肢体远端无感觉和无血供，是截肢术的重要指征。危重患者早期截肢后，创面应开放，控制污染，再进行创面覆盖、植皮或皮瓣转移手术。

（7）脊髓损伤：一般措施包括脱水、激素冲击疗法、使用阿片受体拮抗药、加压氧治疗和应用神经营养因子等。

颈椎损伤：措施包括用颈托、充气托固定，或用小沙袋固定在头颈部的两侧，密切观察呼吸、循环功能，配备供氧系统。对于开放伤或穿透伤，应去除坏死的软组织及椎管内碎骨片，结扎出血的血管，止血敷料包扎伤口，维持呼吸、循环稳定。

胸腰椎损伤：措施包括控制出血，清除污染、异物，修补脑脊液漏，清除致压物，包扎伤口，维持呼吸、循环稳定。

（8）骨盆损伤：不稳定骨盆骨折开放伤或非开放伤常合并腹部或盆腔脏器损伤，如直肠、膀胱破裂，断端处骨松质出血，盆腔静脉刺破出血，甚至髂内动脉分支大出血等，出血易积聚于腹膜后间隙，临床上应尽早正确诊断，积极处理，减少并发症，挽救生命。

（二）老年烧伤救治的关键问题与创新进展

1．“休克心”

（1）烧伤早期“休克心”的概念：以往认为，机体在休克等应激情况下，通过血流再分配，心脏的血流灌注早期可得到保证，心肌本身不存在缺血缺氧损害。后来的系列临床与基础研究证实，严重烧伤早期即存在心肌结构性损害，包括心肌微管断裂、心肌细胞黏弹性降低、心肌细胞自噬流障碍、心肌细胞凋亡增多等，称为烧伤早期“休克心”。

（2）“休克心”是烧伤休克 / 缺血缺氧的重要始动因素：严重烧伤后早期出现的心肌损害，不仅可引起心功能不全，还可能诱发或加重休克，是严重烧伤休克和全身组织器官缺血缺氧损害的重要启动因素之一，也即“休克心”学说。研究证实，严重烧伤后心肌损害在时间上明显早于肝、肾、肠等脏器损害，恢复心脏功能可增加肝、肾、肠等脏器血流量，使其损害减轻；反之，肝、肾、肠等脏器血流量减少，损害加重，提示早期心肌损害是严重烧伤早期休克和脏器缺血缺氧损害的重要启动因素。

（3）烧伤早期心肌损害的机制：①心脏局部肾素 – 血管紧张素系统（renin-angiotensional-dosteronesystem，RAS）迅速激活：严重烧伤应激使心脏局部 RAS 迅速被激活，导致心肌微血管收缩，心肌局部营养性血流量减少。而调节 RAS 失衡可改善烧伤血清刺激的离体心脏冠状动脉血流量，改善左心功能，减轻心肌损害，证明心脏自身 RAS 激活是造成烧伤早期心肌血流量减少和损伤的重要因素。②心肌组织内皮素（ET）迅即升高：内皮素对动脉有强烈的收缩作用，其作用强度依次是冠状动脉、主动脉和小动脉，是目前发现作用最强的缩血管物质。严重烧伤可导致心肌组织内皮素迅即升高，应用 ETA/ETB 受体拮抗剂

PD142893 能增加心肌血流灌注，改善心肌收缩和舒张功能。③应激激活信号途径介导细胞骨架损伤：缺氧迅速激活 p38/MAPK 信号途径，导致微管相关蛋白 4（microtubule-associated proteins 4，MAP4）和抑微管装配蛋白失衡，引发早期心肌微管损伤。心肌细胞微管损伤可影响能量生成。上调 MAP4 表达可稳定微管结构，改善心肌细胞缺氧早期的能量代谢，为改善缺氧早期细胞能量代谢提供了新靶点。④分子开关 Gsα/Giα 比例倒置：鸟嘌呤核苷酸偶联蛋白（guanine nucleotide binding protein，G-protein，G 蛋白）在细胞信号转导过程中起着“分子开关”作用，兴奋性鸟核苷偶联蛋白 α 亚基（Gsα）和抑制性蛋白 α 亚基（Giα）含量变化可导致心肌功能异常。烧伤后心肌组织 Gsα 及其 mRNA 表达明显减少，Giα 及其 mRNA 表达则显著增加，导致 Gsα/Giα 比例倒置，是烧伤早期心肌舒缩功能障碍的重要分子机制。⑤细胞凋亡和自噬：烧伤后氧化损伤导致的心肌线粒体 DNA 缺失是能量代谢障碍的重要因素。缺氧可激活线粒体依赖的凋亡途径，诱导细胞凋亡。烧伤后心肌细胞自噬早于心肌细胞凋亡和坏死，与烧伤后心功能降低呈平行关系，调控心肌细胞自噬可明显改善心功能。

（4）烧伤早期心脏损害的防治：①血管紧张素转换酶抑制剂（angiotensin Ⅰ -converting enzyme inhibitor，ACEI）：心脏有独立的 RAS，可自身合成、释放肾素，在维持心血管正常功能活动及参与心血管疾病的发生、发展过程中起着不容忽视的作用。在迅速补充血容量后，严重烧伤后应用 ACEI 对缺血性心肌具有保护作用，可改善冠状动脉血流量和心脏舒张功能，减少心肌细胞凋亡。②调控 β-AR 介导的信号转导：可乐定通过上调严重烫伤后心肌组织 β-AR 信号系统，可改善烧伤后早期心功能。三七总皂苷也可上调烫伤后心肌 β-AR 信号系统，使心肌组织 Giα mRNA 表达减少，环腺苷酸（cyclic adenosine monophosphate，cAMP）含量增加，腺苷酸环化酶（adenylate cyclase，C）基础活性增强，改善心脏功能。③调控离子通道：线粒体 K^+- ATP 通道开放剂二氮嗪可减轻严重烧伤早期心肌细胞损害，其机制为开放线粒体 K^+ 通道，抑制线粒体 Ca^{2+} 超载及减少自由基。甘氨酸受体（G1yR）为配体门控的离子通道，对烧伤大鼠心肌组织有显著保护作用，显著改善心肌细胞活力，增加腺苷三磷酸（ATP）含量。④拮抗炎症介质和氧化应激：乌司他丁能显著减轻由促炎细胞因子介导的炎性反应，减轻烧伤后心肌损害。黄芪甲苷能上调超氧化物歧化酶基因和蛋白表达，提高内源性抗氧化酶活性，减轻氧化损伤，发挥心肌保护作用。

（5）“容量补充 + 动力扶持”——烧伤抗休克治疗新方案：基于“休克心”理论，采用“容量补充 + 动力扶持”的休克复苏新方案，在休克期补液量无差异前提下，休克期尿量显著增多，组织灌流和氧合显著改善，心肌损害和肾损伤指标均显著下降，临床效果非常明显。“容量补充 + 动力扶持”的复苏新方案可以更好地改善循环灌流，减轻脏器损害和提高大面积烧伤患者存活率。

2．脓毒症　是临床急危重患者的严重并发症之一，也是诱发脓毒性休克和多器官功能障碍综合征（multiple organ dysfunction syndrome，MODS）的重要原因。

（1）脓毒症诊断标准：脓毒症是指由感染引起的全身性炎症反应综合征（SIRS）。其诊断标准包括下列两项或两项以上体征：① 体温 > 38℃或 < 36℃；② 心率 > 90 次 / 分钟；③ 呼吸频率 > 20 次 / 分钟或 $PaCO_2$ < 32mmHg（4.27kPa）；④ 外周血白细胞计数 > 12.0×10^9/L 或 < 4.0×10^9/L，或未成熟粒细胞占比 > 10%。

（2）脓毒症的发生新机制：①肠道细菌 / 内毒素移位：临床资料显示，大面积烧伤患者血浆内毒素水平增高，在伤后 7 ~ 12 小时和 3 ~ 4 天形成两个高峰。由于早期烧伤创面是无菌的，早期内毒素血症并非由于烧伤创面感染所致，更可能是由于肠道细菌 / 内毒素移位。采用大分子的多聚乙二醇 3350 作为肠道通透性探针，观察到伤后 72 小时内，未并发感染或其他疾病的患者肠道通透性增高，这些临床资料支持细菌 / 内毒素移位的假说。②革兰阳性菌外毒素：革兰阳性菌脓毒症占烧创伤脓毒症的 50% 以上。其中，金黄色葡萄球菌发病率位居首位。金黄色葡萄球菌肠毒素尤其是金黄色葡萄球菌肠毒素 B（Staphylococcal enterotoxin B，SEB）因其“超抗原”特性以及在中毒性休克综合征发病中的特殊意义而备受关注。SEB 以 T 细胞为主要靶细胞，极低浓度即可致 T 细胞大量活化、促炎细胞因子产生显著增加。与内毒素所致脓毒症不同，T 细胞活化和增殖产生的肿瘤坏死因子（TNF）-α、干扰素（IFN）-γ 是介导 SEB 损伤效应的关键环节。当细菌内、外毒素共同作用时，可使致死剂量降低两个数量级，而且体内促炎细胞因子的水平更高、持续时间更长。③受体与信号转导机制：脂多糖（Lipopolysaccharide，LPS）是触发脓毒症的重要致病因子之一，已发现 4 类分子家族与 LPS 的脂质 A 部分结合参与炎症信号转导，包括巨噬细胞清道夫受体、CD14、Toll 样受体和 β_2 白细胞整合素。脂多糖结合蛋白（lipopolysaccharide binding protein，LBP）/CD14 是机体识别和调控 LPS 作用的关键机制，为体内增敏 LPS 细胞损伤效应的主要系统。LBP/CD14 系统能明显提高多种细胞对 LPS 的敏感性，使其活性增强数百倍至数千倍，介导机体广泛性炎症反应，在 MODS 发病中具有重要作用。④炎症失调、细胞凋亡与免疫麻痹：近年来，人们逐步认识到脓毒症并非都由病原体及其毒素直接损害所致，宿主自身应答在疾病自然病程中扮演了重要角色，脓毒症状态下出现免疫紊乱是重要原因。脓毒症免疫紊乱的机制主要包括两个方面：促炎细胞因子向抗炎细胞因子漂移和细胞凋亡与免疫麻痹。免疫麻痹又称克隆无反应性，如 T 细胞对特异性抗原刺激不发生反应性增殖或分泌细胞因子。而 T 细胞增殖和细胞因子分泌缺陷与病死率密切相关。⑤凝血功能障碍：凝血系统与炎症反应相互促进，共同构成脓毒症发生发展的关键因素。单一恢复凝血过程并不能有效防治脓毒症，只有同时针对抗凝和抗炎环节进行干预才能在临床上取得理想的疗效。内皮细胞作为凝血和炎症相互作用的“桥梁”，脓毒症状态下促炎细胞因子可诱导其表达组织因子，激活外源性凝血途径；内皮细胞也可在凝血酶、纤维蛋白的诱导下表达黏附分子，释放促炎细胞因子和趋化因子，进一步放大炎症反应。因此，如何保护内皮细胞并调节其功能，对脓毒症的临床治疗具有重要意义。⑥神经－内分泌－免疫网络：神经系统在机体炎症反应及脓毒症的发展中具有重要意义。脓毒症早期，神经系统即将炎症信息迅速传递到中枢神经，从而通过调节内分泌系统、免疫系统等影响脓毒症的病理过程。同时，神经系统本身也通过神经递质直接参与调节脓毒症的发生与发展，为脓毒症的防治提供了新思路。例如，下丘脑－垂体－肾上腺（HPA）轴是脓毒症时神经系统重要的抗炎途径；交感神经是脓毒症时仅次于 HPA 轴的神经调控机制，利用脓毒症的神经调节机制来探讨其防治策略是一个较新的研究领域。

（3）脓毒症和脓毒性休克治疗指南：①诊断：对于怀疑烧伤脓毒症或脓毒性休克患者，在不显著延迟启动抗菌药物治疗的前提下，推荐常规进行微生物培养（至少包括两组血培养），以提供病原学诊断。②液体复苏：脓毒性休克患者的液体复苏应尽早开始。脓毒性休克发生 3 小时内输注至少 30ml/kg 的晶体溶液进行初始复苏，完成初始复苏后，评估血流动力学状态以指导下一步的液体使用。③抗感染治疗：抗菌药物在入院后或判断脓毒症以后尽快使用，1 小时内为佳，延迟不超过 3 小时。推荐经验性使用可能覆盖所有病原体的抗菌药物。对于脓毒性休克早期处理，推荐经验性联合使用抗菌药物；对于脓毒症而没有休克的患者或中性粒细胞减少的患者，不推荐常规联合使用抗菌药物。④血管活性药物：去甲肾上腺素为首选血管活性药物。对于快速性心律失常风险低或心动过缓的患者，多巴胺可作为替代药物。在血管活性药物使用的基础上，可加用参附注射液以增加提升血压的效果、稳定血压和减少血管活性药物用量。⑤糖皮质激素：对于脓毒性休克患者，在经过充分的液体复苏及血管活性药物治疗后，如果血流动力学仍不稳定，建议静脉使用氢化可的松，剂量为每天 200ml。⑥肾替代治疗（renal replacement therapy，RRT）：对于脓毒症合并急性肾损伤（acute kidney injury，AKI）的患者，如需行 RRT，则连续性肾脏替代治疗（continuous renal replacement therapy，CRRT）和间歇性 RRT 均可。对于血流动力学不稳定的脓毒症患者，宜使用 CRRT。⑦机械通气：对脓毒症诱发急性呼吸窘迫综合征（acute respiratory distress syndrome，ARDS）的患者进行机械通气时，推荐设定潮气量为 6ml/kg。推荐设定平台压上限为 $30cmH_2O$。对脓毒症导致的中到重度 ARDS（$PaO_2/FiO_2 \leqslant 200mmHg$）患者，宜使用较高的呼气末正压通气（PEEP）。⑧镇静和镇痛：对于需要机械通气的脓毒症患者，推荐应用最小剂量的连续性或者间断性镇静药物，以达到特定的镇静目标。⑨血糖管理：对于脓毒症患者，推荐采用程序化血糖管理方案，推荐每 1～2 小时监测一次血糖，连续两次测定血糖 > 10mmol/L 时启用胰岛素治疗，目标血糖为 ≤ 10mmol/L，血糖水平及胰岛素用量稳定后每 4 小时监测一次。⑩应激性溃疡：对于脓毒症及脓毒性休克患者，如果存在消化道出血危险因素，推荐进行应激性溃疡的预防。

3．创面修复　创面修复的微环境包括低氧、生物电场、炎症等与创面愈合关系密切。通过调控微环境加快创面修复是目前烧伤研究的重点与热点。

（1）适度低氧与创面修复：①发现和阐明适度低氧、生物电场、炎症和免疫等局部微环境因素对创面修复细胞和创面愈合的作用及其机制，为建立创面局部微环境变化影响组织修复再生的新理论提供支撑。②低氧条件下 p38/MAPK 信号通路激活 MAP4 磷酸化，促进表皮细胞和血管内皮细胞迁移和增殖，是低氧微环境促进创面愈合的新机制。通过筛选营造皮肤创面低氧环境的丝蛋白生物材料，为创面不同阶段使用不同的生物材料促进创面愈合提供可能，是适度低氧微环境促进创面愈合理论的临床转化应用研究的重要方向。

（2）生物电场与创面修复：①生物电场是引导创面修复细胞定向迁移的关键信号。采用外加直流电场调控创面生物电场，发现增强创面电场促使角质形成细胞以“步兵方阵式”集体迁移方式加速创面修复，揭示外加直流电场对生物电场微环境的影响及其对组织再生修复的作用，为生物电场理论的临床转化应用提供可能。②在细胞水平，通过建立体外生物电场加电模型，模拟创面形成后的直流电场微环境强度及方向，观察电场对单个表皮细胞运动方向及速度的影响。发现外加直流电场通过下调 *PTEN* 的表达从而激活哺乳动物雷帕霉素靶蛋白敏感型复合体 1（mTORC1），引起表皮细胞发生上皮细胞 – 间充质转化（EMT），外加直流电场通过自噬促进表皮细胞定向迁移能力。

（3）生物材料调控创面炎症：植入生物材料可以调节创面微环境，对局部炎症反应、组织愈合有重要影响。研究发现，采用羟乙基壳聚糖 / 海藻酸钠可注射双网络水凝胶能对调节性 T 细胞的免疫应答、自噬反应产生影响，双网络水凝胶植入小鼠体内对脾树突状细胞免疫功能发挥积极的调剂作用，通过生物材料调节创面微环境，进而促进创面修复成为可能。

三、老年烧创伤医学的科技创新趋势与展望

（一）老年创伤医学科技创新趋势与展望

1. 数字医学与创伤修复　数字医学是信息科学与医学结合的前沿交叉学科。20 世纪 70 年代，CT 的问世是医学影像学与计算机结合的里程碑，被誉为数字医学的起步。Duret 和 Preson 率先提出将计算机辅助设计与计算机辅助制作应用于牙科修复，开创组织修复的数字化时代。通过对组织缺损区相关数据精准的获取，进行组织缺损与损伤程度的数字化评估、手术三维重建数字化设计与导航等，必将使创伤医学推进到一个前所未有的新高度。

2. 精准医学与创伤修复　精准医学是对患者实施关于健康医疗和临床决策的量身定制，目的在于解决以群体为对象的传统医学存在诊断误差大、用药非精准以及医疗资源浪费大等难题，是具有颠覆性的医学新模式。2015 年 1 月 20 日，奥巴马在国情咨文演讲中提出了精准医学（precision medicine）计划。2016 年 8 月，第 227 场中国工程科技论坛以“精

准医学与创伤救治”为主题，结合创伤医学和精准医学发展现状，探讨了创伤救治与精准医学结合的必要性、重要性与可行性，提出了建立创伤精准医学的可能途径。

3．远程医学与创伤修复　远程医学是指使用远程通信技术和计算机多媒体技术提供医学信息和服务，是在第三次技术革命浪潮下发展起来的一门全新的应用技术。我国基层卫生机构担负着基本医疗、公共卫生、常见病与多发病的一般诊治和转诊任务。借助远程医疗技术，通过与社区卫生机构合作，把老年创伤与创面修复的医疗服务延伸到社区，不仅具有较好的可操作性，而且能够满足绝大多数患者的治疗需要。

4．再生医学与创伤修复　再生医学是一门研究如何促进组织器官缺损生理性修复再生与功能重建的新兴学科，主要涉及的技术手段包括基因工程技术、干细胞技术和组织工程（TE）技术。近年来，组织工程技术在皮肤、软骨等组织研究领域发展迅猛，已形成商品化产品用于临床，如 Dermagraft-TM、Dermagraft-TC 和 Apligraft 等。将传统组织修复与组织工程相结合，已成为再生医学研究和发展的主要方向。

（二）老年烧伤医学科技创新趋势与展望

创面是烧伤的根本问题，也是各种并发症的根源。因此，及时有效地进行创面覆盖与修复是烧伤救治的核心任务，也是决定未来烧伤救治水平能否进一步提高与突破的关键。

1．异体（种）皮肤移植与免疫耐受　由于免疫排斥反应，异体（种）皮肤移植后不能永久存活，临床上主要用于创面的暂时覆盖。如何突破移植排斥的免疫屏障使异体皮肤长期存活是未来烧伤研究的重要方向。20 世纪 90 年代初，人们通过反复冻干、酶消化、辐照射处理等方式，将异体真皮脱细胞处理后，结合自体刃厚皮肤复合移植，预后效果较单纯自体刃厚植皮大为改善，这是对异体皮肤长期存活的一种尝试性应用。虽然免疫抑制剂可有效抑制移植物的免疫排斥，延长移植物的存活时间，但免疫抑制剂有加重感染、诱发脓毒症的可能。近年来，许多实验室研究表明干细胞可通过调节 Treg/Th17 比例，减轻移植物免疫排斥，延长移植物的存活时间，且不会造成免疫抑制，不易造成感染的加重，此项研究仍在继续，有望取得新的发现。

2．人工皮肤与烧伤创面修复　1995 年美国研制出具有表皮层和胶原层双层结构的人工皮肤 Apligraft，是首个真正意义上的人工皮肤。目前人工皮肤仍存在各种不足，包括：①人工皮肤移植后血供不足。皮片移植后，其营养来源依次为创面渗出液、血管网吻合、新生血管形成。由于新生血管需 1 ~ 2 周才能达到真皮浅层，导致血供障碍，从而影响人工皮肤移植存活率。②体外培养周期较长，难以及时满足临床需要。③种子细胞属同种异体细胞，移植后仍可能发生免疫排斥反应和感染传播性疾病。随着干细胞诱导技术的发展，人工皮肤的构建与应用将迎来新的机遇。

3．深度烧伤愈合创面的皮肤附属器的构建　深度烧伤愈合创面缺乏皮肤附属器，不能达到完全意义上的功能愈合，严重影响患者生活质量。阐明胚胎发育及干细胞定向分化的调控机制，将生长因子、干细胞生物技术与生物材料工程学相结合有望解决皮肤附属器的再生难题。

（1）汗腺再生：汗腺再生一直是皮肤组织工程的难题。近年来，随着再生医学研究的深入，干细胞治疗已显示出良好潜能，包括表皮干细胞、骨髓间充质干细胞、脐带间充质干细胞和胚胎干细胞等。胚胎干细胞有向三个胚层细胞多向分化的潜能，但其应用涉及伦理学方面的问题，诱导多能干细胞（iPS）技术将有可能成为干细胞在临床细胞移植应用中的最佳治疗方案。

（2）毛囊与皮脂腺再生：毛囊对提高皮肤创伤愈合质量、减少皮肤瘢痕形成有重要作用。采用毛囊隆突部的细胞或毛乳头细胞诱导毛囊和皮脂腺再生已成为可能。例如，Jahoda等把培养的毛乳头细胞移植到体内后可诱导毛囊形成，并且产生毛干。顾华等将培养的毛囊外根鞘细胞、毛乳头细胞和丝裂霉素干预后的成纤维细胞按一定比例制成细胞悬液，构建毛囊的体外三维模型并移植入裸鼠皮下，结果发现裸鼠体内移植物可见明显的毛囊样结构形成。上述进展为带有毛囊等附属器的人工皮肤的建立提供了思路和途径。

（黄跃生　付小兵　张连阳　费　舟　吕国忠　姚咏明　胡大海
陆树良　黄晓元　蒋建新　程　飚　杨红明　张国安　张家平）

参考文献

［1］Gunning A C，Leenen L P．Applicability of the predictors of the historical trauma score in the present Dutch trauma population：modelling the TRISS predictors［J］．J Trauma Acute Care Surg，2014，77（4）：614-619.

［2］Malnutrition in Older Adults：A Systematic Review of the Literature Based on Longitudinal Data［J］．Adv Nutr，2016，7（3）：507-522.

［3］《中国老年骨质疏松症诊疗指南》（2018）工作组，中国老年学和老年医学学会骨质疏松分会，马远征，等．中国老年骨质疏松症诊疗指南（2018）［J］．中国骨质疏松杂志，2018，24（12）：1541-1567.

［4］张家平，黄跃生．老年烧伤防治现状与思考［J］．中华烧伤杂志，2017，33（9）：529-532.

［5］Jeschkeml，Patsouris D，Stanojcic M，et al．Pathophysiologic Response to Burns in the Elderly［J］．EBioMedicine，2015，2：1536-1548.

［6］张连阳．骨盆骨折大出血救治到外科技术［J］．创伤外科杂志，2015，7（1）：1-4.

［7］张连阳．多发伤定义的演进［J］．中华创伤杂志，2015，31（9）：802-804.

［8］Pape HC，Lefering R，Butcher N，et al．The definition of polytrauma revisited：An international consensus process and proposal of the new “Berlin definition”［J］．J Trauma Acute Care Surg，2014，77（5）：

780-786.

[9] 黄跃生. 中华医学百科全书・烧伤外科学［M］. 北京：中国协和医科大学出版社，2017.

[10] 黄跃生，柴家科，胡大海，等. 烧伤关键治疗技术及预防急救指南［M］. 北京：人民军医出版社，2015.

[11] Justin Gillenwater，Warren Garner. Acute Fluid Management of Large Burns Pathophysiology，Monitoring，and Resuscitation［J］. Clin Plastic Surg，2017，44：495-503.

[12] 黄跃生，肖光夏，汪仕良，等. 我国烧伤医学60年回顾与展望［J］. 中华烧伤杂志，2018，34（7）：437-441.

[13] 中国老年医学学会烧创伤分会，张家平，王唯依. PiCCO监测技术在严重烧伤治疗中应用的全国专家共识（2018版）［J］. 中华烧伤杂志，2018，34（11）：776-781.

[14] 姚咏明，栾樱译. 烧创伤脓毒症免疫状态精准评估及其价值［J］. 中华烧伤杂志，2018，34：786-789.

[15] Ge Y，Huang M，Yao YM. Autophagy and proinflammatory cytokines：interactions and clinical implications［J］. Cytokine Growth F R，2018，43：38-46.

[16] Patil NK，Guo Y，Luan L，et al. Targeting immune cell checkpoints during sepsis［J］. Int J Mol Sci，2017，18：2413.

[17] 付小兵. 中国的再生医学研究：需求与转化应用［J］. 解放军医学杂志，2012，37（3）：169-171.

[18] 王正国. 再生医学展望［J］. 中华创伤杂志，2012，28（1）：1-4.

[19] Wang Y，Beekman J，Hew J，et al. Burn injury：challenges and advances in burn wound healing，infection，pain and scarring［J］. Adv Drug Deliv Rev，2017，123：3-17.

[20] Hou X，Liu S，Wang M，et al. Layer-by-layer 3D constructs of fibroblasts in hydrogel for examining transdermal penetration capability of nanoparticles［J］. SLAS Technol，2017，22：447-453.

[21] Kang HW，Lee SJ，Ko IK，et al. A 3D bioprinting system to produce human-scale tissue constructs with structural integrity［J］. Nat Biotechnol，2016，34：312-319.

[22] Duscher D，Barrera J，Wong VW，et al. Stem cells in wound healing：the future of regenerative medicine?［J］. Gerontology，2016，62：216-225.

[23] Lee DE，Ayoub N，Agrawal DK. Mesenchymal stem cells and cutaneous wound healing：novel methods to increase cell delivery and therapeutic efficacy［J］. Stem Cell Res Ther，2016，7：37.

附：

中国老年医学学会烧创伤分会简介

中国老年医学学会烧创伤分会成立于2015年，4年来发展委员493名，召开学术年会5次，完成共识编写20项，获省部级以上奖励10项，为我国老年烧创伤医学的进步做出了突出贡献。

会　长：黄跃生
副会长：蒋建新　胡大海　张国安　陆树良　黄晓元
　　　　吕国忠　费　舟　杨红明　唐佩福　程　飚
总干事：张家平

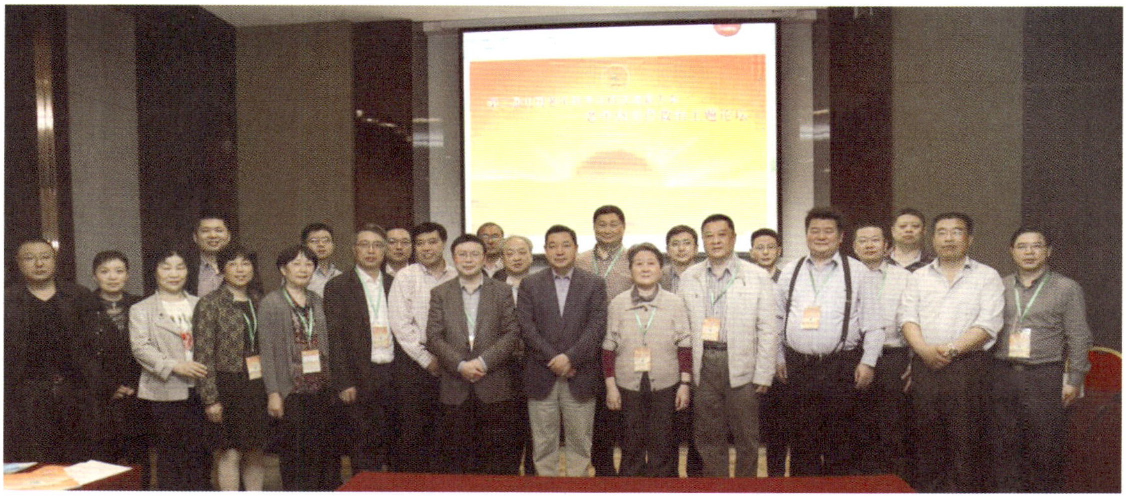

中国老年医学学会烧创伤分会成立大会暨第一届老年烧创伤救治学术年会 2015.12 重庆

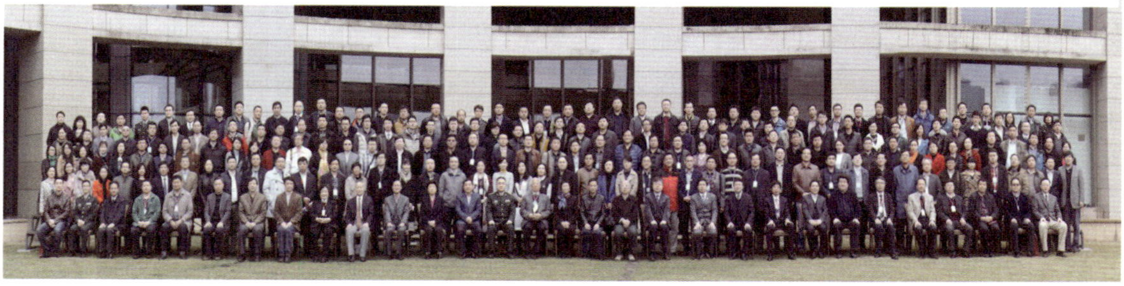

15 老年脑血管病医学与科技创新

中国老年医学学会脑血管病分会

一、短暂性脑缺血发作

（一）概述

短暂性脑缺血发作（transient ischemic attack，TIA）是由动脉粥样硬化、动脉狭窄、心脏疾病、血液成分异常和血流动力学变化等多因素导致的临床综合征。TIA 患者发生脑卒中的概率明显高于一般人群。一次 TIA 后 1 个月内发生脑卒中的概率为 4%～8%，1 年内为 12%～13%，5 年内则达 24%～29%。TIA 患者发生脑卒中的风险在第一年内较一般人群高 13～16 倍，5 年内也达 7 倍之多。不同病因的 TIA 患者预后不同。表现为大脑半球症状的 TIA 和伴有颈动脉狭窄的患者有 70% 预后不佳，2 年内发生脑卒中的概率是 40%。椎－基底动脉系统 TIA 发生脑梗死的比例较少。

（二）诊断与临床症状

1．年龄、性别　TIA 好发于老年人，男性多于女性。

2．TIA 的临床特征　①发病突然；②局灶性脑或视网膜功能障碍的症状；③持续时间短暂，一般 10～15 分钟，多在 1 小时内，最长不超过 24 小时；④恢复完全，不遗留神经功能缺损体征；⑤多有反复发作的病史。

3．TIA 的症状　多种多样，取决于受累血管的分布。

（1）颈内动脉系统的 TIA：多表现为单眼（同侧）或大脑半球症状。视觉症状表现为一过性黑矇、雾视、视野中有黑点或有时眼前有阴影摇晃光线减少。大脑半球症状多为一侧面部或肢体的无力或麻木，可以出现言语困难（失语）和认知及行为功能的改变。

（2）椎－基底动脉系统的 TIA：通常表现为眩晕、头晕、构音障碍、跌倒发作、共济失调、异常的眼球运动、复视、交叉性运动或感觉障碍、偏盲或双侧视力丧失。注意临床孤立的眩晕、头晕或恶心很少是由 TIA 引起。椎 – 基底动脉缺血的患者可能有短暂的眩晕发作，但需同时伴有其他神经系统症状或体征，较少出现晕厥、头痛、尿便失禁、嗜睡、记忆缺失或癫痫等症状。

4. 辅助检查　计算机断层扫描（CT）、磁共振成像（MRI）、颈动脉超声、脑血管造影等辅助检查的目的在于确定或排除可能需要特殊治疗的 TIA 的病因，并寻找可改善的危险因素以及判断预后。

（三）治疗

1. 抗血小板聚集药物　已证实对有脑卒中危险因素的患者行抗血小板治疗能有效预防脑卒中。对 TIA 尤其是反复发生 TIA 的患者应首先考虑选用抗血小板药物。

2. 抗凝药物　抗凝治疗 TIA 已经有几十年的历史，虽然目前尚无有力的临床试验证据来支持抗凝治疗作为 TIA 的常规治疗，但临床上对房颤、频繁发作 TIA 或椎 – 基底动脉 TIA 患者可考虑选用抗凝治疗。

3. 其他　外科手术治疗，如颈动脉支架、颅内动脉支架、颈动脉内膜剥脱术等。

二、脑梗死

（一）概述

脑梗死指因脑部血液循环障碍，缺血、缺氧所致的局限性脑组织的缺血性坏死或软化。血管壁病变、血液成分和血流动力学改变是引起脑梗死的主要原因。脑梗死发病率为 110/10 万人口，占全部脑卒中的 60% ~ 80%。脑梗死的诊治重在根据发病时间、临床表现、病因及病理进行分型分期，综合全身状态，实施个体化治疗。在超急性期和急性期采取积极、合理的治疗措施尤为重要。

（二）诊断与临床特点

1. 临床特点　①多数在静态下急性起病，动态起病者以心源性脑梗死多见，部分病例在发病前可有 TIA 发作；②病情多在几小时或几天内达到高峰，部分患者的症状可出现进行性加重或波动；③临床表现决定于梗死灶的大小和部位，主要为局灶性神经功能缺损的症状和体征，如偏瘫、偏身感觉障碍、失语、共济失调等，部分可有头痛、呕吐、昏迷等全脑症状。

2. 辅助检查　通过辅助检查可以明确诊断：①头颅 CT：头颅 CT 平扫是最常用的检查，但是对超早期缺血性病变和皮质或皮质下小的梗死灶不敏感，特别是后颅窝的脑干和小脑梗死更难检出。②头颅 MRI：标准的 MRI 序列（T1、T2 和质子相）对发病几个小时内的脑梗死不敏感。弥散加权成像可以早期显示缺血组织的大小、部位，甚至可显示皮质下、脑干和小脑的小梗死灶。早期梗死的诊断灵敏度达到 88% ~ 100%，特异度达到 95% ~ 100%。

（三）治疗

脑梗死的治疗不能一概而论，应根据不同的病因、发病机制、临床类型、发病时间等确定针对性强的治疗方案，实施以分型、分期为核心的个体化治疗。在一般内科支持治疗的基础上，可酌情选用改善脑循环、脑保护、抗脑水肿降颅压等措施。通常按病程分为急性期（1 ~ 2 周）、恢复期（2 周 ~ 6 个月）和后遗症期（6 个月以后）。重点是急性期的分型治疗，腔隙性脑梗死不宜脱水治疗，主要是改善循环；大、中梗死应积极抗脑水肿降颅压，防止脑疝形成。在 < 6 小时的时间窗内有适应证者可行溶栓治疗。

脑梗死是缺血所致，恢复或改善缺血组织的灌注成为治疗的重心，应贯彻于全过程，以保持良好的脑灌注压。临床常用的措施可归纳为下列几个方面。

1. 溶栓治疗　已有确切的证据表明，缺血性脑卒中发病 3 小时内应用重组组织型纤溶酶原激活物（recombinant tissue plasminogen activator，rt-PA）的静脉溶栓疗法，不仅显著减少了患者死亡及严重残疾的危险性，而且大大改善了生存者的生活质量。现在，美国 FDA 及欧洲国家均已批准了其临床应用。我国“九五”攻关的随机双盲研究结果表明，对脑 CT 无明显低密度改变、意识清楚的急性缺血性脑卒中患者，在发病 6 小时内，采用尿激酶静脉溶栓治疗是比较安全、有效的。国外已进行 3 个链激酶静脉溶栓治疗的随机对照研究，但均因死亡率增加或结果不好而提前中止试验，因此，现有的资料不支持临床采用链激酶溶栓治疗缺血性脑卒中。

动脉溶栓较静脉溶栓治疗有较高的血管再通率，但其优势常被耽误的时间所抵消。一个随机对照研究显示，发病 6 小时内采用重组尿激酶原（recombinant prourokinase，r-proUK）动脉内溶栓治疗大脑中动脉闭塞的缺血性脑卒中患者初步证实是安全、有效的，但这一结论尚需进一步证实。病例研究提示，对基底动脉闭塞时间较长的患者采用溶栓治疗也可能有益，由于基底动脉血栓形成的死亡率非常高，而溶栓治疗可能是唯一的抢救方法，因而溶栓治疗的时间窗和适应证可以适当放宽。目前尚无资料证明经颈动脉注射溶栓药物治疗缺血性脑卒中的有效性及安全性。

2. 降纤治疗　很多证据显示脑梗死急性期血浆中纤维蛋白原和血液黏滞性增高。蛇毒制剂可以显著降低血浆纤维蛋白原水平，尚有增加纤溶活性及抑制血栓形成的作用，更适用于合并高纤维蛋白原血症的患者。

3. 抗凝治疗　抗凝治疗的目的主要是防止缺血性脑卒中的早期复发、血栓的进展及防止堵塞远端的小血管继发血栓形成，促进侧支循环的建立。急性期抗凝治疗虽已广泛应用多年，但一直存在争议。

三、脑出血

（一）概述

脑出血是指非外伤性脑实质内的出血，发病率为 60 ~ 80/10 万（人口 · 年），在我国占急性脑血管病的 30% 左右。急性期病死率为 30% ~ 40%，是急性脑血管病中最高的。在脑出血患者中，大脑半球出血约占 80%，脑干和小脑出血约占 20%。脑 CT 扫描是诊断脑出血最有效、最迅速的方法，脑出血的治疗主要是对有指征者及时清除血肿、积极降低颅压、保护血肿周围脑组织。

（二）诊断及临床特点

1. 临床特点　①多在动态下急性起病；②突发出现局灶性神经功能缺损症状，常伴有头痛、呕吐，可伴有血压增高、意识障碍和脑膜刺激征。

2. 辅助检查　①头颅 CT 扫描：是诊断脑出血安全有效的方法，可准确、清楚地显示脑出血的部位、出血量、占位效应、是否破入脑室或蛛网膜下及周围脑组织受损的情况。脑出血 CT 扫描示血肿灶为高密度影，边界清楚，CT 值为 75 ~ 80Hu；在血肿被吸收后显示为低密度影。②头颅 MRI 检查：出血后的不同时期，血肿的 MRI 表现也各异。对急性脑出血的诊断，CT 优于 MRI，但 MRI 检查能更准确地显示血肿演变过程，对某些脑出血患者的病因探讨有所帮助，如能较好地鉴别脑瘤性卒中、发现动静脉畸形及动脉瘤等。③脑血管造影（digital subtraction angiography，DSA）：中青年非高血压性脑出血，CT 和 MRI 检查怀疑有血管异常时，应进行脑血管造影检查。脑血管造影可清楚地显示异常血管及显示出造影剂外漏的破裂血管和部位。④腰穿检查：脑出血破入脑室或蛛网膜下腔时，腰穿可见血性脑脊液。对大量的脑出血或脑疝早期，腰穿应慎重，以免诱发脑疝。⑤血量的估算：临床可采用简便易行的多田公式，根据 CT 影像估算出血量，方法如下。

出血量 ＝ 0.5 × 最大面积长轴（cm）× 最大面积短轴（cm）× 层面数

（三）治疗

1. 内科支持治疗

（1）一般治疗：①卧床静息。②保持呼吸道通畅。③吸氧。④鼻饲：昏迷或有吞咽困难者在发病第 2 ~ 3 天即应鼻饲。⑤对症治疗：过度烦躁不安的患者可适量用镇静药；便秘者可选用缓泻剂。⑥预防感染：加强口腔护理，及时吸痰，保持呼吸道通畅；留置导尿管时应做膀胱冲洗，昏迷患者可酌情用抗生素预防感染。⑦观察病情：严密注意患者的意识、瞳孔大小、血压、呼吸等改变，有条件时应对昏迷患者进行监护。

（2）调控血压：脑出血患者血压的控制并无一定的标准，应视患者的年龄、既往有无高血压、有无颅压增高、出血原因、发病时间等情况而定。

（3）降低颅压：颅压升高是脑出血患者死亡的主要因素，因此降低颅压为治疗脑出血的主要任务。脑出血的降颅压治疗首先以高渗脱水药为主，如甘露醇或甘油果糖、甘油氯化钠等，注意尿量、血钾及心肾功能。可酌情选用呋塞米、白蛋白。建议尽量不使用类固醇，因其不良反应大，且降颅压效果不如高渗脱水药。应用脱水药时要注意水及电解质平衡。

（4）止血药物：一般不用，若有凝血功能障碍时可应用，时间不超过 1 周。

（5）亚低温治疗：亚低温治疗是辅助治疗脑出血的一种方法，初步的基础与临床研究认为局部亚低温是一项有前途的治疗措施，而且越早用越好。有条件的单位可以试用并总结经验。

（6）康复治疗：早期将患肢置于功能位，如病情允许，危险期过后，应及早进行肢体功能、言语障碍及心理的康复治疗。

2．手术治疗　手术目的主要是尽快清除血肿、降低颅压、挽救生命，其次是尽可能早期减少血肿对周围脑组织的压迫，降低致残率。主要采用的方法有以下几种：去骨瓣减压术、小骨窗开颅血肿清除术、钻孔穿刺血肿碎吸术、内镜血肿清除术、微创血肿清除术和脑室穿刺血肿引流术等。

四、蛛网膜下腔出血

（一）概述

蛛网膜下腔出血（subarachnoid hemorrhage，SAH）是指表面血管破裂后，血液流入蛛网膜下腔。年发病率为（5～20）/10 万，常见病因为颅内动脉瘤，其次为脑血管畸形，还有高血压性动脉硬化，也可见于动脉炎、脑底异常血管网、结缔组织病、血液病、抗凝治疗并发症等。

（二）蛛网膜下腔出血的诊断及临床特点

1．临床特点　蛛网膜下腔出血的临床表现主要取决于出血量、积血部位、脑脊液循环受损程度等。

（1）起病形式：多在情绪激动或用力等情况下急骤发病。

（2）主要症状：突发剧烈头痛，持续不能缓解或进行性加重；多伴有恶心、呕吐；可有短暂的意识障碍及烦躁、谵妄等精神症状，少数出现癫痫发作。

（3）主要体征：脑膜刺激征明显，眼底可见玻璃膜下出血，少数可有局灶性神经功能缺损的征象，如轻偏瘫、失语、动眼神经麻痹等。

2．辅助检查　①头颅 CT：是诊断 SAH 的首选方法。②脑脊液（cerebrospinal fluid，CSF）检查：通常 CT 检查已确诊者，腰穿不作为临床常规检查。③脑血管影像学检查：有助于发现颅内的异常血管。④ CT 血管成像（computed tomography angiography，CTA）和 MR 血管成像（magnetic resonance angiography，MRA）：是无创性的脑血管显影方法，主要用于动脉瘤家族史或破裂先兆者的筛查、动脉瘤患者的随访以及急性期不能耐受 DSA 检查的患者。⑤其他：经颅超声多普勒（transcranial Doppler，TCD）动态检测颅内主要动脉流速是及时发现脑血管痉挛（cerebral vascular spasm，CVS）倾向和痉挛程度的最灵敏的方法；局部脑血流测定用于检测局部脑组织血流量的变化，可用于继发性脑缺血的检测。

（三）治疗

1．一般处理及对症治疗

（1）保持生命体征稳定：SAH 确诊后，有条件应争取监护治疗，密切监测生命体征和神经系统体征的变化；保持气道通畅，维持稳定的呼吸、循环系统功能。

（2）降低颅压：适当限制液体入量，防治低钠血症、过度换气等都有助于降低颅压。临床上主要是用脱水剂，常用的有甘露醇、呋塞米、甘油果糖或甘油氯化钠，也可以酌情选用白蛋白。若伴发的脑内血肿体积较大时，应尽早手术清除血肿，降低颅压以抢救生命。

（3）纠正水、电解质平衡紊乱：注意液体出入量平衡。适当补液补钠、调整饮食和静脉补液中晶体胶体的比例可以有效预防低钠血症。低钾血症也较常见，及时纠正可以避免引起或加重心律失常。

（4）对症治疗、加强护理。

2．防止再出血　①静息：绝对卧床 4～6 周，镇静、镇痛，避免用力和情绪刺激；②调控血压；③抗纤溶药物；④外科手术：动脉瘤性 SAH，Hunt 和 Hess 分级≤Ⅲ级时，多早期进行手术夹闭动脉瘤或者介入栓塞。

3．防止脑动脉痉挛及脑缺血　①维持正常血压和血容量；②早期使用尼莫地平：常用剂量 10～20mg/d，静脉滴注 1mg/h，共 10～14 天，注意其低血压的不良反应；③腰穿放 CSF 或 CSF 置换术。

4．防止脑积水　①药物治疗：轻度的急、慢性脑积水都应先行药物治疗，给予乙酰唑胺等药物减少 CSF 分泌，酌情选用甘露醇、呋塞米等；②脑室穿刺 CSF 外引流术；③ CSF 分流术：慢性脑积液多数经内科治疗可逆转。

5．病变血管的处理　①血管内介入治疗：介入治疗无须开颅和全身麻醉，对循环影响小，近年来已经广泛应用于颅内动脉瘤治疗；②外科手术：需要综合考虑动脉瘤的复杂性、手术难易程度、患者临床情况的分级等以决定手术时机；③立体定向放射治疗（γ- 刀治疗）：主要用于小型 AVM 以及栓塞或手术治疗后残余病灶的治疗。

五、颅内静脉系统血栓形成

（一）概述

颅内静脉系统血栓形成是由多种病因导致的以脑静脉回流受阻、脑脊液吸收障碍为特征的一组特殊类型脑血管病。依病变的性质可分为感染性与非感染性，前者常继发于头面部或其他部位化脓性感染灶，故又称化脓性静脉血栓形成或血栓性静脉炎、静脉窦炎；后者的发生多与高凝状态、血液淤滞及血管壁损伤有关，常见于衰竭、脱水、产褥期、服用避孕药以及颅脑外伤、内科多种疾病的患者，也有不明原因者。近年来对本病的遗传学研究认为活化蛋白 C 抵抗是重要的危险因素。根据血栓形成的部位可分为皮质静脉血栓形成、深静脉血栓形成和硬膜窦血栓形成，后者又可分为海绵窦、上矢状窦、横窦、乙状窦等血栓形成，临床上以上矢状窦血栓形成多见，也有数窦血栓并存者。单纯的皮质静脉血栓形成罕见，多为硬膜窦血栓形成扩展所致。

由于颅内静脉系统血栓形成远较颅内动脉系统血栓形成少见，临床表现又极易与良性颅压增高、颅内占位性病变、缺血或出血性脑卒中、脑脓肿、脑炎、代谢性脑病等多种疾病相混淆，故以往对本病存在较多的误诊、漏诊。随着神经影像学技术的发展，尤其是 CT、MRI 和脑磁共振静脉血管造影（magnetic resonance venography，MRV）的临床应用，为及时正确的诊断提供了无创且可靠的检查手段。

（二）诊断及临床特点

1．临床特点　颅内静脉系统血栓形成的临床表现主要取决于血栓的性质、大小及部位等。与颅内动脉系统血栓形成相比较，有如下临床特点。

（1）起病方式：有多种，其中亚急性（48 小时～30 天）、慢性（30 天以上）起病者占多数（73%）。

（2）临床表现：①不仅复杂多样，而且除海绵窦血栓形成外均缺乏特征性，既可表现为单纯颅压增高，也可为伴或不伴有颅压增高的局灶性脑功能受累的表现（瘫痪、癫痫、失语、偏盲、感觉障碍等），还可表现为以意识障碍为主，颇似亚急性弥漫性脑病。②由于脑静脉间吻合丰富，尤其是大脑皮质静脉受累时，症状体征波动多变，可为单侧或双侧，亦可左右交替；分布也不符合动脉血栓形成导致供血区功能障碍的特点。③伴发脑实质出血（出血性梗死、皮质下血肿）和 / 或蛛网膜下腔出血也较颅内动脉系统血栓形成更多。④各年龄组均可发病，年轻患者居多；常无高血压、动脉硬化病史。

2．辅助检查　由于颅内静脉系统血栓形成具有起病形式多种、病情病程多变、临床表现多样的特点，对临床疑似病例宜及时行神经影像学检查，以期尽早确诊。

（1）头部 CT 扫描：颅内静脉系统血栓形成的影像学表现可分为直接征象和间接征象两部分。直接征象包括 CT 平扫时可看到的束带征（cord sign）、高密度三角征（dense triangle）和 CT 增强扫描后可见到的 Delta 征，又称空三角征（empty triangle sign）。

（2）MRI：可直接显示颅内静脉窦及较大的静脉，又可显示静脉窦血栓引起的各种病变。

（3）MRV：头颅 MRV 诊断颅内静脉系统血栓的直接征象为发育正常的脑静脉（窦）高血流信号缺失或边缘模糊且不规则的、较低的血流信号，前者代表血栓充盈整个脑静脉（窦）腔，血流完全梗阻；后者说明尚有部分血流通过，可能系窦内血栓未填满整个窦腔，或为梗阻后的部分再通。间接征象为梗阻处静脉侧支循环形成和其他途径引流静脉异常扩张。

（4）DSA：DSA 的静脉期及窦期可以观察静脉窦及脑静脉的情况，静脉窦血栓形成表现为病变的静脉窦不显影，与此同时可以观察到其他的静脉途径的代偿吻合或引流。

（三）治疗

由于本病少见，大宗病例临床治疗研究的报道不多，加之其临床表现、病因、病程及预后等差异又大，治疗方法上的规范性也尚待完善，但应针对具体患者予以个体化的综合治疗，包括病因治疗、对症治疗及抗栓治疗。

1. 病因治疗　对感染性血栓形成应积极控制感染及处理原发病灶。抗生素的应用强调及早用药、合理选药、剂量足够及疗程宜长的原则。临床一经确认，即应尽早用药，因血栓完全堵塞后，药物不易抵达，难以发挥疗效；由于本病的致病菌甚多，针对性的治疗应在脓液、血液及脑脊液等细菌培养及药物敏感试验后选择用药，但在尚未查明致病菌种前，宜多种抗生素联合或用广谱抗生素治疗；为确保有效地控制感染，剂量要足够；为根除残余感染、防止复发，疗程宜长，一般为 2～3 个月，或在局部及全身症状消失后再继续用药 2～4 周。要注意药物不良反应。在抗生素应用的基础上，彻底清除原发病灶，如疖肿切开排脓、乳突根治术等。

对非感染性血栓形成也应在针对原发疾病治疗的基础上，尽力纠正脱水、增加血容量、降低血黏度、改善脑血液循环。

2. 对症治疗　有脑水肿颅高压者，应积极行脱水降颅压治疗，常用甘露醇快速静脉滴注，可加利尿剂辅助脱水。应注意监测血黏度、电解质及肾功能，也可用乙酰唑胺抑制脑脊液分泌，颅压过高危及生命时可行颞肌下减压术。

癫痫发作者行抗痫治疗；高热患者应予以物理降温；对意识障碍的患者应加强基础护理及支持治疗，并预防并发症。

3. 抗栓治疗　及时针对血栓本身的抗栓（抗凝、溶栓）治疗，理应可解除静脉闭塞、恢复血流再通，为获取最佳疗效、改善预后的最有效措施。以往多由于顾忌抗栓并发出血而期待再通，目前对抗栓治疗在认识上尚有争议，在方法上也不统一。

（1）抗凝：肝素类抗凝治疗的目的是阻止血栓扩大，防止相关静脉血栓形成性脑梗死；改善静脉侧支循环，增加代偿回流；也有助于纤维蛋白的自行溶解，可使闭塞的管道部分或完全再通。目前，国内外倾向性的意见是肝素抗凝治疗是安全、有效的，可列为颅内静脉系统血栓形成的一线治疗方法。静脉给予普通肝素与皮下注射低分子量肝素最为常用，至今虽尚缺乏两者疗效比较的研究资料，但由于后者仅依据患者体重调整药物剂量，且无须实验室监测凝血指标以及并发出血较少的优点而较多应用。

（2）溶栓：全身静脉给药的溶栓疗法，由于局部药物浓度低且易致颅内出血，现已极少应用。导管介入局部药物溶栓、机械破坏结合药物溶栓疗法，虽有报道，其中也不乏成功的经验，但由于病例数尚少，难以评价其风险－效益比，加之技术难度较大，仅适用于有条件的医院。

六、创新型心脑血管疾病的防治方法

（一）缺血预适应

缺血预适应（ischemic preconditioning，IPC）是指通过对脑或心脏进行一次或多次短暂性、亚致死性的缺血－再灌注，诱导组织或细胞的内源性保护机制，使脑或心脏对后来致死性缺血损伤的耐受力增强的过程。而缺血预适应也可以通过不同组织器官缺血被诱导产生，当远离靶器官或靶组织的器官接受短暂的缺血预处理，同样可以使靶器官或靶组织增加对随后的缺血损伤的耐受。原位缺血预适应的缺点是直接作用于靶器官，用于临床患者的操作复杂，难以应用于临床实践中。

（二）远隔缺血适应

远隔缺血适应（remote ischemic condition，RIC）是基于缺血预适应的作用机制，在四肢局部给予加压，引起肢体局部重复缺血，通过神经、体液以及全身反应性调节，调动机体内源性保护因子，从多靶点、多效能方面显著增强其他远隔的靶器官或靶组织对缺血的耐受能力。

远隔缺血适应可通过对肢体反复、短暂的“缺血－恢复血流”刺激，通过外周免疫、神经及体液等途径，协同激活机体内源性保护机制，从而对心、脑等重要脏器的缺血性损伤（如心肌梗死、脑卒中）的耐受力增强。国内已经研发出双上肢远隔缺血适应专用治疗仪器，获国家食品药品监督管理局产品注册证和生产许可证，多项临床随机对照研究证明了远隔缺血适应临床应用的安全性及有效性。

远隔缺血适应的相关临床应用研究如下。

1. 个体化治疗方案　项目组对健康志愿者、80 岁以下和 80 岁以上老年颅内动脉粥样硬化性狭窄的脑缺血患者及颅内外动脉联合狭窄的介入围手术期患者分别进行了 24 小时内、围手术期 2 周、连续 180 天和 300 天的双上肢远隔缺血适应个体化干预跟踪研究，发现双上肢远隔缺血适应对生命指标关键参数、临床症状体征及脑血流动力学无不良影响。随即进行的多中心临床研究确定了 5 个循环，200mmHg 的压力，缺血 5 分钟 / 再灌注 5 分钟的最佳实施方案。该方案被国外同行用于运动员耐力增强研究。个体化安全性观察时发现以上参数没有对 80 岁以上的老老年局部皮肤及皮下组织造成明显的损伤，治疗依从性达到 100%。

2. 显著降低 80 岁以下颅内动脉狭窄性脑卒中的发生和复发　由首都医科大学宣武医院牵头开展完成国际上首个“上肢远隔缺血适应对症状性颅内动脉狭窄的临床随机对照研究”，90 天和 300 天复发率为：对照组 23.3% 和 26.7%，治疗组 5% 和 7.9%；脑血流灌注和脑代谢明显改善；狭窄局部的血管阻力明显降低；mRS 评分改善更快。*Neurology* 同期述评：“在 SAMMPRIS 研究结果不理想的情况下，远隔缺血适应治疗为控制症状性颅内动脉狭窄的脑卒中复发提供了重要手段。”*Lancet Neurology* 评价：“远隔缺血适应治疗是一种有前景的控制脑动脉狭窄性脑卒中复发的新方法。”

3. 显著降低 80 岁以上颅内动脉狭窄性脑卒中的发生和复发　老年脑卒中患者面临的药物治疗及手术治疗风险更大。项目组经过临床随机对照研究证实，远隔缺血适应治疗 80 岁以上老年患者颅内动脉狭窄性脑卒中发生和复发安全、有效。180 天脑卒中复发率降低了 11.1%，明显降低血浆促炎细胞因子和促凝物质水平，提高纤溶物水平，加速神经功能恢复。

4. 显著降低颅内外联合狭窄介入围手术期脑卒中的发生率　颈动脉支架成形术（CAS）是目前常用的症状性颈动脉粥样硬化性狭窄血流重建手段。但术后再狭窄（ISR）是较常见且严重的并发症，易导致脑梗死发生。项目组对 189 例颈动脉重度狭窄患者进行围手术期远隔缺血适应治疗随机对照研究。患者术前 2 周进行远隔缺血适应治疗，与对照组相比，治疗组术后 48 小时内梗死发生率降低 25.4%，梗死灶体积显著减小，证明远隔缺血适应能够降低颅内外联合狭窄介入围手术期脑卒中发生率，提高手术安全性。

5. 显著改善脑小血管病的认知障碍　脑小血管病变在脑卒中高危人群中更广泛，其导致的腔隙性脑梗死占所有脑卒中的 1/4 以上，且远期认知损害明显，甚至发展为痴呆，对患者生活质量影响更为严重，目前没有好的治疗措施。项目组针对以上情况，开展随机对照研究，对存在认知障碍的脑小血管病患者进行远隔缺血适应治疗。研究结果显示远隔缺血适应能够显著减轻脑小血管病导致的脑白质损伤、减少腔隙性梗死事件发生、改善认知水平。

综上所述，远隔缺血适应治疗是一种安全、有效的防治缺血性脑血管病，尤其是脑卒中的创新方法，可以有效降低颅内动脉粥样硬化性脑卒中的发病率及复发率，对降低我国脑卒中患者的致死、致残率，改善患者生活质量具有重大意义。

（吉训明　李思颉　闫　峰）

参考文献

[1] 中华医学会神经病学分会，中华医学会神经病学分会脑血管病学组．中国急性缺血性脑卒中诊治指南 2014 [J]．中华神经科杂志，2015，48（4）：246-257.

[2] 中华医学会神经病学分会，中华医学会神经病学分会脑血管病学组．中国缺血性脑卒中和短暂性脑缺血发作二级预防指南 2014 [J]．中华神经科杂志，2015，48（4）：258-273.

[3] 中华神经外科学会．脑血管疾病分类（1995）[J]．中华神经科杂志，1996，29（6）：57-58.

[4] 刘鸣，张苏明，饶明俐，等．中国急性缺血性脑卒中诊治指南 2010 [J]．中华神经科杂志，2012，2：146-153.

[5] 中华医学会神经病学分会，中华医学会神经病学分会神经血管介入协作组，急性缺血性脑卒中介入诊疗指南撰写组．中国急性缺血性脑卒中早期血管内介入诊疗指南 [J]．中华神经科杂志，2015，48（5）：356-361.

[6] 王建祯，凌锋，吉训明，等．颅内静脉窦血栓不同时期血栓性质动态变化 [J]．中国神经精神疾病杂志，2010，36（7）：423-426.

[7] 刘鸣，刘峻峰．中国脑血管病指南制订方法及应用 [J]．中华神经科杂志，2015，48（4）：241-245.

[8] 安强，吉训明，缪中荣，等．脑静脉窦血栓形成的 CT/MR 及 DSA 影像特征 [J]．中国神经精神疾病杂志，2006，32（5）：459-461.

[9] de Rooij NK，Linn FH，van der Plas JA，et al．Incidence of subarachnoid haemorrhage：a systematic review with emphasis on region，age，gender and time trends [J]．J Neurol Neurosurg Psychiatry，2007，78（12）：1365–1372.

[10] Wong KS，Li H．Long-term mortality and recurrent stroke risk among chinese stroke patients with predominant intracranial atherosclerosis [J]．Stroke，2003，34：2361–2366.

[11] Prabhakaran S，Romano JG．Current diagnosis and management of symptomatic intracranial atherosclerotic disease [J]．Curr Opin Neurol，2011，25：18–26.

[12] Kasner SE，Chimowitz MI，Lynn MJ，et al．Predictors of ischemic stroke in the territory of a symptomatic intracranial arterial stenosis [J]．Circulation，2006，113：555-563.

[13] Gorelick PB，Wong KS，Bae HJ，et al．Large artery intracranial occlusive disease：a large worldwide burden but a relatively neglected frontier [J]．Stroke，2008，39：2396–2399.

[14] Wong LK．Global burden of intracranial atherosclerosis [J]．Int J Stroke，2006，1：158–159.

[15] Short JL，Majid A，Hussain SI. Endovascular treatment of symptomatic intracranial atherosclerotic disease [J]. Front Neurol，2011，1：160.

[16] Brott TG，Brown RD，Meyer FB，et al.Carotid revascularization for prevention of stroke：carotid endarterectomy and carotid artery stenting [J]. Mayo Clinic proceedings，2004，79（9）：1197–1208.

[17] Sijie Li，Chun Ma，Guo Shao，et al.Safety and Feasibility of Remote Limb Ischemic Preconditioning in Patients With Unilateral Middle Cerebral Artery Stenosis and Healthy Volunteers [J].Cell transplantation，2015，24（9）：1901-1911.

[18] Yuan Wang，Ran Meng，Haiqing Song，et al.Remote Ischemic Conditioning May Improve Outcomes of Patients With Cerebral Small-Vessel Disease [J].Stroke：A Journal of Cerebral Circulation，2017，48（11）：3064.

[19] Wenbo Zhao，Ran Meng，Chun Ma，et al.Safety and Efficacy of Remote Ischemic Preconditioning in Patients With Severe Carotid Artery Stenosis Before Carotid Artery Stenting：A Proof-of-Concept，Randomized Controlled Trial [J].Circulation，2017，135（14）：1325-1335.

[20] Meng Ran，Ding Yuchuan，Asmaro Karam，et al.Ischemic Conditioning Is Safe and Effective for Octo-and Nonagenarians in Stroke Prevention and Treatment [J].Neurotherapeutics：the journal of the American Society for Experimental NeuroTherapeutics，2015，12（3）：667-677.

[21] Yufei Qu，Dongmei Ji，Xunming，et al.The Interventional Effect of Remote Ischemic Preconditioning on Cerebral Small Vessel Disease：A Pilot Randomized Clinical Trial [J].European neurology，2016，76（1/2）：28-34.

[22] Ran Meng，Karam A，Lu Meng，et al.Upper limb ischemic preconditioning prevents recurrent stroke in intracranial arterial stenosis [J].Neurology，2012，79（18）：1853-1861.

附：

中国老年医学学会脑血管病分会简介

中国老年医学学会脑血管病分会成立于 2015 年 12 月 4～5 日，5 年来成功举办脑血管病科技论坛、国际老化与疾病大会等国内外学术活动，大大提升分会学术影响力。依托首都医科大学、北京市脑重大疾病研究院等单位积极对外开展老年脑血管病研究与推广工作，成员发表论文 1000 余篇，专著 10 余部。

会　长：吉训明

副会长：华　扬　王振福　缪中荣　杨　弋　刘新峰　李天晓　曾进胜　周华东
王茂德　彭　斌

总干事：王　涛

副总干事：李思颉　闫　峰

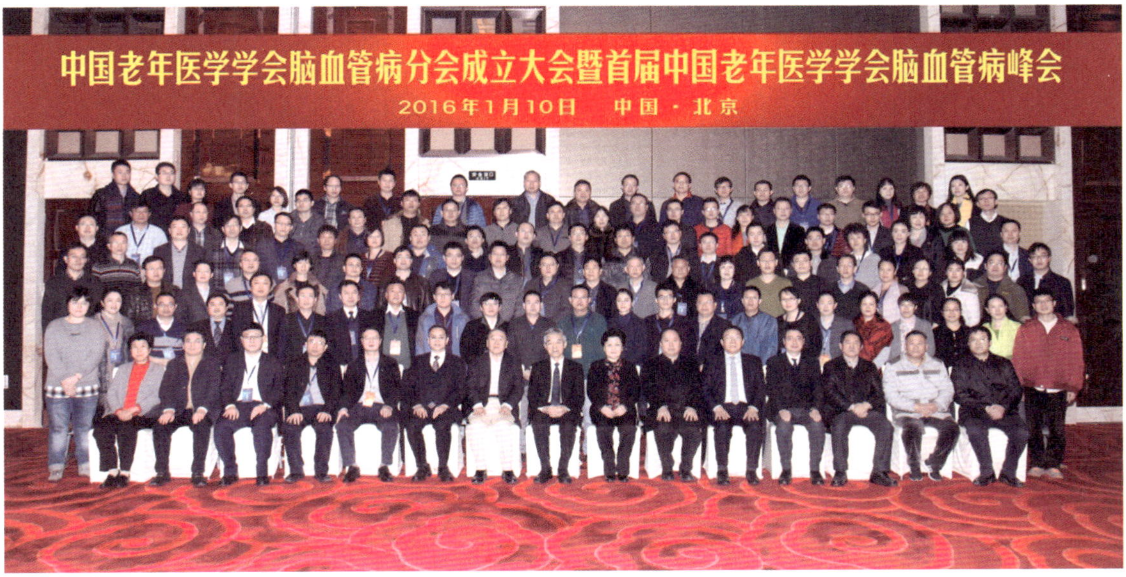
中国老年医学学会脑血管病分会成立大会暨首届中国老年医学学会脑血管病峰会
2016年1月10日　中国·北京

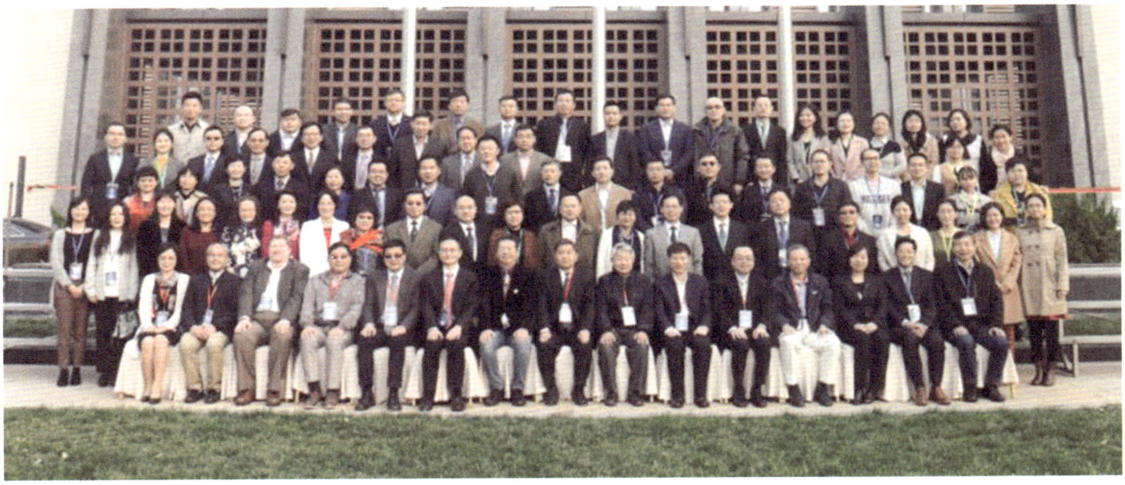

16 老年神经医学与科技创新

中国老年医学学会神经医学分会

随着现代社会的发展，人类生活节奏的加快，各种脑科疾病的发病率也随之升高。2015年最新的全球疾病负担研究，将头痛列为全球致残性疾病的第二大原因。偏头痛仅为第七位，在15～49岁的人群中为第三位。

许多患者的头痛发作，可能部分发作完全符合诊断标准，部分发作则不完全符合诊断标准，原因可能与接受了治疗、私自服用止痛药等有关。应请患者描述一次典型的未经治疗或治疗失败的发作，从而更好地确立诊断，同时，将不典型发作纳入发作频率统计。本章将最新的头痛诊断研究进展进行阐述。

一、原发性头痛

（一）偏头痛

偏头痛是临床常见的神经系统疾病，也是世界致残性疾病，反复发作严重影响患者的生活和工作。临床以发作性中重度、搏动样头痛为主要表现，头痛多为偏侧，一般持续4～72小时，可伴有恶心、呕吐，光、声刺激或日常活动均可加重头痛，安静环境、休息可缓解头痛。

1. 无先兆偏头痛诊断标准

（1）至少有5次发作，并且符合（2）～（4）特征。

（2）头痛发作持续4～72小时。

（3）至少有下列中的2项头痛特征：①单侧性；②搏动性；③中或重度头痛；④日常体力活动会加重头痛。

（4）头痛过程中至少伴有下列 1 项：①恶心或呕吐；②畏光和畏声。

（5）不能归因于国际头痛疾病分类（ICHD-3）的其他诊断。

2．有先兆偏头痛诊断标准

（1）符合（2）~（4）特征的至少 2 次发作。

（2）一个或多个完全可逆的先兆症状：①视觉，如闪光、亮点或亮线和 / 或视野缺损；②感觉，如针刺感和 / 或麻木；③言语；④运动；⑤脑干；⑥视网膜。

（3）至少满足以下 2 项：①至少一种先兆症状逐渐发展的过程持续时间 ≥ 5 分钟，和 / 或多种的先兆症状接连发生，过程持续时间≥ 5 分钟；②每种先兆症状持续 5 ~ 60 分钟；③至少有一种先兆是单侧的；④先兆是伴有头痛或在先兆发生后 60 分钟内出现头痛。

（4）不能归因于 ICHD-3 的其他诊断，且排除短暂性脑缺血发作。

伴头痛的典型有先兆偏头痛：①满足典型有先兆偏头痛诊断标准。②伴随先兆或先兆后 60 分钟内发生具有或不具有偏头痛特征的头痛。

不伴头痛的典型有先兆偏头痛：①满足典型有先兆偏头痛的标准。②在先兆同时或先兆后的 60 分钟内无头痛出现。

3．伴脑干先兆的偏头痛诊断标准

（1）至少 2 次发作符合标准（2）~（4）的发作。

（2）先兆包括视觉、感觉和 / 或言语 / 语言症状，且完全可逆，但无运动或视网膜症状。

（3）满足下列脑干症状中至少 2 项：①构音障碍；②眩晕；③耳鸣；④听觉减退；⑤复视；⑥共济失调；⑦意识水平下降。

（4）满足下列 4 项中至少 2 项：①至少 1 种先兆症状逐渐进展 ≥ 5 分钟和 / 或两种或更多症状的相继出现；②每种先兆持续 5 ~ 60 分钟；③至少 1 种先兆症状是单侧的；④先兆伴头痛或在先兆后 60 分钟内发生头痛。

（5）不能归因于 ICHD-3 的其他疾病，排除短暂性脑缺血发作（TIA）。

4．偏瘫型偏头痛诊断标准

（1）至少 2 次发作符合（2）和（3）的标准。

（2）先兆包括以下 2 项：①完全可逆的运动无力；②完全可逆的视觉、感觉和 / 或言语 / 语言症状。

（3）满足以下 4 个特征中的至少 2 项：①至少 1 种先兆症状逐渐进展≥ 5 分钟和 / 或两种或更多症状的相继出现；②每种非运动先兆持续 5 ~ 60 分钟，运动症状持续时间 < 72 小时；③至少 1 种先兆症状是单侧的；④先兆伴头痛或在先兆后 60 分钟内发生头痛。

（4）不能归因于 ICHD-3 的其他疾病，排除 TIA 和脑卒中。

5．家族性偏瘫型偏头痛（familial hemiplegic migranine，FHM）诊断标准

（1）符合偏瘫型偏头痛诊断标准。

（2）至少有 1 名一级或二级亲属有符合偏瘫型偏头痛诊断标准的发作。

FHM1：①符合家族性偏瘫型偏头痛的诊断标准。②检测出 *CACNA1A* 基因突变。

FHM2：①符合家族性偏瘫型偏头痛的诊断标准。②检测出 *ATP1A2* 基因突变。

FHM3：①符合家族性偏瘫型偏头痛的诊断标准。②检测出 *SCN1A* 基因突变。

其他位点的家族性偏瘫型偏头痛：①符合家族性偏瘫型偏头痛的诊断标准。②基因检测在 *CACNA1A*、*ATP1A2* 或者 *SCN1A* 基因未见到基因突变。

6. 散发型偏瘫偏头痛诊断标准

（1）符合偏瘫型偏头痛诊断标准。

（2）无一二级亲属有符合偏瘫型偏头痛诊断标准的头痛。

7. 视网膜型偏头痛诊断标准

（1）至少 2 次符合标准（2）和（3）的发作。

（2）先兆包括可以完全可逆的单眼阳性（闪光、亮点）或阴性（暗点、黑曚）视觉症状，在发作中通过以下 1 项或 2 项证实：①视野检查；②患者在发作时对单眼视觉缺损的绘画。

（3）下列 3 项中至少符合 2 项：①至少 1 种先兆症状逐渐进展 ≥ 5 分钟；②每种先兆持续 5 ~ 60 分钟；③先兆伴头痛或在先兆后 60 分钟内发生头痛。

（4）不能归因于 ICHD-3 的其他诊断，排除其他导致一过性黑曚的原因。

8. 腹型偏头痛诊断标准

（1）至少 5 次发作符合标准（2）~（4）。

（2）腹部疼痛发作持续 1 ~ 72 小时。

（3）腹部疼痛具备以下所有特点：①位于中线、脐周或难以定位；②性质为钝痛；③程度为中度或重度。

（4）腹痛期间有以下至少 2 项：①食欲减退；②恶心；③呕吐；④苍白。

（5）不能归于另一种疾病。

9. 慢性偏头痛诊断标准

（1）头痛发作时间 > 3 个月，≥ 15 天 / 月。

（2）患者至少曾有 5 次符合无先兆偏头痛诊断标准。

（3）头痛发作时间 > 3 个月，≥ 8 天 / 月符合下述 C1 和 / 或 C2 标准，即符合无先兆偏头痛的疼痛和伴随症状标准。C1a：头痛具有至少 2 项以下特征：①单侧性；②搏动性；③中度或重度疼痛；④日常活动（如步行或上楼）会加重头痛。C1b：头痛发作期间，出现至少 1 项以下表现：①恶心和 / 或呕吐；②畏光和畏声。C2：在预期出现偏头痛伴随症状前，曲类或麦角类药物治疗可缓解。

（4）无药物过度使用，也不能归于其他疾病。

（二）紧张性头痛

1. 偶发性紧张性头痛

（1）平均每月发作天数 < 1 天至少发作 10 次以上（每年发作天数 < 12 天）并符合诊断标准（2）~（4）。

（2）头痛持续 30 分钟 ~ 7 天。

（3）头痛至少有以下特点中的 2 个：①双侧头痛；②性质为压迫性或紧箍样（非搏动性）；③轻到中度头痛；④日常活动如行走或爬楼梯不加重头痛。

（4）符合以下两条：①无恶心和呕吐；②畏光和畏声中不超过一个。

（5）不能归因于其他疾病。

2. 频发性紧张性头痛

（1）有符合标准（2）~（4）的至少 10 次发作，至少 3 个月每月头痛发作 1 ~ 14 天（每年头痛发作天数≥ 12 天，< 180 天）。

（2）持续 30 分钟 ~ 7 天。

（3）至少符合下列四项中的两项：①双侧性；②压迫或紧缩性；③轻至中度；④不会因为日常体力活动加重。

（4）符合以下两项：①无恶心和呕吐；②无畏光畏声或仅有其中之一。

（5）其他 ICHD-3 诊断不能更好解释。

3. 慢性紧张性头痛

（1）有符合标准（2）~（4）的至少 10 次发作，至少 3 个月每月头痛发作天数≥ 15 天（每年头痛发作天数≥ 180 天）。

（2）持续数小时或数天或持续不断。

（3）至少符合下列 4 项中的 2 项：①双侧性；②压迫或紧缩性；③轻至中度；④不会因为日常体力活动加重。

（4）符合下列 2 项：①无畏光、畏声及轻度恶心症状，或有其中之一；②无中重度恶心和呕吐。

（5）其他 ICHD-3 诊断不能更好解释。

4. 很可能的紧张性头痛

紧张性头痛样头痛，仅 1 项不满足上述紧张性头痛及其亚型的标准，且不符合其他头痛疾病的诊断标准。

（三）三叉神经痛

三叉神经痛具有以下特点，头痛通常位于一侧，常常有突出的颅副交感神经的自主特点。实验室及功能影像学检查提示这些症状激活了三叉副交感神经反射，而颅交感神经功能失调临床征象是继发的。

1. 丛集性头痛诊断标准

（1）至少 5 次满足（2）~（4）条件的发作。

（2）重度或极重度单侧眶、眶上和 / 或颞部疼痛，持续 15 ~ 180 分钟。

（3）符合下列一项或两项：①在头痛侧至少有下列一项：结膜充血或流泪；鼻塞或流涕；眼睑水肿；前额和面部出汗；前额和面部发红；感觉耳部胀满；瞳孔缩小或上睑下垂。②感觉不安或躁动。

（4）疾病活动期超过一半的时间头痛发作频率在隔天 1 次到每天 8 次之间。

（5）其他 ICHD-3 诊断不能更好解释。

阵发性丛集性头痛：①发作符合丛集性头痛的诊断标准，呈现出阵发性（丛集期）；② 2 次丛集期至少持续 7 天到 1 年（未治疗时），无痛间隔期超过 1 个月。

慢性丛集性头痛：①发作符合丛集性头痛的诊断标准；②发作没有缓解期，或缓解期持续时间少于 1 个月。

2. 阵发性偏侧头痛诊断标准

（1）至少 20 次发作符合标准（2）~（4）。

（2）伴眼眶、眶上、颞部的重度单侧头痛，持续 2 ~ 30 分钟。

（3）至少伴有以下颅自主神经症状或体征之一，同时伴有同侧头痛：①结膜充血和 / 或流泪；②鼻塞和 / 或流涕；③眼睑水肿；④额面部出汗；⑤额面部潮红；⑥耳闷胀感；⑦瞳孔缩小和 / 或上睑下垂。

（4）发作频率超过每天 5 次的时间至少占一半。

（5）治疗剂量的吲哚美辛可完全预防发作。

（6）不能归因于其他疾病。

发作性阵发性偏侧头痛：①发作符合阵发性偏侧头痛的诊断标准；②至少有 2 次持续 7 天 ~ 1 年（未经治疗）的发作，其中有间隔≥ 1 个月的无痛期。

慢性阵发性偏侧头痛：①发作符合阵发性偏侧头痛的诊断标准；②发作超过 1 年无缓解或缓解期 < 1 个月。

3. 短暂性偏侧神经痛样头痛（short-lasting unilateral neuralgiform headache，SUNCT）发作诊断标准

（1）至少 20 次发作符合标准（2）~（4）。

（2）伴眼眶、眶上、颞部和 / 或其他三叉神经分布部位的中度或重度单侧头痛，持续 1 ~ 600 秒的单一刺痛连串刺痛或锯齿波模式的刺痛。

（3）至少伴有以下颅自主神经症状或体征之一，同时伴有同侧头痛：①结膜充血和 / 或

流泪；②鼻塞和 / 或流涕；③眼睑水肿；④额面部出汗；⑤额面部潮红；⑥耳闷胀感；⑦瞳孔缩小和 / 或上睑下垂。

（4）当疾病活跃时，发作频率至少超过半天时间。

（5）不能归因于其他疾病。

短暂性偏侧神经痛样头痛（SUNCT）发作伴结膜充血和流泪：①发作符合短暂性偏侧神经痛样头痛发作的诊断标准；②同时有结膜充血和流泪。

阵发性 SUNCT：①发作符合 SUNCT 的诊断标准，呈阵发性；②至少 2 次阵发性发作持续 7 天 ~ 1 年，其中间隔≥ 1 个月的无痛缓解期。

慢性 SUNCT：①发作符合 SUNCT 的诊断标准；②发作超过 1 年无缓解或缓解期 < 1 个月。

伴脑自主神经症状的短暂性偏侧神经痛样头痛发作（SUNA）：①发作符合短暂性偏侧神经痛样头痛发作的诊断标准；②结膜充血或流泪中仅有 1 项或无。

阵发性 SUNA：①发作符合 SUNA 的诊断标准，并呈阵发性；②至少有 2 次持续 7 天 ~ 1 年的发作，其中间隔≥ 1 个月的无痛缓解期。

慢性 SUNA：①发作符合 SUNA 的诊断标准；②发作超过 1 年无缓解或缓解期 < 1 个月。

4．持续性偏侧头痛

（1）单侧头痛符合标准（2）~（4）。

（2）持续超过 3 个月，逐渐加重的中重度疼痛。

（3）符合以下 1 条或 2 条（至少伴有以下症状或体征之一，同时伴有同侧头痛）：①结膜充血和 / 或流泪；②鼻塞和 / 或流涕；③眼睑水肿；④额面部出汗；⑤额面部潮红；⑥耳闷胀感；⑦瞳孔缩小和 / 或上睑下垂；坐立不安或烦躁，或运动后疼痛加剧。

（4）对吲哚美辛的治疗剂量有反应。

（5）不能归因于其他疾病。

5．可能三叉自主神经性头痛

（1）除 1 项外，头痛发作符合丛集性头痛诊断标准（1）~（4）或阵发性偏侧头痛诊断标准（1）~（5），或短暂性偏侧神经痛样头痛发作诊断标准（1）~（4），或持续性偏侧头痛诊断标准（1）~（4）的全部。

（2）不符合 ICHD-3 中其他头痛疾病的诊断标准。

（3）没有另一个 ICHD-3 的头痛疾病诊断能更好地解释。

（四）其他原发性头痛

1．原发性咳嗽性头痛诊断标准

（1）至少 2 次符合标准（2）~（4）的头痛发作。

（2）仅在咳嗽、用力和 / 或屏气法（Valsalva 动作）检查时发生或由其诱发。

（3）突然发生。

（4）持续 1 秒 ~ 2 小时。

（5）没有另一个 ICHD-3 的头痛疾病诊断能更好地解释。

2．原发性运动性头痛诊断标准

（1）至少 2 次符合标准（2）和（3）的头痛发作。

（2）仅在剧烈的体育运动期间发生或由之诱发。

（3）持续时间 < 48 小时。

（4）没有另一个 ICHD-3 的头痛疾病诊断能更好地解释。

3．性交性头痛诊断标准

（1）至少 2 次符合标准（2）~（4）的头和 / 或颈痛发作。

（2）仅在性行为期间发生或因之诱发。

（3）符合下列 1 项或 2 项：①疼痛随性兴奋程度的增加而加重；②临近高潮或高潮时头痛程度爆发。

（4）程度重者持续 1 分钟 ~ 24 小时和 / 或程度轻者可持续 72 小时。

（5）没有另一个 ICHD-3 的头痛疾病诊断能更好地解释。

4．原发性霹雳性头痛诊断标准

（1）剧烈头痛发作符合标准（2）和（3）。

（2）突发，在 1 分钟内达到高峰。

（3）持续时间≥ 5 分钟。

（4）没有另一个 ICHD-3 的头痛疾病诊断能更好地解释。

5．冷刺激性头痛诊断标准

（1）头受冷刺激导致的头痛：①至少 2 次符合标准②和③的头痛发作。②仅在头部受外来冷刺激时发生或因之诱发。③去除冷刺激后 30 分钟内疼痛缓解。④没有另一个 ICHD-3 的头痛疾病诊断能更好地解释。

（2）摄入或吸入冷刺激导致的头痛：①至少 2 次符合标准②和③的急性额或颞部头痛发作。②腭和 / 或咽后壁受到摄入冷食物、饮料或吸入冷空气造成的冷刺激后立即发生。③去除冷刺激后 10 分钟内头痛缓解。④没有另一个 ICHD-3 的头痛疾病诊断能更好地解释。

6．外压性头痛诊断标准

（1）外部压迫性头痛：①至少 2 次符合标准② ~ ④的头痛发作。②前额或头皮受到持续外部压迫 1 小时内诱发和发生。③被压迫部位最严重。④外部压迫解除后 1 小时内头痛缓解。⑤没有另一个 ICHD-3 的头痛疾患诊断能更好地解释。

（2）外部牵拉性头痛：①至少 2 次符合标准②～④的头痛发作。②仅在头皮受到外部持续牵拉时诱发和发生。③受牵拉部位最严重。④牵拉解除后 1 小时内头痛缓解。⑤没有另一个 ICHD-3 的头痛疾病诊断能更好地解释。

7．原发性针刺样头痛诊断标准

（1）自发的单次或连续针刺样头痛，符合标准（2）～（4）。

（2）每次针刺痛持续数秒。

（3）针刺样痛复发频率不规则，从每天 1 次到多次。

（4）没有脑自主神经症状。

（5）没有另一个 ICHD-3 的头痛疾病诊断能更好地解释。

8．硬币性头痛诊断标准

（1）持续或间断性符合标准（2）的头痛。

（2）仅累及头皮 1 个区域，具下列 4 项特征：①边界清晰；②固定大小和形状；③圆形或椭圆形；④发作区域直径 1～ 6cm。

（3）没有另一个 ICHD-3 的头痛疾病诊断能更好地解释。

9．睡眠性头痛诊断标准

（1）反复发作符合标准（2）～（5）的头痛。

（2）仅在睡眠中发生且导致觉醒。

（3）每月发作≥ 10 天，持续 3 个月以上。

（4）觉醒后持续 15 分钟～ 4 小时。

（5）无脑自主神经症状或不安。

（6）没有另一个 ICHD-3 的头痛疾病诊断能更好地解释。

10．新发每日持续性头痛（NDPH）诊断标准

（1）符合标准（2）和（3）的持续头痛。

（2）起病被明确、清晰地记得，24 小时内疼痛变成持续和无间断。

（3）头痛发作时间＞3 个月。

（4）没有另一个 ICHD-3 的头痛疾病诊断能更好地解释。

二、继发性头痛

（一）源于头颈部损伤或肿瘤的头痛

若有明显外伤史，脑部受伤后（有或无意识丧失）不久立即开始的头痛，可导致有时

存在错误的记忆、人格改变，或两者兼而有之。

轻度至重度头痛，病情可能逐步恶化，病初常有缓解 – 复发，最终演变成持续性头痛而无缓解，在患者改变体位时可能出现视物模糊，可能会伴随动作笨拙、无力、神志不清、恶心、呕吐、抽搐或视力受损。

（二）源于颅或颈椎部血管病变的头痛

1. 归因于脑缺血事件的头痛。
2. 归因于非创伤性颅内出血的头痛。
3. 归因于血管畸形破裂的头痛。
4. 归因于动脉炎的头痛。
5. 归因于颈动脉或椎动脉疾病的头痛。
6. 归因于颅静脉疾病的头痛。
7. 垂体脑卒中引起的头痛。

（三）源于非血管性颅内疾病的头痛

1. 归因于脑脊液（CSF）压力增加的头痛。
2. 归因于脑脊液（CSF）压力低的头痛。
3. 归因于非传染性炎症性颅内疾病的头痛。
4. 鞘内注射引起的头痛。
5. 癫痫发作引起的头痛。
6. 归因于 1 型小脑扁桃体下疝畸形阿 – 奇（Arnold-Chiari）畸形的头痛。
7. 归因于其他非血管性颅内疾病的头痛。

（四）使用或接触某种物质引起的头痛

药物过度使用性头痛（MOH）诊断标准：①头痛患者每月至少有 15 天出现头痛。②超过 3 个月时间内经常过度使用一种或多种可用于急性和 / 或对症治疗头痛的药物。③另一个 ICHD-3 的头痛疾病诊断不能更好地解释这个问题。

MOH 是最常见的继发性头痛类型，其症状是频繁或每天头痛，疼痛性质与紧张性头痛或偏侧头痛相似，这种头痛最初对镇痛药有一定反应，但此后又会重新出现。

常见的使用或接触某种物质引起的头痛有以下几种。

1. 一氧化氮引起的头痛。
2. 磷酸二酯酶抑制剂引起的头痛。
3. 一氧化碳引起的头痛。

4．酒精引起的头痛。
5．可卡因引起的头痛。
6．组胺引起的头痛。
7．降钙素基因相关肽诱发的头痛。
8．外源性急性升压药引起的头痛。

（五）归因于物质戒断反应的头痛

1．咖啡因戒断性头痛。
2．阿片类药物戒断性头痛。
3．雌激素戒断性头痛。
4．归因于长期停用其他物质的头痛。

（六）源于感染的头痛

1．归因于细菌性脑膜炎或脑膜脑炎的头痛。
2．归因于病毒性脑膜炎或脑炎的头痛。
3．归因于颅内真菌或其他寄生虫感染的头痛。
4．归因于局部脑部感染的头痛。
5．归因于全身感染的头痛。

（七）源于内环境紊乱的头痛

1．归因于缺氧和 / 或高碳酸血症的头痛。
2．透析性头痛。
3．归因于动脉高压的头痛。
4．甲状腺功能减退引起的头痛。
5．归因于禁食的头痛。
6．归因于心脏性疾病的头痛。
7．归因于其他内环境稳态失衡的头痛。

（八）源于颅、颈、眼、耳、鼻窦、牙、口或其他面颈部结构性病变的头面痛

1．头　头皮、肌肉、骨膜等发生感染、损伤或生长肿瘤时，引起的头痛。
2．颈　颈椎棘突压迫，与颈神经受刺激有关。
3．眼　急性青光眼，屈光不正等引起的头痛。
4．耳　中耳炎，内耳炎等引起的头痛。

5．鼻窦　急性鼻窦性头痛。

6．牙　龋齿，牙劈裂等引起的头痛。

7．口　口腔溃疡，感染等引起的头痛。

8．其他　颞颌关节疾病等引起的头痛。

（九）源于精神疾病的头痛

1．归因于躯体化障碍的头痛。

2．归因于精神病的头痛。

三、痛性颅神经病、其他面部疼痛和其他类头痛

1．归因于舌咽神经病变或疾病的疼痛。

2．归因于中间神经元病变或疾病的疼痛。

3．枕神经痛。

4．颈－舌综合征。

5．疼痛性视神经炎。

6．归因于缺血性动眼神经麻痹的头痛。

7．痛性眼肌麻痹综合征。

8．三叉神经节旁综合征。

9．反复疼痛的眼肌麻痹性神经病。

10．灼口综合征。

11．持续特发性面痛。

12．中枢神经性疼痛。

（叶益超　王　毅　张　赛　李焰生　高广生　江　文　雷　平
纪　勇　吕佩源　耿德勤　周厚广　卢祖能　陈　杨　田　晔）

参考文献

[1] Arnold M. Headache Classification Committee of the International Headache Society（IHS）the International Classification of Headache Disorders，3rd edition [J]. Cephalalgia，2018，38：1-211.

[2] Vetvik KG，Benth JS，MacGregor EA，et al. Menstrual versus non-menstrual attacks of migraine without aura in women with and without menstrual migraine [J]. Cephalalgia，2015，35：1261–1268.

[3] Giffin NJ，Lipton RB，Silberstein SD，et al. The migraine postdrome：an electronic diary study [J].

Neurology，2016，87：309–313.

[4] Lebedeva ER，Gurary NM，Gilev DV，et al. Prospective testing of ICHD-3 beta diagnostic criteria for migraine with aura and migraine with typical aura in patients with transient ischemic attacks [J]. Cephalalgia，2018，38：561-567.

[5] Viana M，Linde M，Sances G，et al. Migraine aura symptoms：duration，succession and temporal relationship to headache [J]. Cephalalgia，2016，36：413–421.

[6] Osman, zgür, Yaln，et al. Phenotypic features of chronic migraine [J]. J Headache Pain，2016，17：26.

[7] Ashina M. Nitric oxide synthase inhibitors for the treatment of chronic tension-type headache [J]. Expert Opin Pharmacother，2002，3：395–399.

[8] Schwartz BS，Stewart WF，Simon D，et al. Epidemiology of tension-type headache [J]. JAMA，1998，4：381–383.

[9] Goadsby PJ，Lipton RB. A review of paroxysmal hemicranias，SUNCT syndrome and other short-lasting headaches with autonomic features，including new cases [J]. Brain，1997，120：193–209.

[10] Chen PK，Fuh JL，Wang SJ. Cough headache：a study of 83 consecutive patients [J]. Cephalalgia，2009，29：1079–1085.

[11] Linn FHH，Wijdicks EFM. Causes and management of thunderclap headache：a comprehensive review [J]. Neurologist，2002，8：279–289.

[12] Liang JF，Wang SJ. Hypnic headache：A review of clinical features，therapeutic options and outcomes [J]. Cephalalgia，2014，34：795–805.

[13] Peres MF，Lucchetti G，Mercante JP，et al. New daily persistent headache and panic disorder [J]. Cephalalgia，2011，31：250–253.

[14] Nampiaparampil DE. Prevalence of chronic pain after traumatic brain injury：a systematic review [J]. JAMA，2008，300：711–719.

[15] Chong CD，Schwedt TJ. White matter damage and brain network alterations in concussed patients：a review of recent diffusion tensor imaging and resting-state functional connectivity data [J]. Curr Pain Headache Rep，2015，19：485.

[16] Neely ET，Midgette LA，Scher AI. Clinical review and epidemiology of headache disorders in US service members：with emphasis on post-traumatic headache [J]. Headache，2009，49：1089–1096.

[17] Rocha-Filho PA. Post-craniotomy headache：a clinical view with a focus on the persistent form [J]. Headache，2015，55：733–738.

[18] Lopes Azevedo L，Breder R，de A Santos DP，et al. Ischemic stroke presenting as thunderclap headache：report of two cases and review of the literature [J]. Eur Neurol，2011，66：133–135.

[19] Graff-Radford J, Fugate JE, Klaas J, et al. Distinguishing clinical and radiological features of non-traumatic convexal subarachnoid hemorrhage [J]. Eur J Neurol, 2016, 23 : 839–846.

[20] Nomura M, Mori K, Tamase A, et al. Cavernous sinus dural arteriovenous fistula patients presenting with headache as an initial symptom [J]. J Clin Med Res, 2016, 8 : 342–345.

[21] Planche V, Chassin O, Leduc L, et al. Sturge–Weber syndrome with late onset hemiplegic migraine-like attacks and progressive unilateral cerebral atrophy [J]. Cephalalgia, 2014, 34 : 73–77.

[22] Aktan C, Ozgü R, Sindel T, et al. Characteristics of headache during and after digital substraction angiography: a critical re-appraisal of the ICHD-3 criteria [J]. Cephalalgia, 2017, 37 : 1074–1081.

[23] Yri HM, Jensen RH. Idiopathic intracranial hypertension: clinical nosography and field testing of the ICHD diagnostic criteria. A case-control study [J]. Cephalalgia, 2015, 35 : 553–562.

[24] Raza-Knight S, Mankad K, Prabhakar P, et al. Headache outcomes in children undergoing foramen magnum decompression for chiari I malformation [J]. Arch Dis Child, 2017, 102 : 238–243.

[25] Kruuse C, Jacobsen TB, Lassen LH, et al. Dipyridamole dilates large cerebral arteries concomitant to headache induction in healthy subjects [J]. J Cereb Blood Flow Metab, 2000, 20 : 1372–1379.

[26] Marchioni E, Tavazzi E, Bono G, et al. Headache attributed to infection: observations on the HIS classification (ICHD-Ⅱ) [J]. Cephalalgia, 2006, 26 : 1427–1433.

[27] Leligdowicz A, Fischer WA 2nd, Uyeki TM, et al.Ebola virus disease and critical illness [J]. Crit Care, 2016, 20 : 217.

附：

中国老年医学学会神经医学分会简介

中国老年医学学会神经医学分会成立于2016年3月18日。神经医学分会先后参与总会老年医学科技与创新大会、举办神经医学学术交流、开展“痴呆与正常颅压性脑积水”等继续教育培训活动100余场。分会加强与国内外研究机构的合作，瞄准国际前沿，积极引进和利用高新技术，重视科研与临床实践相结合，推进转化医学发展。

2016年8月，国家重点研发计划“生物医用材料研发与组织器官修复替代”重点专项已完成评审，以张赛教授作为首席科学家牵头申报的“脊髓损伤及脑损伤再生修复生物材料产品的研发”项目成功获得国家科技部重点研发计划立项支持，这标志着我国在中枢神经损伤功能再生修复材料的临床研究和产品研发已进入实质攻坚阶段。中国科学院战略先导项目“神经再生胶原支架治疗神经创伤”在临床初获成功；撰写并发布《卒中后神经源性膀胱诊治专家共识》，获得军队科技进步二等奖。张赛会长、王毅副会长等参加编撰了《中国特发性正常压力脑积水诊治专家共识》和主编相关著作等。

会　长：张　赛

副会长：张俊廷　余新光　李焰生　张杰文　王　毅　周　东　江　文　冯　华　高广生

总干事：程世翔

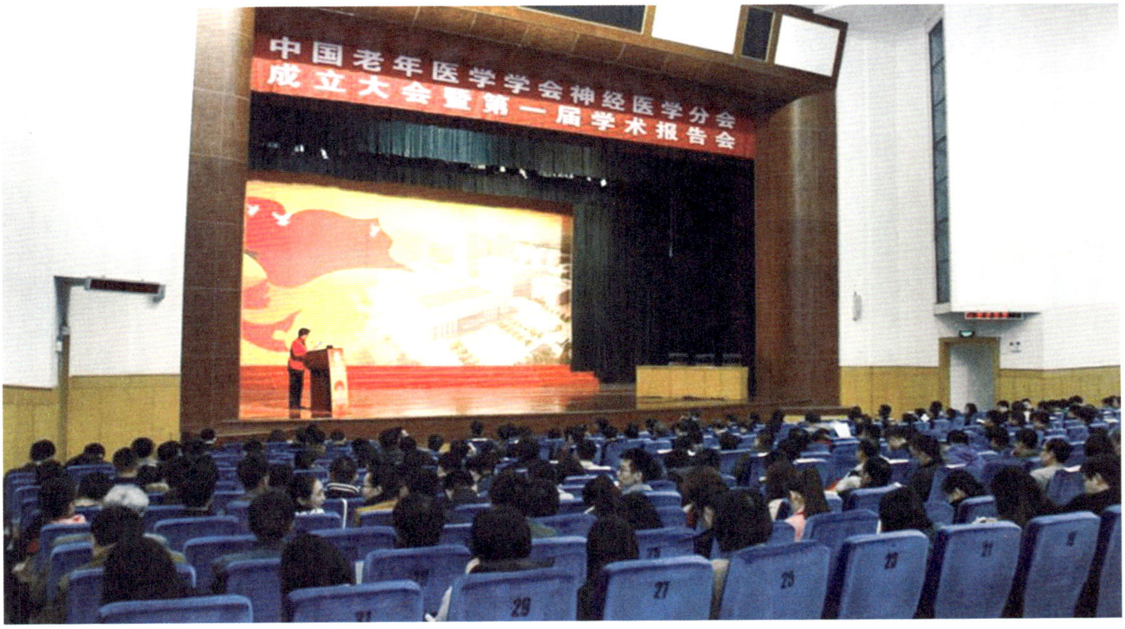

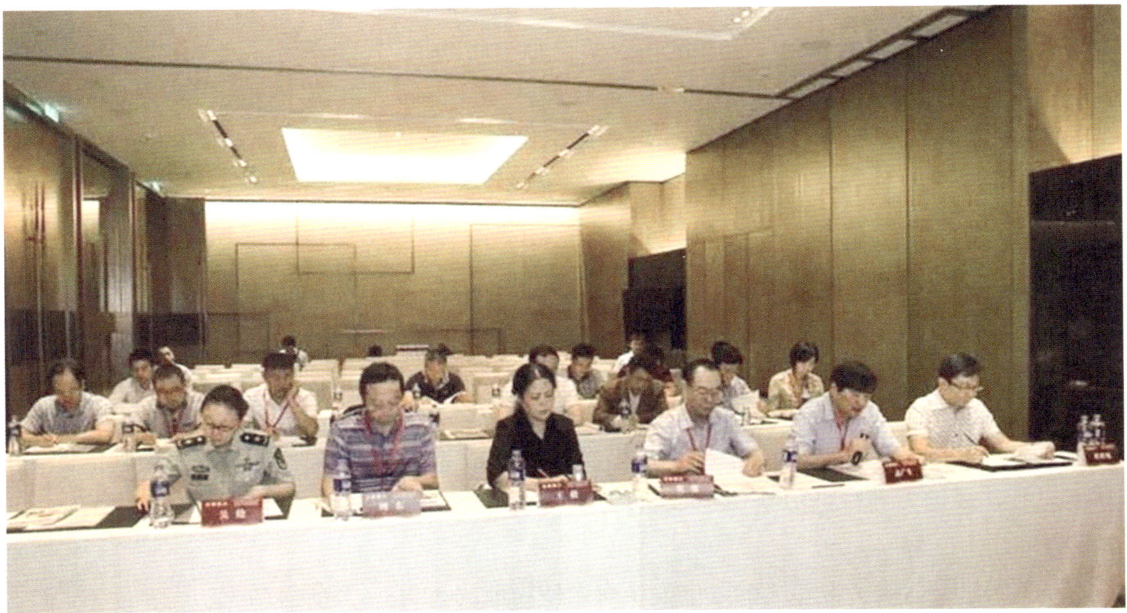

17 老年医疗照护与科技创新

中国老年医学学会医疗照护分会

一、失能老人长期照护关键技术研究与推广

老年医疗照护以满足失能老人长期照护服务需求为立足点，围绕失能老人日常生活中影响生命健康质量的主要问题展开系列照护技术创新研究，改革了跌倒防护、管道维护、血栓预防、压疮防治、康复护理五大照护技术，并成功研发了防跌倒训练平台、胃管固定装置、康复手套、足托板等15项照护器具。

（一）建立老年人跌倒防控综合管理系统

医疗照护分会研究并建立了新的集风险评估、防跌训练、远程教育、反馈评价于一体的老年人跌倒防控综合管理系统。研究基于2011版《老年人跌倒干预技术指南》，开发了老年人跌倒风险测评系统，实现了老年人跌倒风险的线上预测，并利用计算机自动伺服，自动反馈个体化的老年人跌倒风险评估报告，为老年人提供针对性的跌倒预防指导。

对于跌倒风险筛查结果高危的老年人群，利用研发的防跌倒训练平台，通过在安全的环境下，可模拟日常生活中多种因突然干扰发生的无意识跌倒状况，提高了老年人对意外跌倒的反应能力。

利用设计搭建的防跌倒适老性环境改造小屋，通过让老年人模拟日常的居家生活，提高了老年人对环境中跌倒风险的认识。

建立了跌倒防控远程教育中心，在借助网络播放系列跌倒预防健康教育视频的同时，为社区居家老年人进行远程指导示范和咨询答疑，提高了老年人对跌倒危险因素的认知和自我管理能力。

经应用研究显示，老年人的跌倒发生率由使用前的21.43%降至4.76%。

（二）创新并规范了管道管理系统

创新了胃管、尿管、气管套管等管道维护和胃肠管置管技术，规范了置管流程和方案：针对老年人常见的留置管道（胃管、尿管、气管套管）发生导管移位或部分脱出、管路感染、管路堵塞等问题，本研究团队在临床上开展了系列管道留置及维护相关技术研究，成功研发了新的气管切开套管专用敷料、胃管固定装置等护理器具，最终使管道感染、管道滑脱的发生率分别降低了 24.5% 和 34.3%。

利用腹部按摩间接刺激胃肠起搏点促进肠道蠕动的原理，推出了适用于不同体型需求的胃肠管置管腹部按摩法，并规范了置管流程和方案，最终使胃肠管置管 72 小时成功率达 80%，远高于同类研究报道的 68.7%，且患者对腹部按摩的耐受性好、接受度高，探索了无创条件下提高置管成功率的可能性。

建立误吸“高危评估 – 分级管理 – 动态评估 – 会诊检查”标准化流程，实施鼻饲管理流程使误吸的发生率从 14% 降至 7.3%，有效降低了鼻饲患者的误吸发生率，提高了患者及家属的满意度。

（三）创新了下肢深静脉血栓评估与预防新方法

制定了新的手术 / 创伤患者下肢深静脉血栓评估表，并提出了以呼吸节拍引导足踝运动预防血栓的新方法。

在文献循证研究的基础上，编制了包含 2 个风险因素评估模块、1 个标准风险分级模块和 1 个标准预防措施方案模块的手术 / 创伤患者下肢深静脉血栓评估表，为各级护理人员快速识别风险、及时采取措施、标准规范预防提供可操作的工具。

利用呼吸节拍引导足踝运动，率先在国内建立了包括站、卧、立位 5 种血栓预防功能锻炼的新方法，成功解决了以前运动时间、频率难以把控的问题。经临床研究验证，该锻炼方法使静脉血流峰速增加至 89.8cm/s，且持续时间达 3.8 秒，单位时间内血流量达到 114.3ml，有效降低了血栓形成的风险。

（四）创新压疮防治护理新方案

设计研发了压疮创面图像分析软件和一种用于压疮预防与治疗的新型敷料，建立了不同分期压疮防治护理的新方案。

将图像处理技术应用于压疮创面分析，设计研发了压疮创面图像分析软件，并通过与医院移动信息设备结合使用，在国内首次实现了压疮面积和分期的电子化评估，增加了创面评估的精准度。

研发了一种用于压疮预防与治疗的新型敷料，通过将藻酸盐、半透膜、吸水树脂颗粒合理分层并结合软管、PVC 管和延长管使用的方式，实现了降低局部皮肤温度、提高皮肤对压力耐受性、抑制细菌生长等功能，从而降低了压疮发生的风险。

基于以上研究，分会建立了不同分期压疮防治护理的新方案，并成功治愈了一例骶尾部四期压疮患者，其为经多科会诊局部清创、负压吸引、促伤口生长药物治疗等多种方法仍迁延不愈达 2 年 7 个月的老年患者。该研究成果曾在第四届世界创伤愈合学会联盟大会压疮专题上进行大会报告，获得了到会专家一致肯定。

（五）提出早期康复护理综合干预新策略

分会提出了针对肢体功能障碍失能老人的早期康复护理综合干预新策略。在国内率先提出了将良肢位摆放、向心性加压缠绕、冷热交替法、上肢被动训练及主动训练（关节辅助运动的规范手法、揉捏按摩法、对指训练）等康复护理手法进行综合应用的干预策略，并在应用中不断优化，明显改善了住院脑卒中患者手肿胀程度、掌指关节活动度及肢体功能，提高了患者的生活自理能力。并通过系统培训照护者掌握系列肢体功能康复护理技能，显著提高了出院后脑卒中患者的日常生活活动能力和运动功能，增加了远期康复效果。此外，我们还发明了康复手套、足托板等肢体康复辅助工具，为促进脑卒中患者肢体功能康复提供帮助。

二、长期照护标准与规范化管理

跌倒防护、管道维护、血栓预防等照护技术的改良与创新，为失能老人长期照护服务的开展提供了技术保障，但是有技术却没有合适的规范化教材和管理模式进行推广和普及，那么失能老人长期照护的推行无异于纸上谈兵。因此，我们编写并出版了我国首部失能老人长期照护技能培训国家级规划教材，作为老年照护行业的标准，推进了老年照护人员规范化培训进程。

（一）编写并出版长期照护技能培训国家级规划教材

分会编写并出版的《中国老年医疗照护：技能篇（日常生活和活动）》等系列教材，以图文并茂的形式围绕老年人日常生活和活动中的基础照护技术，贯穿身心并护理念，清晰地讲述了如何进行老人居家环境的评估和适老性居家环境的构建、如何进行老年人的清洁及舒适照护、老年人的进食原则及如何进行各种类型的营养照护、如何进行老年人的排泄和睡眠照护、如何进行老年人的身体活动训练和常见疾病的运动康复以及如何帮助老年人参与社会活动等。

该成果于 2017 年出版，并在北京市、河北省、江苏省、四川省、浙江省、甘肃省、海南省的 100 家医院和养老服务中心进行推广应用。此外，我们还编写出版了《失能老人长期照护指导手册》《老年护理技能实训》《社区护理技能实训》《康复护理技能实训》等教材，培养了1000余名老年照护骨干。

（二）构建失能老人慢性病管理新模式

分会构建了以信息化云管理平台为依托、以高血压管理为代表的失能老人慢性病管理新模式：针对失能老人合并慢性病种类多、以居家照护为主的这一现象，我们以高血压管理为突破口，合作开发了集远程监测、综合管理于一体的高血压云管理平台。该平台采用云服务器对海量数据进行存储，采用物联网技术与动态血压监测设备对接，实现数据直传，应用层包含患者端的微信公众号、医师护士客户端和后台管理端，由专业的医护团队在平台应用的基础上，通过门诊诊断评估、远程血压监测、远程健康教育、远程指导实现了对居家高血压患者的综合管理。经临床大量研究验证，基于云平台的高血压管理模式不仅使高血压患者白天、夜间、清晨的血压达标率平均提高了39.33%，还显著提高了患者对高血压相关知识的认知、治疗态度和治疗依从性，为失能老人慢性病的管理开辟了一条新道路。

我们还建立了以脑卒中健康管理、骨折康复护理等为代表的失能老人长期照护信息平台，共计指导照护失能老人2000余名。

三、长期照护服务体系建立与完善

分会改良和创新失能老人长期照护的主要照护技术，并进行推广和应用。建立了我国首个以失能老人功能障碍程度为主要分级依据的《失能老人分级照护标准》，并率先明确了失能老人照护质量评价的内容，完善了我国长期照护服务体系。

（一）建立《失能老人分级照护标准》

通过研究发现，功能障碍程度是影响失能老人生活质量的主要因素，且不同功能障碍程度失能老人每天所需照护时数及照护服务内容不同。因此，我们将功能障碍程度作为老人失能的主要分级依据，通过对不同等级失能老人日常照护的服务项目进行客观统计和时间测算，完成了我国首个《失能老人分级照护标准》的制定，规范了不同失能老人的照护服务内容。该标准目前已写入《失能老人长期照护指导手册》，为我国长期照护服务标准的制定提供了蓝本。

（二）制定了长期照护质量评价标准

率先在国内明确了失能老人长期照护质量评价的内容，完善了长期照护服务体系：在文献循证研究的基础上，通过德尔菲专家咨询法对北京市 5 家三级甲等医院和 2 所养老护理中心的 25 名从事老年医学、老年护理、慢病管理工作的专家进行咨询调查，最终确立了含要素质量评价（照护人员素质评价是基础）、环节质量评价（专项护理技能评价是重点）和终末质量评价（护理安全评价是关键）3 个一级项目、14 个二级项目和 80 个三级项目的失能老人照护质量评价指标，明确了失能老人长期照护质量评价的内容。

该成果的应用，达到了全面、系统评价失能老人照护质量的目的，填补了失能老人照护质量评价领域的空白，完善了我国的长期照护服务体系。

四、建立高龄老年慢病“身心并护”护理模式

针对高龄患者基础疾病多、身心问题突出、病情复杂危急的特点，对心理护理方法、人性化护理需求及健康教育进行了深入系统的研究，创建了“专病专护，九个一致”的多科协作特护模式和老年慢病“身心并护”护理模式，提高了高龄老年慢病患者的生活质量。

（一）建立老年健康教育综合管理路径

1．对老年慢病急性发作的预防进行健康教育策略和效果研究，减少再入院率　通过对 268 例慢性心血管、肾脏疾病及输液治疗患者实施集中培训、实物模拟、面谈访视等针对性、个性化策略，并经过半年至 1 年的随访分析和问卷调查评价教育效果。研究显示，心力衰竭患者再入院率由 51.7% 降至 18.52%；教育后患者在合理膳食、生活方式、服药、并发症控制方面有明显改善；输液前中后知识掌握程度显著提高；慢性肾病患者血清清蛋白、转铁蛋白水平明显升高（$P < 0.05$）。因此，老年慢病患者经健康教育可达到改善营养状态、提高服务满意率和延缓病情进展的目的。

2．对老年慢病急性发作的预防进行健康教育模式和方法研究，提高生活质量　借鉴临床路径的理论和实施方法，通过评估健康教育对象生理、心理、社会和文化需求，制订针对性、有序性和时间性的健康教育路径表，对高龄卧床下肢动脉血栓形成患者实施路径式健康。对患者进行健康教育，提高了健康生活方式和遵医行为。通过实施入院到出院全程的健康教育，改善了老年患者睡眠、排泄障碍。糖尿病是认知功能和执行功能障碍的危险因素之一，容易出现遗忘、兴趣减弱、依赖增强等问题，利用“糖尿病看图对话教育”项目工具，对老年糖尿病患者行个体化分层定式健康教育，促进了患者知识掌握、遵医行为和学习兴趣，提高了患者自我管理的积极性和效果，进而改善了老年慢病患者的生活质量。

3．拓展和丰富老年慢病预防健康教育的形式，提高慢病患者自我防护

（1）成立了老年健康教育学校：开办了健康教育大讲堂，定期举办讲座，各专科护士长担任教员，对住院患者、家属及陪护进行了系统的健康知识教育。自开办以来，授课

589 场次，接受教育人数 5690 余人。

（2）拓宽了健康教育范围：定期下社区、干休所对老年人进行健康教育，指导健康饮食、活动和心理调整，促进心脑血管疾病及糖尿病的防治。从 2007 ~ 2013 年共走访社区 12 个、干休所 53 个，测血压 2000 人次，测血糖 989 人次，为我国社区健康人群的心脑血管疾病防治做出了贡献。

（二）开展老年慢病“身心并护”护理模式

首次将心理护理、康复护理与疾病护理在“身心并护”服务中统一起来，设计开发了标准化“老年慢病患者身心并护临床路径”，提高了老年慢病患者实施“身心并护”的规范性、标准性和可操作性。通过“老年患者情绪晴雨表”引导护士关注老年慢病患者心理情绪变化，提供个体化护理服务。提高了老年慢病患者的精细化护理标准和生活质量。

1. 论证老年病房开展“身心并护”服务的可行性和必要性，提供理论和技术依据

（1）老年尤其高龄慢病患者是心理护理的重要人群，有必要实施“身心并护”服务，提高老年病房护理人员综合素质为开展“身心并护”工作提供了可行性支持。通过开设心理沙龙、成立“心护”示范病区、设立心理疏导员、开发临床路径、开设“心护”处方等方法提高了“身心并护”服务质量，同时提高了护士学习心理学的兴趣。研究显示，98% 护士参加了心理护理沙龙活动，96% 护士参加了心理讲座，25% 护士参加了心理咨询师课程班学习，成功引导护理人员转变观念。长期坚持落实这些方式，提高了护理人员护患沟通的应对技巧，增加了护士的职业认同感。心理护理管理可操作、易评价，提升了服务满意度。本研究为实施“身心并护”服务提供了理论依据。

（2）对 85例老年长期机械通气患者、114 例老年肺癌开胸术患者和 40 例阿尔茨海默病患者照料者的焦虑抑郁情绪进行分析。探讨了需要层次理论、音乐疗法、访谈法和术侧上肢功能锻炼等方法对患者情绪的影响。研究发现，音乐治疗可降低患者焦虑、抑郁的程度，并能改善对患者心率、呼吸、血压、气道压及血氧饱和度的影响；应用音乐疗法 3 周后医院焦虑 / 抑郁评分由 9.0/9.5 降到 7.8/8.1；肺癌开胸术患者术前 3 天焦虑、抑郁状态得分为 68.57 ± 3.46、69.64 ± 7.49，通过进行上肢功能锻炼，术后第三天分别降至 49.77 ± 4.64、51.14 ± 6.38。由此可见，以上方法可减轻患者不良情绪对治疗和康复的影响，使患者在治疗、康复及生存过程中保持最佳身心状态，为开展“身心并护”服务提供了技术指导。

2. 设计开发老年慢病患者“身心并护”路径表，为开展心理护理提供技术支持

（1）有效引导、督促责任护士实施心理护理：老年慢病临床护理路径表将心理护理服务与常规护理工作密切结合，使责任护士重视患者心理护理。路径表根据老年患者住院诊疗规律分为 7 个阶段，每一阶段对应一个心理护理目标，并提供了相应的护理方法和内容，均可在 5 ~ 10 分钟内完成。该路径表尤其对轮转护士、新毕业护士的带教及低年资护士开

展心理护理有重要临床指导意义。通过 3 个月的实践，87.50% 责任护士认为心理护理路径表程序清晰易于实施，92.50% 责任护士认为护理方法简单有效。

（2）提高了老年患者护理服务满意度：采用随机抽样的方法选取 2011 年 1 ~ 6 月老年内科病房男性患者 60 例，年龄 65 ~ 96（82.50 ± 3.76）岁，按单双日入院时间，随机分为对照组和路径组，每组 30 例，比较实施路径前后护理服务满意度评价。护士（100%）均认为路径表能够有效帮助护士开展心理护理服务。路径组患者（96.67%）感受到了责任护士对自己负性情绪的关注，对获得的心理支持效果满意（100%），对护理服务满意度持更高认同（96.67%）。出院患者护理服务满意率由 96.2% 上升到 99.8%，提名表扬护士人数明显增加，较实施前（94%）有了显著提高（99%）（$P < 0.01$）。

3．设计开发“老年患者情绪晴雨表”，为心理护理服务效果提供了评价工具

（1）利用色彩心理学理论和图形记忆理论构建的信息交流平台，设计开发了集性格特点、情绪状态、原因分析、沟通策略于一体的实用性护理工具——“老年患者情绪晴雨表”。“老年患者情绪晴雨表”以表格形式进行展示，分类简便、直观形象，可帮助护士迅速了解患者情绪状态，进行情绪心理交接，辅助护士开展心理护理工作，为老年慢病管理开展“身心并护”服务效果评价提供了客观工具。

（2）对 60名老年住院患者的调查研究表明，“老年患者情绪晴雨表”可使责任护士增加对患者的情绪关注（98%），及时给患者提供必要的心理支持（100%），护理不良服务重复发生率为 0。患者对责任护士提供的心理护理服务满意率由 80.0% 提高到 96.7%。

（3）对责任护士使用该工具的调查显示，99% 的责任护士认为“老年患者情绪晴雨表”简便，100% 认为易操作，95% 认为可迅速了解患者情绪状态，96% 认为对开展心理护理有帮助。接班 1 小时后对 60 名接班护士进行询问，护士对不良情绪患者及其情绪状态掌握好（100%），对不良情绪的原因全部知晓率达 78.33%，对正确沟通应对的策略掌握达 91.67%。

五、构建老年急危重症及脑卒中急救新模式

针对传统脑卒中救护存在流程不畅、环节繁杂、护士专科化水平低下等问题，本研究以流程管理理论、适应性领导力理论为指导，采用质性与量性相结合的研究方法，现场追踪脑卒中院内救治流程，结合病例回顾分析流程运行效率，通过单因素和逐步多元 Logistic 回归对救治延迟的环节进行筛选、分析，得出延误的根本原因为：脑卒中团队成员就位不及时、多环节衔接不畅、患方决策延迟、护士专科化水平低下。

针对以上延误因素，结合国内外脑卒中救护现状和特点，创新性提出“脑卒中急救护士”概念，明确了脑卒中急救护士的角色、岗位职责及培训方案，构建以脑卒中急救护士为引导的“多学科一体化无缝隙”救护模式，充分发挥脑卒中急救护士引导者、协调者、

教育者、观察者、处置者、质控者、辅助决策者等角色职能，从核心能力培训、排班方案调整、建设脑卒中救治专科护士队伍、完善信息化建设和制度建设、优化硬件设施等方面全力保障脑卒中救护的快速、高效进行。

在该模式的运行下，脑卒中患者就诊至用上溶栓药物时间（door-to-needle time，DNT）中位数由 111 分钟逐步下降至 20 分钟，达到国际最先进水平，患者就诊至用股动脉穿刺时间（door-to-puncture time，DPT）下降至 70 分钟。模式运行至今，成功救治 7000 余名脑卒中患者，脑卒中溶栓率达到 12.6%，大血管再通率达 98.5%，治愈好转率达 98.2%。

本研究在国内首次提出"脑卒中急救护士"概念，设置脑卒中急救护士岗位，构建了适合我国国情的脑卒中急救护士引导的"多学科一体化无缝隙"救护模式，有效提高了脑卒中患者院内救治效率。该模式成功应用于上海市第七人民医院、苏州大学附属第二医院等 100 余家单位，使得以上医院脑卒中救治 DNT 中位数均低于 60 分钟，模式的成功经验多次在中国卒中大会上进行专题交流，获得了专家们的高度评价。中国人民解放军海军军医大学第一附属医院获批国家卫生健康委员会脑卒中筛查与防治示范基地，基地被评为"全国示范高级卒中中心"，获得了一致好评。中国人民解放军海军军医大学第一附属医院获批国家卒中中心唯一的脑卒中急救护士培训基地，为全国各大医院培养了 107 名脑卒中急救护士。分会在"脑卒中急救护士"的研究方面申请专利 4 项、发表核心期刊论文 22 篇、出版专著 2 部。

通过建立突出老年特色、流程清晰的急危重症救治绿色通道及现场急救标准化流程，确保急救过程的快速、有序、规范，提高了抢救成功率。建立了具有老年特色的急诊、急救绿色通道，制订急症救治"绿色通道"实施方案及流程，涵盖出诊人员组成及分工、物品准备、时间要求、报告制度等内容，将急诊出诊、就地抢救及回院后进一步治疗三部分进行整合，成功出诊救治近百例急危重症患者，成功率达到 99.8%。建立了高龄急危重症现场急救标准化流程图，包括心脑血管意外、呼吸心搏骤停、心衰、哮喘、消化道大出血、创伤等 7 大专科 20 余项应急流程，将病情观察、专科处置、心理护理等融合起来，形成了独具特色的急救服务流程规范。

六、构建了老年医疗照护培训体系

（一）首次颁布《老年照护师规范》团体标准

2018 年 11 月 1 日由国家标准委员会平台正式发布了《老年照护师规范》（T/CGSS 001—2018）中国老年医学学会团体标准。为配合国家卫生健康委员会《关于促进护理服务业改革与发展的指导意见》提出的"要加快辅助型护理人员的培养培训，构建形成一支由护士和辅助型护理从业人员队伍”精神，组织老年医疗、护理和照护等相关专家和管理者编制了该标准，该标准首次提出了老年照护师的定义，规定了老年照护师的初、中、高分级标准、通用条件、职业素养、培训考核要求，为老年照护师培养与等级评定提供了规范化指导。该标准作为全国首个《老年照护师规范》团体标准，分别在国家级、省部继续教育培训班及医养结合机构培训班进行解读，接受培训人员近3000人，目前已在近100家医疗、养老机构推广应用。

（二）创建“老年照护师”培训教学体系

针对目前居家、社区、机构等老年照护人员的特点，甄选制定了系列培训课程，编写出版配套教材《中国老年医疗照护教学与实践指导》，培训培养老年照护“讲师团”，制定推敲考核标准，每一个环节都经过千锤百炼、严格把关。

1. 培训大纲系统规范 《老年照护师培训大纲》规定了课程教学目标实现路径、课程章节目的要求、教学内容、重点难点及教学设计、实践教学内容和基本要求、课程考核及成绩评定以及建议学员的参考用书等系列内容。该课程通过对一般老年人日常生活照料、失能失智老年人长期照护等基础照护技术的学习，使学员全面了解老年人现存和潜在的健康问题，使其具备对不同身体状况老年人实施基础照护的能力；通过“身心并护”理念的渗透，使学员具备主动关注老年人心理健康的意识并掌握基本的沟通技巧。

2. 课程设置维度广泛 培训班共设480个学时，包括80学时理论授课、200学时实操训练、200学时临床见习三个部分，授课内容涵盖老年日常生活照护、老年常见问题照护、老年常见疾病照护等多个方面，授课形式包括幻灯片讲解、视频播放、现场示范、案例分析、情景讨论等，形式内容丰富新颖，培训效果良好。

3. 考核评价细致严谨 培训前，根据《老年照护师规范》通用条件，从学历、年龄、健康状况、职业态度等多个角度严格把关，训前摸底测试，结合具体情况，制订个性化培训方案；培训中，贯穿全程的阶段性理论和操作抽考；培训后，根据阶段性抽考成绩、出勤情况、学习表现等多方面给出整合成绩，考核合格者颁发证书。

4. 师资队伍训练有素 针对老年照护人员普遍“底子薄，系统学习长期搁置”特点，首先从培训“讲师”授课语言、授课形式、授课方法入手，实施通俗易懂、深入浅出、生动有趣的教学。师资团队包括专家顾问、理论授课讲师、技能培训指导老师3部分人员。专家顾问团队负责疑难问题指导，理论授课和技能指导老师分别负责具体培训实施。师资团队成员均为从事多年老年护理及老年照护的资深专家和管理人员。首期“老年照护师培训班”在京举办，参加培训班的学员分别来自西北、东北、华北、华南、东南、华中6个地区48家医疗、养老机构，共计200余人，经过系统学习和专业培训，参训学员全部通过了考试和考核，取得了老年照护培训师证书。

（三）创新培训模式培训实效显著

目前，已在北京、沈阳、宁波、成都、南京等城市分别举办共五期“老年照护师”培训班，培训对象是具有一定护理基础知识及技能，且为医养结合试点机构的在职医护人员以及养老护理员，理论考试、实操考核合格的学员将颁发老年照护师证书；老年照护师培训班依据《老年照护师规范》标准，按照教学体系化、教材标准化、教师高端化、教育同质化的总要求，学员们接受了老年照护技能、急救技能、老年常见病和慢性病表现及用药知识、心理疏导、居家常用医疗护理技术、家用医疗康复设备的使用方法等内容，近1000余名学员接受了培训。2018年、2019年分别举办“老年照护培训师”实训班，培养照护师资近500名。

培训合格持证上岗的学员目前已在中国人民解放军总医院老年病房、辽宁省金秋医院、沈阳市安宁医院等20余家医疗机构、医养结合机构、养老院从事老年照护工作，为2000余名失能失智、慢病康复、生活不能自理的老人服务，受到了患者、家属、工作人员的好评，获得良好的社会效益，将为我国老年照护事业的蓬勃发展起到引领示范作用。

（皮红英　侯惠如　张玲娟　王晓媛　来纯云　耿玲玲）

参考文献

［1］彭培培，皮红英，聂丹. 社区失能老年人照护服务需求调查研究［J］. 护理研究，2015，29（2）：568-571.

［2］皮红英，李晔. 北京市失能老年人生活质量及影响因素分析［J］. 中华现代护理杂志，2016，22（2）：193-196.

［3］Hong-Ying Pi，Yuan Gao，Jing Wang，et al. Risk Factors for In-Hospital Complications of Fall-Related Fractures among Older Chinese：A Retrospective Study［J］. BioMed research international，2016（3）：8612143.

［4］赵婷，皮红英，库洪安，等. 老年人跌倒防控信息管理系统的建立及其应用［J］. 中国应用生理学杂志，2018，34（2）：182-186.

［5］皮红英，库洪安，赵婷. 下肢肌力训练对老年人平衡及运动能力的影响［J］. 解放军护理杂志，2017，34（12）：51-54.

［6］聂丹，皮红英. 腹部按摩对提高老年患者鼻肠管置管成功率的影响［J］. 中国实用护理杂志，2015，31（14）：1040-1042.

［7］Hong-Ying Pi，Hong-an Ku，Ting Zhao，et al. Influence of Ankle Active Dorsiflexion Movement Guided by Inspiration on the Venous Return From the Lower Limbs：A Prospective Study［J］. JNR，2018，26（2）：123-129.

［8］唐静萍，皮红英．压疮评估研究进展［J］．护理研究，2016，30（27）：3340-3342.

［9］高远，陈雪梅，皮红英，等．基于护理信息系统的压疮风险评估模块的建立与应用［J］．中华现代护理杂志，2016，22（32）：4706-4711.

［10］孟文文，章洁，麻玉秀，等．基于云平台的远程监测及综合管理对高血压患者血压变异性的影响［J］．中华高血压杂志，2018，26（7）：639-643.

［11］孟文文，皮红英．基于互联网的高血压管理新模式［J］．解放军护理杂志，2017，34（8）：52-54.

［12］皮红英，彭培培，苏清清，等．失能老年人长期照护质量评价指标体系的构建［J］．中华护理杂志，2018，53（9）：1110-1114.

［13］侯惠如，闫雅凤，瓮长水，等．老年人握力与身高、体质量及蛋白含量的相关性研究［J］．护理学杂志，2009，14：60-61.

［14］侯惠如，周庆，杨陆．老年心肌梗死后室壁瘤致死的危险因素及护理［J］．中华护理杂志，2003，11：24-26.

［15］侯惠如，翟静妤，姚静．室壁瘤后心力衰竭的预见性护理［J］．实用护理杂志，2003，4：7-8.

［16］侯惠如，闫雅凤，杨晶，等．安全预警护理流程在老年糖尿病患者无痛内镜检查中的应用［J］．护理学杂志，2011，7：16-18.

［17］侯惠如，闫雅凤，杨晶，等．老年患者动脉穿刺时血管评估与穿刺时间的探析［J］．解放军护理杂志，2011，7：19-21.

［18］侯惠如，袁军，杨陆．对100例院外糖尿病患者自我血糖监测状况的调查和分析［J］．现代护理，2004，6：500-502.

［19］侯惠如，周庆，黄英，等．氯化钾、维生素C及胰岛素浓度对胰岛素吸附的影响［J］．中华护理杂志，2000，10：23-25.

［20］杨晶，姜学革，孔曲．纤维支气管镜引导下经鼻气管插管的护理配合［J］．解放军保健医学杂志，1999，3：49-50.

［21］杨晶，侯惠如，高媛．慢性阻塞性肺疾病患者生存质量及影响因素的调查分析［J］．护理管理杂志，2006，3：1-2，5.

［22］杨晶，高媛．慢性阻塞性肺疾病患者健康教育需求的调查分析与对策［J］．现代康复，2001，23：74.

［23］杨晶．慢性阻塞性肺疾病患者氧疗依存性的调查及护理对策［A］．中华护理学会．全国第五届老年护理学术交流暨专题讲座会议论文汇编［C］．中华护理学会，2002：3.

［24］杨晶，杨丽．社会支持对军队离退休老年患者焦虑抑郁的影响［J］．护理学报，2008，6：79-80.

［25］杨晶，侯惠如，高媛．老年COPD患者生存质量状况的调查分析［J］．中华保健医学杂志，2008，3：200-202.

[26] 杨晶，张黎明. 气管食管瘘患者机械通气的护理分析 [J]. 现代护理，2002，11：900-902.

[27] 杨晶，杨萍，高媛. 慢性阻塞性肺疾病患者社会支持状况及影响因素的调查 [J]. 现代护理，2005，3：165-167.

[28] 杨晶，田小京，刘玉春，等. 老年患者误吸及其危险因素的研究 [J]. 现代护理，2005，10：742-743，746.

[29] 王晓媛，侯惠如，申姜琼，等. 情绪晴雨表在老年干部病房整体护理工作中的应用 [J]. 护理管理杂志，2012，12：872-873.

[30] 杨晶，何莺，尹建敏，等. 老年人工气道患者切开初期和 6 个月后气囊容积和压力的观察 [J]. 护理管理杂志，2011，10：725-726.

[31] 王晓媛，曹春玲，姚静. 对老年性耳聋糖尿病患者实施个体化健康教育的探讨 [J]. 护理研究，2004，2：123-124.

[32] 王晓媛，武惠萍，孟晓敏，等. 老年糖尿病患者的足部感觉测试及护理 [J]. 中华护理杂志，2001，4：22-24.

[33] 王晓媛，黄英，成晓玲，等. 糖尿病并发急性心肌梗死对血糖水平与预后影响的研究 [J]. 护理研究，2004，23：2104-2105.

[34] 王晓媛，范庆庆，姚静，等. 入院血糖水平对急性心肌梗死患者预后的影响与护理 [J]. 现代护理，2005，13：988-989.

[35] 王晓媛，郝建玲，李红俊，等. 提高老年患者口服用药的安全护理对策 [J]. 解放军护理杂志，2007，8：22-23，45.

[36] 王晓媛，黄英，韦文英，等. 老年住院患者口服用药状况调查 [J]. 护理学杂志，2007，15：41-42.

[37] 王晓媛，付艳军. 老龄便秘患者排便状况与心理因素的调查分析 [J]. 解放军护理杂志，2009，3：29-30.

[38] 王晓媛，侯惠如，白云果. 老年肿瘤患者最佳输液方式的选择与体会 [J]. 护理管理杂志，2009，7：23-24.

[39] 王晓媛，秦燕，黄英，等. 老年多器官功能衰竭终末期患者经颈动脉采血可行性探讨 [J]. 护理学报，2010，11：38-40.

[40] 王晓媛，侯惠如，杨丽，等. 75 例老年患者医院内跌倒事件的分析与护理对策 [J]. 护理管理杂志，2011，4：290-291.

[41] 刘玉春. 老年人进餐后低血压的临床观察及护理 [J]. 解放军护理杂志，2007，2：1-3.

[42] 刘玉春，王佳，崔佳. 1 例老年肠系膜静脉和门静脉血栓形成介入治疗病人围术期护理 [J]. 护理研究，2008，7：654-655.

[43] 刘玉春，赵玉香. 住院老年人跌倒的预防教育 [J]. 现代护理，2006，2：99-100.

［44］刘玉春，王建荣，司全金．膳食纤维对老年人排便异常的作用［J］．中华护理杂志，2002，10：43-44．

［45］刘玉春，李红，陈凯，等．老年急性心肌梗死患者的早期综合康复治疗［J］．中国康复医学杂志，2002，1：57-58．

［46］刘玉春，赵玉香．老年心肌梗死康复期心率变异性分析及院外康复指导36例［J］．实用护理杂志，2002，2：9-10．

［47］刘玉春．高龄男性原发性高血压患者降压药物用药现状及护理干预［J］．解放军护理杂志，2009，2：1-3．

［48］刘玉春，吴宏玉．恒速滴注法用于高龄长期卧床管饲患者的临床观察及护理［J］．齐鲁护理杂志，2009，23：88-89．

［49］刘玉春，赵玉香，库红安，等．陪护人员对误吸认知的调查［J］．中华护理杂志，2003，6：80-81．

［50］刘玉春，库洪安，赵玉香，等．老年人误吸的危险因素及对误吸认知的调查［J］．中华护理杂志，2004，1：30-31．

附：

中国老年医学学会医疗照护分会简介

中国老年医学学会医疗照护分会成立于2016年4月，面对我国人口老龄化不断加剧的现实，聚焦国际国内老年护理与照护前沿，开展老年护理学术交流、老年医疗照护人才培养，推进老年护理与照护相关标准化建设，促进老年健康科普宣传，开发研究老年护理关键技术等方面不断创新发展。成立至今，医疗照护分会成功举办了照护论坛3次，圆满完成4次全国全军老年保健、护理骨干管理学习班任务；承办“老年照护师”培训班和“老年照护培训师”实训班；颁布《老年照护师规范》团体标准；建立完善老年医疗照护师资建设，在全国各地开展形式各样的老年健康和义诊等公益活动200多场次；出版老年护理与照护系列配套教材及视频教材。为促进老年医学和老年健康事业的发展努力进取。

会　长：皮红英

副会长：侯惠如　郭　娜　范　玲　张玲娟　谌永毅　刘雪琴　胡秀英　陆　皓

总干事：王晓媛

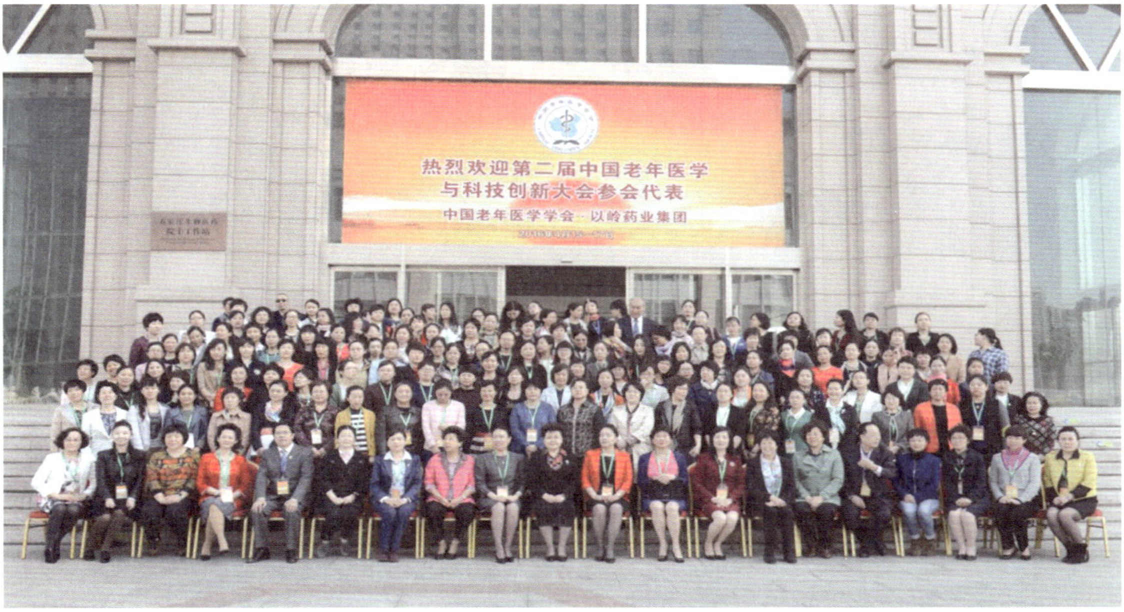
热烈欢迎第二届中国老年医学
与科技创新大会参会代表
中国老年医学学会·以岭药业集团

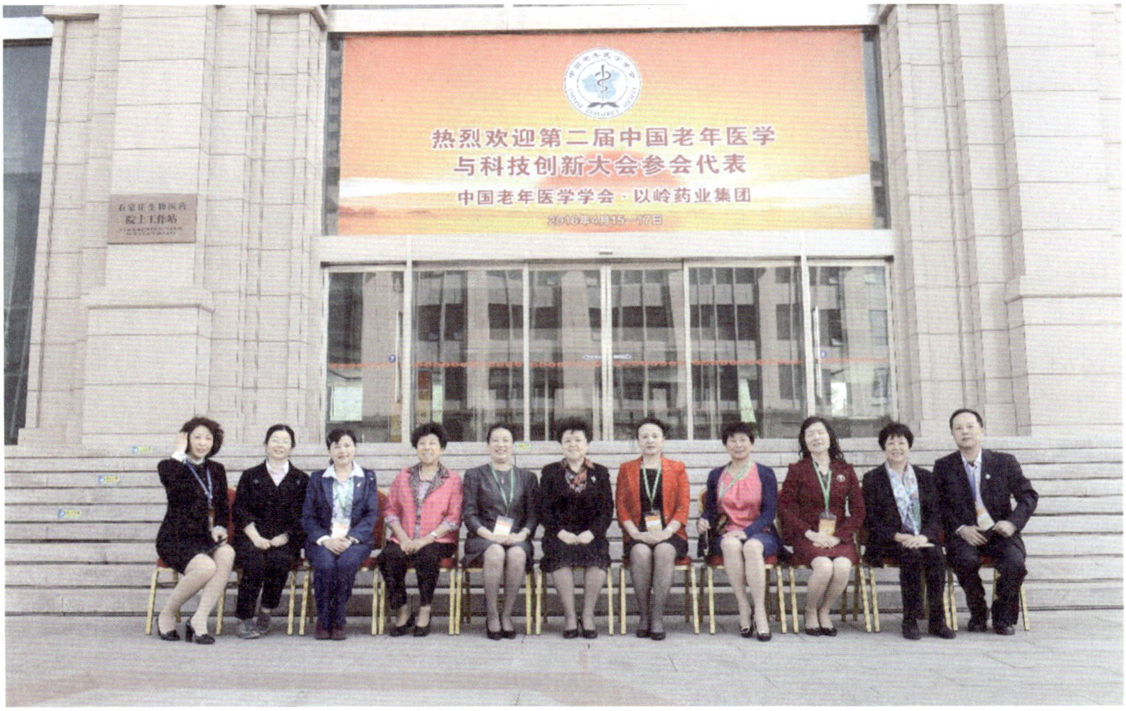
热烈欢迎第二届中国老年医学
与科技创新大会参会代表
中国老年医学学会·以岭药业集团
2016年4月15—17日

18 老年医学与老年流行病学的现状与未来

中国老年医学学会流行病学与疾病预防分会

一、我国老年医学、老年卫生、老年流行病学的概念及相互关系

（一）老年医学的定义与内涵

老年医学（geriatrics）是医学的一个分支，它是研究人类衰老的机制、人体老年性变化、老年病的防治以及老年卫生与保健的科学，是老年学的主要组成部分；其研究对象是60岁及以上（特别是75岁以上）老年人。老年医学目前是隶属于保健医学二级学科下的三级学科。老年医学的主要内容包括老年基础医学、老年临床医学、老年预防医学、老年康复医学、老年社会医学等内容。老年医学的目标是：①促进老年人尽可能独立生活在社区，使生活在医院或护理院的老年人数量保持最少及护理的时间最短；②提供最满意的、可获得的生活质量和自理，使老年人能够全面积极地生活；③预防老年疾病、尽早发现和治疗老年疾病；④减轻老年人因残疾和疾病所遭受的痛苦，缩短临终依赖期，对生命最后阶段提供系统的医疗和社会支持。

（二）老年卫生的定义与内涵

老年卫生是公共卫生理论与实践中的一个以老年人的主要健康卫生问题及其对策为主要研究内容的重要分支和领域，不是严格意义上的学科概念。它是运用老年医学和预防医学理论，研究老年常见病的病因、危险因素和保护因素，同时采取有效预防措施，加强卫生宣传，推进合理的生活方式和饮食营养，提高老年人自我保健意识，以防止老年疾病的发生和发展，在概念的内涵上可等同于老年预防医学。主要内容包括流行病学、营养学、

运动医学、心理卫生、健康教育等。

（三）老年流行病学的定义与内涵

老年流行病学是老年预防医学的主干学科和重要分支。现代流行病学的定义是“研究人群中疾病与健康状况的分布及其影响因素，并研究防治疾病及促进健康的策略和措施的科学”。老年流行病学可定义为“研究老年人常见病、多发病及重要健康问题的发生、发展和分布的规律，借以探索病因，制订防治对策并检验防治效果的科学”。它也是流行病学方法应用于老年医学研究的一门方法学。研究内容主要涉及老年人的健康、疾病、保健、社会、心理和营养等问题。流行病学的任务大体上可以分为三个阶段，第一阶段的任务是“揭示现象”，即揭示流行（发病水平）或分布（主要慢病、伤害与健康）的现象。第二阶段为“找出原因或影响因素”，即从分析现象入手找出流行与分布的规律、原因或影响因素。第三阶段为“提供措施”，即合理利用前两阶段的结果，找出预防或处置的策略与措施。老年流行病学是以老年人群为研究对象，老年人群可按性别、年龄、婚姻状况、种族、职业、文化、生活习惯、社会经济状况、地域、家族疾病史等分成不同的组别。老年流行病学学者按照不同的老年人群组别来分析上述所涉及问题的发生频率，借以了解各类因素作用的强弱，找出危险因素和保护因素。老年流行病学研究的主要任务是制定预防老年人常见病、多发病和保护老年人身心健康的措施，对疾病进行早期发现、早期诊断和早期治疗；同时开展宣传教育工作，普及预防老年人疾病的保健知识，如饮食卫生与营养、体育锻炼与健身、卫生习惯与健康、生活规律与长寿等，研究老年人增进健康防治疾病的对策。老年卫生讲求“群体预防”，社区服务工作是其重要环节，通过社区服务对老年人群实行疾病监测和一级预防对促进健康老龄化起到极其重要的作用。从这个意义上讲，老年流行病学是老年卫生的“战略学”。

（四）相互之间的内在联系

老年医学是现代医学的一个分支学科，由基础医学、临床医学、预防医学等学科组成，各个学科间相互联系和渗透。各学科在发展中形成了各自的研究对象和任务，但其促进个体和群体健康的目标是相同的。老年流行病学作为老年医学的骨干学科之一，为实现预防疾病、促进健康的目标发挥特殊而重要的作用。预防疾病是老年医学的重要目标，它既包括增强老年人健康体质、防止疾病发生，也包括防止疾病的发展和阻止伤残，从而使老年人除了能生活自理及长寿，还能促进和提高其生活质量，防止病残，实现健康老龄化。从这个意义上说，老年流行病学可看成老年医学的“战略学”。

二、我国老年卫生与老年流行病学的发展历程

（一）发展历程

随着我国老龄化程度的加剧及老年医学的学科发展，老年流行病学作为老年卫生的重要分支，优先于其他部分发展起来。1981 年正式成立中华医学会老年医学分会，1994 年 10 月中华老年医学分会成立了老年流行病学学组。2015 年 4 月 19 日中国老年医学学会在北京成立，2016 年 4 月中国老年医学学会流行病学与疾病预防分会成立。分会遵照总会宗旨，按照学会章程，落实分会“搭建交流平台、开展科学研究、组建决策智库、提供敬老服务”的发展规划，团结全国各地老年流行病学与疾病预防的专家和管理者，发挥专业优势，群策群力，创新进取，在国家老年学科建设及人才培养、医养结合模式和老年健康管理等方面深入调研，建言献策，促进老年医学和老年健康事业的发展。

（二）作用与贡献

老年流行病学在疾病预防控制中的作用与贡献：①调查老年人常见病发病情况，主要疾病的分布和频率；②研究预测老年人常见疾病谱的变迁，预测老年病发病规律及变化趋势；③了解老年人致残、致死的原因；④调查分析常见老年病的病因及危险因素，制订科学有效的一、二级预防措施；⑤评价预防措施的效果；⑥调查城乡老年人健康状况、生活质量，并研究提高生活质量的措施；⑦长寿的综合性调查；⑧老年保健及社区服务等。我国的老年流行病学工作始于 20 世纪 50 年代、70 年代末 80 年代初我国的老年流行病学专家对老年人的健康状况、老年人生理正常值、老年人长寿原因、老年人的多发病和常见病的分布及原因、老年人的社会生活、老年人的生理状态等进行了研究；进入 20 世纪 90 年代，在上述研究的基础上开展了对老年人常见病和多发病的监测和登记、老年人常见疾病的综合防治试点研究；20 世纪 90 年代末，我国老年流行病学工作者面对日益严重的老龄化挑战，在社区开展了家庭病床、老年人健康促进示范试点、老年人社区服务模式的研究等。

为了解我国老年医学学科建设、人才状况、医养结合开展情况，更好地为老年医学和老年健康事业发展服务，中国老年医学学会及其流行病学与疾病预防分会于 2015 年 9 月至 12 月，对来自全国各地、各专科领域从事老年医学工作的委员，就委员所在单位的老年医学学科、人才及机构现状和医养结合的相关知识、参与情况、人才培养、政策制度等方面进行了问卷调查。超过 2/3 的调查对象对医养结合的概念和服务内容有一定的了解，约有半数医护人员参与到医养结合服务中。其形式主要集中在出院延伸服务、与养老机构合作等。

医养结合的服务对象主要集中在出院患者和社区老年人。医养结合的具体服务内容集中在慢病管理和指导用药等，但精神慰藉和临终关怀的比例较低。另外，绝大部分单位老年科和开展医养结合工作的机构效益较差，需要国家、地方和单位的政策支持，以及对老年科医护人员职业发展的制度保障。

2017 年，分会与《中国医师报》合作，开展了“中国老年医学学科现状”调查，对老年学科的定位与发展、老年专科医师的培养、老年科的现况与发展等进行了调查。结果显示，老年专科培训较为缺乏，仅有 37.1% 的老年医学工作人员接受过老年专科培训 / 进修。目前仅有一半的医院针对老年科人员开展专门培训。另外，超过 95.0% 的调查对象认为有必要针对老年医学人才培养设置国家统一教材、培训基地、专科规范化培训和照护人员培训。因此，为解决老年专科医护人员的迫切需求，应该大力推进老年专科国家教材、培训基地等建设和老年专科人才的培训与培养。

由分会会长何耀教授作为项目组首席专家推动的国内目前样本量最大、标本最全的多学科交叉百岁老年研究——中国海南百岁老人队列研究（China Hainan centenarian cohort study，CHCCS），旨在调查海南百岁老年人群的健康状况、功能状态、精神心理、卫生需求等长寿相关的医学、社会学、环境科学特征及其影响因素，以探讨长寿及衰老的自然历程及相关机制。该研究方案已于 2018 年发表在《国际流行病学杂志》（*International Journal of Epidemiology*）。截至目前，已完成 1002 例百岁老人第一次基线调查的数据和生物样本采集，完成了该人群社会人口学的分布特征描述，对长寿相关的代谢、遗传及相关组学生物标志物的检测和分析已陆续开展，预期将产出系列基于国人的长寿相关生物标志物及相关机制研究的突破性成果。该队列将提供来自亚洲及发展中国家最大样本的长寿人群的数据资料并抢救性采集其珍惜的生物样本资源，为我国长寿、衰老及健康老龄化研究提供多学科交叉的技术平台和研究基础。

基于北京市科委重大课题资助，何耀教授团队在既往研究基础上，集成研发了一套适合国情的“社区老年综合评估方法”，并建立相应的数字化系统。目前已在北京市城区、城乡结合部、农村等三类典型社区开展推广应用，涉及 60 岁及以上老年人群 2600 余人。应用效果良好，对于提高老年人群重要慢病及主要老年综合征的检出率有较好的效果。通过研发的综合评估方法，对老年人健康状况的综合评估，正确判断老年人的各种功能状态，尽早发现老年慢病及其合并的老年综合征，进而指导社区的老年健康管理和慢病防控，提高老年人的生活质量和延长其健康期望寿命。

由分会副会长王志会教授牵头，由中国疾病控制中心慢病中心负责组织协调和技术指导，自 2015 年起在 9 省市实施开展了科技部重大公共卫生专项“老年期重点疾病预防和干预项目”工作，对基层医疗卫生服务人员开展以阿尔茨海默病（AD）和帕金森病（PD）为主的预防干预能力建设培训、社区老年人群 AD 和 PD 筛查、高危人群综合干预、AD 和 PD

患者居家－社区康复锻炼指导及照护人员培训。通过项目的实施，提高了民众对阿尔茨海默病和帕金森病的知晓度，提升了疾病控制系统和基层医疗卫生机构的 AD 和 PD 防控能力，摸索出了一套针对 AD 和 PD 筛查、诊断、管理与康复锻炼指导的方法和机制，为我国开展 AD 和 PD 的防治提供了基础数据和科学依据。

分会副会长方向华教授团队，建立了我国首个中老年心脑血管病危险因素与认知健康长期队列，在完成 6000 余人队列人群的基线调查后，于第二年和第五年完成了认知功能、心脑血管事件的随访工作，目前数据正在清洗和统计分析，预计 2020 年下半年将会有研究报告陆续发表，这些研究结果将会为“十四五”期间的老年健康研究和服务对策的制订与调整发挥重要的指导作用。

三、老年卫生工作现状

随着 20 世纪末我国人口年龄结构开始进入老龄化阶段，应对人口老龄化已上升到国家战略的高度，其重要标志是 2000 年制定下发的《中共中央、国务院关于加强老龄工作的决定》。2001 年，国务院印发《中国老龄事业发展“十五”计划纲要（2001—2005 年）》，提出了老年人卫生保健发展的目标、任务和措施。同年，卫生部印发《关于加强老年卫生工作的意见》，对加快老年卫生事业发展做出具体部署。2006 年中国老龄工作委员会印发的《中国老龄事业发展“十一五”规划》明确指出“建立健全以社区卫生服务为基础的老年医疗保健服务体系”。老年卫生保健工作还被纳入《全国健康教育与健康促进工作规划纲要（2005—2010 年）》《中国护理事业发展规划纲要（2005—2010 年）》《中国精神卫生工作规划（2002—2010 年）》等一系列卫生工作发展规划。2006 年颁布实施的《国民经济和社会发展第十一个五年规划纲要》，把实施爱心护理工作，加快发展面向高龄病残老年人的护理服务设施纳入规划重点。同年，国务院办公厅制定的《关于加快发展养老服务业的若干意见》也提出，“支持发展老年护理、临终关怀服务业务，加快培养老年医学等专业人才”。2009 年，国务院印发的《医药卫生体制改革近期重点实施方案（2009—2011 年）》提出“定期为 65 岁以上老年人做健康检查”，因此国家卫生部在老年卫生工作方面主要开展了以下四项工作。

一是着力健全了基层医疗卫生服务网络，提高了老年卫生服务能力。截至 2011 年底，全国已有基层医疗卫生机构 91.8 万个，转变了基层医疗卫生机构服务模式，加强了基层医疗卫生队伍建设和人员培训力度，并鼓励基层机构建立全科医师团队、开展家庭签约医师服务。近年来，基层医疗卫生机构防治常见病、多发病的能力逐步增强，提高了老年人医疗卫生服务的可及性。

二是巩固扩大了新型农村合作医疗覆盖面，提升老年人医疗保障水平。截至 2011 年底，全国新型农村合作医疗参合人数达到 8.32 亿，参合率达到 97.5%，98.7% 的县区市开展了新农合门诊统筹，有效地减轻了农村老年居民就医负担。

三是强化了老年人健康管理和慢性病预防控制，促进了老年人健康水平的提高。自2009年卫生部将老年人健康管理作为国家基本公共卫生服务的内容之一，制定了《国家基本公共卫生服务老年卫生服务规范》，开展疾病防控的健康教育，在建立居民健康档案基础上，每年为65岁以上老年人免费提供1次体格检查、辅助检查和健康指导。2012年5月，卫生部、国家发展改革委等15个部委局联合印发了《中国慢性病防治工作规划（2012—2015年）》，慢性病防治规划的实施，为提高老年人健康水平和生活质量，实现最大限度延长老年人独立、自主生活时间这一健康老龄化目标创造了条件。

四是大力发展了老年病医院、康复医院和护理院，以期满足老年人医疗护理需求。卫生部制定了《社区护理管理的指导意见（试行）》《中国护理事业发展规划纲要（2011—2015年）》和《"十二五"时期康复医疗工作指导意见》，修订完善了护理院和康复医院基本标准。积极发展护理院、老年病院、康复医院等面向老年患者的延续性医疗服务机构。提出"十二五"期间要逐步建立和完善"以机构为支撑、居家为基础、社区为依托"的长期护理服务体系，逐步构建分级医疗、急慢分治的医疗模式。

尽管既往我国的老年卫生工作取得了一些成就和发展，但老年卫生的现状依然严峻。

1．人口老龄化呈高速化特点，关系每个家庭、国计民生和社会稳定　我国是世界上老龄人口规模最大的国家，也是世界上老龄化速度最快的国家之一。截至2015年底，我国60周岁及以上人口为24 949万人，占总人口的17.9%，65周岁及以上人口为16 658万人，占总人口的11.9%。我国老龄化有以下6个特点：①规模巨大；②增长迅速；③地区失衡；④城乡倒置；⑤女多于男；⑥未富先老。人口老龄化的进程对社会经济发展、居民生活方式、健康与疾病流行模式均带来显著影响，也是我国卫生、福利、社会服务等部门面临的巨大挑战。

2．快速老龄化致老年人失能和生活质量下降问题突出，整体健康状况堪忧　由于生理功能的变化，老年人身体各系统功能均呈退行性改变，健康水平和躯体功能下降，失能和残疾的风险增大。研究表明，我国老年人口的慢性病患病率呈逐年增高的趋势，从2003年的50.1%上升到2008年的59.5%，而到2013年，60岁以上老年人群中仅高血压单病的患病率就达到58.3%。在各年龄组、性别、地区都呈现出上升趋势。

3．快速老龄化相关的政策、机构、队伍、资源和社会支持体系准备不足　人口老龄化对我国经济、社会、政治、文化等方面发展有深刻影响，养老、医疗、社会服务等方面的需求及压力也越来越大。2003年我国60岁以上老年人群中，医师诊断应住院但未住院比例为35.1%，到2008年下降至31.9%。尽管呈现下降趋势，但仍约有1/3的应住院老年人没有得到住院服务。总体上，还有8.7%的老年人没有享受任何的社会医疗保障。在过去相当长的时间内，我国居住环境、公共环境、居家环境建设缺乏长远规划，未充分考虑人口年龄结构变动的要求。不少地方在城镇化建设中，忽视了前瞻性与战略性，在规划、设计、建设、管理与服务中留下了许多“问题”设施和“问题”城市。

四、我国老年卫生的发展战略与展望

（一）发展战略

1. 健康中国战略　中共中央政治局2016年8月26日召开会议，审议通过《“健康中国2030”规划纲要》（以下简称《纲要》）。《纲要》在“第十章加强重点人群健康服务”的“第二节促进健康老龄化”中明确指出，推进老年医疗卫生服务体系建设，推动医疗卫生服务延伸至社区、家庭。健全医疗卫生机构与养老机构合作机制，支持养老机构开展医疗服务。

由国家卫生健康委员会牵头会同其他11个部门研究制定的《关于深入推进医养结合发展的若干意见》（以下简称《意见》），经国务院第64次常务会议审议通过，于2019年10月26日正式联合发布并实施。作为健康中国的重要举措，医养结合已被纳入《“健康中国2030”规划纲要》《“十三五”国家老龄事业发展和养老体系建设规划》和《“十三五”健康老龄化规划》。从2015年启动医养结合工作以来，到目前为止，全国已设立了90个国家级医养结合试点市，各地也陆续出台了省级实施意见，22个省份设立了省级试点单位。截至目前，全国共有近4000家医养结合机构，医疗机构与养老机构建立签约合作关系的有2万多对，已初步形成了4种相对成熟的服务模式：医养签约合作，养老机构设立医疗机构，医疗卫生服务延伸至社区、家庭，医疗机构开展养老服务。《意见》指出，深入推进医养结合发展，鼓励社会力量积极参与，进一步完善居家为基础、社区为依托、机构为补充、医养相结合的养老服务体系，以更好满足老年人健康养老服务需求。

2. “主动健康与老龄化科技应对”的国家重大科研战略　为落实《纲要》，2018年，国家科技部发布了“主动健康与老龄化科技应对”重点专项的申报指南。该指南旨在贯彻落实党的十九大精神，落实全国科技创新大会和全国卫生与健康大会要求，以及《“健康中国2030”规划纲要》《“十三五”卫生与健康科技创新专项规划》（国科发社〔2017〕147号）、《关于促进健康服务业发展的若干意见》（国发〔2013〕40号）、《关于加快发展养老服务业的若干意见》（国发〔2013〕35号）等战略部署，突出“战略前移、关口前移”，聚焦健康风险因素控制、老龄健康服务等关键问题，融合移动互联网、大数据、可穿戴、云计算等新一代信息技术，以健康失衡状态的动态辨识、健康风险评估与健康自主管理为主攻方向，重点突破人体健康状态量化分层、健康信息的连续动态采集、健康大数据融合分析、个性化健身技术等难点和瓶颈问题，构建以主动健康科技为引领的一体化健康服务体系，提升健康保障能力和自主性；发展适合我国国情的科技养老服务标准及评价体系，推进养老、康复、护理、医疗一体化的老龄服务体系建设，构建连续性服务的生命全过程危险因素控制、行为干预、疾病管理与健康服务的技术产品支撑体系，为积极应对人口老龄化提供科技支撑。2018年国家科技部“主动健康与老龄化科技应对”专项在健康生物学机制及健康影响因素的关键基础研究、主动健康关键技术和产品研发、老年常见疾病防控和康复护理技术研究以及主动健康和老年服务科技示范与应用推广4个任务部署了24个研究方向。2019年，在疾病临床前状态（亚健康）方向设置定向择优项目，以亚健康队列为基础，全面地结合常规健康数据、医疗数据、身体体征数据、组学数据，并且将数据的检测和分析与多学科的临床目的紧密结合，以实现对健康状态的追踪、评价，通过疾病前状态评估模型及重大疾病预警模型，实现从“治疗已病”向“预防未病”的方向转化，助力全民健康。

（二）我国老年卫生与老年流行病学的工作展望

1．在国家层面促进4个方向的战略转移　①国家卫生管理体制、行政职能和卫生资源的使用应由单纯重视急性传染病的防疫向传染病和慢性非传染性疾病两者并重的综合防治转移。②老年医学研究的主体由主要依靠医疗卫生部门向多学科、全社会转移。③老年保健服务的重点由单个患者或少数城市为中心向群体和广大农村转移。④老年病防治的模式由以被动治疗疾病为主导向主动改善生存环境、预防疾病、维护功能和促进健康转移。

2．部署6个方面的国家战略与实施工程

（1）制定实施健康老龄化的国家战略：①一个目标：健康老龄化要坚持预防为主，倡导科学健康的生活方式，着重提高老年人的生命质量，促进健康老龄化的实现。①一个体系：建立以社区为核心、家庭为基础、专业老年机构（如卫生、养老）为依托的集预防、医疗、康复、护理、临终关怀为一体的服务体系。③两个保障：完善推进老年医疗保障制度，积极建立老年照护保障制度。④三个结合：把健康老龄化与医改相结合，与发展社区卫生服务相结合，与重点慢性病（老年病）防治相结合。

（2）健康老龄化立法和公共政策建设：在加快建设根本性、全局性、稳定性和长期性的相关公共政策与制度，加强社会保障制度与措施完善的同时，探索建立适合中国国情的老年社会保险制度，并进一步结合社会现实，修改完善《老年人权益保障法》。

（3）建立适应健康老龄化的卫生服务体系：构建基层卫生服务体系和社区－家庭双向互动操作模式；促进各类养老机构的建设，适度发展老年专科医院或综合医院老年病科；重点加强老年人长期照护体系相关的制度性建设。

（4）制订实施健康老龄化重大行动计划：包括老年人群重点健康问题的防治管理，失能及康复老年人的长期护理照护，社区老年人群健康档案的建立完善、定期健康体检及健康教育和国家基本公共卫生服务的实施，如计划免疫、膳食指导等。

（5）建立和支持健康老龄化的多元化投入机制：在国家提高相关投入比例的基础上，

社会、家庭、个人均要体现其相应责任。根据我国“未富先老”的实际情况，政府应建立多方投入机制，扩大健康老龄化事业的筹资渠道，接纳慈善机构、民间组织、营利性机构、私人资本等各责任主体资本的投入，并建章立制，确立服务规范和合理收费的标准。

（6）健康老龄化的人才培养和科技创新：加快适应健康老龄化的卫生保健服务队伍的建设；加强相关的科学研究和技术创新，发展新方法、新技术、新产品和新市场。

（三）措施建议

1. 选择可预防有手段的主要健康问题进行重点干预

（1）跌倒预防：伤害是继心血管疾病、恶性肿瘤和呼吸系统疾病后我国老年人的第四位死因。伤害的主要原因是跌倒，在 65 岁及以上人群中，伤害致残疾的比例达到 6.2%。目前，国内外在预防患者跌倒的照护方法上均进行了许多有益的探索，如跌倒风险评估与分级护理、预防跌倒流程管理等。

（2）脑卒中康复管理：脑卒中具有高发病率、高致残率的特点，我国每年新发脑卒中患者约 200 万人，其中 70%～80% 的脑卒中患者因为残疾不能独立生活。循证医学证实，脑卒中康复是降低致残率最有效的方法，也是脑卒中组织化管理模式中不可或缺的关键环节。

（3）老年贫血预防：老年贫血发生率随年龄增长而增高，尤以 85 岁以上年龄组最高。老年贫血除治疗相关疾病外，可通过长期均衡膳食预防营养缺乏性贫血。建议在老年人群中开展个体化均衡膳食的健康教育。

（4）老年肺炎预防：与年轻人相比，老年人更易感染肺炎，可导致相关疾病的发病率和病死率明显增加，还会增加并发症的危险，而接种肺炎疫苗是预防老年人肺炎的有效手段。

2. 加强基层及老年卫生服务人员对主要健康问题的干预知识和技能的培训　依托社区医师这一共同的基础性服务骨干和网络底层，应加强基层卫生服务人员和老年卫生专业服务人员的专业培训，使之具备系统的老年人群主要健康问题的病因、诊断、发展历程和防治技术等方面的知识及技能体系。同时，在社区医师的职责说明中明确细化，建立基本的考核督导制度，纳入绩效考评，以规范实施。

3. 研究和探索适合国情的老年人医养结合模式　在国家提高相关投入比例的基础上，充分调动社会、家庭及个人各方面的积极性与投入，以建立多部门、多维度、分级保障（可自理、半自理和失能）的老年卫生服务体系和多种养老模式。

综上所述，当前我国人口老龄化形势日益严峻，多病共存、失能、失智和精神心理问题严重影响了老年人的生命质量。虽然我国在老年健康与老年流行病学研究领域已经取得了很大的成果，但在研究假设、研究设计和随访质量上有一定的局限，还不足以形成高质量证据链，亦不能很好地指导制定中国老年人的健康指南或标准。展望未来，我国需要更进一步加强老年健康与老年流行病学的综合系统研究，基于中国的队列产出符合我国老年人群特点的科学证据，着重加强老年健康队列和生物样本库的建设和数据共享，结合基因组、表观遗传学、蛋白组和代谢组等多组学检测技术，进一步识别影响健康长寿的关键因素和生物标志物，揭示影响老年人健康的潜在机制和多因素的综合效应。通过开展老年健康影响因素的系统研究，围绕健康教育、预防保健、疾病诊治、康复护理、长期照护和安宁疗护等6个环节，为老年人健康服务提供全方位的科学证据，支撑老年健康促进行动的科学实施，推动实现健康老龄化，共建共享健康中国。

（何　耀　刘　森　杨姗姗）

参考文献

[1] 张建. 中国老年卫生服务指南 [M]. 北京：华夏出版社，2004.

[2] 唐胜南. 现代老年医学基础 [M]. 郑州：郑州大学出版社，2002.

[3] 范炤. 老年流行病学 [M]. 北京：军事医学科学出版社，2008.

[4] 刘军，解晨. 老年疾病护理观1200问 [M]. 济南：山东科学技术出版社，2008.

[5] 于普林. 老年医学 [M]. 北京：人民卫生出版社，2002.

[6] 张建，范利. 老年医学 [M]. 北京：人民卫生出版社，2009.

[7] 仲来福. 卫生学. 第七版 [M]. 北京：人民卫生出版社，2008.

[8] 上海市疾病预防控制中心，全球老龄化与成人健康研究（SAGE）2007—2010 [M]. 上海：上海科技出版社，2014.

[9] 卫生部统计信息中心. 2008年中国卫生服务调查研究第四次家庭健康询问调查分析报告 [M]. 北京：中国协和医科大学出版社，2009.

[10] 中国疾病预防控制中心. 中国慢性病及其危险因素监测（2010）[M]. 北京：军事医学科学出版社，2012.

[11] 吴玉韶，郭平. 2010年中国城乡老年人口状况追踪调查数据分析 [M]. 北京：中国社会出版社，2014.

[12] 王超，杜蕾，路孝勤，等. 中国老年卫生保健体系的建立和发展现状 [J]. 中国老年学杂志，2011，4（31）：1256-1259.

[13] 中华人民共和国国家统计局国家数据. http：//data.stats.gov.cn/easyquery.htm?cn=C01&zb=A0301&sj=2015.

附：

中国老年医学学会流行病学与疾病预防分会简介

中国老年医学学会流行病学与疾病预防分会自2016年4月16日正式成立，由来自全国20多个省市从事老年医学与流行病学领域的专家、学者、教授组成。目前有资深顾问2名，常务委员及以上35名，委员共计105名。分会发展规划为搭建交流平台、开展科学研究、组建决策智库、提供敬老服务。

会　长：何　耀

副会长：杨　泽　方向华　王志会　郑红光　李　华　李亚斐　王晓明

总干事：刘　淼

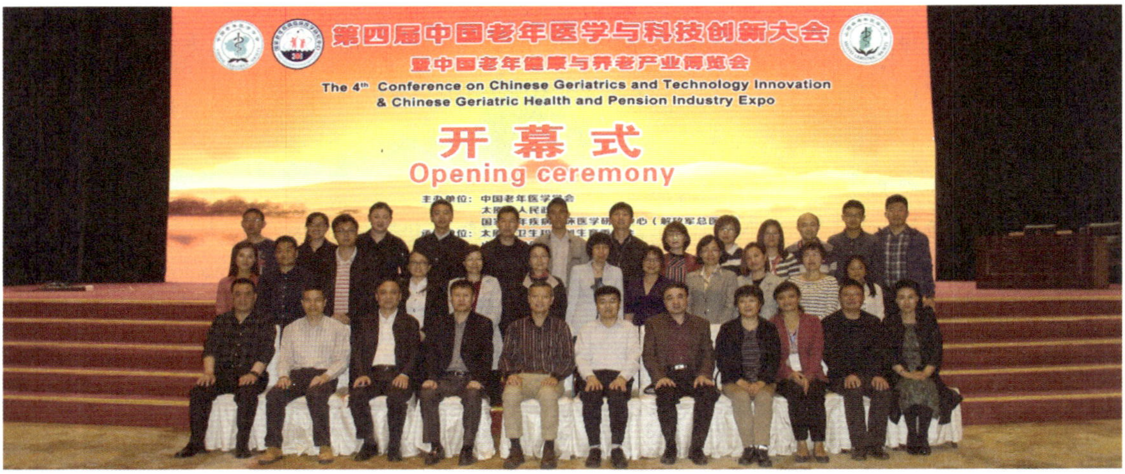

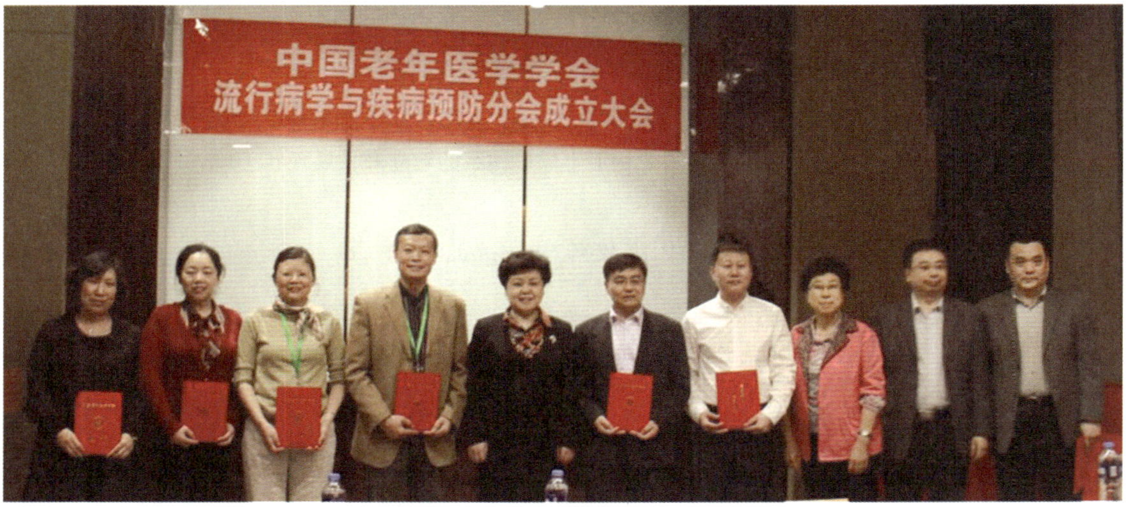

19 老年心血管病医学与科技创新

中国老年医学学会心血管病分会

一、急性冠脉综合征

（一）我国老年人群急性冠脉综合征流行病学、临床表现和预后特点

急性冠脉综合征（acute coronary syndrome，ACS）是指由于冠状动脉斑块破裂（或侵蚀）致血栓形成和急性狭窄或闭塞而产生的临床综合征，是冠心病的一种严重类型，也是冠心病致死、致残的主要原因。由于不同类型的ACS的治疗策略存在一定差异，将ACS分为急性ST段抬高心肌梗死（ST segment elevation myocardial infarction，STEMI）、非ST段抬高心肌梗死（non-ST segment elevation myocardial infarction，NSTEMI）和不稳定型心绞痛。

目前国内针对高龄老年人ACS的流行病学资料有限。根据《中国心血管病报告2018》估测的2016—2030年不同性别和年龄急性心肌梗死（acute myocardial infarction，AMI）发生数量，65～75岁人群及≥75岁人群AMI发生数量相较于年轻人群成倍数增长，另根据中国AMI注册研究对2013年1月1日至2014年9月30日在北京地区入选的2 200例AMI患者进行比较，近40年来北京地区AMI患者比例呈现老龄化、男性化、农村化的趋势，体力应激和不良生活方式成为AMI的主要诱发因素。

与中青年相比，老年人发生NSTEMI的比例较高。CAMI研究显示，我国NSTEMI患者的诊疗情况和国际指南有相当大的差距，冠状动脉造影和冠脉血运重建等有创检查及治疗手段应用不足，仅四成NSTEMI患者接受了冠脉血运重建，而且治疗严重延误，近四成患者院前延误超过24小时。这些不足在75岁及以上的老年患者中更为突出。

老年STEMI患者接受溶栓治疗后的出血发生风险研究数据缺乏。根据中国医学科学院阜外医院的一项研究结果显示，1 568例急性STEMI患者溶栓后，临床判断溶栓成功率为

86%，出血发生率为 3.5%，其中脑出血发生率为 0.6%，消化道出血为 1.9%。与未出血组相比，出血组溶栓成功率高趋近统计学差异（94.1% *vs.* 85.7%，$P = 0.059$），但病死率也明显较高（20.0% *vs.* 7.1%，$P = 0.002$）。Logistic 多元回归分析显示，年龄 > 75 岁（OR = 2.45，95%CI：1.10 ~ 5.46，$P = 0.029$），和使用重组人组织型纤溶酶原激活物（rtPA）（$HR = 3.41$，95%CI：1.48 ~ 7.86，$P = 0.004$）是预测院内溶栓出血的独立危险因素。

急性心肌梗死老年患者较多，但老年患者出血评分研究数据较少。CRUSADE 和 ACUITY-HORIZONS 评分被《2020 ESC 非 ST 段抬高型急性冠脉综合征指南》推荐并在临床中广泛应用于急性心肌梗死患者的出血风险评估，但在高龄老年患者中的预测价值尚不明确。CAMI 研究连续纳入了 12 453 例急性心肌梗死患者，其中≥ 75 岁的患者 1 715 例（11.73%）。结果显示对于≥ 75 岁的 AMI 患者，CRUSADE 和 ACUITY-HORIZONS 评分的出血危险分层价值较差。当按照欧美出血学术研究会（bleeding academic research consortium，BARC）的出血定义，< 75 岁的患者 CRUSADE 评分判断院内出血的曲线下面积（area under the curve，AUC）为 0.734，ACUITY-HORIZONS 评分 AUC 为 0.730；≥ 75 岁患者 CRUSADE 评分判断院内出血的 AUC 为 0.643，ACUITY-HORIZONS 评分 AUC 为 0.660。可以看到 CRUSADE 和 ACUITY-HORIZONS 评分在高龄组出血评分 AUC 预测价值不高，有待于进一步改善。

另一项回顾性研究连续纳入 2013 年 1 月至 12 月于中国医学科学院阜外医院行经皮冠脉介入术（percutaneous coronary intervention，PCI）的 681 例≥ 75 岁的老年患者，其中男性 410 例、女性 271 例，使用倾向性评分匹配。结果显示，匹配前女性组患者的院内全因死亡率高于男性组（2.6% *vs.* 0.5%，$P < 0.05$）。匹配后，女性组与男性组患者在院内（4.8% *vs.* 3.1%，$P = 0.33$）及 2 年随访（15.0% *vs.* 14.9%，$P = 0.94$）的主要心脑血管不良事件发生率差异均无统计学意义。匹配后的 Logistic 多元回归分析（$HR = 3.72$，95%CI：0.66 ~ 20.90，$P = 0.14$）和 COX 回归分析（$HR = 1.43$，95%CI：0.56 ~ 3.69，$P = 0.46$）表明，性别不是院内及 2 年全因死亡的独立危险因素。结论：≥ 75 岁老年女性患者院内全因死亡率明显高于男性。不同性别≥ 75 岁老年冠心病患者 PCI 后远期预后无明显差异。

一项回顾性研究连续纳入 2013 年 1 月至 12 月于中国医学科学院阜外医院行经皮冠状动脉介入治疗（PCI）术的 4 926 例≥ 60 岁的老年患者。该研究入选患者女性占 33.6%，平均年龄（67.4 ± 5.7）岁。研究结果发现与男性相比，女性住院期间全因死亡（0.8% *vs.* 0.2%，$P = 0.001$）、心源性死亡（0.5% *vs.* 0.1%，$P = 0.006$）、主要不良心脑血管事件（2.4% *vs.* 1.5%，$P = 0.017$）和出血（0.4% *vs.* 0.1%，$P = 0.015$）的发生率明显高于男性。2 年随访后男性和女性在全因死亡率（1.9% *vs.* 1.8%，$P = 0.839$）和 2 年主要不良心脑血管事件（13.1% *vs.* 11.8%，$P = 0.216$）无明显差异。然而，女性 2 年出血风险明显高于男性（9.2% *vs.* 6.2%，$P < 0.001$）。

（二）治疗及进展

1．共识　2018年8月中国老年医学学会心血管病分会编撰出版了高龄老年（≥75岁）急性冠状动脉综合征患者规范化诊疗中国专家共识》（以下简称《共识》），共识建议如下。

针对高龄老年STEMI患者，急诊经皮冠脉介入术（percutaneous coronary intervention，PCI）可显著降低病死率，为救治的首选策略，但目前实施比例低，需做好风险防范。在无急诊PCI条件下，溶栓仍应慎用。如需溶栓，建议首选半量重组人组织型纤溶酶原激活物的TUCC方案，也可使用其他减量方案。

对于老年NSTEMI，《共识》认为同样可从常规急诊PCI中获益，但应用率过低。

对于老年ACS的出血防范，《共识》推荐风险规避策略。具体包括：建议置入新一代药物洗脱支架（drug eluting stent，DES）；出血高危者只行经皮冠脉腔内血管成形术（percutaneous transluminal coronary angioplasty，PTCA）；近期活动性出血病史者则应选择外科冠脉旁路移植术，必须行PCI时，则应行血栓抽吸或单纯PTCA；出血高危或合并肝素诱导的血小板减少症者，应首选比伐卢定治疗，需按我国方案（BRIGHT Study）实施，并根据肾功能调整剂量。

对于有房颤的ACS患者，如必须，尽可能缩短三联抗栓时间，但首要是避免冠脉支架内血栓发生；联合华法林三联抗栓治疗时，推荐国际标准化比值（INR）为1.5～2.0；出血高危者，如无禁忌，可考虑选择新型口服抗凝药＋氯吡格雷双联抗栓治疗方案（PIONEER-AF PCIRE-DUAL PCI研究）。

基于中医药的独特疗效和我国使用经验，推荐对所有高龄老年ACS患者，特别是对高龄老年STEMI，急诊PCI延迟（≥12小时）、并发无再流、ST段回落不良以及高龄女性机械并发症等高危患者，因国际指南至今仍无明确推荐方案和措施，可试用中医药治疗。

2．老年ACS血运重建方式选择　目前，对于老年（≥75岁）STEMI患者的最佳血运重建治疗方式仍旧不明确。CAMI研究显示，老年STEMI患者接受急诊PCI，溶栓和不使用再灌注治疗的院内病死率分别为7.7%、15.0%和19.9%，有显著统计学差异，不再灌注治疗的患者死亡风险最高。行急诊PCI的患者院内心衰、机械并发症和心搏骤停的风险也显著低于其他两组。出血性脑卒中和其他主要出血事件率在三组之间相似，无统计学差异。多元回归分析显示：行急诊PCI患者院内病死率显著低于无灌注患者，而溶栓患者病死率与无灌注患者无差异。

对于高龄老年（≥75岁）的冠心病三支病变患者应如果选择血运重建方式，一直是临床中亟待解决的棘手问题。据阜外医院一项回顾性观察性研究，共纳入711例在阜外医院住院治疗的高龄老年（≥75岁）三支病变冠心病患者，按照接受治疗方式的不同分为PCI组（$n=286$），CABG组（$n=129$），MT组（$n=296$）。主要研究终点为全因死亡，次要研究终点为心源性死亡和MACCE事件，包括全因死亡、心梗、卒中、非计划性血运重建。

平均随访 7.25 年，COX 多因素回归分析显示 CABG 组全因死亡（*HR* = 0.622，95% CI：0.421 ~ 0.920，*P* = 0.017）和 MACCE 事件（*HR* = 0.676，95% CI：0.487 ~ 0.938，*P* = 0.019）风险显著低于 MT 组；同时，CABG 组心源性死亡风险（*HR* = 0.475，95% CI：0.232 ~ 0.974，*P* = 0.042）显著低于 PCI 组，但在全因死亡和 MACCE 事件上两组间无显著差异。

另外，一些针对老年心肌梗死患者治疗策略的相关研究正在进行。其中包括杨跃进教授牵头的多中心、前瞻、开放、随机对照临床研究——老年非 ST 段抬高心肌梗死常规延迟和早期有创策略多中心、随机对照研究。该研究旨在针对我国目前多数老年 NSTEMI 患者选择择期介入干预的现状，拟探讨这一常规延迟策略是否和早期策略获益相同，为提高我国 NSTEMI 的救治水平提供循证医学证据，同时可以补充国际指南目前在高龄老年患者介入时机方面稀缺的证据。本项目由国家心血管病中心阜外医院牵头，覆盖全国东、西、南、北、中的多省市的 40 余家心血管病中心参与。研究筛选发病 24 小时内且符合纳入标准的≥ 75 岁的 NSTEMI 患者，在强化抗缺血、降脂、抗血小板及抗凝等药物治疗的同时，随机分配至早期组（在症状发作 24 小时内接受冠状动脉造影）和常规延迟组（在症状发作 72 小时后接受冠状动脉造影），目标计划入选 696 例患者，主要终点为：1 年内全因死亡、非致死性心肌梗死 / 再梗、脑卒中、紧急血运重建的复合终点；次要终点：PCI 后无复流、PCI 和 CABG 临床相关性心梗，6 个月、1 年随访时全因死亡、非致死性心肌梗死 / 再梗，心血管再住院，脑卒中，严重出血（BARC 3，4，5 型）。研究拟于 2020 年 10 月结束入组。

3．针对老年群体的 PCI 新研究

（1）DK-Crush V 研究：DK-Crush V 研究是一项随机临床多中心试验，共纳入 26 个中心 482 例左主干分叉病变患者，随机分入 DK-Crush 术式组（*n* = 240）与 Provisional 术式组（*n* = 242），分别在两种术式下置入药物洗脱支架。临床随访 12 个月，入选患者平均年龄 64 岁。主要终点为 12 个月靶病变失败率，包括心源性死亡、靶血管心肌梗死或临床驱动的靶病变再次血运重建在内的复合终点。DK-Crush V 研究提示对于解剖结构高度复杂的左主干分叉病变患者而言，DK-Crush 术式可有效降低患者一年内 TLF 发生率、靶血管梗死率以及明确的或可能的支架内血栓发生率。并且在复杂左主干病变支架再狭窄发生率上也有明显的降低趋势。故对于左主干末端真性分叉病变患者，采用 DK-Crush 技术行 PCI 的治疗效果明显优于 Provisional 技术。

（2）ULTIMATE 研究：ULTIMATE 研究是一项前瞻性、多中心、随机对照研究。共入选了来自国内 8 家中心的 1 448 例需要植入 DES 的全患者群，随机入选到 IVUS 指导组（724 例）和造影指导组（724 例）。该研究入选患者平均年龄 65 岁。ULTIMATE 研究结果证实：IVUS 指导 DES 植入，通过显著降低靶血管治疗失败来改善全患者群的临床预后，尤其在 IVUS 达标的患者获益更明显。

二、心脏瓣膜病

（一）概述

心脏瓣膜病（valvular heart disease，VHD）是由于先天性发育异常或其他病变，如风湿热、黏液变性、退行性变、缺血、感染、结缔组织病、创伤等病变引起的心脏瓣膜及其附属结构发生解剖结构或功能上的异常，造成单个或多个瓣膜急性或慢性狭窄和 / 或关闭不全，心脏瓣膜病可导致心脏血流动力学显著变化，并出现一系列关联症状。

根据西方国家的流行病学调查数据，75 岁以上的人群至少有 1/8 存在中度或重度心脏瓣膜病，我国近年来随着心血管病疾病谱的变化，风湿性心脏瓣膜病比例相对减少，老年退行性心脏瓣膜病的发病趋于增加。

（二）我国心脏瓣膜病流行病学特点

复旦大学附属中山医院在 2004—2011 年进行了一项基于住院患者的单中心调查，入选患者 287 556 例中严重 AS 检出率随年龄增长而增加，在 < 40 岁年龄组为 0.17%，40 ~ 64 岁年龄组为 0.37%，65 ~ 85 岁年龄组为 0.43%，≥ 85 岁年龄组为 0.47%；主动脉瓣钙化的检出率随年龄增长而显著增加，在 < 40 岁年龄组为 0.41%，40 ~ 64 岁年龄组为 10.60%，65 ~ 85 岁年龄组为 50.64%，≥ 85 岁年龄组为 82.75%（$P < 0.001$）；严重钙化性 AS 的检出率在≥ 65 岁、65 ~ 84 岁和≥ 85 岁的患者分别为 0.17%、0.15% 和 0.34%。

另一项研究选择 2016 年 9 ~ 12 月在中国 72 家医院前瞻性注册登记住院的中度以上老年 VHD 患者 8 929 例，对 VHD 构成和病因分布情况进行比较发现，我国最常见的瓣膜病类型为联合瓣膜病（33.6%），其次为单纯二尖瓣反流（26.9%）。退行性病变是联合瓣膜病（31.1%）、单纯主动脉瓣狭窄（65.6%）、单纯主动脉瓣反流（56.7%）和单纯二尖瓣反流（29.7%）的第一位病因，风湿性病变仍是二尖瓣狭窄（83.6%）的主要病因（$P < 0.01$）。

（三）治疗

外科治疗是心脏瓣膜病的主要治疗手段，但是随着介入医学的进一步发展，一些介入治疗手段逐渐应用于心脏瓣膜病患者，特别是针对高龄老年，可能合并多种并发症，身体衰竭或心功能差，外科手术高危或有外科手术禁忌证，外科手术死亡率高的患者，经导管 TAVR 瓣膜置换术已成为主动脉瓣狭窄患者的有效治疗手段。国产 Venus-A 瓣膜已经初步证明在重度主动脉瓣狭窄且外科手术高危的人群中具有良好的安全性，并已于 2017 年上市应用。Taurus-One 以及球囊扩张型 TAVR 装置 Edwards SAPIEN XT 正在进行临床试验之中。

三、高血压

（一）概述

高血压是血液在血管中流动时对血管壁造成的压力值持续高于正常的现象。大多数患者可能在没有任何症状的情况下发病，并且由于血管壁长期承受着高于正常的压力，导致冠心病、脑卒中等严重疾病。

2012—2015 年间“十二五”高血压抽样调查共纳入 487 349 例受试者，对≥ 18 岁的合格受试者（包括 216 037 例男性和 235 723 例女性）进行分析，平均年龄 43.4 岁，汉族占 88.7%，抽烟者 20.6%，饮酒者 15.8%；人群整体加权血压水平为 126.1/76mmHg，收缩压随年龄增加逐渐升高，从 18 ~ 24 岁的 117.4mmHg 升高至≥ 75 岁的 142.6mmHg，舒张压则先随年龄增加逐渐升高，至六七十岁后则呈降低趋势。18 岁以上研究人群的高血压患病率粗率为 27.9%，加权率为 23.2%，男性略高于女性。不同于以往城市高血压患病率明显高于农村，本调查显示农村和城市的高血压患病率加权率相似，且粗率农村高于城市。高血压患病率随年龄增加明显升高，至年龄≥ 75 岁，患病率高达约 60%。

（二）我国老年人群的血压特点

我国已逐渐步入老龄化社会，老年高血压患病人群逐渐增大，高血压因其隐匿性，往往不能及时被发现，根据《中国高血压防治指南（2018 年修订版）》，老年高血压的临床特点如下：收缩压增高为主；脉压增大；血压波动大；直立性低血压；餐后低血压；血压昼夜节律异常；诊室高血压；多种疾病并存，并发症多。

（三）治疗

根据《中国高血压防治指南（2018 年修订版）》，非药物治疗措施包括减少钠盐摄入；调整膳食结构；减少脂肪及饱和脂肪酸摄入；增加不饱和脂肪酸摄入；增加膳食纤维摄入；戒烟；避免吸二手烟；限制饮酒；适当减轻体重；规律有氧运动；保持心理健康。

常用降压药物包括：临床常用的钙通道阻滞剂、利尿剂、血管紧张素转换酶抑制剂（ACEI）、血管紧张素Ⅱ受体拮抗剂及 β 受体拮抗剂，均可用于老年高血压的初始治疗。应根据患者是否存在靶器官损害、并存疾病、心脑血管病的危险因素等个体状况选择降压药物。

而高龄人群高血压有其特殊性，其防治策略也与一般人群不尽相同。在此背景下，2019 年中国老年医学学会高血压分会联合国家老年疾病临床医学研究中心及中国老年心血管病防治联盟共同发表了《中国老年高血压管理指南 2019》，该指南在为临床诊疗提供参考的同时，更在生活方式、社区防治和远程血压管理等方面提出了有效的管理原则与措施。

四、心力衰竭

（一）概述

心力衰竭（heart failure，HF）简称心衰，是指各种原因导致心脏泵血功能受损，心排血量不能满足全身组织基本代谢需要的综合征，主要表现为呼吸困难、活动受限、体液潴留等。心力衰竭并不是一个独立的疾病，而是心脏疾病发展的终末阶段，在心血管疾病患者及高龄人群中高发，病死率和再住院率居高不下。

（二）我国心力衰竭的流行病学特点

根据 2003 年在全国 10 个省市的抽样调查结果，35 ~ 74 岁城乡居民 15 518 人，心衰患病率为 0.9%；其中男性为 0.7%，女性为 1.0%，女性患病率高于男性（$P < 0.05$）；35 ~ 44 岁、45 ~ 54 岁、55 ~ 64 岁和 65 ~ 74 岁年龄组的心衰患病率分别为 0.4%、1.0%、1.3% 和 1.3%；随着年龄增高，心衰的患病率显著上升（$P < 0.01$）。心衰正在成为我国心血管病领域的重要公共卫生问题。

（三）治疗

2018 年 10 月《中国心力衰竭诊断和治疗指南 2018》正式发布。根据该指南，对心衰采用新的分类及诊断标准。按照射血分数（EF）高低，将心衰分为射血分数降低的心衰（HFrEF，EF < 40%）、射血分数保留的心衰（HFpEF，EF > 50%）以及射血分数处于 40% ~ 49% 临界范围的心衰（HFmrEF）。EF 临界范围的提出有利于我们早期干预，或能延缓心衰的发生。强调心衰要早筛早诊，加强预防。心衰的发展分为四个阶段，对于处于前两个阶段，心衰症状不明显或心脏尚未发生异常的心衰高危人群来说，提早利用脑钠肽进行筛查，控制危险因素和干预生活方式，有助于预防左心室功能障碍或新发心衰的风险。在心衰的药物治疗方面，该指南将已经被纳入欧美指南的创新药血管紧张素受体 – 脑啡肽酶抑制剂（ARNI）列为 Ⅰ 类推荐，对于按照纽约心功能分级的心功能 Ⅱ ~ Ⅲ 级，有症状的 HFrEF 患者，若能够耐受血管紧张素转换酶抑制剂和血管紧张素 Ⅱ 受体拮抗剂（ACEI/ARB），推荐以 ARNI 替代 ACEI/ARB，以进一步减少心衰的发病率及病死率。对于非药物治疗方面，最重要的是心脏再同步化治疗，该指南对 QRS 波时限推荐由上版 ≥ 120ms 更新为 ≥ 130ms；推荐左室多部位起搏可用于常规 CRT 无效者，并增加了关于希氏束起搏的相关内容。加强心衰的综合管理，建立长期随访制度。心衰作为一种需要长期管理的慢性病，长期随访对于患者管理非常重要。心衰随访不仅是心内科、心外科的问题，需要多学科协作，加强随访，加强患者和家属教育。

（杨跃进　袁晋青　赵雪燕　冷文修　袁德山　徐　娜　郝一莼　何培源）

参考文献

［1］国家心血管病中心．中国心血管病报告 2018［M］．北京：中国大百科全书出版社，2019．

［2］Zhang Q，Zhao D，Xie W，et al．Recent trends in hospitalization for acute myocardial infarction in Beijing：increasing overall burden and a transition from ST-segment elevation to non-ST-segment elevation myocardial infarction in a population-based study［J］．Medicine，2016，95（5）：e2677．

［3］Leng WX，Yang JG，Fan XX，et al．Contemporary invasive management and in-hospital outcomes of patients with non–ST-segment elevation myocardial infarction in China：Findings from China Acute Myocardial Infarction（CAMI）Registry［J］．Am Heart J，2019，215：1-11．

［4］何培源，范肖雪，杨进刚，等．急性心肌梗死患者溶栓后出血预测因素分析［J］．中国循环杂志，2018，33（10）：953-957．

［5］杜梦阳，姜琳，宋莹，等．不同性别≥ 75 岁老年冠心病患者经皮冠状动脉介入治疗的预后分析［J］．中国循环杂志，2019，34（1）：38-43．

［6］Xu N，Tang XF，Zhao XY，et al．Sex-based differences in bleeding and long-term adverse events after percutaneous coronary intervention in older patients with coronary artery disease［J］．J Interv Cardiol，2018，31（3）：345-352．

［7］中国老年医学学会心血管病分会．高龄老年（≥ 75 岁）急性冠状动脉综合征患者规范化诊疗中国专家共识［J］．中国循环杂志，2018，33（8）：732-750．

［8］Peiyuan H，Jingang Y，Haiyan X，et al．The Comparison of the Outcomes between Primary PCI，Fibrinolysis，and No Reperfusion in Patients 75 Years Old with ST-Segment Elevation Myocardial Infarction：Results from the Chinese Acute Myocardial Infarction（CAMI）Registry［J］．PLoS One，2016 Nov 3，11（11）：e0165672．

［9］Leng WX，Yang JG，Wei Li，et al．Rationale and design of the DEAR-OLD trial：Randomized evaluation of routinely Deferred versus EARly invasive strategy in elderly patients of 75 years or OLDer with non–ST-elevation myocardial infarction［J］．Am Heart J，2018，196：65-73．

［10］Chen SL，Zhang JJ，Han Y，et al．Double Kissing Crush Versus Provisional Stenting for Left Main Distal Bifurcation Lesions：DKCRUSH-V Randomized Trial［J］．J Am Coll Cardiol，2017，70（21）：2605-2617．

［11］Zhang J，Gao X，Kan J，et al．Intravascular Ultrasound-Guided Versus Angiography-Guided

Implantation of Drug-Eluting Stent in All-Comers：The ULTIMATE trial［J］. J Am Coll Cardiol，2018.

［12］Pan WZ，Zhou DX，Cheng L，et al. Candidates for transcatheter aortic valve implantation may be fewer in China［J］. Int J Cardiol，2013，168（5）：E133-E134.

［13］叶蕴青，许海燕，李喆，等. 中国不同区域老年瓣膜性心脏病构成和病因分析［J］. 中华老年心脑血管病杂志，2019，21（7）：676-682.

［14］宋光远，王墨扬，王媛，等. Venus-A 主动脉瓣膜介入治疗重度主动脉瓣狭窄的效果［J］. 中华心血管病杂志，2017，45（10）：843-847.

［15］Wang Z，Wang X，Hao G，et al. A national study of the prevalence and risk factors associated with peripheral arterial disease from China：The China Hypertension Survey，2012—2015［J］. Int J Cardiol，2019，15（275）：165-170.

［16］《中国高血压防治指南》修订委员会. 中国高血压防治指南 2018 年修订版［J］. 心脑血管病防治，2019，19（1）：6-49.

［17］中国老年医学学会高血压分会，国家老年疾病临床医学研究中心中国老年心血管病防治联盟. 中国老年高血压管理指南 2019［J］. 中华高血压杂志，2019，27（2）：111-135.

［18］顾东风，黄广勇，何江，等. 中国心力衰竭流行病学调查及其患病率［J］. 中华心血管病杂志，2003，31（1）：3-6.

［19］中华医学会心血管病学分会心力衰竭学组，中国医师协会心力衰竭专业委员会中华心血管病杂志编辑委员会. 中国心力衰竭诊断和治疗指南 2018［J］. 中华心血管病杂志，2018，46（10）：760-789.

附：

中国老年医学学会心血管病分会简介

中国老年医学学会心血管病分会成立于 2016 年 4 月，是中国老年医学学会下属的二级分支机构，分会遵循总会宗旨，加强多学科协作，开展深层次学术交流，推动我国老年心血管病相关研究成果的临床转化和应用，努力提高老年心血管病预防、诊治水平。

会　长：杨跃进

副会长：刘宏斌　杨杰孚　张抒扬　于　波　陈义汉　汪道文　吴书林　黄　岚　袁祖贻　李南方

总干事：袁晋青

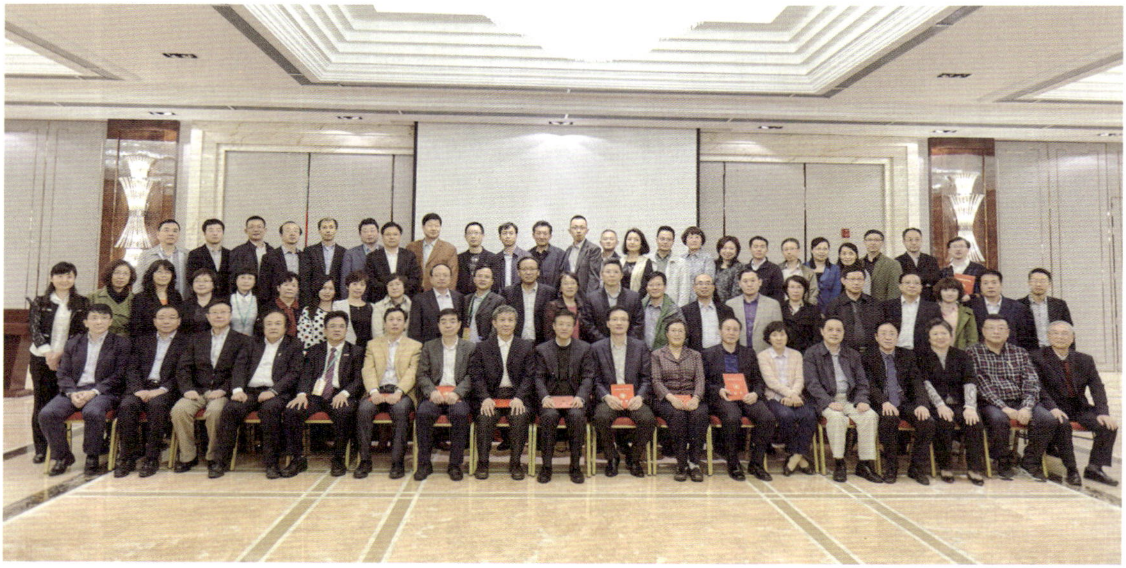

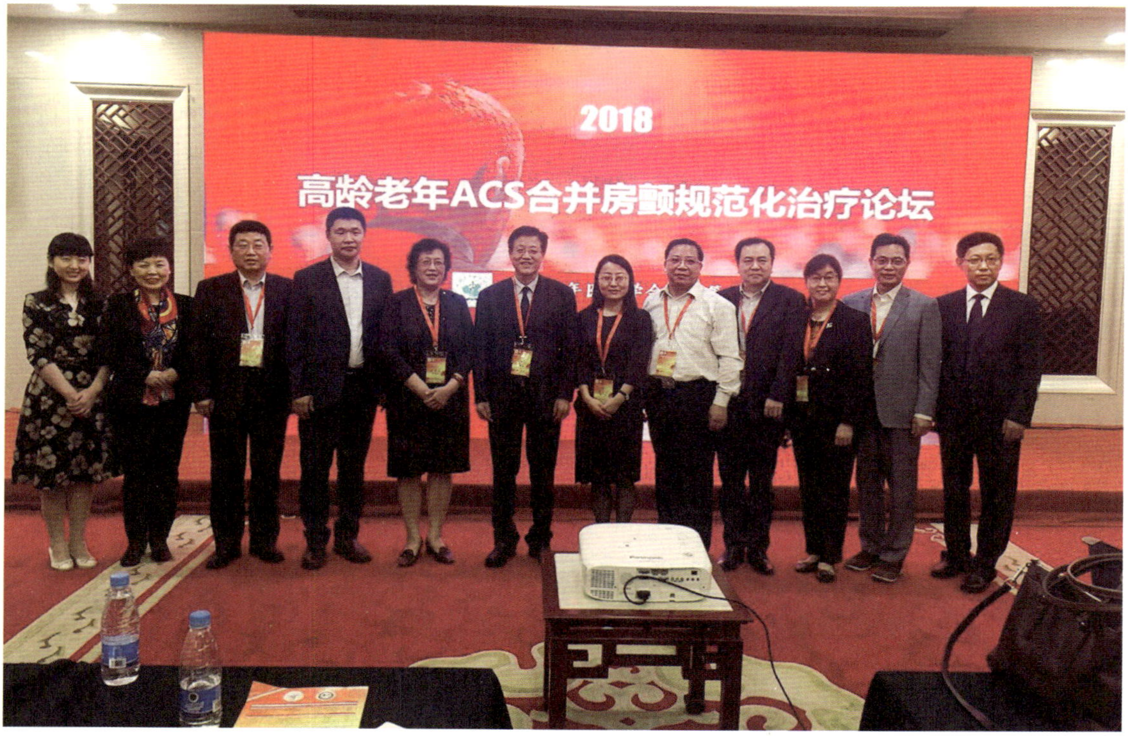
2018
高龄老年ACS合并房颤规范化治疗论坛

20 基于络病理论指导的老年病中医药防治与科技创新

中国老年医学学会中医药分会

一、老年病研究进展

“健康老龄化和积极老龄化”的理念正在全球范围内盛行，如何抵御疾病、保护健康、提升老年人的生活与生命质量，成为医学工作者重点研究内容。老年病是由于老年期机体内部各种组织的老年性变化及其修复能力减弱导致脏器、组织、器官功能下降而形成的。老年病多见动脉硬化、高血压、冠心病、高脂血症、脑卒中后遗症、前列腺增生、阿尔茨海默病和肿瘤等疾病。老年病的共同特点如下：多病共存、病因复杂、长期积累；起病缓慢、隐匿；生理与病理变化很难区分；变化迅速、发病方式独特；药物不良反应多；治疗难度大，预后差。故针对该疾病领域开展中医药防治及科技创新，对提高老年病诊治水平具有重大意义。

根据《中国统计年鉴 2018》的统计数据可知，我国自 2000 年开始，65 岁以上老年人口数量已占全国人口数量的 7%，开始形成人口老龄化社会，且 65 岁以上的老年人口所占比例在不断攀升，截至 2017 年末，我国 65 岁及以上老年人口数量已占全国总人口数量的 11.4%。流行病学调查发现，我国老年人群中慢性病患病率为 76% ~ 89%，且发（患）病率随年龄增大而升高，其患病率是全人群的 3 倍以上。根据中国健康与养老追踪调查的数据显示，我国 60 岁及以上老年人的慢性病患病率为 69.13%，排名前四位的慢性病依次为高血压、糖尿病、心脑血管疾病和慢性阻塞性肺疾病，这 4 种疾病的患病人次占总患病人次的 69.7%。就疾病负担而言，中国 45% 的伤残调整寿命年是由 60 岁及以上老年人的健康问题所致。可见老年人多发生高血压、糖尿病、心脑血管等疾病，人口老龄化为老年病防治带来巨大的挑战，亟待探索研究。

二、中医药防治老年病的优势

随着社会的不断进步、医疗设施不断完善，我国人口老龄化趋势加剧，人们越来越重视老年人的身心健康，近年来国务院及国家卫生健康委员会多次发布相关文件，提出发展中医药健康养老服务，降低老年人患病风险，预防老年疾病的发生、控制和延缓老年病的发展，提高老年人的健康水平，从根本上缓解老年人的健康压力。

流行病学调查发现，我国老年人群中慢性病患病率为 76%～89%，且患病率随年龄增大而升高，其患病率是全人群的 3 倍以上。亟需寻找引导老年人慢性病防治、管理的方法。中医药因其具有独特的养生保健方法，对老年人慢性病的管理具有重要临床指导价值。

中医学认为，老年人因体质虚弱，肾精肾气不足，五脏六腑的功能逐渐衰减，气血阴阳俱虚，容易招致邪气。正虚不足，外邪入侵，百病犹生。病因常如风、寒、湿、热、瘀、虚等，常见病机如气血亏虚、气虚血瘀、气滞血瘀、气滞湿阻、痰瘀互结、湿瘀互结、脾肾两虚、肺肾气虚、心脾两虚、心肾不交、阴阳两虚等，病证较为复杂。老年病患者往往兼有多种疾病，或一脏影响他脏，或宿疾新邪互为因果，或虚实夹杂，具有迁延难愈、多病丛生、病证多变、错综复杂等特点，中医因其整体观念、辨证论治的核心思想和“治未病”特点，具有独到治疗优势。因此结合整体观念和辨证论治，充分运用中医药的优势，把握老年病特征，指导老年病临床治疗，可极大地提高老年人生活与生命质量。

三、基于络病理论指导老年病防治研究

（一）丰富完善“络病证治”体系，络病研究三大理论框架形成

络病理论作为中医理论体系的重要组成部分，其对心脑血管病、肿瘤、糖尿病等严重危害老年人健康的多种难治性疾病防治具有独特的指导价值，成为近年国内外医学界关注和研究的热点和焦点。中医药分会通过《络病学》《脉络论》《气络论》三本著作，形成络病证治、气络学说、脉络学说为主的络病研究三大理论框架。

《络病学》基于“气血相关”的络病理论特色，形成围绕神经、内分泌、免疫类疾病的“气络病变”和围绕心脑血管、糖尿病微血管并发症的“脉络病变”两大分支学科，为中医络病学科的建立奠定了理论基础，创立了国家中医药管理局中医络病学重点学科和优势学科。

《脉络论》提出脉络学说的核心内容——营卫理论，以脉络学说营卫理论为指导，对胸痹心痛、中风、心悸、心积、心水、心痹、脱疽等疾病领域开展研究，其涵盖了现代心脑血管病、心律失常、慢性心力衰竭、周围血管病变及糖尿病血管并发症等老年难治性疾病，为老年人血管病变防治提供理论支持，对提高血管病变防治水平发挥重要的临床指导价值。

《气络论》分别从气的哲学属性、医学内涵、功能实现形式等不同层面阐释气络病变发

生发展规律、基本病理变化、临床证候特征及辨证治疗用药的气络学说研究。为神经内分泌免疫类疾病防治提供重要理论及临床应用价值，对老年人易发的阿尔茨海默病、帕金森病、糖尿病等疾病提供理论指导，形成了以“络病证治”为学科理论基础，分别围绕严重威胁老年人健康的脉络病变和气络病变两大学科分支，形成络病证治、气络学说、脉络学说为主的络病研究三大理论框架。

（二）络病理论指导临床老年难治性疾病防治

中医药分会首次系统构建脉络学说，形成指导血管病变防治的新理论，提出主要研究领域为心脑血管病、心律失常、心力衰竭、糖尿病肾病等临床重大疾病，提出脉络学说核心内容——营卫理论，建立“脉络－血管系统病”辨证标准，提出“调营卫气血”治疗用药规律。分会成员主持承担国家重点研发计划——“脉络学说营卫理论指导系统干预心血管事件链研究”项目。该项研究延续了两项973计划项目，以中医为主体、多学科联合的研究团队，以“传承经典、基于临床、系统干预、阻抑事件”为指导思想，传承创新脉络学说营卫理论，探讨心血管事件链病机传变及辨证用药规律并制订临床治疗方案，针对与心血管事件链高危因素、动脉硬化易损斑块、急性心肌梗死、心律失常及慢性心衰等心血管事件链关键环节，采用随机、双盲、对照、多中心临床研究方法评价脉络学说代表方对心血管事件链关键环节的临床疗效，揭示其“治本病，防未病”的临床优势，控上游因素，治当前病变，防下游传变发挥系统干预心血管事件链作用，并阐明其防中寓治、治中寓防、防治结合的疗效机制。

在构建“络病证治”“脉络学说”基础上，基于气血相关的络病理论，围绕中医络病学科分支之气络病变，系统构建指导神经、内分泌、免疫类疾病防治的气络学说，揭示气络病变发生发展规律、基本病理变化、临床证候特征及辨证治疗用药规律。肺系疾病主要有感冒、咳嗽、哮病、喘证、肺痈、肺痨、肺胀、肺痿、肺积等，涵盖了西医学上呼吸道感染、流行性感冒、急性气管－支气管炎、慢性支气管炎、慢性阻塞性肺疾病、支气管哮喘、支气管扩张、肺炎、肺脓肿、慢性肺源性心脏病、肺纤维化、肺癌等疾病。以络病理论为指导研究治疗急性气管－支气管炎的防治，认为肺络病变主要表现为肺自身呼吸功能的异常，也表现在血液运行及水液代谢的障碍，病变往往首先发生在气络，病久则伤及血络，二者亦可同时存在、相互影响。肺络病变常始于气络病变，逐渐发展至血络病变，并往往伴有气道壅滞、气道瘀阻、气道绌急等气道病变。

（三）组织国际、国内、地区级系列学术活动，推动中医药治疗老年病交流与应用

1. 连续举办三届国际络病学大会，打造中医药学术交流品牌大会　2017年2月

24～26 日“第十三届国际络病学大会”在广州隆重开幕，来自海内外近 2 000 名位专家学者齐聚一堂，除广州主会场外，大会在全国设置了 400 余个分会场，15 000 余名专家学者通过视频收看了会议盛况，通过广泛的学术交流，推动中医络病学向现代化和国际化迈进。

2018 年 3 月 16～18日，由中华中医药学会、中国工程院医药卫生学部、中国老年医学学会、世界中医药学会联合会、中国农村卫生协会共同主办，中华中医药学会络病分会、络病研究与创新中药国家重点实验室承办，山东中医药学会协办的“第十四届国际络病学大会”在山东济南隆重召开，海内外近 3 000 位专家学者齐聚一堂。大会在全国设立近千个视频现场，共 30 000 余名专家学者收看了此次会议盛况，通过广泛的学术交流，推动中医络病学向现代化和国际化迈进，论文数量逾百篇。

2019 年 2 月 22～23日，由中国工程院医药卫生学部、中华中医药学会、中国老年医学学会、世界中医药学会联合会、中国农村卫生协会共同主办，中华中医药学会络病分会、络病研究与创新中药国家重点实验室承办的“第十五届国际络病学大会”在北京会议中心隆重开幕，海内外近 2 000 位专家齐聚一堂。除北京主会场外，大会在全国设立 1 000 余个视频现场，共 20 000 余名专家学者通过视频会议共同见证大会隆重召开，通过广泛的学术交流，推动中医络病学向现代化和国际化迈进。

2．组织召开三届中西医结合血管病学大会，促进老年血管病学领域合作与交流　2016 年 9 月 3 日，由中医药分会所在单位主办的“第四届中西医结合血管病学大会”在石家庄隆重召开，来自海内外的冠心病、心律失常、慢性心衰、糖尿病等相关领域的专家学者 1 000 余人参会，大会同时在全国开设 210 个视频分会场，12 000 万名专家学者共同见证中医药防治血管病变取得的重大进展。

2017 年 11 月 24～26 日“第五届中西医结合血管病学大会暨中国老年医学学会中医药分会第二届学术年会”在石家庄隆重开幕，来自全国不同地区、不同学科、不同领域的专家学者千余人参会，通过多个网络平台进行视频直播，就血管病变防治的最新进展和成果开展广泛的学术交流与合作，共同见证血管病学领域取得的丰硕成绩。并设置老年病论坛、心血管病论坛、脑血管病论坛、糖尿病论坛进行专题学术交流。

2018 年 10 月 19～21 日“第六届中西医结合血管病学大会”在成都隆重召开，参会人数近 3 000 余人，大会设立主题学术交流、心血管病论坛、脑血管病论坛、糖尿病论坛进行专题学术交流。共同围绕着当前血管病学问题进行学术交流与探讨。血管病学大会的召开，为各个同人构建了学术交流的平台，进一步提高络病学的学术影响力，对解决血管病学的问题亦有一定的指导意义。

2019 年 9 月 6～8 日，由中西医结合学会血管脉络病专业会主办，湖北省中西医结合学会、湖北省中医药学会、湖北省中医院承办的“第七届中西医结合血管病学大会”在武汉隆重召开多位中西医专家齐聚一堂，就血管病防治展开深入的学术交流。

3. 举行中国老年医学与科技创新大会中医药论坛，助力健康中国　在总会的指导和支持下，结合中国老年医学与科技创新大会，2016—2019 年连续组织中医药论坛，以及开展通络操教授、表演，关爱医师健康活动等，累计参会人次 1 500 余人。发挥中医药优势，宣传、传播中医药在心脑血管病、糖尿病等老年病防治中的应用，在络病理论指导下提高常见老年病、慢性病的临床疗效，助力健康中国建设。

4. 举行系列学术活动，进一步推广络病理论　中医药分会成立至今，以络病理论为指导，在总会及分会机构的支持下，依托 28 个省市级络病专业委员会和 60 多个地市级络病专业委员会，开展省级学术会、地市级学术会、专家研讨会、病例讨论会等系列学术活动。大力开展培训，推动中医防病、治病和康复技术进社区、进家庭、进机构。

2016—2019 年，连续召开四届“中华健康节”活动，来自全国各地区的中老年人群代表参会，多位专家从科学角度为当代民众保健养生、抵御疾病，以及健康产业的发展提供了系统指导。会议期间举办中华通络操大赛，来自全国各个省市的中老年代表团队参赛，累计参会人数 9 000 余人，对于实现大健康产业，更好地改善慢性病、亚健康等人群的状态，乃至老年医学的发展、建设健康老龄化社会具有指导意义。

5. 信息工作与医疗扶贫健康教育　中医药分会始终认真贯彻党中央国务院关于养老服务业和卫生工作方针、政策、法律、法规，运用现代医学、传统中医学的理论和高新技术，探索老年医学发展规律和延缓衰老的对策，为我国建设健康老龄化社会做出长期不懈的努力，积极与大家进行资源共享，推动络病研究成果的转化应用，分会成立以来通过专业媒体、传统媒体、微信公众号新媒体等多种方式与各位委员进行互动学习交流，累计 8 500 余人。

2016 年中医药分会成立以来，各位委员在四川、江西、陕西、河北、河南、安徽、重庆等 10 余个省市开展医疗扶贫项目，3 年来累计开展 30 余场次义诊、培训等项目，150 多位专家为 30 多个县乡送去知识和温暖。

由中华中医药学会主办、中华中医药学会络病分会及各省市络病专业委员会承办的“慢病（络病）防治中国行”大型系列公益活动在 2016—2019 年开展慢病（络病）防治中国行、缺血性脑卒中规范化诊疗走基层、心律失常药物治疗规范化培训等项目 4 300 多场，累计超过 30 余万名医师接受了培训，提高了基层医师防治重大难治性疾病的防治水平。

2016—2019 年依托“‘健康中国’乡村行走进边疆”活动举办医师 / 讲师培训近 4 570 场次，累计达 35.2 万人。

（贾振华　常丽萍　杜俊权　李翠茹　马孟娟）

参考文献

[1] 宋岳涛，杨颖娜. 老年病的特点与预防 [J]. 实用心脑肺血管病杂志，2008，16（10）：82-84.

[2] 刘竟芳，陈哲，杨非柯，等. 我国老年人慢性病现状及应对策略 [J]. 中外医疗，2014，23：194-198.

[3] 闫伟，路云，张冉，等. 基于 CHARLS 数据分析的我国老年人共病现状研究 [J]. 中华疾病控制杂志，2019，23（4）：426-430.

[4] 蒙巍，李银银，钟红卫. 中医药治疗老年病的临证特色举隅 [J]. 内蒙古中医药，2019，38（9）：89-90.

[5] 李建斌. 常见老年病的中医治疗 [J]. 临床医药文献杂志，2016，3（20）：4123-4126.

附：

中国老年医学学会中医药分会简介

中国老年医学学会中医药分会于 2016 年 4 月 15 ~ 16 日成立，是隶属中国老年医学学会的二级分支机构，是由心血管、脑血管、糖尿病、肾病、肿瘤、呼吸等中医、中西医结合领域的专家、学者自愿组成。分会成立以来，按照中医学科自身发展规律，继承创新多学科发展中医理论，依托中医药防治老年慢性疾病的优势，围绕老年医学领域开展学术研究、业务培训、学术交流、健康教育、健康管理、健康产品应用推广等健康服务活动。提高老年医学领域常见疾病及疑难疾病的中医药防治水平，为维护中老年人的身体健康作出贡献。

会　长：吴以岭

副会长：田金洲　仝战旗　徐云生　关雪峰　胡鸿毅　涂远超　呼永河　许建秦

总干事：贾振华

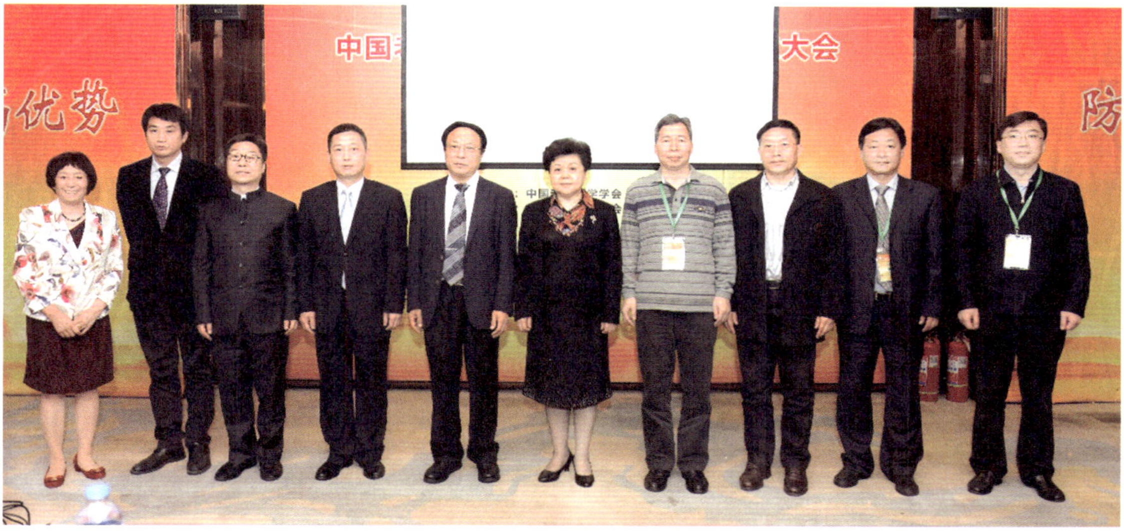
中国
大会
优势
防

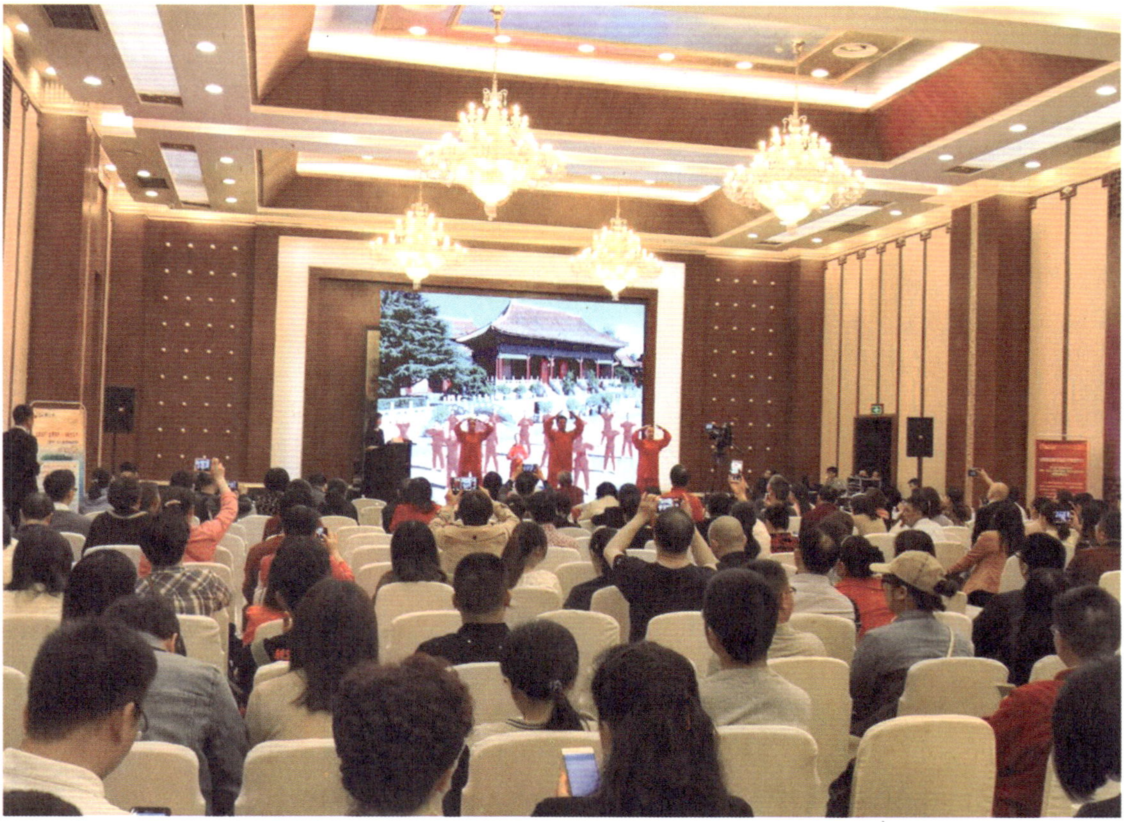

21 老年消化医学与科技创新

中国老年医学学会消化分会

一、关注肠肝对话

肠道与肝作为“解剖上的远亲，功能上的近邻”，长久以来两者的相互作用关系受到广泛重视，胆汁酸的肠肝循环即是两者关联的坚实证据。肝与肠道相互作用存在理论基础如下：①发生学上，肝与肠道共同起源于胚胎前肠；②解剖上，肝可通过胆管系统与肠道相连，而肠道可通过门静脉系统衔接肝；③功能上，肠道存在广泛的肝来源物质相关受体，如胆汁酸受体，而肝也可对肠道来源的物质进行加工处理，如利用肠道吸收营养物质合成蛋白质等。鉴于此，肠道与肝的对话具有广泛的研究价值，且存在巨大的研究空间，“肠－肝轴”即是两者关系的生动描述。

目前，肠肝对话在多种疾病中已得到证实。在代谢性疾病如代谢相关脂肪性肝病（metabolic associated fatty liver disease，MAFLD）中，除了肝本身病变，肠道内菌群、免疫功能、屏障功能等均受到影响，且肠道可通过上述异常影响肝病变。在免疫性疾病如自身免疫性肝病中，最为经典的如原发性硬化性胆管炎（primary sclerosing cholangitis，PSC）患者的炎症性肠病（inflammatory bowel disease，IBD）发病率显著增加，在 IBD 患者中也存在共患 PSC 的现象，其中涉及的机制包括类似免疫受体、胆汁酸成分改变等。但同时仍然存在更多的问题有待解决，如肠道屏障损伤可加重脂肪肝进展，但 IBD 患者的肠道屏障显著减弱，临床上却少见 IBD 患者有明确的肝损伤。以上情况说明关于肠肝对话的研究大有可为。鉴于此，本学会重点关注了肠肝对话，在此方面有较为深入的研究，并积极在学会的多项活动中推动此方面研究。

肝肠对话研究成果：刘玉兰会长带领团队比较了代谢相关脂肪性肝病人群与健康对照人群的肠道屏障及菌群变化，发现脂肪肝人群中大肠埃希菌明显升高，且在小鼠模型中证实了该菌可促进 MAFLD 的表型，目前该菌及模型已获得专利授权 1 项。除了肠道菌群，肠道免疫对于 MAFLD 也有影响。我们通过过继回输以及体外显像等技术发现 MAFLD 小鼠的肠道淋巴细胞趋化到肝的数量增多，且可促进 MAFLD，相关研究已发表 SCI 文章。肝对肠道的影响：我们团队研究发现 MAFLD 可加重 IBD，合并 MAFLD 的 IBD 患者具有更重的肠道损伤，且该现象与肠道相关淋巴组织（GALT）变化有关。团队在临床中发现合并 PSC 患者的 IBD 患者具有直肠豁免的特点，而胆汁酸的肠肝代谢不涉及直肠，由此我们进一步对肝通过胆汁酸影响 IBD 病程展开研究。除了肠道与肝对话，团队还将居于两者中间的肠系膜纳入研究，提出了肠 – 肠系膜 – 肝轴可能更有利于阐述肝与肠道相互作用的机制，我们发现肠系膜居中可影响肝与肠道，而切除肠系膜后肠道屏障损伤加重，MAFLD 加重；MAFLD 时肝未培养出细菌，而切除肠系膜后肝可培养出细菌，相关研究已多次在国际、国内会议包括欧洲消化疾病周、国内消化年会等场合进行发言、壁报交流，同时发表相关 SCI 文章数篇。

二、关注老年 MAFLD 与认知功能的关系

认知功能是指大脑接受外界信息，进行加工、储存、提取、处理的能力。认知障碍指上述认知功能的一项或多项受损，并影响个体的日常或社会能力的状态。根据认知障碍的程度轻重、对个体生活状态的影响，认知障碍可分为轻度认知障碍及各种原因导致的严重痴呆。随着经济水平的发展、医疗条件的改善、人均寿命的延长，中国快速进入人口老龄化时代，认知障碍的人群逐年增长。研究显示我国 65 岁以上老年人群 MCI 和痴呆的发病率分别为 20.8% 和 5.1%，且随年龄增长，认知障碍的患病率成倍上升。

认知障碍的发病机制目前尚不明确，但遗传因素、血管内皮功能损害导致的脑血流改变、胰岛素抵抗所致脑组织能量代谢异常、各种原因包括肠道菌群失调导致的慢性炎症状态相关的 β 淀粉样蛋白沉积、神经纤维缠结等与认知障碍的发生密切相关。代谢综合征（metabolic syndrome，MS）及其伴随的代谢异常涉及上述病理生理改变，故关于 MS 与认知功能的相关性，已引起学者的重视，研究结果亦提示，MS 组分如肥胖、糖代谢异常、血脂异常、高血压均与认知功能相关。

MAFLD 与代谢综合征具有相似的致病机制，MAFLD 患者常伴有胰岛素抵抗、慢性炎症状态、易合并血管内皮损害、动脉粥样硬化等。除此之外，肝疾病本身如病毒性肝炎、酒精性脂肪性肝病、原发性胆汁性胆管炎、肝豆状核变性等与认知障碍发生相关。鉴于 MAFLD 与 MS 具有相似的病理生理机制，与酒精性脂肪性肝病具有相似的病理表现。近年来关于 MAFLD 及 MS 增加心脑血管事件风险已得到大量研究证实，但关于 MAFLD 与认知障碍的研究相当有限。Seo 等开展的一项针对中青年人群 MAFLD 对认知功能影响的研究发

现，在20～59岁的成年人中，MAFLD患者认知功能下降。在校正心血管疾病及其危险因素后，MAFLD依然是认知功能下降的独立危险因素。但该研究未纳入60岁以上的人群，而60岁以上的MAFLD患者MS的合并率明显高于中青年人群MAFLD患者，且老年人群亦是认知障碍受累的主要人群。此外，该研究主要关注认知正常状态下认知功能下降，与认知障碍有一定差异。综上，老年人群中MAFLD与认知功能的相关性及相互作用的机制亟待探究。

消化分会关注老年人群中MAFLD与认知功能的关系，针对二者的联系，在临床中做了大量的工作，完成了二者关系的研究，初步发现MAFLD与认知功能相关，是认知障碍的独立危险因素，针对该话题及延伸问题，包括肠道菌群、颈动脉内膜不稳定斑块，在《中华老年医学》《中国老年学杂志》《中国综合临床》等杂志发表了4篇核心期刊及统计源文章。后续期待进一步深入研究，探讨切实改善老年人认知障碍的新途径。

三、推动老年综合评估

老年患者特征的共病，是具有多重用药、失能、衰弱等状态，其有一定的特点，亟须推动具有学科特色的老年医学发展。目前“以疾病为中心”的专科单病种模式不能满足老年患者的医疗诉求。老年医学的目标不仅仅是治愈疾病，更重要的是为老年人提供全面、合理的治疗与预防保健服务，包括吞咽障碍、营养风险，最大限度地维持或改善患者的功能状态，提高独立生活能力和生活质量。老年医学强调“以患者为中心”的个体化医疗，体现的是“生物－心理－社会－环境”的现代医学模式。老年人的健康问题有着复杂多变的特点，需要医护人员从多个维度、多个层面去发现老年人的健康问题，并随即针对性地制订个体化的干预计划，逐步地从“以疾病为中心”转为“以患者为中心”，从而将传统的对疾病的诊疗转变为整合了多个学科的综合评价以及整体的治疗方式。老年综合评估倡导多学科合作，对老年患者进行整体的评估并制定对应的针对性干预措施，是对整体健康功能现代医学理念的充分体现，是老年医学的核心及重点内容。学会关注老年综合评估的实施、推广，多次举办相关的学术会议，探讨老年综合评估的重要临床意义，加强培训，推动老年综合评估的发展及在临床中的应用。

（刘玉兰　邓利华）

参考文献

[1] Zhu L, Baker SS, Gill C, et al. Characterization of gut microbiomes in nonalcoholic steatohepatitis (NASH) patients: a connection between endogenous alcohol and NASH [J]. Hepatology, 2013, 57 (2): 601-609.

［2］Power S E，O'Toole P W，Stanton C，et al．Intestinal microbiota，diet and health［J］．British Journal of Nutrition，2014，111（3）：387-402.

［3］Hutten hower C，Gevers D，Knight R，et al．Structure，function and diversity of the healthy human microbiome［J］．Nature，2012，486：207–214.

［4］Jia J，Zhou A，Wei C，et al．The prevalence of mild cognitive impairment and its etiological subtypes in elderly Chinese［J］．Alzheimer's & Dementia，2014，10（4）：439-447.

［5］Seo SW，Gottesman RF，Clark JM，et al．Nonalcoholic fatty liver disease is associated with cognitive function in adults［J］．Neurology，2016，86（12）：1136-1142.

附：

中国老年医学学会消化分会简介

中国老年医学学会消化分会成立于2016年8月25日，由来自全国各省市、直辖市综合医院及老年病专科医院具有高级技术职称人员组成，专业涵盖消化内科、老年医学科、全科、肝病科。成立之初分会委员共97人，其中会长1人、副会长9人、总干事兼常委1人、常务委员23人。2018年10月27日，中国老年医学学会消化分会增补了青年委员，共吸纳来自全国各地24个省、3个直辖市，总共包括32个城市的青年委员56名，并从青年委员中选出4名副主任委员、1名秘书长、1名副秘书长，为分会的远期发展，储备了新生力量。2019年，为进一步扩大学会影响力，加强各地区的学科交流，学会拟进一步增补委员及常务委员，目前正在积极筹备及推进中。目前包括常务委员在内的学会成员共153名。学会成立以来，举办全国及地区的学术会议、各地区宣讲、公益活动及培训数十次，编译书籍3部，获得专利1项。

会　长：刘玉兰

副会长：万　军　霍丽娟　马　雄　杨长青　王江滨　刘小伟　姜海行　李良平　王学红

总干事：王晶桐

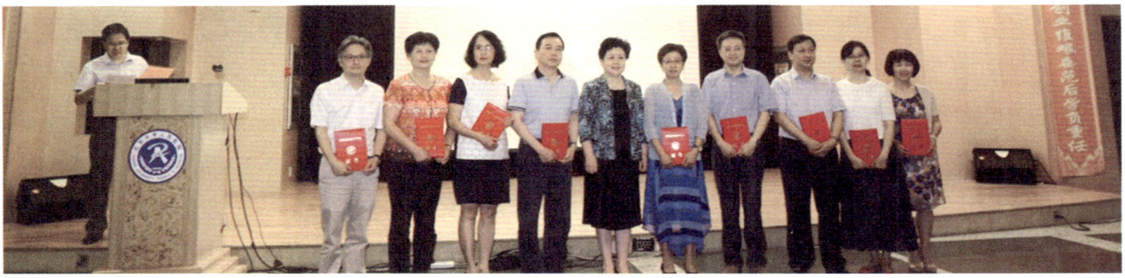

22 建立老年髋部骨折综合治疗模式

中国老年医学学会骨与关节分会

一、背景介绍

随着老年人口的增多，骨质疏松性骨折的发病人数也在逐渐增多。骨质疏松性骨折可以发生在肩部、腕部、脊柱等多个部位，其中以发生在髋部的骨折对老年人的功能甚至生命的影响最为严重。

老年髋部骨折的治疗目标是使患者尽可能恢复到受伤前的活动能力和功能状况，避免再次摔倒和骨折的发生。为达到这一目标，手术治疗是首选的治疗措施，而且手术方案比较统一和常规。在治疗老年髋部骨折的过程中，最为棘手的问题是患者年龄大，常有较多较重的内科合并症，治疗过程中涉及多个专业和科室的协同配合，同时有较高的治疗风险。在常规的会诊模式下，治疗效率低下，患者等待手术时间长、痛苦大，公共卫生资源的利用率低、花费大。骨与关节分会通过对北京积水潭医院自 2013 年治疗的 387 例年龄≥ 65 岁髋部骨折患者的回顾分析，患者平均术前等待时间为 5.8 天，住院时间为 10.5 天。

二、治疗模式与进展

骨与关节分会以北京积水潭医院创伤骨科为治疗团队，于 2014 年开展针对老年髋部骨折之一的股骨转子间骨折“绿色通道”研究，优化术前检查和治疗流程，缩短术前等待时间。通过对比“绿色通道”组住院 72 小时内手术的 50 例患者与非“绿色通道”组住院 72 小时后手术的 50 例患者，可以发现两组患者术前临床基线比较（年龄、性别、受伤到住院时间，合并高血压、糖尿病及冠心病的比例）差异均无统计学意义（$P > 0.05$）。两组平均手术前等待时间分别为 42.44 小时和 162.94 小时，平均住院时间为 6.94 天和 11.20 天，平均住院费用为 49 536.40 元和 53 882.60 元。两组在手术前等待时间、住院天数、住院费用方面差异有统计学意义。两组在术前深静脉血栓发生率，院内压疮、泌尿系感染、肺部感染发生率，院内死亡率方面无统计学差异。可见通过优化流程缩短老年股骨转子间骨折术前等待时间，可以明显缩短患者住院时间及减少住院费用，且可能降低术前深静脉血栓形成和院内卧床相关并发症的发生率，同时不改变患者院内死亡率。该研究成果发表在 2016 年《中华创伤骨科杂志》。

在这一研究结果的基础上，该治疗团队从 2015 年 5 月开始率先开展了老年髋部骨折的“共管模式”。专门开辟老年髋部骨折的治疗单元，患者集中到一处，由骨科和老年科医师共同管理，而不是采取之前的会诊模式，同时将麻醉科、理疗科等多个专业的医师纳入治疗团队，共同治疗老年髋部骨折。从 2015 年 5 月到 2016 年 4 月 1 年间，共治疗伤后 3 周内的老年（年龄≥ 65 岁）髋部骨折 492 例，患者平均年龄 79.6 岁，女性占 69.9%。其中 434 例采取手术治疗，占 88.2%，58 例患者采取非手术治疗。手术治疗患者中股骨颈骨折 231 例，粗隆部骨折 203 例。通过与 2014 年 1 ~ 12 月治疗的 496 例老年髋部骨折进行对比，可见两组在性别组成、骨折类型、手术治疗患者的比例方面无统计学差异。共管模式下治疗的患者年龄（平均 79.6 岁）年长于 2014 年治疗患者（平均 77.7 岁）且差异有统计学意义（$P = 0.000$）。共管模式下手术患者 48 小时内手术的比例（49.8%）明显高于 2014 年治疗患者（10.2%）且差异有统计学意义（$P = 0.000$），术前等待时间（平均 2.8 天）明显短于 2014 年治疗患者（平均 6.7 天）且差异有统计学意义（$P = 0.000$），住院时间（平均 7.6 天）明显短于 2014 年治疗患者（平均 10.6 天）且差异有统计学意义（$P = 0.000$）。可见，采用骨科和老年科共管模式可以缩短患者术前等待时间和住院时间，提高老年髋部骨折的治疗效率。

三、预防与教育

老年髋部骨折的预防体系和患者教育体系具有重要的意义，该研究团队同时建立了以骨质疏松门诊为特色的专病门诊，由多学科医师、药师、营养师和检验检查技师组成的多学科会诊协同流程。“骨质疏松症专病门诊”是全国第一家挂牌的骨质疏松症专病门诊医院，同时作为“全国骨质疏松诊断和质量控制标准实验基地”将老年骨质疏松诊治系统化。2019 年，在会长贺良教授的领导下，北京积水潭医院创立了骨质疏松日间病房和老年骨质疏松病房，推进了老年髋部骨折防治体系建设，对多学科交叉与融合、专业医师培训与继续教育起到了重要作用。

该研究团队成功举办了四届“北京市综合科骨质疏松培训班”，十三届“骨质疏松青年医师讲堂”，针对患者历年进行“健康大讲堂”，每年组织两次大型的“骨质疏松义诊活动”，在电台、电视台录制了系列健康宣教节目，利用传统媒体和新媒体等平台积极进行科普宣教，“积水潭骨松防治共识”微信公众号已获得了广泛关注。

四、总结与展望

截至2016年10月底，北京积水潭医院治疗团队共采用共管模式治疗老年髋部骨折852例，其中手术治疗776例，手术患者的平均年龄为79.4岁，患者术前等待时间平均为2.8天，患者住院时间平均为6.7天。通过多科室协作，共管模式的实施，老年髋部骨折患者术前等待时间和住院时间均明显缩短，减轻了患者痛苦，降低了医疗费用，提高了治疗效率，获得了满意的治疗效果。在我们治疗经验和结果的基础上，分别于2016年11月到新疆维吾尔自治区中医医院，2016年12月到邯郸市中心医院推广老年髋部骨折的治疗模式和经验，对老年髋部骨折的治疗，具有很高的经济效益和社会效益。

（贺　良　龚晓峰　陈志刚　杨明辉　史　忱
迟春梅　李　庭　李　宁　吴新宝）

参考文献

[1] 杨明辉，孙旭，韩巍，等. 老年股骨转子间骨折的手术时机对院内结果的影响[J]. 中华创伤骨科杂志，2016，18（6）：461-464.

[2] 吴新宝，杨明辉，张萍，等. 老年病科和骨科共管模式缩短老年髋部骨折患者术前等待时间和住院时间[J]. 骨科临床与研究志，2017，2（2）：96-100.

附：

中国老年医学学会骨与关节分会简介

中国老年医学学会骨与关节分会成立于2016年11月，现已发展成为包括脊柱、关节、创伤、骨质疏松、脊柱、足踝、社区、骨内科等数个老年骨科领域的近500人专家团队。近年组织各类学术项目和大型健康宣教活动30余项，包括援藏项目2个，启动了“骨质疏松专病防治基地”项目和“骨质疏松社区防治项目”。专著《老年骨折与骨质疏松》已经出版，《中国老年骨与关节慢性疼痛阿片类用药专家共识》即将发布。

会　长：贺　良

副会长：刘晓光　陈继营　马信龙　付　勤　严世贵　胡懿郃　余　斌　蒋电明　张　堃

总干事：龚晓峰

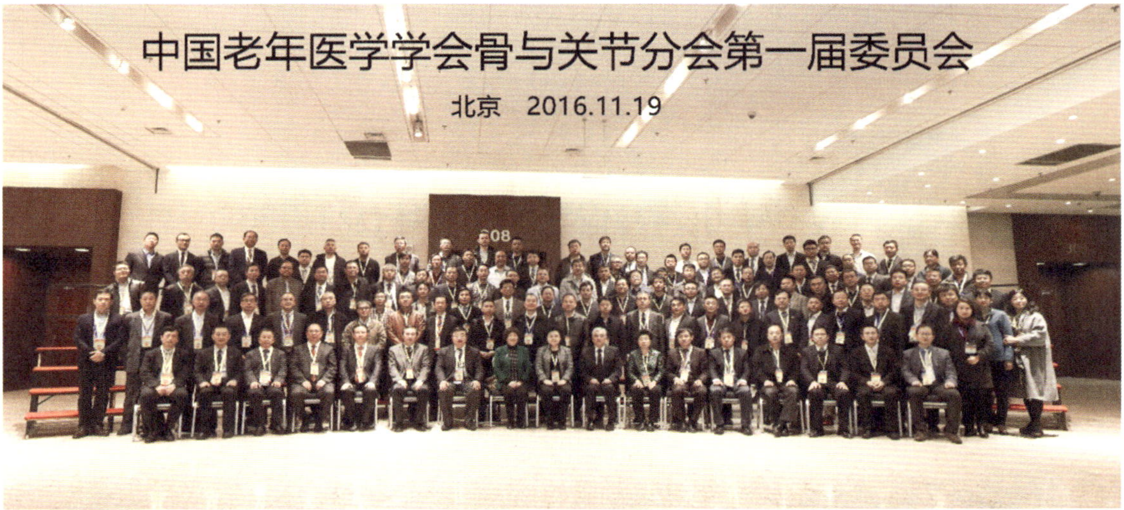
中国老年医学学会骨与关节分会第一届委员会
北京 2016.11.19

23 老年眼科医学与科技创新

中国老年医学学会眼科分会

一、年龄相关性眼病干细胞治疗进展

干细胞具有组织和器官再生能力，它与组织工程、生物工程、药物、免疫以及手术的结合带来全新的再生医学。眼部研究领域一直是再生医学的前沿领域，第一种从多能干细胞分化而来的组织就是眼部组织——视网膜色素上皮组织。第一项美国 FDA 通过的基因治疗就是单基因儿童类型的视网膜变性。第一项使用胚胎诱导的多能干细胞的细胞治疗实验是治疗致盲性眼病年龄相关性黄斑变性（age-related macular degeneration，AMD）。

用于治疗的干细胞主要为 3 种：自身来源的成年组织内源性干细胞、胚胎干细胞（embryonic stem cell，ESC）和体细胞诱导的多能干细胞（induced pluripotent stem cell，iPSC）。iPSC 可用于自体的细胞治疗，因而可以避免 ESC 治疗可能带来的免疫排斥。

目前眼科从 ESC 或 iPSC 获得的主要是视网膜细胞，如视网膜色素上皮细胞（retinal pigment epithelium，RPE）、光感受器细胞以及视网膜神经节细胞等。

由于眼病会影响人与外部世界沟通所需要的最主要的感觉，随着年龄增长，年龄相关性白内障，年龄相关性黄斑变性的发病率逐步增加，因此运用干细胞治疗年龄相关性眼病就愈发显得迫切和重要。

（一）年龄相关性黄斑变性的干细胞治疗

1．背景　视网膜变性疾病是世界不可逆性视力丧失的主要原因之一，它包括视网膜色素变性、年龄相关性黄斑变性、Leber 遗传性视神经病变、眼底黄色斑点症（Stargardt 病）等，其中 AMD 是最常见的 55 岁以上老年人的致盲原因。随着人类寿命的延长，AMD 的发病率越来越高。AMD 的病因有年龄、遗传以及环境因素等。RPE 的分子缺陷可能是疾病的发生与进展的关键因素。RPE 可维持感光细胞功能与视觉，它吸收光线，将生物学物质在光感受器、脉络膜以及视循环间交换、细胞旁分泌沟通等；RPE 黑色素可保护感光细胞免受氧化应激损伤；RPE 通过吞噬感光细胞外节段帮助感光细胞的再循环。RPE 在脉络膜和感光细胞之间的旁分泌信号传递是一个高度协调的过程。其中具有生理作用的 RPE 所分泌的令人注目的蛋白有色素上皮衍生因子（pigment epithelium-derived factor，PEDF）、血管内皮生长因子（vascular endothelial growth factor，VEGF）、TIMP 金属蛋白酶抑制剂 3（TIMP metal lopeptidase inhibitor 3，TIMP3）和含 EGF 的腓骨蛋白细胞外基质（EGF-containing fublin extracellular matrix protein 1，EFEMP1）。PEDF 具有神经营养作用以及抗血管生成作用；VEGF 可促进脉络膜血管结构的稳定以及促进血管增生；TIMP3 和 EFEMP1 调节细胞外基质的更新，在维持脉络膜以使生物分子在 RPE 和脉络膜间弥散和转运起了非常关键的作用。这些 RPE 功能的缺陷会导致 AMD。

AMD 有两种病变，干性和湿性。目前干性 AMD 或地图状萎缩尚无治疗方法，湿性 AMD 有数种美国 FDA 通过的药物治疗。将 ESC 或 iPSC 分化而来的 RPE 移植在黄斑区就成为目前治疗 AMD 的新的、很有前景的方法。

1980 年 Couras 和他的同事提出并在猴子身上实施了 RPE 的移植，其后世界各地的研究者们发展并测试了各种能产生 RPE 的方法以替代缺陷的或变性的内源性的 RPE。

2．研究结果

（1）RPE 细胞的来源：① 人类胚胎 RPE（human fetal RPE）细胞：来源于妊娠 10 ~ 21 周的胎儿眼，分离神经视网膜，再用机械或者酶消化后进行细胞培养，1 周后获得 1.4×10^6，再进行增殖。1996 年 Little 和他的同事将其移植到 RCS 鼠上，并对鼠每天注射环孢霉素以减少免疫排斥反应，最后发现其能复苏 RPE。另一种方法是制作胚胎来源的 RPE 单层小植片（面积 1 ~ $5mm^2$）。1 月后移植至兔眼的植片发生了排斥，但在猴子眼中存活了 3 个月而没有排斥反应。Berlin 和同事们在 6 只猴子眼中植入了胚胎 RPE 植片，未使用免疫抑制剂。60% 的排斥反应发生在黄斑区，周围较少（30%），免疫排斥反应可通过玻璃体腔注射环孢霉素 A 进行抑制，使用环孢霉素 A 的 RPE 植片存活 10 周，未使用环孢霉素 A 的 RPE 植片存活 4 周。将 RPE 和神经视网膜同时植入免疫力低下的裸鼠模型，存活可达 40 周。在未进行免疫抑制的 AMD 患者中移植同种异体胎儿 RPE，视力未有提高，也无免疫排斥反应。一名 65 岁的失明女患者移植了胎儿 RPE 悬液，视力也未有提高，但观察到了免疫排斥反应。2002—2005 年进行了 4 例 AMD 患者的二期临床试验，虽未使用免疫抑制剂，术后 1 年未见免疫排斥反应。ETDRS 视力部分患者有提高，但多焦 ERG 未见好转。②成人眼的 RPE：从自体周边视网膜或尸体眼获得的同种异体 RPE 植片以及近来发现的人类 RPE 干细胞。Rochester 大学的科研团队从 10 ~ 49 岁的尸体眼上收集了成年 RPE 细胞并移植入 4 周龄 RCS 鼠上（在这时间点上感光细胞仍存活），1 月后处死并发现感光细胞仍存活。Phillips 等也应用兔自体周边视网膜上的 RPE 移植到预先刮去 RPE 的部位，术后 30 天发现移植区与无移植的区域脉络膜血管萎缩和光感受器减少下降。在 13 名有脉络膜新生血管（choroidal neovascularization，CNV）的患者中移去 CNV 并同时移植鼻侧周边视网膜获取的自体 RPE 细胞，结果非常鼓舞人心，17 个月后有 8 名患者视力提高且没有大的不良反应。36 个月后，视力提高维持在有限水平上。Pinilla 等应用从一名 19 岁的颅脑外伤死亡的患者眼部取得的成年 RPE 细胞株 ARPE-19，植入生后 22 天患者的视网膜上，治疗后感光细胞维持存活。这些结果均表明成年 RPE 移植可以防止光感受器死亡，但也存在从这些尸体眼部或自体上获得的 RPE 数目有限，而且增殖能力也有限。③人 RPE 干细胞（RPESC）也是 RPE 的来源。这些细胞占 RPE 总数的 2% ~ 3%，高表达 *c-Myc* 和 *Klf-4*，RPESC 可分化为神经或间质细胞系，但不能分化为内胚层细胞系。2014 年 Stanzel 等研究证明 RPESC 单层植片移植入兔眼 95% 可存活 1 个月以上，具有 RPE 的基础特征并维持单层状态和极性。但由于它的分离和扩增困难，可能其他细胞更为合适 RPE 移植。④虹膜色素上皮细胞（iris pigment epithelium，IPE）与 RPE 具有相同的起源。因此也有动物和人应用 IPE 进行移植，结果发现与 ARPE-19 一样，术后 3 个月仍可维持光感受器存活。2000 年进行了人体实验，7 名有 CNV 的 AMD 患者在去除了 CNV 后同时移植了同只眼获取的 IPE 细胞悬液，15 只同样疾病眼单纯去除 CNV 作为对照，最后发现大部分同时移植 IPE 的眼视力提高 2 行及以上。但术后 3 个月两者差别就没有统计学意义。同一个研究小组后来又随访了 56 名应用相同治疗方案的患者，发现视力的提高至少能维持到术后 48 个月。应用过度表达 PEDF 和脑源性神经营养因子（brain-derived neirotrophic factor，BDNF）的 IPS 可更好地保留光感受器。⑤文献报道神经膜细胞和胚胎脑源性神经前体细胞、骨髓间质干细胞、视网膜神经小球、脐带干细胞等也具有替代有缺陷的 RPE 细胞的潜能。⑥人类诱导多能干细胞（human induced pluripotent stem cell，hiPSC）：相比较其他类型的干细胞，hiPSC 最有可能进行大规模工业化生产来治疗数以百万计的 AMD 患者。它通过体细胞重编程成为人工培养的多能干细胞，克服了胚胎干细胞带来的伦理学问题。体细胞，尤其是成纤维纸胞，通过后病毒转导 *Oct3/4*、*Klf4*、*Sox2* 和 *c-Myc*，就会被迫表达多能干性基因。2012 年 Astellas Pharma 报告了第一例人胚胎来源的干细胞治疗 AMD 的初步临床报告。通过视网膜下腔注射 RPE 细胞悬液治疗干性 AMD。第二例临床实验是运用人多能干细胞治疗 AMD，这也是第一例使用人自体诱导多能干细胞治疗湿性 AMD。

（2）RPE 细胞治疗产物的细胞输送方式主要有以下 3 种：一是将无极性的 RPE 细胞悬液导入视网膜下腔，让细胞与宿主视网膜自行整合。二是移植有极性的 RPE 植片，提高安全性和临床效果。因为正常的 RPE 细胞的功能是依赖它的有极性的结构特征的。三是移植培养在人羊膜上的3D结构的人多能干细胞来源的RPE贴片。这些RPE细胞可以经过前路输送（经玻璃体腔）或后路输送（经巩膜）移植到视网膜下腔中。

Astellas Pharma的第一例人胚胎来源干细胞治疗干性AMD时，将150μl的5×10^4hESCs悬液注射入黄斑旁区域。为评价实验的有效性和安全性，共使用了3个浓度（5×10^4hESCs，1×10^5hESCs和1.5×10^5hESCs）RPE细胞各150μl。

将RPE成功移植进入视网膜下腔的最重要一点是保证移植区域的完整性。AMD往往会破坏脉络膜毛细血管复合体，破坏血视网膜屏障，如果RPE是以细胞悬液进行移植的，它们的存活及与视网膜的整合就会受到影响。

（二）运用原位干细胞再生治疗白内障

1. 背景　眼为机体提供了98%的信息，晶状体是视觉信息形成过程必需的主要结构。它如照相机的镜头，需要保持透明并具备远近聚焦的能力。随着老化，晶状体会逐渐混浊并且程度加重，最终导致白内障，是致盲的首位原因。解决方法是摘除白内障，植入人工晶状体。但面临人工晶状体无自动远近聚焦能力，以及术后由于残留晶状体上皮细胞的增殖移行到后囊膜，导致混浊引起后发性白内障（posterior capsular opacification，PCO）并发症导致视力又重新下降等问题。运用晶状体干细胞的晶状体再生对防治白内障以及了解晶状体疾病的发生发展具有重要的意义，是人类迫切需要也是有必要实现的一个目标。

在一些有尾目动物如蝾螈、有爪蟾蜍等在摘除晶状体后可再生一个晶状体。这些晶状体可起源于多种组织，如虹膜色素上皮、角膜内层上皮和角膜周上皮，也有极少数可起源于视网膜神经层、视网膜色素层和其他组织。晶状体的再生虽还有可通过胚胎干细胞或成体细胞诱导的多能干细胞来进行，由于前者存在伦理问题、免疫排斥，后者存在基因变异、致瘤性以及与视网膜的整合还有微环境等问题，限制了它们的运用。刘奕志教授运用动物和人的晶状体成体组织内源性干细胞进行了有功能的晶状体再生，开创了再生医学领域的新篇章，也避免了伦理、免疫排斥以及基因变异等问题。

2. 研究结果

（1）晶状体干细胞的鉴定：刘奕志教授团队通过标记潴留及谱系追踪等方法鉴定了晶状体干细胞，他们发现BrdU标记潴留细胞主要位于周边部晶状体上皮细胞，而且随着年龄增长，标记潴留细胞逐渐减少，但当晶状体上皮细胞受损时，BrdU标记的细胞增加；晶状体纤维细胞由Pax6阳性的晶状体上皮细胞分化而来。而维持组织干细胞自我更新能力的*Bmi1*在周边部上皮细胞高表达，敲除*Bmi1*后会导致晶状体纤维增殖能力变差，最终导致白内障。因此刘奕志教授等定位晶状体干细胞位于晶状体的周边部。

（2）体外自身晶状体成体组织干细胞发育成类晶状体：刘奕志教授团队通过建立特定

的微环境，如先低浓度成纤维细胞生长因子 2（FGF2）和转化生长因子 -β_2（TGF-β_2）通路抑制剂诱导增殖，后利用高浓度 FGF2 以及 LFCs 分化所需相关因子促进分化，体外实验获得了透明双凸的有功能的晶状体。确定了通过内源性成体组织干细胞再生晶状体的可行性。

（3）动物在体实验通过特定的微创手术进行内源性干细胞晶状体原位再生：刘奕志教授创造了晶状体微创手术，保留晶状体再生所需的囊膜微环境，缩小创口减少炎性反应以及将创口置于周边避开中轴区，保证视轴的透明。最大限度地保留了晶状体自身的成体干细胞。分别在新西兰兔和食蟹猴动物中再生获得透明的双凸有功能晶状体。

（4）婴幼儿先天性白内障术后的晶状体原位再生：刘奕志教授团队应用其独创的微创手术对 12 名先天性白内障患儿进行白内障摘除手术，术后原位再生有功能的晶状体。

晶状体自身干细胞原位再生的实现是再生医学的革命性突破，虽还有不完美之处，但为将来晶状体再生开创了新领域。

二、人工智能在糖尿病性视网膜病变诊疗中的应用进展

人工智能（artificial intelligence，AI）深度学习源于人工神经网络，人工神经网络是由大量处理单元互联组成的非线性、自适应信息处理系统，它试图通过模拟大脑神经网络处理、记忆信息的方式进行信息处理，再结合专家系统和数据挖掘两大分支的迅速发展，人工智能迅速崛起，某些方面远有超越人类智能的趋势。随着人工智能理论和技术的进步，智能诊疗迅速发展，在医学领域的应用越来越多。斯坦福大学人工智能研究人员创建了机器学习算法可初步诊断皮肤癌；刘奕志教授等建立了先天性白内障的诊断的深度学习模型。Gulshan 等建立了糖尿病性视网膜病变筛查的人工智能系统。目前，人工智能还应用于心血管疾病等；在眼科中先天性白内障诊断以及青光眼、早产儿视网膜病变，年龄相关性黄斑变性中也有应用。

我国糖尿病患者中，糖尿病性视网膜病变（diabetic retinopathy，DR）的发病率为 20%～30%，是 50 岁以上人群致盲的主要原因之一。早期发现及时治疗可以预防失明。既往的病情评估、随访以及预后评价主要通过医师主观检查眼底、眼底彩照以及眼底荧光血管造影等检查。但由于糖尿病患者的增加以及有经验的眼科医师相对缺乏，尤其是基层医院设备缺乏以及专业眼科医师资源少，DR 患者常常未能获得及时诊疗导致盲且不可逆。AI 用于 DR 诊断后可增加 DR 患者的确诊率，缩短就诊时间，减少 DR 的致盲率。

AI 主要用于阅读眼底荧光血管造影和眼底图像中的微血管瘤和出血、硬性渗出、棉绒斑等异常的识别。早期使用传统的分类方法。1984 年 Alramoff 应用 AI 判断 DR 患者的眼底荧光血管造影的微血管瘤，开启了 AI 诊断 DR 的旅程。早期研究结果发现，AI 阅读眼底图

像其灵敏度和特异度达到了 85% 及 76%。随着技术的进步，其灵敏度和特异度都逐步提高，可达 88.5% 及 99.7%，超过了眼科医师的平均水平（77.5% 及 88.7%）。2013 年 Alramoff 发明了诊断 DR 的自动检测程序，灵敏度和特异度达到 90% 以上。2016 年开始运用了深度学习算法后，AI 阅读眼底图像的诊断效率和准确性以及自动化程度都明显提高。

目前，AI 除诊断 DR 外，还可进行 DR 分期。对 2 740 例的 9 939 张眼底图像进行分期评估，结果提示准确率高达 96%。美国 FDA 批准了世界第一款 DR 筛查 AI 设备 IDx-DR。可以预见不久的将来，AI 对 DR 的筛查、诊断和分期可以分担大部分医师的工作，可高效地服务于糖尿病患者，减少 DR 致盲。

三、老视的治疗进展

老视是随着年龄的增加，生理性眼调节能力下降导致视近困难、不持久，在近距离工作中需在其屈光矫正之外增加凸透镜才有清晰的近视力；也指眼的聚焦范围生理性地正常衰减到达一个临界值，这时远距离矫正的情况下，视近的清晰度不能满足其要求。它影响数以亿计的人。其中发展中国家 50 岁以上的人群中超过 50% 不知道老视是完全是可以通过治疗进行矫正。在发达国家这个比例也高达 34%。它的治疗方法有以下几个方面，①眼镜：分为老视镜、双光镜、三焦镜以及渐变镜；②单眼视：接触镜、人工晶状体、准分子屈光手术、角膜胶原收缩等；③同时视觉：接触镜、人工晶状体、角膜植入物；④小孔焦深扩展－小孔径光学平台。近几年小孔径光学平台有较多的进展，它是一种动态的、生理性的治疗老视的方法。从调节丧失到人工晶状体眼使用该方法均有效。无论有无白内障的老视，小孔径光学平台都提供了提高视力的机会。它同时减少了角膜不规则、瘢痕、虹膜损伤所致的像差，提高视力。该平台包括小孔径后房型人工晶状体、近附加设备、角膜内植入物、接触镜、缩瞳药物等。由于光线经过小孔径时，小孔会阻断那些偏离或周边的光线，会锐化视力、增加焦深，减少角膜像差对视力的影响。

IC-8 小孔径 IOL（intraocular lens，IOL）为一片式疏水性人工晶状体。在欧洲、澳大利亚及新西兰均有销售，美国正在临床试验中。最新发布的欧洲多中心临床试验结果提示：106 名双眼白内障患者一眼植入了 IC-8（目标屈光度 -0.75D），另一眼行白内障手术植入了非球面无色单焦点人工晶状体。分别有 99%、95% 和 79% 的患者获得了 20/32（0.87）或更好的未矫正远视力、0.83 的未矫正中视力和 0.66 的未矫正近视力。84.8% 的患者术后只需偶尔佩戴老花镜，只有 6.7% 需经常或者一直使用老花镜，但暗视下眩光对比敏感度单焦 IOL 比 IC-8 好。IC-8 植入眼更能耐受散光误差（1.5 ~ 2.5D）。IC-8 为准分子激光术后患者提供了更好的视力，这类患者往往不适用其他类型的老视矫正人工晶状体。还有附加镜，睫状沟植入 IOL XtraFocus device 等。这是一种疏水丙烯酸酯 IOL，植入人工晶状体眼的睫状沟作为附加物。其直径为 14mm，有 6mm 不透明隔膜，中央有直径 1.3mm 的小孔。它主要用于情况比较复杂的眼中，而正常眼的老视矫正中的临床应用尚未开展。

小孔径光学平台还包括角膜内植入物：目前 Kamra 角膜内植入物在世界各地都可获得，它比 IOL 好，适合于晶体正常的人群。Kamra 很薄（6μm），中央有直径 1.6mm 小孔，旁边是直径 3.8mm 的不透明区，植入飞秒激光制作的深基质层口袋中。其安全性和有效性，包括客观的和患者主诉结果在文献中均有报道。美国 3 年临床报告显示植入后单眼远视力 20/20、中距离视力 20/25、近视力 J2。双眼远视力达到了 20/16。植入 1 年后焦深从 1.7D 提高到 3D，但也有报道后期有远视性漂移和角膜地形图的改变。在一个近 3 000 例的临床试验中，小于 1% 的患者因为角膜雾浊或屈光漂移取出植入物。它也可用于人工晶状体眼患者以提高他们的中距离及近距离视力。

小孔径隐形眼镜早在 1950 年就已提出，但早期研究结果显示它对老视矫正效果差，而且会牺牲远视力。缩瞳剂也被用于小孔径光学平台，但它会有较多的不良反应，如头痛、恶心、睫状肌痉挛、慢性炎症、色素播散，甚至引起视网膜脱落等。新的缩瞳药物主要是减少不良反应，目前该类药物有 LiquidVision PRX-100、PresbiDrops/CSF-1、FOV 人工泪液（0.247% 匹罗卡品和 0.78% 的苯肾上腺素）、0.09% 聚乙二醇、0.023% 奈帕芬胺，0.034% 苯拉明和 0.003% 萘甲唑林等。但关于这些药物效果的研究较少。

在老视治疗中还有用激光或药物进行晶状体软化以及保留动力的方法，如调节型人工晶状体、巩膜扩张技术、睫状肌电刺激等。对同一个人可采用一种或不同的方法组合来使清晰的范围最大化。目前为止，关于人的自然调节力的恢复尚未明确。

（瞿　佳　赵明威　李朝辉　陈有信　李　瑾）

参考文献

[1] Berger W，Kloeckener-Gruissem B，Neidhardt J. The molecular basis of human retinal and vitreoretinal diseases [J]. Prog Retin Eye Res，2010，29（5）：335–375.

[2] den Hollander AI，Roepman R，Koenekoop RK，et al.Leber congenital amaurosis：genes，proteins and disease mechanisms [J]. Prog Retin Eye Res，2008，27（4）：391–419.

[3] Maminishkis A，Chen S，Jalickee S，et al. Confluent monolayers of cultured human fetal retinal pigment epithelium exhibit morphology and physiology of native tissue [J]. Invest Ophthalmol Vis Sci，2006，47（8）：3612–3624.

[4] Zhu M，Provis JM，Penfold PL. Isolation，culture and characteristics of human fatal and adult retinal

pigment epithelium [J]. Aust N Z J Ophthalmol, 1998, 26 (Suppl1): S50–S52.

[5] Little CW, Castillo B, DiLoreto DA, et al. Transplantation of human fetal retinal pigment epithelium rescues photoreceptor cells from degeneration in the Royal College of Surgeons rat retina [J]. Invest. Ophthalmol. Vis. Sci, 1996, 37 (1).

[6] Lin H, Ouyang H, Zhu J, et al. Lens regeneration using endogenous stem cells with gain of visual function [J]. Nature, 2016, 17 ; 5317594 (7594).

[7] Wolf RM, Channa R, Abramoff MD, et al. Cost-effectiveness of Autonomous Point-of-Care Diabetic Retinopathy Screening for Pediatric Patients With Diabetes [J]. JAMA Ophthalmol, 2020, 3.

[8] Sorrentino FS, Jurman G, De Nadai K, et al. Application of Artificial Intelligence in Targeting Retinal Diseases [J]. Curr Drug Targets, 2020, 8.

[9] Dick HB, Piovella M, Vukich J, et al. Prospective multicenter trial of a smallaperture intraocular lens in cataract surgery [J]. J Cataract Refract Surg, 2017, 43 : 956–968.

[10] Vukich JA, Durrie DS, Pepose JS, et al. Evaluation of the small-aperture intracorneal inlay: three year results from the cohort of the US Food and Drug Administration clinical trial [J]. J Cataract Refract Surg, 2018, 44 : 541–556.

[11] Alvarez-Peregrina C, Sanchez-Tena MA, Martin M, et al. Multifocal contact lenses: A bibliometric study [J]. J Optom, 2020, 6.

[12] Hossain P, Barbara R. The future of refractive surgery: presbyopia treatment, can we dispense with our glasses? [J] Eye (Lond), 2020, 7.

[13] Zamora-de La Cruz D, Zúñiga-Posselt K, Bartlett J, et al. Trifocal intraocular lenses versus bifocal intraocular lenses after cataract extraction among participants with presbyopia. [J] Cochrane Database Syst Rev, 2020, 6 (18): 6.

[14] JL, Vejarano LF. Pharmacological treatments of presbyopia: a review of modern perspectives [J]. Eye Vis (Lond), 2017, 4 : 3.

[15] Abdelkader, A. Improved Presbyopic Vision With Miotics. [J] Eye Contact Lens, 2018, 41 : 323-327.

附：

中国老年医学学会眼科分会简介

中国老年医学学会眼科分会于2016年12月17日成立。分会重点紧紧围绕“老年眼病”开展老年人眼病的临床、基础研究和诊疗保健研究与交流，落实老年眼病的预防、治疗、教育与培训工作，将医师的培训与医疗技术的推广作为核心，加强对于分级诊疗制度的建立和推广，根据老年医学学会的特色，找“错位”、寻“差异”，在众多医学学会中找准自己的定位，做出自己的特色和成绩，推动老年医学及老年眼科学的发展。

2016年眼科分会成立之初共140名委员，包括会长1名、副会长9名、常委47名。先后吸收不同专业如白内障、眼底病、眼表疾病、转化医学、视光学等专业的专家达235余人，其中优秀的年轻委员103名。

会　长：瞿　佳

副会长：赵明威　李朝辉　魏文斌　李筱荣　何　伟　孙晓东　张铭志　邓应平
　　　　盛迅伦

总干事：陈有信

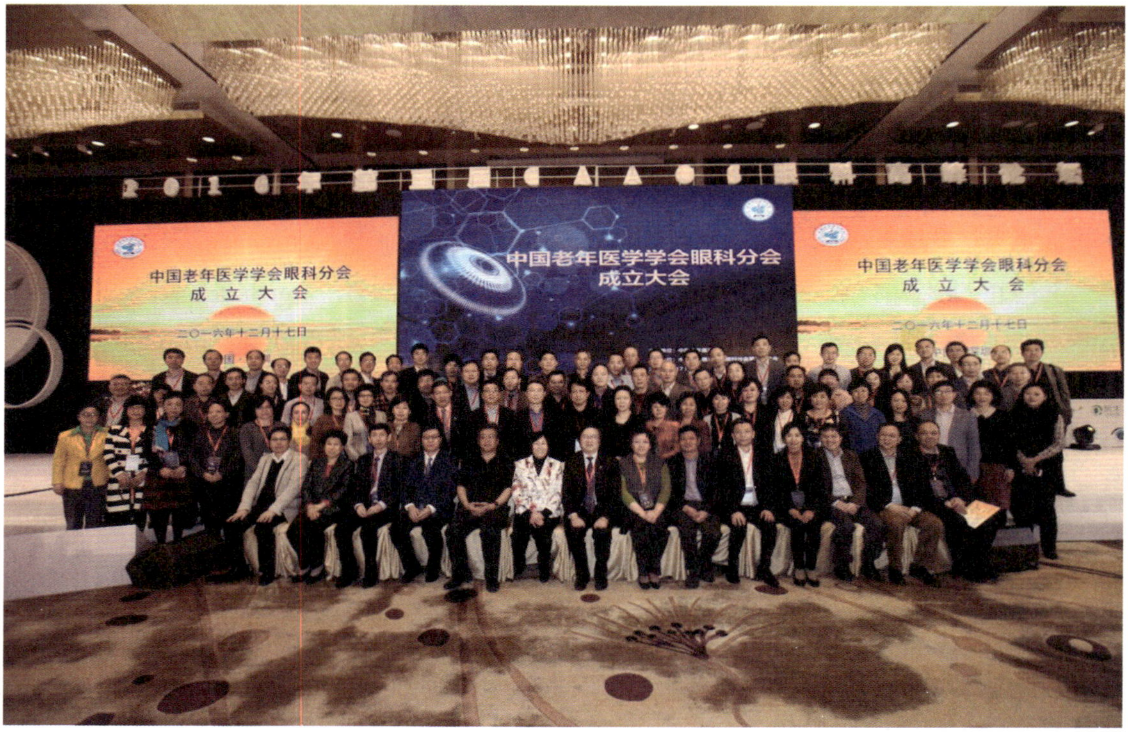

24 老年影像医学与科技创新

中国老年医学学会放射学分会

一、医学影像学新进展

近10年来，随着计算机技术的不断快速发展，医学影像学已成为临床医学，甚至基础医学领域中发展最快的学科之一，并在日常诊断及治疗工作中占据了越来越重要的临床地位。

（一）常规X线成像

常规X线成像包括X线摄影、乳腺摄影、胃肠造影、子宫输卵管造影等。近10年来，常规X线成像正在逐步从模拟成像模式向数字成像模式过渡，主要包括计算机X线摄影（computed radiology，CR）及数字X线摄影（digital radiology，DR）技术。CR系统是使用可记录并由激光读出X线成像信息的成像板（imaging plate，IP）作为载体，以X线曝光后对信息进行读出处理，形成数字或平片影像。DR是在X线电视系统的基础上，利用计算机数字化处理，使模拟视频信号经过采样、模/数转换后直接进入计算机中进行存储、分析和传输。DR的数字图像在保持了较高X线平片空间分辨力的同时，还增加了成像的曝光宽容度，可在摄片后再进行窗宽窗位的调节以适应临床的不同需要，目前还可以进行双能量减影、脊柱股骨全长拼接摄片等高级X线后处理及大量的计算机辅助诊断。

（二）计算机断层扫描

20世纪末，计算机断层扫描（CT）逐渐全面进入多排螺旋CT时代，多排螺旋CT结合多排探测器及螺旋容积扫描的优点，大大提高了扫描速度和图像质量，所得的图像最薄层厚可达0.6mm，空间分辨力达到0.3mm×0.3mm×0.3mm，在此基础上，CT三维重建技术得到广泛的承认与应用。目前多排螺旋CT常用的后处理方法主要有多平面重建、最大密度投影、最小密度投影、表面阴影遮盖显示、容积再现技术及仿真内镜等。冠脉成像是最令人称道的CT技术新进展，目前CT技术已经能够将心脏进行“冻结”成像，清晰地显示冠脉形态及其狭窄程度，并且可以实现在单次心搏时间内完成全部图像的采集，最大程度地保证冠脉成像质量。计算机辅助检测也是近年来发展的一项CT相关新技术，在乳腺癌、肺癌、结肠癌等癌症的普查及早期诊断中的作用越来越受到重视。

此外，由于CT快速成像的效果和高压注射器的应用，CT可以在短时间内反复采集同一扫描范围内的图像数据，实现灌注成像。根据数学模型的不同，灌注参数略有差异，主要包括组织血容量、组织血流量、表面通透性及平均通过时间等，可对脏器或病变的供血状况进行评估。目前该技术主要应用于急性脑梗死的评估、负荷心肌灌注及肿瘤疗效随访等临床领域。同时CT技术革新的另一大领域就是如何最大限度地降低放射剂量并保证图像质量。近几年，相关技术应运而生，如定位相形态剂量调节、心电门控剂量调节、乳腺保护剂量调节、多种滤线栅的添加、迭代重建后处理技术的应用等，都不同程度地降低了射线的剂量，目前常规胸部扫描、冠脉成像等扫描方案均可达到亚毫西弗级的超低剂量成像。

（三）磁共振成像

20世纪80年代初，第一台医用磁共振成像仪问世，发展至今，它已成为继CT之后影像诊断领域里的又一场革命性的进展。磁共振成像（MRI）利用人体中含量最多的氢质子在磁场作用下发生共振后产生的微弱电磁信号，经放大后通过傅里叶转换及大量的计算机数字模型处理获得最终图像。医用磁共振成像仪从最初的永磁型0.3Tesla磁共振，到当今的超导型7.0Tesla磁共振，场强有了显著的提升；同时，梯度场强及梯度切换率也在不断提高，高场强与高梯度切换时间的结合，使得图像的信噪比得到了不断提高，并且明显缩短了扫描时间。此外，包括磁共振波谱分析（magnetic resonance spectroscopy，MRS）、血氧饱和度依赖效应（blood oxygenation level dependent，BOLD）成像及大量快速序列的研发也有赖于上述硬件的进步才得以实现。

此外，磁共振的序列种类也在不断增多，这些序列为临床提供了大量的、极为重要的诊断信息，而这些信息不仅仅是大体解剖水平上的，还有细胞形态水平的、组织血流灌注功能上的、组织化学成分（即分子水平上）的等。这使得磁共振早已不再是结构成像的设备，而是形态功能及分子成像的综合检查设备。

二、帕金森病的多模态磁共振成像研究进展

帕金森病（parkinson disease，PD）是一种常见于中老年人的神经系统退行性疾病，老年帕金森病的患病率随年龄增长而不断增加，60岁年龄组为1%，80岁年龄组为3%。目

前，帕金森病的病因和发病机制尚未完全阐明，可能与年龄、环境及遗传等因素相关，中脑部位黑质（substantia nigra，SN）致密部多巴胺能神经元进行性丢失是其主要的病理改变，当明确诊断时，70% ~ 80% 的纹状体多巴胺和至少 1/3 的黑质神经元与纹状体多巴胺能神经元已经丢失。

常规神经影像技术在帕金森病的诊断中价值有限，对早期和疑似病例，常规 MRI 检查也缺乏特征性的影像学表现，其目前的主要作用仅限于帮助帕金森病和其他帕金森综合征的鉴别诊断。近年来，一些新的多模态 MR 成像技术使得研究黑质退行性变的过程成为可能，如弛豫时间测量、磁敏感加权成像（susceptibility weighted imaging，SWI）、MR 容积分析、MR 波谱分析（magnetic resonance spectroscopy，MRS）、弥散张量成像（diffusion tensor imaging，DTI）和 MR 功能成像（functional MRI，fMRI）等，这些技术已经可以定量地分析神经元损害，还可以直接测量脑形态结构和功能活动变化。据此，我们将上述多模态 MR 成像技术在帕金森病研究中的进展综述如下。

（一）铁沉积测量

一般认为，铁广泛存在于人脑的各个部位，其中在苍白球、尾状核、壳核、红核及黑质中含量最高。有尸检研究显示，帕金森病患者黑质中铁沉积明显增加，并且与患者严重的运动症状有关。在活体脑组织，短 T_2 或 T_2* 弛豫时间成像及 SWI 可以估计铁含量，其原理是铁沉积周围的微观磁场变化可以诱发质子旋转失相位并导致局部信号丢失，而 R_2 释放率与 $1/T_2$ 相一致，许多实验显示 T_2/R_2 和 T_2*/R_2* 弛豫率在灵长类或人类尸体解剖中非侵袭性地估算铁含量，其结果比单一应用 R_2* 所得结果准确。

近年来，基于绝热脉冲序列（$T_1\rho$ 和 $T_2\rho$），学者们推荐改良的释放测量技术，铁浓度的改变可导致其周围组织相位弛豫测量的变化，这一特性应用于 SWI 可以定量分析铁负荷和帕金森病患者铁沉积的增加。一项最近的研究发现，帕金森病患者 SN 致密部铁沉积增加这一现象在病情严重者中更为显著，认为黑质铁沉积的测量可以反映出疾病的严重程度。需要注意的是，由于内在特性和疾病所涉及的解剖结构非常小（如正常个体 SN 通常只有几十平方毫米），帕金森病的铁沉积测量非常困难，对其精确定量的关键是要提高检测方法的空间分辨力。

（二）MR 波谱分析

目前，质子 MRS 是唯一能无创地研究活体脑组织代谢产物及生物化学变化的技术，在黑质、基底神经节、运动和额叶前部联合皮质等脑区，这些代谢产物的变化可以在早期帕金森病被检测到。有研究表明，壳核 N- 乙酰天冬氨酸 / 肌酐比值与帕金森病的严重程度相关，认为可以利用 MRS 监测各种类型帕金森病的进展。此外，MRS 在监测和评价帕金森病患者药物治疗效果方面也具有相当大的潜力。有学者应用 MRS 对一组早期帕金森病患者皮质运动区进行检测，观察了多巴胺激动剂治疗 6 个月前后神经化学和代谢的变化，结果显示治疗前帕金森病患者皮质运动区的胆碱 / 肌酐和 N- 乙酰天冬氨酸 / 肌酐比值较对照组降低，治疗后帕金森病患者的运动功能有所改善，同时皮质运动区 Cho/Cr 比值增加。

（三）弥散张量成像

弥散张量成像（diffusion tensor imaging，DTI）对大脑灰质变化敏感，一项采用小鼠帕金森病模型研究证实，其 SN 多巴胺能神经元受损，特别是诱导后 5 ~ 7 天小鼠与对照组相比，黑质的各向异性分数降低，而平均扩散率增加。但是，灰质 DTI 变化的病理机制还未被完全阐明，分子扩散在神经元损失中的作用仍有待确定。一些学者研究 DTI 是否能检测帕金森病相关的 SN 退化，其中大多数研究应用 ROI 分析方法，一般以个体为基础，人工或半自动地确定特异性脑区，然后计算每个区域 DTI 测量值。如果帕金森病患者出现运动症状，大约 50% 的黑质细胞已经丢失，最严重的细胞丢失是在腹外侧核和尾状核区。

三、慢性阻塞性肺疾病 CT 与 MRI 影像学现状及研究进展

慢性阻塞性肺疾病（chronic obstructive pulmonary disease，COPD）是一组以不可逆的气道阻塞为特征的气道慢性炎症病变，是全球死亡及致残的主要原因之一，在老年患者中尤为显著。早期诊断早期干预是改善预后降低病死率的关键。目前，肺功能检查（pulmonary function test，PFT）仍是 COPD 的诊断及临床分级的“金标准”。然而，肺功能检查不能反映局部肺功能变化，早期 COPD 患者其结果多为正常，而此时有些患者小气道（直径 < 2mm 的气道）功能已发生异常。其次，PFT 为一个动态的检查，需要患者配合，受患者年龄及健康因素的限制，误差较大。所以 COPD 的早期诊断受到制约。下面针对 CT 与 MRI 形态及功能成像在 COPD 中的应用和研究进展进行阐述。

（一）胸部 CT 检查

1．COPD 的高分辨力 CT（high resolution computed tomography，HRCT）表现　HRCT 能够先于 PET 发现肺解剖结构的异常，帮助确定 COPD 的病变是以肺气肿为主还是气道病变为主。COPD 患者的 HRCT 形态学表现呈多样性。

（1）中央气道病变：表现为：①支气管壁增厚及管腔狭窄。②剑鞘样气管，一般选用主动脉弓上 1cm 层面来测量气管冠状径与矢状径的比值，即气管指数。若气管指数 < 0.67；同时气管的横断直径 < 正常的 60%，称之为剑鞘样气管。③气管软化，呼气时气道直径减小 > 50% 定义为气道软化。

（2）外周气道病变：表现为细支气管管壁增厚与管腔狭窄。一些病理学研究表明 COPD 患者的气道梗阻一般发生在直径 < 2mm 的小气道里，一般呼气相 HRCT 易发现早期小气道病变，在 HRCT 上可观察到“树芽征”。“树芽征”反映的是扩张的小叶中心型细支气管管腔内充满黏液或脓液；通常伴随着细支气管炎症，并伴有细支气管扩张、细支气管管壁增厚及细支气管周围炎。气道壁增厚是继发于慢性炎症的过程。

（3）实质病变：一般表现为肺气肿改变及肺间质纤维化，已经证实了 CT 比肺功能检查对于探测早期肺气肿更加敏感。有相当数量的 COPD 患者没有肺气肿的临床症状，而且其 PET 也并没有达到诊断 COPD 的标准，但是却具有肺气肿的 CT 特征，即在 HRCT 上表现为密度减低及没有完整壁的区域；区域性的空气滞留反映的是过多气体的存留，间接地反映出外周气道的阻塞，这种现象在呼气相中更容易观察到，所以肺气肿呼气相 HRCT 的重要征象是空气潴留征，表现为局灶性的低密度。空气潴留在 HRCT 上可以呈“马赛克灌注”。

（4）肺血管病变：在 COPD 患者中肺血管的改变包括血管稀疏及血管扭曲。COPD 另一个常见并发症是肺动脉高压，HRCT 和螺旋 CT 肺动脉造影可以帮助诊断。有一部分 COPD 患者合并有肺栓塞。

2．COPD 的 HRCT 定量分析

（1）HRCT 对肺气肿的定量评估：HRCT 对于 COPD 的定量评估方法主要包括肺密度测定、肺容积测定及像素指数测定。① COPD 患者与正常人的平均肺密度差异具有统计学意义，且与肺功能具有一致性，目前 COPD 的 HRCT 肺密度定量测定研究中尚没有明确的肺密度测量指标，一般认为薄层平扫 CT 预测肺气肿最恰当的临界值为 −850HU，大于此数值认为是正常的。②肺容积定量分析：用 HRCT 分别在呼、吸气相对全肺进行连续扫描，然后用自动化软件测定肺容积的各项指标，肺容积指标包括最大吸气末容积（Vin）、最大呼气末容积和二者的容积比。HRCT 测定肺容积值小于 PFT 测定的值，这与患者 HRCT 检查时为仰卧位，而在 PFT 检查时是坐位有关，仰卧位时肺容积可减少 500ml，且 HRCT 测定肺容积时还剔除了大气管内约 100ml 的容积。③像素指数（pixel，PI）：PI 是指某一阈值内像素的体积占单位体积的百分比。典型的肺组织 CT 值范围应是 −900 ~ −600HU。一般以 −910HU 为阈值，将肺组织划分为 4 个区间。A：−1024 ~ −901HU；B：−900 ~ −801HU；C：−800 ~ −701HU；D：≥ −700HU。A 区间代表呼气受阻部分的肺实质；B 区间代表正常通气的肺实质部分；C 区间、D 区间代表吸气减少的肺实质部分。

（2）HRCT 对于气道壁的定量评估：HRCT 的应用为 COPD 气道重塑评价提供了无创和定量的方法。Nakano 等首次对 COPD 患者进行支气管壁厚度的定量测量，表明右肺上叶尖段支气管壁厚度与 FEV1% 预计值之间有明显相关性。在 HRCT 尚未能对小气道进行精确测量的前提下，利用 CT 测量大气道壁面积占气道总截面积的百分比（WAP）及气道壁厚度与气道管腔外径之比值（TDR）来预测小气道的改变也是有一定临床价值的。此外气道软化与 COPD 密切相关，将近一半的 COPD 患者存在气道软化。COPD 患者由于气道反复慢性炎症，存在一定比例的支气管扩张。支气管扩张会对气道的定量测量产生影响，所以 WAP、TDR 虽是反映气流受限和气道功能较敏感的指标，但不能准确地对其进行分级，仅能在一定程度上反映肺功能受损的程度。

（二）胸部 MRI 检查

1．MRI 形态成像　与 CT 相比，MRI 由于受肺质子密度低、血流信号丢失等因素的影响对肺部形态学的评价不甚理想，在 COPD 患者中尤为明显。Ley-Zaporozhan 等学者对 22 名肺气肿患者进行 1.5T MRI 的 T1-GRE（VIBE）、T2-HASTE 等不同序列的扫描及与 MSCT 的对照研究，结果表明 HASTE 序列可显示炎性支气管壁增厚，增强 VIBE 序列适用于纵隔及肺结节的评估诊断，但 MRI 仅能显示一半病例的肺气肿分型及严重程度。所以质子 MRI 在临床上可能不适用于肺气肿的诊断、分型及支气管壁增厚的显示。

2．MRI 功能成像

（1）MRI灌注成像：MRI 在肺功能成像方面有很大优势，可提供灌注、通气和呼吸动力学等方面的功能信息。而 MRI 灌注成像与放射性核素闪烁灌注成像相比，具有无放射性辐射、较高的空间和时间分辨力，且在检测灌注异常方面有较高的诊断特异度（90%～95%）。MRI 灌注成像的主要方法为首过对比剂技术和动脉自旋标记技术（arterial spin labeling，ASL）。Ley-Zaporozhan 等对 45 例重度 COPD 患者（GOLD Ⅲ 和 GOLD Ⅳ）在肺叶水平上对肺实质破坏与肺灌注缺损的相互关系进行评估，分析的 270 个肺叶中有 213 个肺叶（79%）的肺实质破坏与灌注缺损相匹配；44 个肺叶在 CT 上具有相对较高的评分，13 个肺叶在 MRI 上具有相对较高的评分；CT 与 MRI 相比，CT 关于严重程度的评分较高。重度肺气肿患者 CT 上的气肿区和 MRI 上的灌注缺损高度一致。以上为肺灌注成像用于 COPD 患者局部肺灌注的视觉的半定量评估，此外，3D MR 灌注技术可对局部肺血流量进行量化分析。

（2）MRI 肺通气成像：MRI 肺通气成像由于没有辐射，空间分辨力较高。MRI 肺通气成像的方法主要有超极化惰性气体（^{3}He、^{129}Xe）成像、氧增强质子成像等。近 10 年内，使用 ^{3}He 和 ^{129}Xe 超极化惰性气体的 MRI 肺通气成像已广泛用于动物及部分临床试验。许多研究者已经成功使用 ^{3}He MRI 对 COPD 患者在容积、形态及通气缺损分布的基础上进行严重度分级和疾病特点描述。与 ^{3}He 相比，^{129}Xe 具有较高的可利用性和较低的成本。2011 年 Kaushik 等学者研究健康志愿者与 COPD 患者的超极化 ^{129}Xe MRI 弥散加权成像，结果表明 ^{129}Xe MRI 弥散加权成像在临床上是可行的，在区分健康志愿者和肺气肿方面具有足够的灵敏度。但吸入超极化 ^{129}Xe 的不良反应较大且 ^{129}Xe 的极化率低。

综上所述，COPD 在其疾病发展过程中累及肺的不同部位，且此病变具有不同的严重程度，若想全面了解 COPD 需要形态学及功能学的结合。随着计算机软件技术的不断完善和信噪比的不断提高，在未来可以用于评价局部肺功能，并对 COPD 的早期诊断及早期治疗发挥重要的作用。

四、磁共振弥散峰度成像及体素内不相干运动在鉴别前列腺癌与前列腺增生中的应用

前列腺癌（prostatic carcinoma，Pca）多发生于老年男性。目前，MRI 是前列腺癌早期诊断及定位的最准确的无创性检查方法，但仅凭常规序列诊断有时仍存在困难。功能成像技术如 DWI、动态对比增强 MRI（dynamic contrast-enhanced MRI，DCE-MRI）及 MRS 能够提高前列腺癌的诊断特异度，但均有各自的局限性。

（一）弥散峰度成像在前列腺癌中的应用

弥散峰度成像（diffusion kurtosis imaging，DKI）是近年来发展起来的一种功能成像技术，相对于 DTI 更具优势，DKI 采用的扩散敏感梯度方向数更多，更能反映水分子的真实运动情况和非正态分布特性。DKI 的参数 K 值、D 值、Ka 值等在 Pca 的诊断及鉴别诊断中有很高的价值。研究发现前列腺癌区的 K 值高于非癌区，D 值低于非癌区，Tamura 等的研究证实了这一观点，并证实 K 值的灵敏度最高，这可能主要是因为前列腺癌组织结构更为复杂，具有丰富的血管及腺管结构，细胞稠密，异型性更大，排列无序，细胞间隙更窄，核质比更高，从而导致其 K 值较非癌区更高。金刚等对 40 例前列腺癌患者进行研究后发现，外周带前列腺癌的 FA 值及 MK 值均高于正常外周带组织，而表观弥散系数（ADC）低于正常组织，差异有统计学意义（$P < 0.01$）。Roethke 对 55 例外周带前列腺癌患者行 DKI 及 DWI 检查，分别测量肿瘤发病区域及对侧正常组织的扩散系数（Dapp）、峰度系数（Kapp）及 ADC 值，结果显示 Dapp 值及 Kapp 值与从 DWI 图获得的 ADC 值相比，在前列腺癌的检测和分级上，没有明显优势。Rosenkrantz 等对 47 例外周带前列腺癌进行研究，发现前列腺癌的 ADC 值及 D 值低于正常前列腺组织，在前列腺癌的鉴别诊断中，K 值的敏感度高于 ADC 值，但特异度基本相当；并且发现 K 值区分高低级别 PCa 的敏感度高于 ADC 值与 D 值，但特异度低于 ADC 值和 D 值。

（二）体素内不相干运动在前列腺癌中的应用

相关研究表明前列腺癌扩散系数 D 值较前列腺良性病变明显减低，差异具有统计学意义，这主要是由于前列腺癌细胞增殖迅速，细胞数目增多，排列紧密，细胞外间隙变窄，水分子扩散受限，导致 D 值明显减低。冷晓明等对 24 例前列腺癌患者的体素内不相干运动（IVIM）数据进行分析，使用双指数模型拟合算法获得病变组织的纯水分子扩散系数 D 值

和灌注分数 f 值，比较两者在前列腺癌与前列腺增生组间的差异，结果显示前列腺癌组的 D 值明显低于前列腺增生组，组间差异有统计学意义；前列腺癌组的 f 值高于前列腺增生组，组间差异有统计学意义。张杨贵等对 20 例前列腺疾病患者进行研究，发现前列腺癌组 D 值较良性组织低，差异有统计学意义，但伪扩散系数 D* 值、灌注因子 f 值在前列腺癌与良性组织之间的差异没有统计学意义。分析其原因，与前列腺癌组织具有异质性，发生于不同解剖区域及分化程度不同的癌组织 D* 值与 f 值可能有差异，可能会与前列腺良性组织有重叠有关。此外，D* 值与 f 值对图像信噪比的要求很高，很容易受到运动伪影及邻近结构的影响。D9pfert 等对 13 例前列腺癌患者进行研究，发现与正常前列腺组织相比，前列腺癌组织的 D 值及 f 值明显减低，这与 Pesapane 等的研究结果相符，但 Riches 等的研究发现，只有 D 值差异有统计学意义，f 值差异无统计学意义，另外，D* 值差异亦无统计学意义，这可能与只选取两个 b 值（0、50s/mm^2）有关。总之，IVIM 的扩散系数 D 值、伪扩散系数 D* 值及灌注因子 f 值等，能同时反映组织内水分子扩散和灌注状态，精确评估组织内水分子扩散状况，在不使用对比剂的情况下分别得到组织内单纯扩散与微循环灌注的关系，有助于鉴别前列腺癌与前列腺增生，为临床前列腺癌的定位及诊断提供重要参考信息，但目前国内外对 IVIM 扫描参数的设定、b 值的选择等尚未达成一致意见，导致所测值存在差异，有待于进一步研究。

五、规范与共识——《脑血管病影像规范化应用中国指南》

脑血管病是目前我国致死率排名第一的疾病，急性脑血管病也是单病种致残率最高的疾病，给社会带来沉重的负担。近年来，影像学在脑血管病防治中的关键作用日益彰显，但目前我国脑血管病影像学检查及解读仍然缺乏规范。《脑血管病影像规范化应用中国指南》以我国脑血管病流行病学特征为基础，充分考虑我国脑血管病临床诊治需求，同时紧密结合国内外脑血管病诊治的最新指南和最新临床研究结果进行书写，内容涵盖了技术规范化、路径规范化、扫描规范化和诊断规范化 4 个部分，用于规范我国脑血管病影像流程，明确各级脑卒中防治单位职责，指导实际工作，从而加强脑血管病影像学检查在临床工作中的作用，提高行业对脑血管病影像学检查的认识。

近年来，影像学检查在脑血管病防治中的关键作用日益彰显，但目前我国脑血管病影像学检查及解读仍然缺乏规范，严重制约了我国脑血管病影像学检查的发展。鉴于此，国家卫生健康委员会脑卒中防治工程委员会和中华医学会放射学分会神经学组组织全国多家单位、多位专家，以我国脑血管病流行病学特征为基础，充分考虑我国脑血管病临床诊治需求，同时紧密结合国内外脑血管病诊治的最新指南和最新临床研究结果，围绕脑血管病影像扫描、诊断、创新技术的临床应用，制定了《脑血管病影像规范化应用中国指南》。其制订目标是推出一套切实可行，能够落地实施指导实际工作的规范，通过普及推广，全面提升我国脑血管病诊治同质化水平，力争在该领域有规范化标准可循。

（金征宇　马　林　刘士远　宋　彬　张惠茅　张　辉
陈　敏　周纯武　胡道予　郭佑民　梁长虹　娄　昕）

参考文献

［1］金征宇，薛华丹．医学放射诊断学新进展［J］．协和医学杂志，2011，2（3）：197-199.

［2］李科，马林．帕金森病的多模态磁共振成像研究进展［J］．总装备部医学学报，2015（3）：181-184.

［3］刘士远，夏艺，管宇，等．慢性阻塞性肺疾病 CT 与 MRI 影像学现状及研究进展［J］．实用老年医学，2012，26（4）：275-279.

［4］刘颖，陈敏，磁共振扩散峰度成像及体素不相干运动成像在鉴别前列腺癌与前列腺增生中的应用［J］．放射学实践，2019.

［5］国家卫生健康委员会脑卒中防治工程委员会神经影像专业委员会，中华医学会放射学分会神经学组．脑血管病影像规范化应用中国指南［J］．中华放射学杂志，2019，53（1）：916-940.

附：

中国老年医学学会放射学分会简介

中国老年医学学会放射学分会于 2017 年 3 月 24 日在北京成立，成员包括全国各综合医院、老年病专科医院的放射学及相关专业人员。目前分会委员 174 人，其中会长 1 人、副会长 10 人、常务委员 47 人。分会以发展老年影像医学为目的，引领老年影像医学规范化的发展，打造老年影像医学研究基地，创建老年影像医学知名团队；同时开展老年影像医学的研究、专业人才培训、学术交流与合作等活动，积极促进老年影像医学水平的提高。

会　长：金征宇

副会长：马　林　周纯武　陈　敏　张　辉　张惠茅　刘士远　胡道予　梁长虹
宋　彬　郭佑民

总干事：娄　昕

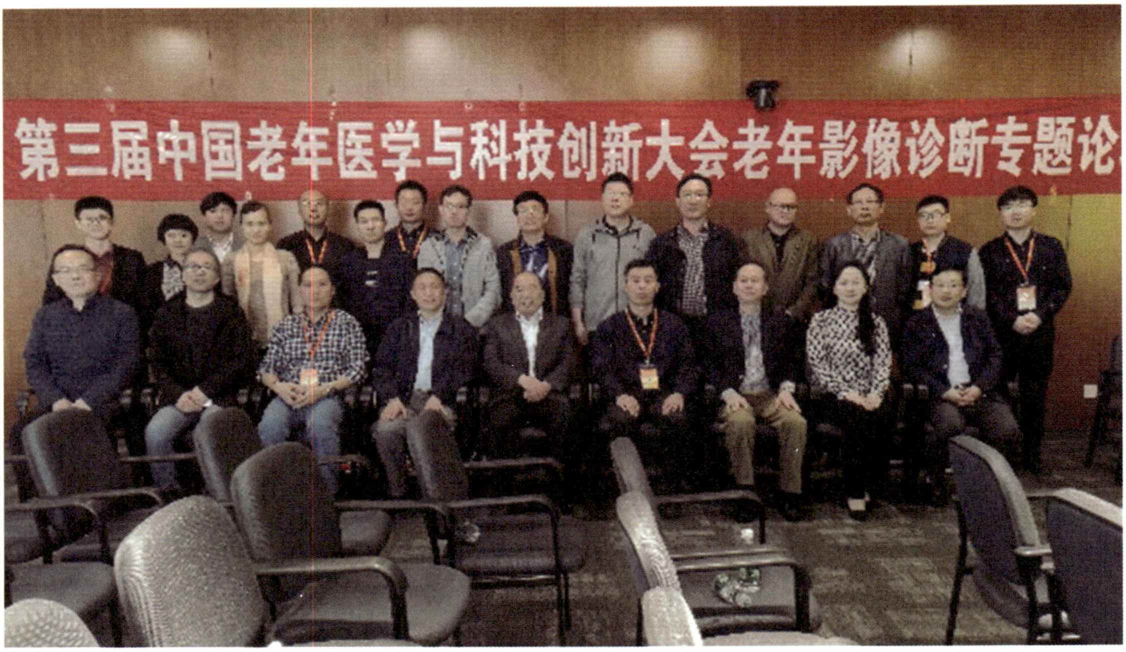
第三届中国老年医学与科技创新大会老年影像诊断专题论

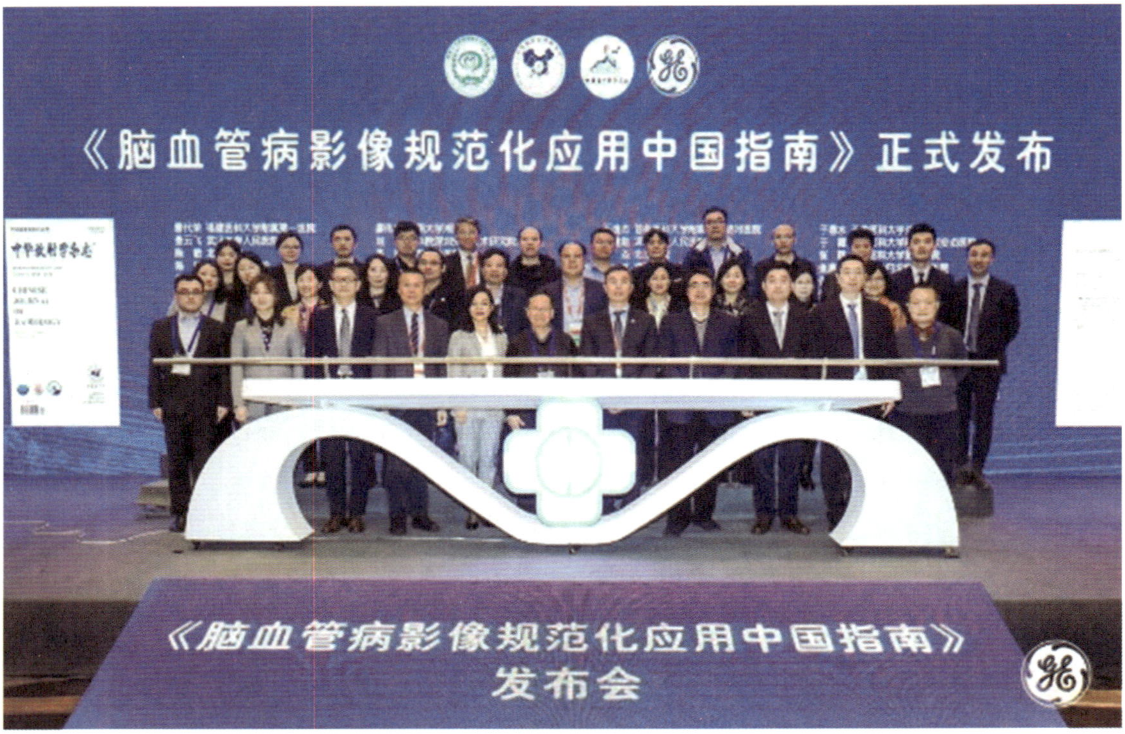
《脑血管病影像规范化应用中国指南》正式发布
《脑血管病影像规范化应用中国指南》
发布会

25 老年淋巴瘤病理学与科技创新

中国老年医学学会病理分会

一、B 细胞淋巴瘤

（一）慢性淋巴细胞白血病 / 小淋巴细胞淋巴瘤

慢性淋巴细胞白血病 / 小淋巴细胞淋巴瘤（chronic lymphocytic leukaemia/small lymphocytic lymphoma，CLL/SLL）是由共表达 CD5 和 CD23 的单克隆成熟小 B 细胞组成的肿瘤。外周血中具有 CLL 的形态特征和表型的单克隆 B 细胞计数≥ 5×10^9/L 时诊断为 CLL；外周血中单克隆 CLL 样细胞计数 < 5×10^9/L 并有淋巴结、脾或其他髓外器官累及者，诊断为 SLL；外周血中单克隆 B 细胞计数 < 5×10^9/L 且无淋巴结肿大、器官增大或其他髓外疾病者，诊断为单克隆 B 淋巴细胞增多症（monoclonal B-cell lymphocytosis，MBL）。

1．分类及诊断进展　在健康人循环血液中出现与 CLL/SLL 表型相同的单克隆 B 细胞，在 2008 版 WHO 分类中，称为“单克隆 B 淋巴细胞增多症”，该疾病可能是 CLL/SLL 的前驱病变。只有小部分患者从 MBL 进展为 CLL/SLL，是否进展与诊断时血液中单克隆 B 细胞的数量密切相关，因此 2016 版 WHO 新分类将该疾病区分为低计数（< 0.5×10^9/L）MBL 和高计数（≥ 0.5×10^9/L）MBL。前者进展的概率极低，不需要特别处理，而后者的临床及分子学改变与 Rai 0 期 CLL 相似，推荐每年随访 1 次。

组织中也存在与外周血 MBL 类似的情形，如当外周血中单克隆 B 细胞数量 < 5×10^9/L，淋巴结活检中可见 CLL/SLL 样细胞，但无增殖中心且淋巴结（影像学上）直径≤ 1.5cm，此时呈惰性临床过程且极少进展为真正的 CLL/SLL，目前 WHO 尚不认为这是一个独立疾病实体，需更多研究资料积累。

2．治疗及预后　CLL/SLL 中可见一些低频的重现性基因异常，包括 *TP53*、*NOTCH1*、*SF3B1*、*BIRC3* 等，这些突变可能与化疗耐药、临床预后差相关，同时是潜在的 CLL/SLL

治疗靶标。组织学上肿瘤增殖中心扩大（大于 20 倍显微镜视野）、增殖指数高（每增殖中心 > 2.4 个核分裂象或 Ki-67 指数 > 40%）、乳酸脱氢酶（LDH）水平升高以及 ZAP-70 高表达者呈侵袭性病程，预后差。无增殖中心扩大者呈惰性病程。

（二）毛细胞白血病

毛细胞白血病（hairy cell leukaemia，HCL）是一种弥漫浸润骨髓、外周血及脾红髓的细胞形态和免疫表型独特的惰性成熟 B 细胞肿瘤，细胞核卵圆形，胞质丰富且有微绒毛状突起。免疫组化强表达 CD103、CD22 和 CD11c。值得注意的是变异型毛细胞白血病不属于此类疾病，它是脾 B 细胞淋巴瘤 / 白血病不能分类中的一个类型。

1．分类及诊断进展　毛细胞白血病最重要的研究进展是几乎 100% 的病例存在 *BRAF V600E* 的突变，即 BRAF 蛋白第 600 位点的缬氨酸（V）被谷氨酸（E）取代，从而激活丝裂原活化蛋白激酶（MAPK）途径，导致不受控制的细胞增殖。少量的 HCL 可无 *BRAF V600E* 突变，但存在 *MAP2K1* 突变与 *IGHV4-34* 重排的基因异常，目前 WHO 并不认为这两种不同突变的 HCL 是单独的疾病实体。在变异型 HCL 中，不存在 *BRAF V600E* 突变，可用于鉴别经典型 HCL 和变异型 HCL。

2．治疗及预后　存在 *MAP2K1* 突变与 *IGHV4-34* 重排基因异常的 HCL 对于嘌呤类似物治疗有抗药性，而 BRAF 抑制剂，如 vemurafenib 和 dabrafenib 以及 MAPK（MAP2K 或 MEK）抑制剂（如曲美替尼）已用于上述有抗药性的 HCL 患者中，已显示出令人鼓舞的结果。

（三）淋巴浆细胞淋巴瘤

淋巴浆细胞淋巴瘤（lymphoplasmacytic lymphoma，LPL）是由小 B 淋巴细胞、浆细胞样淋巴细胞和浆细胞组成的肿瘤，不符合任何其他伴浆细胞分化的小 B 细胞淋巴瘤；通常累及骨髓并伴华氏巨球蛋白血症（Waldenström macroglobulinemia，WM），但少数 LPL 不伴 WM。

分类及诊断进展：高达 91% 的 LPL 患者存在髓样分化原发反应 88 基因（myeloid differentiation primary response 88，*MYD88*）*L265P* 的突变，从而增加白介素受体相关激酶 -1 的磷酸化及 NF-κB 激活。*MYD88* 基因突变检测有助于 LPL 与其他淋巴瘤及浆细胞肿瘤的鉴别。但越来越多的研究发现，*MYD88 L265P* 并不是 LPL 的特异性改变，在活化 B 细胞型弥漫性大 B 细胞淋巴瘤、原发中枢神经系统大 B 细胞淋巴瘤、黏膜相关淋巴组织结外边缘区淋巴瘤及 CLL/SLL 中均有不同比例的突变率。在意义不明的 IgM 单克隆丙种球蛋白病（monoclonal gammopathy of undermined significance，MGUS）中也有 52% 的突变率，每年约 1.5% 的 MGUS 患者可进展为 LPL 或其他淋巴瘤，患者起始的血清 IgM 浓度及存在 *MYD88 L265P* 突变是进展的危险因素。

（四）滤泡性淋巴瘤

滤泡性淋巴瘤（follicular lymphoma，FL）是由生发中心 B 细胞（中心细胞及中心母细胞）组成的肿瘤，通常至少部分呈滤泡状生长。随着疾病进展，组织学分级可不断升高。弥漫性实性片状中心母细胞（中心细胞消失）为进展为弥漫性大 B 细胞淋巴瘤的证据。

分类及诊断进展：滤泡性淋巴瘤诊断及分类有以下四方面的进展。①原来所谓的“原位滤泡性淋巴瘤”被新术语“原位滤泡性肿瘤”所取代，该病变很少会进展为真正的滤泡性淋巴瘤，虽然近半数患者流式细胞学会发现滤泡性淋巴瘤表型的细胞。该病变需与滤泡性淋巴瘤部分累及淋巴结相鉴别。②“儿童滤泡性淋巴瘤”正式成为一个疾病实体，称为“儿童型滤泡性淋巴瘤”，该疾病可发生于儿童及成人，表现为局灶淋巴结肿大、高增殖指数及不伴有 *BCL2* 易位，呈惰性临床经过，宜相对保守治疗，如单纯手术切除或局部放疗而无须化疗。③伴 *IRF4* 重排的大 B 细胞淋巴瘤被确定为新的暂定疾病实体，主要累及头颈部及咽淋巴环，局灶性生长，伴有 *IRF4* 和 *IGH* 易位重排，但缺乏 *BCL2* 重排，免疫组化强表达 *MUM1* 和 *BCL6*。该类肿瘤预后很好，其中一个系列研究中，5 年总体生存率为 100%，而 *IRF4* 阴性的患者仅 65%。④十二指肠型滤泡性淋巴瘤作为一个单独的疾病实体被确定下来，常常为低级别滤泡性淋巴瘤，增殖指数低，可能自发性消退，一般不累及淋巴结，对于无症状患者，观察随访是合适的处理方法。

（五）套细胞淋巴瘤

套细胞淋巴瘤（mantle cell lymphoma，MCL）是一种由单形性小至中等大的淋巴样细胞组成的成熟 B 细胞肿瘤，常具有不规则细胞核轮廓，缺乏中心母细胞、副免疫母细胞等转化细胞和增殖中心。超过 95% 的病例存在 *CCND1* 易位。以往认为套细胞淋巴瘤是一种具有较强侵袭性且无法治愈的淋巴瘤，但现在认识到有一些低度恶性的亚型，包括白血病性非淋巴结套细胞淋巴瘤和原位套细胞肿瘤。

1．分类及诊断进展　套细胞淋巴瘤在小 B 细胞淋巴瘤中有相对侵袭性，对化疗反应不佳，频繁复发，中位生存时间仅 3～4 年。但近年研究发现，少部分具有高 *IGHV* 突变且缺乏 *SOX11* 表达的套细胞淋巴瘤（生发中心后）预后好，而经典型套细胞淋巴瘤 *IGHV* 区未突变或仅有小的突变，且表达 *SOX11*，预后较差。另一个进展为，原来的“原位套细胞淋巴瘤”术语改为“原位套细胞肿瘤”，表明其进展为真正的套细胞淋巴瘤的概率较低。

2．治疗及预后　目前，一些研究认为 *SOX11* 阳性表达的套细胞淋巴瘤预后差，*SOX11* 阴性的套细胞淋巴瘤预后较好，这一观点尚有争议。

（六）弥漫性大 B 细胞淋巴瘤

弥漫性大 B 细胞淋巴瘤（diffuse large B-cell lymphoma，DLBCL）是由中等或大 B 淋巴

细胞样细胞组成的肿瘤，其核大小为正常淋巴细胞的两倍以上，为弥漫性生长。根据形态、生物学和临床特征将 DLBCL 细分为十余种不同的亚型。不能归于特殊亚型、生物学上异质性的病例归类为 DLBCL、NOS。DLBCL、NOS 可分为生发中心 B 细胞（germinal centre B-cell，GCB）亚型和活化 B 细胞（activated B-cell，ABC）亚型。

分类及诊断进展：原来的 DLBCL 中的亚型，新版 WHO 分类中已经明确认定为新的疾病实体，包括原发中枢神经系统 DLBCL，原发皮肤 DLBCL，腿型、血管内 LBCL，富于 T 细胞 / 组织细胞的 LBCL，EB 病毒（EBV）阳性 DLBCL、NOS，ALK 阳性 LBCL，慢性炎症相关的 DLBCL，淋巴瘤样肉芽肿，原发纵隔（胸腺）LBCL，浆母细胞性淋巴瘤、原发渗出性淋巴瘤和 HHV8 阳性 DLBCL、NOS。不能归类于明确疾病实体者称为非特殊型 DLBCL。非特殊型 DLBCL 根据基因表达谱分为生发中心 B 细胞样与活化 B 组胞样亚型，二者的预后和治疗方案选择不同。另一个进展为，如果肿瘤存在 MYC 基因重排，且伴有 *BCL2* 和 / 或 *BCL6* 重排，称为“双打击”或“三打击”淋巴瘤；如果存在 C-MYC 蛋白表达，伴 BCL2 蛋白表达，称为“双表达”淋巴瘤；“双表达”淋巴瘤的预后比非“双表达”者要差，但好于“双打击”淋巴瘤；伴有 *TP53* 突变的 DLBCL 预后最差。

（七）高级别 B 细胞淋巴瘤

高级别 B 细胞淋巴瘤（high grade B-cell lymphoma，HGBL）指伴有 *MYC*、*BCL2* 和 / 或 *BCL6* 重排的高度侵袭性淋巴瘤，如仅形态学符合（原特征介于弥漫性大 B 细胞淋巴瘤与 Burkitt 淋巴瘤之间不能分类的淋巴瘤），但基因检测无特征性重排，则诊断为高级别 B 细胞淋巴瘤，非特指型。

1．分类及诊断进展　新进展为除了符合滤泡性淋巴瘤及 B 淋巴母细胞白血病 / 淋巴瘤诊断标准外，只要有特征性 *MYC*、*BCL2* 和 / 或 *BCL6* 重排的淋巴瘤即可诊断，其形态学可以是异质性的，可以类似弥漫性大 B 细胞淋巴瘤、B 淋巴母细胞淋巴瘤、Burkitt 淋巴瘤或以前的介于 DLBCL 和 Burkitt 淋巴瘤之间不能分类的淋巴瘤等形态学改变。

2．治疗及预后　疾病进展极迅速，预后差。目前尚无有效的治疗方案。针对 MYC 靶点的几种药物仍在进行临床试验。包括以 CD19 阳性 B 细胞为靶细胞的嵌合抗原受体修饰的 T 细胞疗法也处于研究阶段。

二、T/NK 细胞淋巴瘤

（一）间变性大细胞淋巴瘤

根据 WHO 造血淋巴组织肿瘤分类，将间变性大细胞淋巴瘤分为 ALK+ 和 ALK– 两个独立的疾病实体。ALK+ 间变性大细胞淋巴瘤（ALK+ anaplastic large cell lymphoma，ALK+

ALCL）是 T 细胞淋巴瘤，通常由较大且具有丰富细胞质和多形性、多呈马蹄形核的淋巴样细胞组成，伴 *ALK* 基因染色体易位、表达 ALK 蛋白和 CD30。具有相似的形态和表型特征但缺乏 *ALK* 重排和 ALK 蛋白的 ALCL 是单独的类别，即 ALK–ALCL。ALK–ALCL 还必须与原发性皮肤 ALCL（常 ALK–）以及具有间变性形态和 / 或表达 CD30 的 T 细胞或 B 细胞淋巴瘤进行鉴别。ALK-ALCL 为好发于中老年人的系统性疾病，研究表明它可能是一种遗传异质性疾病。

1. 分类及诊断进展　在这类疾病中，乳腺植入物相关 - 间变性大细胞淋巴瘤（breast implant associated anaplastic large cell lymphoma，BIA-ALCL）被列为临时的疾病实体。该疾病于 1997 年首次报道，中位发病年龄 61 岁，从植入乳房植入体到发展为 ALCL 中位时间约 9 年，肿瘤细胞 CD30+ 而 ALK–。组织学表现为局限于渗出液中或纤维囊壁（原位形式），也可渗入邻近软组织（浸润形式）。完全手术切除可取得最佳疗效。目前无证据证明化疗可提高无进展生存期或总体生存期。该疾病不同于普通的淋巴瘤，有自己特有的 TNM 分期标准。

2. 治疗及预后　ALK–ALCL 的预后比 ALK+ALCL 差。在 BIA–ALCL 中，原位形式者预后较好，而浸润形式者预后较差。

（二）滤泡辅助 T 细胞来源的淋巴瘤

这是一类来源于滤泡辅助 T 细胞（T follicular helper，TFH）的淋巴瘤，包括三个独立的疾病实体，除了大家比较熟悉的血管免疫母细胞性 T 细胞淋巴瘤（angioimmunoblastic T-cell lymphoma，AITL）以外，又增加了两个临时独立实体：具有 TFH 表型的淋巴结外周 T 细胞淋巴瘤和滤泡性 T 细胞淋巴瘤。

1. 分类及诊断进展　具有 TFH 表型的淋巴结外周 T 细胞淋巴瘤具有两个及以上 TFH 标记（CD10、BCL6、CXCL13、PD1 等），无明显的滤泡树突状细胞增生，目前与滤泡性 T 细胞淋巴瘤一起，归类于外周 T 细胞淋巴瘤种类下。尽管与 AITL 有明显不同，但三者有相同的免疫表型和遗传学改变，包括 *TET2*、*RHOA*、*IDH2* 的重现性体细胞突变，以及 CD28、DNMT3A、ITK-SYK 和 CD28-CTLA4 融合体等，提示可能存在相同的靶向或免疫疗法。此外，在 AITL 和相关肿瘤中，往往伴有不同程度的异常 B 细胞增殖，一些病例可发展为 EBV+ 或 EBV– 大 B 细胞淋巴瘤。一些 B 细胞增殖酷似霍奇金淋巴瘤的 RS 细胞，可能会引起误诊。

2. 治疗及预后　*TET2* 突变与晚期疾病、较高的国际预后指数评分和较短的 PFS 相关。

（三）外周 T 细胞淋巴瘤，非特殊型

外周 T 细胞淋巴瘤，非特殊型（peripheral T-cell lymphoma，PTCL-NOS），是淋巴结和淋巴结外成熟 T 细胞的一类异质性肿瘤，非单一的疾病实体。诊断时需除外任何当前分类

中的成熟 T 细胞淋巴瘤的特定疾病实体。

分类及诊断进展：尽管 PTCL，NOS 是一个诊断的“垃圾桶”，有相当大的异质性，但近来的研究发现可能存在一些有特征性的分子亚组。其中一个亚组的特征为 GATA3 及其靶基因（包括 *CCR4*、*IL18RA*、*CXCR7* 和 *IK*）的高表达；第二个亚组特征是 T-Box 转录因子 TBX21 和 eomesodermin（EOMES）及其靶基因 *CXCR3*、*IL2RB*、*CCL3t IFNG* 等高表达。这两个亚组的临床预后都很差，但是 GATA3 亚组预后更差。在 TBX21 亚组中，细胞毒性标志物的表达与预后不良相关。

（四）胃肠道 T 细胞淋巴瘤

胃肠道 T 细胞淋巴瘤在新版 WHO 分类中被分成两个独立的疾病实体，其中原来的Ⅰ型真正与肠病相关，称为肠病相关 T 细胞淋巴瘤（enteropathy-associated T-cell lymphoma，EATL），而原来的Ⅱ型被命名为单形性嗜上皮性肠道 T 细胞淋巴瘤（monomorphic epitheliotropic intestinal T-cell lymphoma，MEITL）。

分类及诊断进展：EATL 是结外非霍奇金 T 细胞淋巴瘤，主要累及胃肠道，呈高侵袭性临床病程，在北欧人群中多发，与乳糜泻相关。该疾病最常见的为 αβT 细胞受体（TCR）表型，仅极个别为 γδTCR 表型病例。通常携带人类白细胞抗原 HLA-DQ2 或 DQ8，且经常显示出 1q 和 5q 拷贝数增加。MEITL 的特征为表达 CD8、CD56，大多数为 γδTCR 表型，93% 的病例显示出功能缺失的 SETD2 改变以及 H3K36 三甲基化缺陷。

胃肠道的惰性 T 细胞淋巴增殖性疾病（T-cell lymphoproliferative disorder）在新版 WHO 分类中被添加为新的临时实体。常整个胃肠道受累，为成熟的小淋巴细胞非破坏性浸润。细胞通常是 CD8+/CD4−/CD56−，并表达 TIA1。更少见的是还存在这类疾病的 NK 细胞亚型，因病例数少，尚未纳入 WHO 分类中。尽管偶尔可能发生进展，但大多数患者的病程缓慢，无须积极治疗。

（五）皮肤 T 细胞淋巴瘤

最常见的皮肤 T 细胞淋巴瘤是蕈样霉菌病、Sézary 综合征和原发皮肤 CD30 阳性 T 细胞淋巴增殖性疾病。新版 WHO 分类中重新命名了一个原来存在的肿瘤、增加了一个新的临时疾病实体，并将原发皮肤 γδT 细胞淋巴瘤与皮下脂膜炎样 T 细胞淋巴瘤区分为两个不同的疾病实体。

分类及诊断进展：新分类将“原发皮肤 CD4 阳性中小 T 细胞淋巴瘤”改为“原发皮肤 CD4 阳性小 / 中等大 T 细胞淋巴增殖性疾病”，以反映该实体的惰性临床行为。典型的组织病理学变化为明显增生的小淋巴细胞皮肤浸润，没有明显的嗜表皮、滤泡或附件累及。大多数情况下，经过切除、放疗和 / 或其他局部治疗后，病程缓慢，预后良好。“原发皮肤肢端 CD8 阳性 T 细胞淋巴瘤”被增加为新的临时实体。该疾病常为单个部位（通常为耳部）缓慢生长的结节，通过手术切除、局部放疗或病灶内类固醇治疗即可。由于该肿瘤常在整个真皮层有密集和弥漫的单型性淋巴细胞浸润，可能被误诊为高级别淋巴瘤，其本质为较惰性的实体。原发皮肤 γδT 细胞淋巴瘤表现为 EBV 阴性、细胞毒性 γδT 细胞表型和 TCR 的克隆重排，当疾病累及皮下组织时，类似于皮下脂膜炎样 T 细胞淋巴瘤，但被归类为不同的实体，因为在临床上它比皮下脂膜炎样 T 细胞淋巴瘤更具有侵袭性。

（六）T 细胞大颗粒淋巴细胞白血病

T 细胞大颗粒淋巴细胞白血病（T-cell large granular lymphocytic leukaemia，T-LGLL）是一种罕见的白血病，其特征在于细胞毒性 T 细胞的克隆扩增，与自身免疫过程和免疫介导的血细胞减少有关。大多数是 αβT 细胞起源的，但有些具有 γδT 细胞表型。

1．分类及诊断进展　Koskela 等在 40% 的 T-LGLL 中鉴定出了 *STAT3* 突变。在 T-LGLL 中还发现了频率较低的 *STAT5B* 突变。*STAT3* 和 *STAT5B* 基因中伴随相应蛋白质激活的体细胞突变也出现在各种 γδT 细胞肿瘤中，包括肝脾 T 细胞淋巴瘤、CTCL 和 γδT 细胞型 MEITL 等，这些发现的临床相关性尚待确定。

2．治疗及预后　*STAT5B* 突变可能与更具攻击性的表型有关，在 T-LGLL 的氨甲蝶呤免疫抑制疗法的二期研究中，*STAT3 Y640F* 突变与对氨甲蝶呤的治疗反应相关。

三、霍奇金淋巴瘤

（一）经典型霍奇淋巴瘤

经典型霍奇金淋巴瘤（classic Hodgkin lymphoma，CHL）分为 4 个组织学亚型，分别为富于淋巴细胞型、结节硬化型、混合细胞型和淋巴细胞消减型。病理学上均为有 B 细胞起源的散在大细胞，背景为小淋巴细胞或各种炎细胞。

分类及诊断进展：富于淋巴细胞型经典型霍奇金淋巴瘤，在形态学、临床特征等方面与结节性淋巴细胞为主型霍奇金淋巴瘤（nodular lymphocyte predominant Hodgkin lymphoma，NLPHL）有交叉，有研究提示富于淋巴细胞型经典型霍奇金淋巴瘤是 CHL 与结节性淋巴细胞为主型霍奇金淋巴瘤的中间类型。

（二）结节性淋巴细胞为主型霍奇金淋巴瘤

NLPHL 是罕见的实体，占霍奇金淋巴瘤的 3% ~ 5%。NLPHL 的肿瘤细胞来源于生发中心 B 细胞，表达 CD20、CD79a、CD75、BCL6 和 CD45 等，通常临床病程缓慢。

1．分类及诊断进展　病变以结节状生长为主。根据肿瘤细胞（爆米花细胞）与结节的关系，可区分为6种生长模式，一些生长模式与晚期疾病及5年内复发率高相关。弥漫型的NLPHL必须与富于T细胞/组织细胞的大B细胞淋巴瘤（T-cell/histocyte-rich large B-cell lymphoma，THRLBCL）区别开来，THRLBCL通常表现为临床晚期，并且预后比NLPHL差。最近的研究发现经典的NLPHL、类似THRLBCL的NLPHL和THRLBCL具有共同的遗传学改变，包括2p16.1的扩增和2p11.2及9p11.2的缺失，提示可能是同一疾病的不同谱系。

2．治疗及预后　NLPHL的肿瘤细胞为B细胞，但研究发现利妥昔单抗作为单一药物或与化学疗法联合使用，尽管客观缓解率为100%，但疗效并不持久。

四、组织细胞/树突状细胞肿瘤

（一）朗格汉斯细胞组织细胞增生症

朗格汉斯细胞组织细胞增生症（Langerhans cell histiocytosis，LCH）是一种罕见的朗格汉斯细胞的克隆增殖疾病，增生的细胞表达CD1a、Langerin和S100，电镜下肿瘤细胞胞质内有特征性“网球拍”状Birbeck颗粒。临床表现差异很大，骨骼（> 80%）、皮肤（33%）和垂体（25%）经常累及。

（二）Erdheim-Chester病

Erdheim-Chester病（ECD）是一种罕见的多器官非朗格汉斯细胞组织细胞性疾病，主要发生在40～70岁，男女之比约为3∶1。病理变化包括长骨的硬化性病变，伴有泡沫样组织细胞和纤维化浸润（占患者的90%）、中枢神经系统受累（占20%～50%）、眼眶浸润（占25%）、腹膜后受累（包括腹膜后病变，又被称为“毛肾”，占30%）、皮肤病变（黄瘤，占30%）、心血管受累（影像学检查显示为“主动脉涂层”）和肺部改变（占50%）等。异常组织细胞表达CD68、CD163和XⅢa因子，而CD1a、Langerin和S100阴性。患者通常干扰素-α、IL-12和单核细胞趋化蛋白-1水平升高，而IL-4和IL-7水平降低。

1．分类及诊断进展　研究发现超过50%的ECD和LCH患者中发现了*BRAF V600E*突变，这表明丝裂原活化蛋白（MAP）激酶信号传导在这两种疾病的发病机制中都起着至关重要的作用。全外显子组和转录组测序揭示了*BRAF*、*ALK*、*NTRK1*、*MAP2K1*和*ARAF*的重现性突变，这些突变存在于带有野生型*BRAF*的非朗格汉斯细胞组织细胞肿瘤中，包括ECD，幼年性黄色肉芽肿和Rosai-Dorfman病。

2．治疗及预后　BRAF抑制剂vemurafenib在LCH和ECD中有显著的临床和影像学反应，推荐用于携带*BRAF V600E*突变的难治性患者。

（卢朝辉　汝　昆　孙　琦）

参考文献

[1] Strati P, TD Shanafelt.Monoclonal B-cell lymphocytosis and early-stage chronic lymphocytic leukemia: diagnosis, natural history, and risk stratification [J]. Blood, 2015, 126 (4): 454-462.

[2] Kamiguti AS, Harris RJ, Slupsky JR, et al. Regulation of hairy-cell survival through constitutive activation of mitogen-activated protein kinase pathways [J]. Oncogene, 2003, 22 (15): 2272-2284.

[3] Gachard N, Parrens M, Soubeyran I, et al. IGHV gene features and MYD88 L265P mutation separate the three marginal zone lymphoma entities and Waldenstrm macroglobulinemia/lymphoplasmacytic lymphomas. [J]. Leukemia, 2013, 27 (1): 183.

[4] Swerdlow SH, Elias C, Stefano A, et al. The 2016 revision of the World Health Organization classification of lymphoid neoplasms [J]. Blood, 2016, 127 (20): 2375-2390.

[5] Salaverria I., Claudia P, Ilske O, et al. Translocations activating IRF4 identify a subtype of germinal center-derived B-cell lymphoma affecting predominantly children and young adults [J]. Blood, 2011, 118 (1): 139-147.

[6] Navarro A, Clot G, Royo C, et al. Molecular Subsets of Mantle Cell Lymphoma Defined by the IGHV Mutational Status and SOX11 Expression Have Distinct Biologic and Clinical Features [J]. Cancer Research, 2012, 72 (20): 5307-5316.

[7] Kallen M E, Alexanian S, Said J, et al. Triple Hit Lymphoma Rare Cases With Less Dire Than Usual Prognosis [J]. International Journal of Surgical Pathology, 2016, 24 (8): 709-714.

[8] Filippakopoulos P, Prinjha RK, Dittmann A, et al. Selective inhibition of BET bromodomains [J]. Nature, 2010, 468 (7327): 1067-1073.

[9] Lassabatère Laurent, Delas P, Gaulard G, et al. Breast implant-associated anaplastic large cell lymphoma: two distinct clinicopathological variants with different outcomes. [J]. Annals of Oncology, 2016, 27 (2): 306-314.

[10] Fujisawa M., Sakatayanagimoto M, Nishizawa S, et al. Activation of RHOA-VAV1 signaling in angioimmunoblastic T-cell lymphoma [J]. Leukemia, 2018, 32 (3): 694-702.

[11] Andrew L, Feldman, David A, et al. GATA-3 expression identifies a high-risk subset of PTCL, NOS with distinct molecular and clinical features [J]. Blood: The Journal of the American Society of Hematology, 2014, 123 (19): 3007-3015.

[12] Perry AM, Perry RA, Warnke Q, et al. Indolent T-cell lymphoproliferative disease of the gastrointestinal tract [J]. Blood, 2013, 122 (22): 3599-3606.

[13] Petrella T, Maubec E, Cornillet-Lefebvre P, et al. Indolent CD8-positive lymphoid proliferation

of the ear: a distinct primary cutaneous T-cell lymphoma? [J]. American Journal of Surgical Pathology, 2007, 31 (12): 1887-1892.

[14] Rudiger T, Gascoyne RD, Jaffe ES, et al. Workshop on the relationship between nodular lymphocyte predominant Hodgkin's lymphoma and T cell/histiocyte-rich B cell lymphoma [J]. Ann Oncol, 2002, 13 (1): 44-51.

[15] Go H, Jeon Y K, Huh J, et al. Frequent detection of BRAF (V600E) mutations in histiocytic and dendritic cell neoplasms. [J]. Histopathology, 2014, 65 (2): 261-272.

附：

中国老年医学学会病理分会简介

中国老年医学学会病理分会于 2017 年 4 月 1 日成立，本分会由来自全国 30 多个省市的 100 多家三甲及基层医院的病理专家组成，是中国首个研究老年疾病病理的专业学术机构。2017 年学会成立时，病理分会委员共 188 名，名誉会长 1 名、名誉副会长 1 名、会长 1 名、副会长 9 名、总干事 1 名、常务委员 61 名；2018 年增补吸纳青年委员 64 名。

病理分会积极组织开展各类学术活动，包括大型学术论坛、基层培训教学、管理经验分享等，主题突出，形式多样，内容丰富，特色鲜明。另外，多位会长、常委及委员还参与编写了《二代测序技术及分子病理学检测在肿瘤疾病中的应用》等多篇专家共识，为全国的病理工作者提供了专业指导和工作指南。

会　长：卢朝辉

副会长：石怀银　刘易欣　邱雪杉　王　坚　孟　刚　周建华　韩安家　刘卫平　刘　斌

总干事：孙　琦

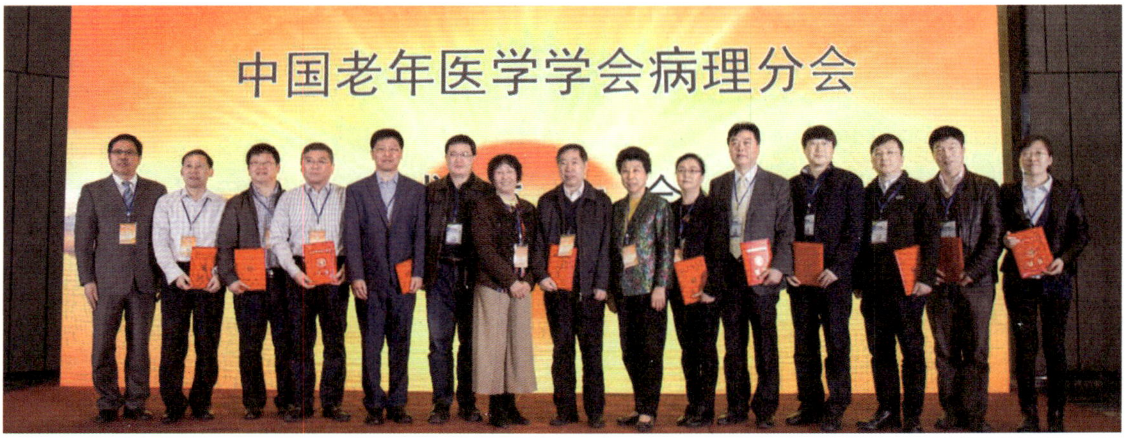

26 老年慢病防控与科技创新

中国老年医学学会北方慢性病防治分会

一、慢病防控的创新思路

我国正处在向新时代社会转型阶段，正在步入健康建设的战略时期。当代医学与健康正面临着挑战，慢病与老年病已成为当代健康的重要威胁。为此，我们深入研究与探讨慢病防控的创新思路。

（一）慢病防控的国内外研究进展

1．慢病防控国内研究的现状

当今以应对人口老龄化、疾病慢性化、病因多样化、病理改变复杂化为主题，以积极实施整合医学战略为主体，以构建健康医学为目标，确立了现代健康观念，树立大卫生大健康的服务观念，尤其是强调“未富先老问题”影响着社会建设、“老年赡养问题”影响着社会和谐、“老年保健问题”影响着社会进步，这些已经引起全社会的重视。故分会积极推动慢病防控，为百姓健康保驾护航。

（1）中国慢病已呈井喷式的发展：有调查表明，中国有慢病患者近 3 亿人。超重及肥胖人口有 5.07 亿人（全球第一）；糖尿病患者数量为 1.21 亿人（全球第一）；中国有 1530 万青少年肥胖儿童（全球第一）。因此，国家高度重视慢病的防控工作。将慢病防治提升到了国家战略的高度，2017 年国务院印发了《中国防治慢性病中长期规划（2017—2025 年）》。

（2）慢病的八大特征：①慢病十分常见，几乎每个家庭都有各种慢病。②慢病经常是一人多病。③慢病大多与生活方式不健康有关，被称为“富贵病”“文明病”。④慢病慢性形成，急性发作或致死。⑤防控好慢病是长寿的关键。⑥从健康到慢病，有一段“过渡”时期，过渡时期和中间状态是防控慢性病的重要“窗口期”，尤其注意生命早期1000天的营养干预。⑦慢病一旦出现，往往伴随终生，需要长期甚至终身治疗/服药。⑧慢病防控主要靠自己，而不是靠医院和医师。

（3）关注慢病防控及管理：慢病防控及管理是指对慢性非传染性疾病及其风险因素进行定期监测、连续监测、评估与综合干预管理的医学行为及过程，主要内涵包括慢病早期筛查、慢病风险预测、预警与综合干预，以及慢病人群的综合管理、慢病管理效果评估与建立分级诊疗体系。另外，应发挥中医药在慢病防控及管理中的作用。

2．慢病防控国外研究近况　以美国、日本、德国为代表的发达国家在慢病防控与管理服务上起步早、发展充分，已形成了较为成熟的慢病防控的管理服务模式。

（1）美国：信息化慢病管理模式。美国的慢病管理信息化走在世界前列，1985年就研发了电子健康管理系统（MANT），2003年在长滩等地推广应用慢病管理系统（CDM）。

（2）日本：政府主导的慢病管理模式。日本慢病管理模式的特点是以政府为主导，进行自上而下的推进。从国家层面制定方针政策。

（3）德国：社区慢病管理模式。从社区卫生服务入手，加大了对社区服务的投入。

（二）慢病与老年病的研究前景

1．慢病与老年病的研究方向　现今老年医学的研究更强调的是关注老年人的功能，包括躯体和认知功能，而非仅仅关注疾病。老年人随着增龄都有可能出现动脉粥样硬化、糖脂代谢紊乱、关节退行性改变等。因此，对老年人健康状态的评估，更要注意老年人的功能是否受到影响，老年人大多是带病生存，生活质量低下。因此强调由被动医疗转化为主动养护，维护脏器功能和日常生活能力，提高老年人生活质量。

（1）由单病种老年人群诊治特点为主，转向“医养康护”一体化的研究。

（2）由单病种转向“全人”个性化研究，突出治未病。

（3）由“临床治病”，转向预防性健康管理。

（4）老年综合征的研究与单病种研究相结合。

（5）强调多学科协作（老年科、心理科、营养科、康复科）。

（6）强调主流医学疗法与非主流医学疗法相结合的研究。

（7）强调老年病诊疗的连续性（由医院向社区－社会服务体系转变）。

（8）老年慢病管理模式与功能医学管理模式相结合的研究。

2．慢病与老年病的医疗服务　随着增龄，老年人容易出现一体多病，多病共存，器官纤维化、钙化导致多器官衰退。

（1）老年人存在的健康问题：①功能下降；②共病（≥两种疾病）；③老年人综合征表现明显，症状突出；④肌少症、衰弱、压疮、跌倒。

（2）解决老年人健康问题的措施：①防治慢病共病+维持躯体功能+合理的预防与良好的生活方式。②维持老年人的智能健康，使他们融入社会生活。

（3）老年人慢病管理服务的重点：①慢病；②失能；③维持功能为主，提高患者生活质量；④建立预防体系和康复评估体系；⑤开展健康宣教和健康管理。

3．慢病与老年病的健康管理

（1）传统措施：早期筛查技术，开展初级预防（健康促进与防护）、二级预防（疾病预防与早期治疗）、三级预防（躯体功能康复和避免残废）。

（2）现代化技术：信息管理技术、云康复技术与辅具及老年养护技术，老年健康综合评估，认知和心理、社会支持，居家安全。①慢病防控立体式管理模式：近年来，我国已经形成了以三级医院为指导，以社区卫生服务中心为中心、社区卫生服务站为基础的慢病三级预防体系。②慢病防控的互联网模式：慢病管理信息化的机构通过与基层医疗机构的广泛合作，可以为慢病患者提供全流程的慢病防控管理服务。③大数据打通慢病防控管理难题：慢病大数据的创新应用可能会助慢病防控一臂之力，要不断完善慢病大数据库。

二、慢病防控的创新思维

创新从改变思维开始，创新是人们的使命，也是人们生存所必需的，人类知识的增长与发展又是创新思维的结果。同样，我们要学会提出防控慢病的创新思维。

诠释慢病与人体六大生化机制的相关性研究

我们从细胞营养学角度看，如何维护人体的六大生化机制是延缓衰老与疾病防控的关键（图 26-1）。

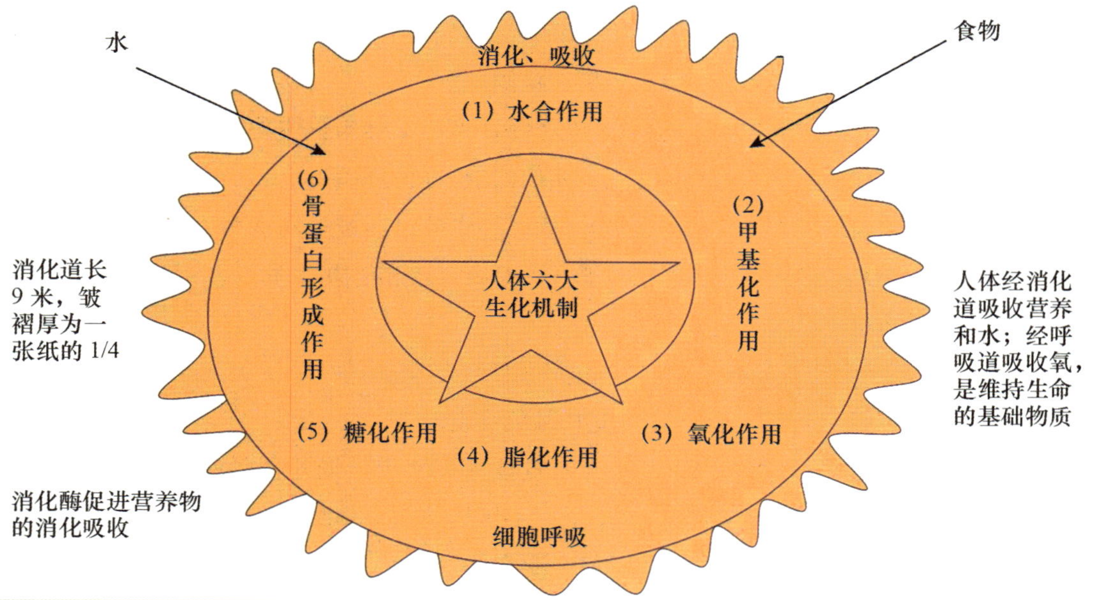

图 26-1　人体六大生化机制

1. 促甲基化　来自挪威卑尔根大学的关于高同型半胱氨酸研究的报告，同型半胱氨酸（以下简称 H 元素）可以反映体内 B 族维生素的营养状态、免疫系统和消化道功能、大脑状态（癫痫），还可以显示体内的生物化学状态是否正常。

因此，为减轻慢性病的发生发展，必须降低 H 元素的含量，促进一端甲基化过程和另一端抗氧化过程，这两者保持高峰状态就会改善器官功能，也可通过饮食及营养补充品中获取恰当的营养素来维持它们高峰状态。可见，促甲基化和抗氧化可用来控制人的衰老速度及慢病出现的早晚。机体内将同型半胱氨酸甲基化后把它转变成一个非常重要物质——S- 腺苷甲硫氨酸（S-adenosyl methionine，SAM）。SAM 不但是天然的抗抑郁、抗衰老药，还是肝保护剂，是甲基供体，它还可以改变机体内的其他化学物质的结构。另外，机体还可以将同型半胱氨酸转化成另一种极为重要的体内化学物质——谷胱甘肽。它是强抗氧化剂。甲基供体的营养物质是三甲基甘氨酸（TMG）和 SAM，如甜菜碱，而甲基载体是 B 族维生素（维生素 B_2、维生素 B_6、维生素 B_{12} 和锌）及叶酸。其中 TMG 是由胆碱自然形成，胆碱多在鱼和鸡蛋中获得。

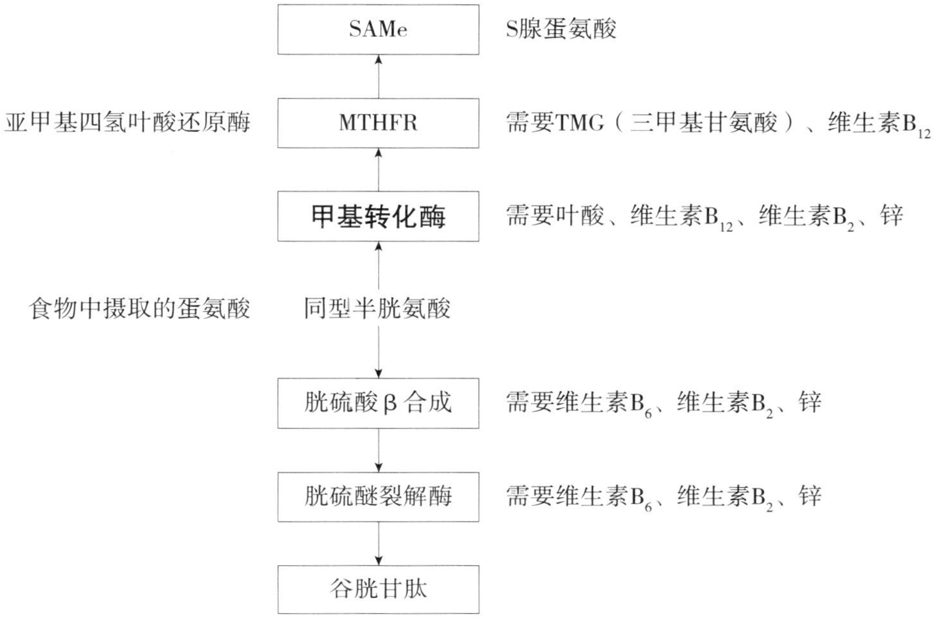

图 26-2　H 代谢的关键酶及酶促反应

2. 抗氧化　说起氧化，不得不谈到自由基。人体内有很多正常的氧分子，它们都带有成双成对的电子，人体正常代谢会使氧分子失去一个电子，还剩下一个电子的氧分子就是自由基。自由基非常活跃的从细胞膜上抢夺其他分子上的电子给自己配对，这个过程就是氧化。

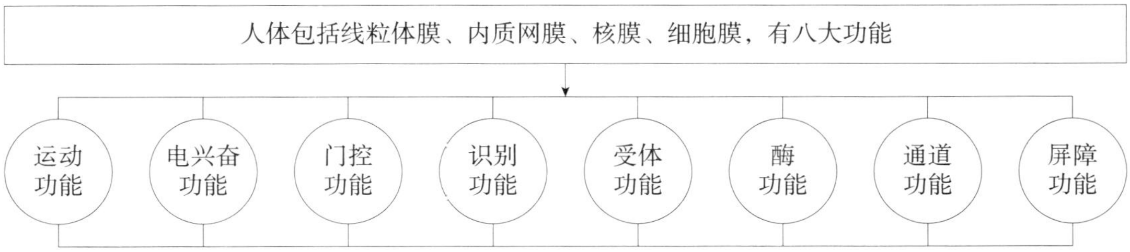

图 26-3　人体八大功能

不稳定的自由基可对结缔组织、细胞膜、血管壁、蛋白质、脂肪、糖乃至 DNA 产生破坏。破坏蛋白质对细胞功能产生影响，破坏脂肪可导致细胞膜的脆化，没能被修复的 DNA 链可导致细胞突变而诱发癌症和恶化。首先是皮肤发生明显变化；眼部出现白内障、盘状黄斑变性；被氧化的胆固醇导致血管发生动脉硬化，使老年人容易罹患心脏病与脑卒中，还可能导致关节炎和阿尔茨海默病。这种蜕变正随着年龄的增长在机体内部悄悄进行。没有被完全中和的自由基可触发连锁反应，体内随时发生着一场氧化和抗氧化的战争。

现已证实，心脑血管病是一种炎症性疾病。过去一直误认为胆固醇是心血管病的病因，其实是血管炎症而不是胆固醇引起的。

3．抗脂化　脂肪一直被认为是不好的，这是一个错误，因为食物中的脂肪种类不一，形态各异，有好有坏，然而胆固醇却一直蒙受冤枉，其实胆固醇是人体生成重要酶和激素以及维生素、维护免疫系统健康的重要物质（图 26-4）。

（1）良性花生酸类与恶性花生酸类的作用。

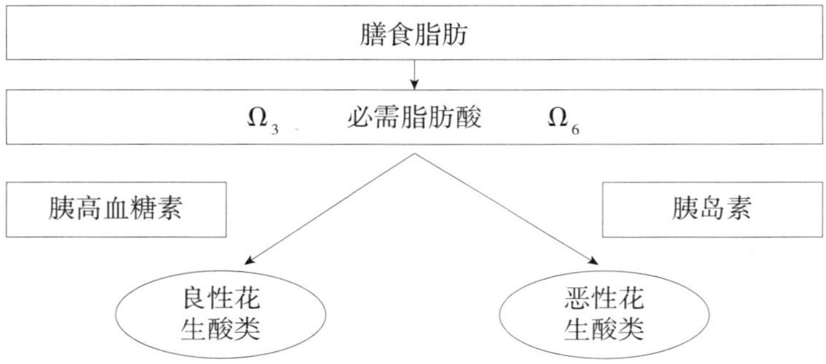

图 26-4　花生酸类由膳食脂肪控制

表 26-1　良性花生酸类与恶性花生酸类的作用

良性花生酸类	恶性花生酸类
阻止血小板凝聚	促成血小板凝聚
刺激血管扩张	刺激血管收缩
阻止细胞分裂	促成细胞分裂
刺激免疫反应	抑制免疫反应
抗炎	促成炎症的产生
降低疼痛的传输	促使疼痛的传输

（2）各种食用油中脂肪酸组成比例见表 26-2。

（3）控制反式脂肪酸：①人工食品与油炸食物；②许多加工食品；③垃圾食品；④有毒食品。

（4）优脂食物：①含 Ω_3 的食物；②刺激甲状腺的食物；③坚果；④肌醇和胆碱含量丰富的食物。

表 26-2　各种食用油中脂肪酸组成比例

名称	饱和脂肪酸	单不饱和脂肪酸	多不饱和脂肪酸 Ω_6（亚油酸）	Ω_3（亚麻酸）
亚麻油	10%	23.1%	12% ~ 30%	39% ~ 62%
巴麻油	10%	12%	53%	25%
鱼油	20% ~ 30%	20% ~ 45%	1% ~ 7%	20% ~ 26%
橄榄油	9% ~ 11%	84% ~ 86%	4% ~ 7%	1%
豆油	10% ~ 13%	20% ~ 25%	50% ~ 55%	7%
玉米油	10% ~ 13%	23% ~ 30%	56% ~ 60%	1%
花生油	17% ~ 18%	50% ~ 68%	22% ~ 28%	0
菜籽油	5% ~ 10%	70% ~ 80%	5% ~ 10%	0
棉籽油	23% ~ 27%	15% ~ 40%	50% ~ 55%	0
猪油	30% ~ 40%	45% ~ 55%	5% ~ 15%	0

4．抗糖化　人们一定要防控糖对人体的诱惑。根据世界卫生组织统计，长期食用糖过高的食品，会使人的寿命缩短 20 年。因为用糖过多，造成胰岛素抵抗，导致糖与脂肪代谢失调，结果造成心脑血管疾病、糖尿病、痛风、癌症的风险增大。所以，控糖就像控烟一样重要。

现已知，几乎 80% 以上的食物都含糖，糖比香烟还上瘾，所以患病率逐年增高。糖被忽略了 50 年。在日常生活中一小瓶风味酱含有 28 克糖；一瓶番茄酱 7 茶勺糖；金枪鱼罐头一茶勺糖。早餐喝咖啡、豆浆、八宝粥、红糖水、蜜饯、辣条、巧克力、红烧肉，糖醋排骨 35 克糖、鱼香肉丝 20 克糖，可以说糖是无孔不入，现计算蔗糖甜度算 100 分、葡萄糖 74 分、乳糖 16 分、果糖 173 分。它们直接引发尿酸增高，一杯橙汁痛风发生率增加 41%。

这样，2016 年世界卫生组织呼吁各国对含糖饮料额外征税，全球 28 个国家、美国 33 个州都已征收糖税，中国近日发表禁令（2019—2025 年）“减糖专项行动”。

5．促骨形成

（1）钙是人体不可缺少矿物元素，缺乏会引发各种疾病，如骨质疏松症（图 26-5）。美国诺贝尔奖获得者鲍林博士历经 12 年，对 17 500 只大小不同自然死亡的动物和 3 000 名自然死亡的人进行尸体解剖，惊异地发现他们死亡的共因都是营养不足。追溯每一个疾病和衰老的起因，都是矿物质的缺乏。人体骨骼组织主要成分占 99% 的钙。在曼谷召开的亚太地区第三届国际学术会议提出：钙的流失、钙的迁徙、钙的异位、钙的泛滥。

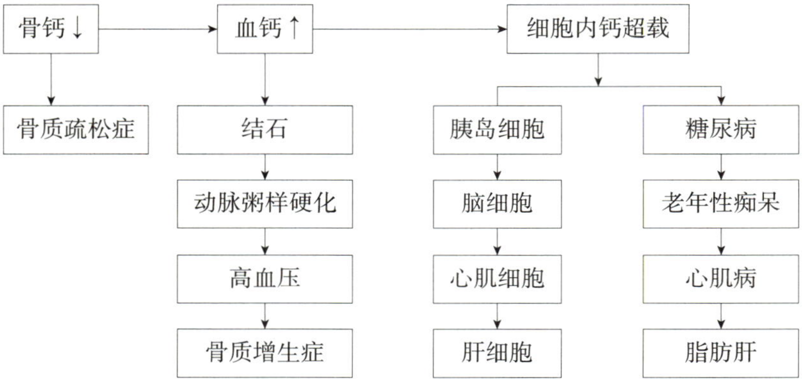

图 26-5　钙与身体各疾病的关系

（2）胶原蛋白在各组织含量的比重，见图 26-6。

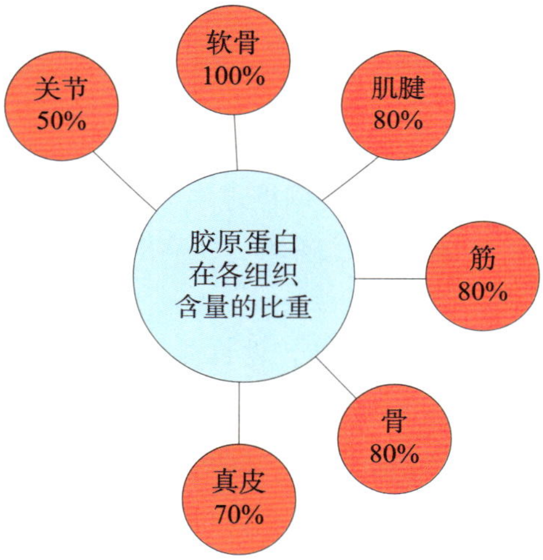

图 26-6　胶原蛋白在各组织含量的比重

尽管补钙与维生素 D 必要，但不补充胶原蛋白，骨骼就不能坚硬，就像沙子与水泥的关系。因为钙和胶原蛋白从骨质中流失，致使骨骼的密度持续被盗空，为了保护骨骼健康，除了补充钙质外，必须补充胶原蛋白。只有钙质和胶原蛋白黏合在一起，骨骼才能更结实。

这样，临床医学上产生了一个突破性进展，出现了一个引人注目的话题，那就是骨质疏松症。把治疗骨质疏松症作为治疗高血压、脑卒中、心肌梗死的根本，就能大大降低高血压、高血脂以及心脑血管疾病的发生率。这就是骨钙流失造成老年慢病的主要因素之一。

6．水合作用　人们对水没有足够的认识，忽视了缺水能引起机体的各种疾病。要明确什么是“硬水”还是“软水”，凡指每升水中含有相当10mg氧化钙为1度，即浓度为10ppm。那么，硬度低于8度的水为软水，高于8度的为硬水。①硬水多为矿泉水，然而矿泉水富含矿物元素，硬度适中。水的分子团越小，水的能量就越大，一般小于100Hz，可通过2纳米的离子通道，进入细胞内，具有水的渗透力、溶解力、乳化力、洁净力、代谢力就越强。这种水叫功能水。但这种硬水泡茶、冲咖啡口感受到影响。②普通矿泉水或自来水中含有一定量的钙镁元素，对人有一定好处，称健康水。③纯净水，真正的纯净水是由多层滤过，去掉了水中的杂质与微量元素、无机盐及致病菌，安全无毒、无污染，有好处但缺少矿物元素，可以从食物中补充，称安全水。④当前纯净水的生产很不规范，鱼目混珠，购买不合格的产品反而对身体有害。

三、慢病防控的创新视角

党的十九大报告中，习近平总书记提出“没有全民健康，就没有全面小康”，要树立大卫生大健康的观念，把以治疗为中心转变为以人民健康为中心，将临床医学转化为预防医学，把被动医疗转化为主动养护。

（一）关注主动养护

主动养护包涵着针对营养不良所采取的营养补充。对于营养补充，目前已经得到广泛的认可和使用。

1．口服营养补充剂的分类

（1）全营养素标准食物。

（2）特殊疾病的全营养素标准食物。

（3）非全营养素食物。

2．我国口服营养补充的进展　目前，我国成人营养不良率为6%，全球饮食因素导致的疾病负担占到15.9%，缺乏科学的营养指导已成为影响人群健康的重要因素。

2019年5月，国家卫生健康委员会发文要求各地卫生部门组织开展“全民营养周”活动，宣传合理膳食、营养健康。贯彻“将健康融入所有政策”的首次面对公众的大型科普活动。

（二）实施生命早期发育的营养干预

国际都哈联盟提出延缓衰老与疾病防控，应从生命早期的1000天开始。孕期营养与儿童早期营养不良是成人心血管和代谢性疾病的重要早期起源。现已研究表明，从孕期到2岁是一个生长发育的关键期，良好的营养可以保障和促进儿童体格和脑发育，降低出生缺陷的发生率，降低对疾病的易感性，增强对感染的免疫力。而到了成年期后与老年期，就要养成合理的生活方式。

很多人的生活方式和健康状态随着社会的发展而发生着巨大改变。疾病谱的变化尤为明显：既往由感染性疾病所致的死亡率大大下降，而现今成年疾病的糖尿病和肥胖在内的非传染性疾病的发生却显著增加。避免儿童早期营养缺乏和不良的养育环境的远期影响。

有研究发现，妇女中同型半胱氨酸高的人，更容易遇到妊娠期问题或生育有先天缺陷的孩子。因为在孕育过程中，DNA的复制、编程需要大量的甲基化反应，而衡量你身体甲基化反应是否正常的唯一标准就是你同型半胱氨酸的水平。代谢功能的好坏就是用同型半胱氨酸检测值来衡量，如果超过15个单位，在5年后，死于任何一种疾病的可能性占2/3。所以，不当的生活方式与饮食习惯，会增加甲基化功能不足的风险。

通过基因检测手段来预测“未病”，已经成为现实，并为列入国家发展的战略之一。据统计我国人群中TT型基因出现频率高达25%。TT型基因即亚甲基四氢叶酸还原酶基因第677位点上发生C-T突变，能引发50多种疾病。

为此，保健窗口要前移，构建健康的内外环境比单纯疾病治疗重要得多。特别是强调促甲基化、抗氧化是改善健康的重要因素。所以，要响应联合国号召，尽快在我国开展实施“1000天行动”，以改善儿童早期营养和养育环境，促进儿童早期发育，会改变人的一生、改变人的未来，解决人体带病生存的局面，这是解决慢病发生的关键。

四、慢病防控的创新成果

（一）走医养康护整合管理的新路径

学会响应党中央国务院的号召，实施健康中国战略，针对养老中普遍存在的医疗服务短缺，提出医养结合，应秉承“养、护、医、康”的医养结合的全新理念。学会由张韬玉教授牵头等专家撰写出版了《医养护整合管理学》，旨在解决老龄化发展带来的医疗、养老、照护系列问题，提供技术咨询、技术诊断和技术指导，促进医养结合、资源有效汇集和利用，真正地解决老年群体的健康管理，形成医养康护整合系统工程，实现医养服务业的规范化、人性化、标准化的管理模式。重点指出院舍规范化的管理、医疗康护规范化管理、介护士规范化管理以及临终关怀规范化管理，推动养老机构做到三个保障，即医疗有保障、生活有保障、照护有保障，充分满足群众健康养老的需求。

这样，刘德山教授等专家对山东省养老机构服务质量现状进行了调研和综合评估，为持续促进养老机构服务质量改进提供了科学依据。提出了“三段医疗”；四维同步；“四全健康”的管理模式。并且强调以防治为主，老化研究，全生命周期的防治康护相结合的服务。

（二）亮“绿化血液”消除血障的新举措

心血管病是慢性病中危害人体健康的主要疾病。这样学会搭建了“心血管病学术交流平台”，专家们根据1987年德国学者希尔切尔提出“绿化血液医学”理论，指出了一条防控慢性病的最佳途径，这一理论是整合医学的代表学说，它从分子水平上概括了人体、生化、病理、药理等跨学科、多学科知识，以及多学派的观点，打破学科界限，进而提出了一套系统医学理论、研究方法、医学模式、用药途径及其具体措施，实现整体治疗的系统医学思想。学会专家结合我国传统医学的整合思维，推出消除循环障碍引发的代谢障碍新理念，解锁心血管病的迷思，关键是改善血浆成分，消除自由基；防控血管免疫反应，清除炎症因子；提高细胞质量，增加细胞膜的八大功能；改变血液流动的状态（不黏、不浓、不凝、不聚）；修复血管内皮损伤。同时，倡导亦食亦药抗氧化的功能性食品作为临床一线用药。①多糖类：提高人体的免疫力和抗氧化力；②皂苷类：富含皂苷的中草药是钙通道阻滞剂（CCB）；③黄酮类：是血管清道夫，清除自由基，抗血凝及血管保护作用；④多酚类：是抗氧化物；⑤花色素类：改善动脉硬化，抑制脂质过氧化，改善血浆成分，抗血小板聚集，提高细胞质量等作用。

在此基础上，由张韬玉教授撰写出版了《实用老年心脏病学》一书，本书从多视野、多角度，把现存与生命相关的各领域里，最先进的知识和临床各专科最有效的实践经验，加以有机地整合，进行修正、调理，使之成为更加符合，更加适应于老年人体健康和疾病治疗与预防以及康复。在这一思想的指导下，把当今老年心血管病的基础与临床最新进展的知识加以介绍，并在循证心脏病学中，介绍人体老化度测量、心脏病风险度测量以及计量诊断学方法等，并在老年心电图学、介入心脏病学以及老年心脏药物治疗、康复医学、心血管病防控等方面的内容加以讲述，对研究老年心血管病的专业人员，提供有价值的参考工具。

（三）建同型半胱氨酸的新理念

目前，整个医学界把同型半胱氨酸带入了一场新的风暴。这种具有神奇预示性的化学物质，比胆固醇能够更准确地预示心脏病、脑卒中以及阿尔茨海默病的风险。而且还与50多种疾病密切相关。同时，还可以告知人体衰老速度，反映B族维生素的营养状况，免疫系统功能以及大脑状况等。然而，当前部分医师只忙于“灭火”，却忽视了早期监测同型半胱氨酸的临床价值。

1. 解析同型半胱氨酸研究的历史沿革

（1）国外学者进行了大量的动物实验研究　见表 26-3。

表 26-3　国内外学者对于同型半胱氨酸的研究情况

时间	研究者	实验动物	使用物质	实验结果	导致动脉粥样硬化 AS 的结论
1543 年	维萨利斯				描画了动脉斑块
1863 年	微尔啸				脂质浸润学说
1900 年早期	某些	狗和兔子	注射细菌	无斑块	不是细菌导致 AS
1908 年	依戈纳托夫	兔子	喂食肉、蛋和牛奶	主动脉粥样硬化	肉蛋奶导致 AS
1913 年	阿尼什科夫	兔子	喂食纯化的胆固醇	动脉粥样硬化病	胆固醇导致 AS
1915 年	纽堡	兔子	喂食蛋白质	动脉斑块	蛋白质而不是胆固醇导致 AS
1915—1925 年	纽堡	狗和兔子	注射纯氨基酸	无	未能发现是哪种氨基酸会导致 AS
1949 年	格林伯格	猴子	缺维生素 B_6 的饲料	动脉硬化斑块	缺乏维生素 B_6 会导致 AS
1952 年	某些	大鼠	缺乏胆碱的饲料	缺乏胆碱的饲料	缺乏胆碱会导致 AS

（2）同型半胱氨酸之父 McCully（迈凯利）的实验研究：见表 26-4。

表 26-4　同型半胱氨酸之父 McCully（迈凯利）的实验研究结果

	实验	方法	结果
1	CBS 基因缺陷皮肤细胞	培育实验	颗粒状物质
2	正常皮肤细胞	加入同型半胱氨酸，进行培育	颗粒状物质
3	兔子	注射同型半胱氨酸	血管增厚和斑块
4	兔子	喂食含同型半胱氨酸的饲料	血管增厚和斑块
5	兔子	喂食胆固醇	无
6	兔子	先喂食同型半胱氨酸饲料，后喂食胆固醇	动脉粥样硬化
7	兔子	喂食维生素同型半胱氨酸 + 维生素 B_6 的饲料	无

（3）McCully 1969 年提出了同型半胱氨酸学说：他认为心脑血管疾病的真正元凶是同型半胱氨酸，而不是胆固醇。①同型半胱氨酸首先剪断胶原蛋白纤维而损伤血管壁；②机

体自身的修复作用进行凝血和继发胆固醇沉积；③同型半胱氨酸破坏纤溶系统使得血栓不能再自行溶解。

（4）同型半胱氨酸与相关性疾病的研究：通过一系列的流行病学和临床研究充分证实：同型半胱氨酸可导致多种慢病，需要广泛认知和开展新危险因子—同型半胱氨酸的防控。

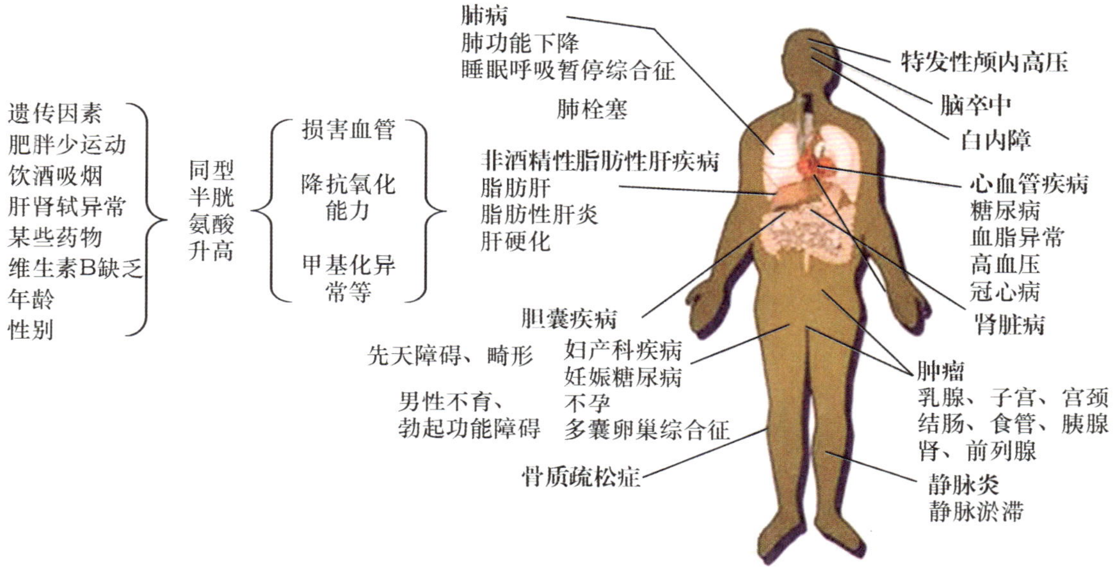

图 26-7 同型半胱氨酸与相关疾病

2. 创建同型半胱氨酸学术研究交流平台 学会率先在国内搭建了同型半胱氨酸学术交流平台，并对同型半胱氨酸进行了深层次的研究与理念上的传播。①分会与上海高同型半胱氨酸研究干预中心联手建立同型半胱氨酸网络传播平台；②全国几十家医院开设高血同精准医学门诊；③分会与上海高同型半胱氨酸研究干预中心联手举办高血同培训班；④分会专家张慧萍教授撰写出版了《同型半胱氨酸与妊娠相关疾病和胎儿出生缺陷基础及临床》；⑤朱惠莲教授团队开展的“甜菜碱的生物活性及应用”项目，获得中国营养学会科学技术二等奖及华夏医学科技奖三等奖；⑥孔娟教授团队《同型半胱氨酸与疾病》的演讲获得中国营养学会青年演讲大赛一等奖；⑦张韬玉与白凤臣撰写出版了《健康生活新视角·神奇的同型半胱氨酸》一书。

综上可见，同型半胱氨酸是慢病发生发展防控的重要因素，学会已初步形成了“同型半胱氨酸与慢病防控管理”的专家共识草案。

（张韬玉 高天晨 白凤臣 吴 丹 高 鑫）

参考文献

[1] 第三届亚太地区国际老年学学术会议论文集 [C]. 曼谷，1987.

[2] 第四届亚太地区国际老年学学术会议论文集 [C]. 横滨，1991.

[3] 第五届亚太地区国际老年学学术会议论文集 [C]. 香港，1995.

[4] 第六届亚太地区国际老年学学术会议论文集 [C]. 汉城，1999.

[5] 日本第七次健康科学学会论文集 [C]. 大阪，1991.

[6] 国际糖尿病学术会议论文集 [C]. 东京，1991.

[7] 国际骨质疏松症研讨会论文集 [C]. 神户，1991.

[8] 第九届世界医学信息大会论文集 [C]. 东京，1990.

[9] 王士雯，钱方毅. 老年心脏病学 [M]. 北京：人民卫生出版社，1987.

[10] 张韬玉，邹元直. 现代老年学 [M]. 哈尔滨：黑龙江人民出版社，1987.

[11] 夏云阶，张韬玉，等. 衰老与抗衰老学 [M]. 北京：学苑出版社，2001.

[12] 张韬玉，张晓峰. 医养护整合管理学 [M]. 香港：天马出版有限公司，2016.

[13] 张韬玉. 矿泉环境医学 [M]. 哈尔滨：黑龙江科技出版社，2017.

[14] 张韬玉. 实用老年心脏病学 [M]. 香港：天马出版有限公司，2019.

[15] 李健. 同型半胱氨酸及临床意义 [J]. 国外医学内科学分册，1999，26 (3).

[16] 方雁，郝青林，何瑾，等. 同型半胱氨酸与相关疾病的关系 [J]. 中国现代医药杂志，2010 (12).

[17] Eser B，Cosar M，Eser O，et al. 677C > T and 1298A>C polymorphisms of methylenetetrahydropholate reductase gene and biochemical parameters in Turkish population with spina bifida occulta. Turk Neurosurg，2010，20 : 9-15.

[18] Marti-Carvajal A J，Sola I，Lathyris D，et al. Homocysteine-lowering interventions for preventing cardiovascular events [J]. Cochrane Database Syst Rev，2013，1 : D6612.

[19] Rui Ding，Shilei Lin，Daojun Chen. The association of Cystathionine β Synthase (CBS) T833C polymorphism and the risk of stroke：A meta-analysis [J]. Journal of the Neurological Sciences，2012，312 : 26-30.

[20] Xuejiao Men，Jiejie Li，Bingjun Zhang，et al.Homocysteine and C-Reactive Associated with Progression and Prognosis of Intracranial Branch Atheromatous Disease [J]. PLOS，2013，8 (9)：e73030.

[21] 成君，朱文丽，刀京晶，等. 亚甲基四氢叶酸脱氢酶 G1958A 基因多态性与先天性心脏病的遗传易感性 [J]. 疾病控制杂志，2004，8 (2).

[22] 赵彦波，柳新华，南欣荣. 山西人群 MTHFD1 基因 rs2236225 多态性与非综合征性唇腭裂的相关性 [J]. 实用口腔医学杂志，2013，29 (4).

[23] 魏俊，王丽君，王佳佳，等．甲基供体代谢酶基因多态性与糖尿病并发症的关联性研究 [J]. 华南预防医学，2012，38（2）.

附：

中国老年医学学会北方慢性病防治分会简介

中国老年医学学会北方慢性病防治分会于 2017 年 4 月成立。分会建立了心血管病、肾病、同型半胱氨酸三个学术交流平台；召开的慢病防控主题学术论坛已成为全国慢病防控的品牌，承办多项国家级学术任务及继续教育项目。分会开展健康教育扶贫基层行和“四个百”活动，做到请出百位专家、做百场报告、走进百处社区、为百位老人服务，并成立了“健康教育讲师团”，开展了百城巡讲、科普知识进万家等慢病防治活动。

会　长：王　顺

副会长：何　青　张红红　雷　平　平　芬　刘德山　赵建平　高学文　杨　文　李兴勇　孙成英

总干事：高天晨

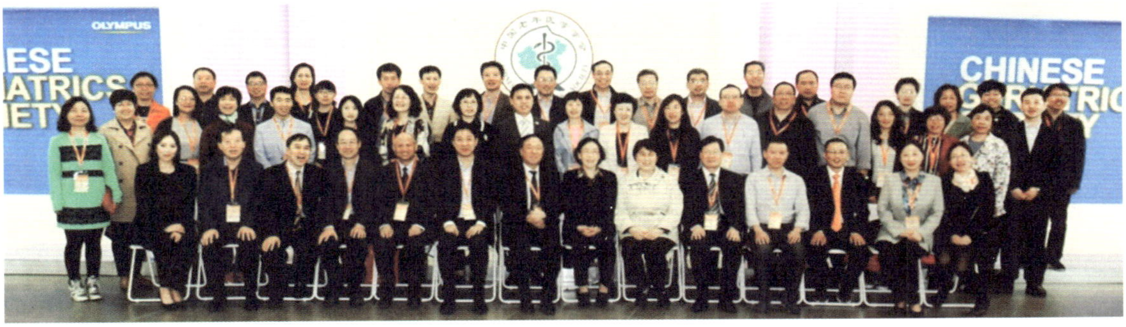

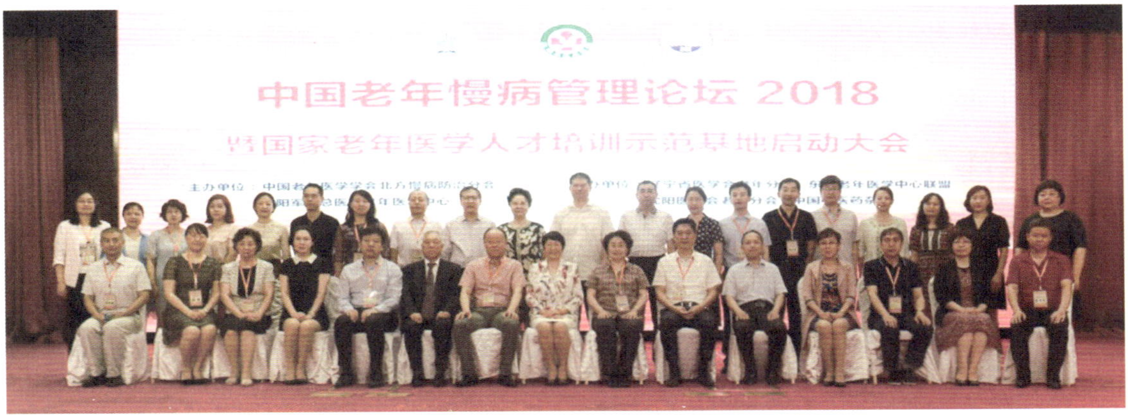

27 老年舒缓医疗的发展与现状

中国老年医学学会舒缓医学分会

一、国外舒缓医疗的发展与现状

1967年，世界上第一家安宁舒缓医院——英国伦敦圣克里斯多夫宁养院成立，历经50多年的社会发展和临床实践，舒缓医疗在全球范围内越来越普及，服务对象和范畴不断扩大，且在全球范围内逐渐形成了完善的体系。世界临终关怀与舒缓医疗联盟2019年发布了基于共识的舒缓医疗最新定义。舒缓医疗是向各年龄段生活在严重的健康相关的痛苦之中的患者提供的积极且全方位的医疗服务，这些痛苦往往由严重疾病带来，尤其是当患者接近其生命的终点，目的在于提高患者、家属以及照护者的生活质量。其中，严重疾病是指任何急性或者慢性的，能带来严重功能下降，可能带来长期障碍、残疾和/或死亡的疾病。

舒缓医疗的发展之路并不平坦，全球发展也极不平衡，2015年英国经济学人智库发布的全球死亡质量指数排名中，舒缓医疗发源地英国名列榜首，美国第9位，日本第14位，而中国内地在80个国家和地区中排名仅第71位，存在巨大的差距，亟须迎头赶上。

（一）部分国家或地区舒缓医疗服务对象及准入标准

1. 英国　初期舒缓医疗服务对象仅限预计生存期小于6个月的恶性肿瘤患者，后逐渐扩展至末期运动神经元疾病、艾滋病、失智症，慢性心、肺、肝、肾功能障碍者。目前已形成完善的国家舒缓医疗服务框架体系，制定了标准流程并给予全民健康保险全额支付。患者经家庭或全科医师确诊患有现有医疗技术无法治愈的疾病，可申请接受舒缓医疗服务。

2. 美国　于1974年在康涅狄格州新港市创办了全美第一家宁养院。初期接受服务的也以恶性肿瘤晚期患者为主，1995年服务人群中恶性肿瘤患者比例降至60%，至2014年更是降至 36.6%，其他如失智、心脏疾病、肺部疾病、脑卒中、肾疾病、肝疾病及艾滋病等非癌症疾病末期的患者占了绝大部分。“舒缓医疗”是美国医学专业委员会的正规亚专科，并提供相关资格认证和考试，由于美国医疗保险体系的干预，生存期小于 6 个月患者在愿意放弃治愈性治疗和无效抢救的情况下才可享受医保认证的专业舒缓医疗服务。

3．日本　1973 年舒缓医疗由英国传入日本，1981 年日本静冈县建立了第一家缓和安宁病房。只有患有艾滋病和恶性肿瘤疾病的患者可获得医院的舒缓医疗服务，其他仅可申请社区或居家舒缓医疗服务，但其准入标准中没有预期生存时间的限制。患者需由 2 名专业医师评估后，方可获得舒缓医疗服务，其保险资金来源于国民健康保险及长期护理保险。

4．中国台湾省　拥有完善的舒缓医疗体系，服务对象由最初的晚期恶性肿瘤患者逐渐扩展到其他疾病或状态的生命末期患者。在患者或预立医疗委任代理人以书面形式同意接受舒缓医疗并签署选择舒缓医疗意愿书或同意书的前提下，专业人员明确患者处于某致命性疾病终末期且对各种治愈性治疗效果不佳时，患者可接受安宁舒缓医疗服务。当居家照顾无法提供进一步支持以改善症状时，可申请进入舒缓医疗机构接受服务。

（二）舒缓医疗的内容和发展模式

1．内容　舒缓医疗紧紧围绕三大核心理念——以人为本、整体观和积极的生死观开展。全球范围内的舒缓医疗都是以团队的方式实施，包括医师、护士、心理咨询师、营养师、社会工作者、牧灵人员、志愿者等。归纳起来，舒缓医疗的主要内容包括：症状控制、舒适护理、心理疏导、灵性照顾和社会支持等。中国台湾赵可式博士通过多年实践和潜心研究，将其总结为“四全服务”，即全人、全程、全家、全队。在国家和世界级舒缓医疗专业组织制定的指南和体系中，对于其内容也均有详述。美国国立综合癌症网络自 2010 年开始发布姑息治疗指南，从筛查、评估、干预、再评估及死亡关怀等几个方面制定了规范化临床指南，并且每年更新。

2．发展模式

（1）英国：舒缓医疗已实现全覆盖、多种形式并存的完整模式，包括住院、居家、家庭医师诊所、安宁医院、综合医院的舒缓医疗团队、日间照料等，保证患者在任何时间、任何地点均可得到舒缓医疗的连续服务。相关从业人员以三级安宁舒缓医疗的方式提供服务，初级：家庭医师、社区卫生中心、社区 / 家居等机构的专业化服务；二级：学科专家深入各科室的会诊、联合多学科专家的会诊服务；三级：安宁舒缓医疗的专业化服务、医院专业化安宁舒缓医疗科室的住院服务。在英国，舒缓医疗已经发展为内科的一个分支，国家投入大量的资金用于全民健保、志愿服务等，拥有完善的培训、教育体制，确保舒缓医疗的顺利发展。

（2）美国：舒缓医疗主要由社区医师或全科医师提供，其中非复杂疾病由初级保健医师治疗管理，而专科舒缓医疗小组（主要由医疗、护理、社会工作者、牧灵人员和其他相关专业人员组成）为复杂、疑难的临床病例提供照护。在过去的10年里，美国的舒缓医疗计划增长了超过150%，目前在拥有超过300张病床的医院中，有近90%可提供舒缓医疗方案，即使仅有50张病床的医院也有2/3可提供舒缓医疗。自2011年开始，美国针对医院提供的舒缓医疗服务建立了高级认证制度。在医院内，提供舒缓医疗服务的多为跨学科专业会诊小组，也有在大型医院设立的舒缓医疗住院单元，同时有其他服务模式，包括专门的ICU团队、联合模式等，由舒缓医疗专家加入现有的团队，实现舒缓医疗的自动转诊。

（3）日本：舒缓医疗在日本实行专科化发展模式，政府将住院、社区、居家等舒缓医疗服务均纳入医保，大多数日本人选择通过舒缓医疗步入死亡。虽然很多医疗机构可以提供社区或居家舒缓医疗，但医院仍是主要的舒缓医疗服务场所。住院舒缓医疗服务有缓和安宁病房和舒缓医疗会诊团队两种。团队多由医师、心理治疗师、专科护士、志愿者等人员组成，共同为患者提供舒缓医疗服务。

（4）中国台湾省：于1990年在中国台北市马偕纪念医院成立第一间安宁疗护病房。在中国台湾和中国台湾安宁基金会、康泰基金会等学术和民间组织的合力推动下，安宁舒缓医疗得到迅猛发展，逐步形成了目前的4种模式：住院安宁、居家安宁、安宁共同照护和社区安宁。1995年中国台湾省规划安宁疗护业务，1996年安宁居家纳入健保给付，2000年安宁住院纳入健保给付，2003年开始医疗机构安宁疗护推广计划，2004年建立安宁共同照护模式及试行办法，2010年八大非癌末期病患健保给付，2011年安宁共照纳入健保给付。据统计，至2006年，中国台湾省安宁疗护涵盖率已提升至48%以上。2000年的“安宁缓和疗护条例”，保障了安宁疗护的实施，制定了严格的专业标准和培训、督导、考核体系，并进行了多次修订。

二、我国大陆的舒缓医疗现状与思考

1988年，天津医科大学临终关怀研究中心的成立标志着我国内地舒缓医疗的开始，其后在为数不多的护理院、医院开展了一些分散的舒缓医疗服务。2017年2月，原国家卫生与计划生育委员会发布了《安宁疗护中心基本标准和管理规范（试行）》，并在全国5个城市开展试点工作，2019年又增设71个试点城市，舒缓医疗迎来了真正的春天，但总体发展仍不尽如人意。现举例概述如下。

（一）扶持与保障舒缓医疗开展的相关政策和法规有待完善

目前我国舒缓医疗相关的法律法规、政策、执行标准等尚未完善，资金支持与医疗保险等相关制度保障缺失，生前预嘱及临终拒绝心肺复苏等一系列与伦理、社会等问题相关的法律保障均未落实。国内亟须加强舒缓医疗相关的立法及政策制定，保障每位接受舒缓医疗服务的患者及舒缓医疗从业者的权益。

以医保为例，目前舒缓医疗在我国大多数地区尚孤立于社会保障之外。国际上对安宁疗护服务提供健全医疗保障的创新性做法对我国具有借鉴意义。英国将舒缓医疗定义为基本医疗服务，纳入国民医疗保险体系保障。舒缓医疗由非营利性医疗机构承担，大型安宁疗护机构70%以上的资金来源于国民医疗保险，其余来源于慈善团体的捐助以及以各种方式筹措的资金。美国将舒缓医疗纳入联邦医疗保险和联邦医疗救助，为患者提供全程服务。其中非营利性机构占舒缓医疗总市场的63%，实行了居家式照顾、安宁疗护机构照顾等多样形式。医保付费方式从“按服务收费”改革为“捆绑式付费”（按结果付费模式）来提高效率、降低成本。德国将舒缓医疗纳入长期护理保险，采用按床日付费模式，同时来自社会捐赠的基金会也可以提供少部分资助。德国还制定了详细的评估标准，由独立的第三家机构医师和护士进行患者身体状况评估。

可见，舒缓医疗纳入社会保障体系是发达国家的普遍选择。我国部分安宁疗护试点城市也相继探索将其纳入医保范围。2014年长春率先将安宁疗护纳入医保支付范围，将晚期癌症病种与终末期脑出血和脑梗死3个病种共同打包，全程住院安宁疗护定额付费；对于享受安宁疗护的患者，入院前由医院对其评分，评分标准由医保部门提供。2015年青岛市将失能老人临终关怀纳入长期医疗护理保险保障体系，委托第三方开展安宁疗护医疗机构服务评估，对临终关怀患者，在医疗保险范围外的个人负担部分按标准救助。2017年大连市在具备安宁疗护建设标准的医疗机构中，选取两家不同级别、不同性质的综合性医院，探索实行安宁疗护由医保统筹基金按床日付费。青岛、南通、上海、成都等城市正在探索建立独立于基本医疗保险的“第六险”——长期护理保险制度。这些探索都为我们提供了可借鉴的宝贵经验，亟须解决的是将安宁疗护纳入社会保障体系。在具体模式上可考虑将安宁疗护纳入长期护理保险，减轻患者负担、减少高级别医院住院服务过度利用、减少基本医疗保险基金支出。在付费方式上：建议基于服务价值基础上的按床日付费。合理制定付费标准和服务结果评定指标，采用“风险共担、结余留用”的方式，有效激励医疗机构控制成本、提高服务质量的同时，调动机构提供安宁疗护服务的积极性，推动服务体系发展。在服务机构上：建议以医保经济杠杆鼓励社区医疗机构、护理院或有资质的民营医院提供安宁疗护服务，也可以探索社区医疗机构专业团队作为依托，推进社区家庭服务。另外建议探索建立政府扶持下的安宁疗护商业保险以弥补社会保险的不足。

（二）舒缓医疗尚未得到专业化发展，服务能力亟待提高

我国至今没有舒缓医疗的学科建制，只有临终关怀被列为临床二级学科诊疗科目，没

有按照学科规范化发展，缺乏专业理念和技能培训，各地发展与服务质量参差不齐，且从业人员队伍欠稳定。据不完全统计，我国内地可提供舒缓医疗的医疗机构仅有约200家，从业人员4000~5000人，且分布极不均衡，多在北京、上海等大城市，经济欠发达的农村地区几乎没有正式的舒缓医疗服务。另外，可提供舒缓医疗服务的社会工作者、志愿者等社会服务人员也有巨大缺口，社会公益组织的支持少，社会资源整合难以实现。

要改变这一现状，除了政策上的支持和充分发挥"安宁疗护培训基地"的作用外，首先要在在校教育及肿瘤学、老年医学、全科医学等与舒缓医学密切相关的学科中全面开展有效的舒缓医学教育与培训，并充分发挥其在推动舒缓医学普及与发展中所应有的作用。

1. 医学生安宁疗护职业素养教育　医学生是未来为医学实践提供专业服务的主体，是医学发展的未来，其职业素养的培养至关重要，但医学职业素养教育并没有在现行的医学教育体系中得到足够的重视，导致医学生在步入实际工作后陷入困境，滋生各种无力解决的问题和矛盾，甚至无法继续从事治病救人的专业工作。医学职业素养是医疗健康领域从业人员在医疗活动过程中表现出的综合素质，是医德医风、人道主义、专业水准三个方面的总和，而舒缓医疗的核心理念是强调人本主义、身心社灵的整体观和科学的生死观，是提供高质量医疗健康服务的理想模式，真正体现了"以患者为中心"的医学本质，彰显了医务工作者"医者仁心"的职业素养，二者在本质上完全一致。因此，以舒缓医疗理念作为医学职业素养教育的核心内涵，将其从理论到实践全方位地整合在医学职业素养教育中，既可以系统、完整地呈现医学职业素养的要素，又能够通过触动医学生心灵的案例和临床实践引导学生体验和思考如何在未来的学习和实践中培养良好的职业素养，把培养职业素养作为一个主动行为，从中更好地体现职业价值，获得个人成长，积极而快乐地工作，是医学职业素养教育的一个有益创新。目前，在国内高等医科院校尚未建立舒缓医疗及护理专业，仅有少数医学院校开设了相关课程，且多为选修课，也没有统一教材，这也直接导致了国内舒缓医疗专业技术人员缺乏，服务供给与能力的不足。在校舒缓医学相关教育亟待规范开展并普及，这尚须舒缓医学相关工作者与医学教育管理者及工作者共同努力。

2. 肿瘤学视域下的舒缓医疗　实践证明，实施全面而优质的舒缓医疗可对癌症患者的生存发挥积极的作用，显著改善生命终末期的生活质量，为此2001年美国国立综合癌症网络发布了第一个舒缓医疗指南。另有研究显示，晚期肿瘤患者接受舒缓医疗还可降低医疗保险支出。舒缓医疗的专业范畴远远超过临终关怀。2010年美国的研究显示，早期标准抗癌治疗加舒缓医疗与仅予早期标准抗癌治疗相比，患者接受了更少的晚期"治愈性"治疗措施，但是显著改善了症状和生活质量、降低抑郁症状，同时接受强化临终治疗的患者比例降低、显著增加接受预立医疗自主计划患者比例，并显著延长生存期。2012年美国临床肿瘤学学会专家小组共识：对于任何转移性癌症和 / 或高症状负荷患者，在诊治早期，推荐标准肿瘤治疗和姑息治疗相联合，将姑息治疗整合入标准肿瘤治疗。《NCCN 临床实践指南：姑息治疗（2019.V2）》中明确了姑息治疗的行业标准：姑息治疗应该由初始的肿瘤科团队提供，然后按需通过与姑息治疗专家的跨学科团队合作进行扩充，使其作为常规肿瘤治疗的一部分，并为有姑息治疗需求的患者提供服务，并应告知患者及其家属姑息治疗是肿瘤综合治疗不可分割的一部分；向卫生保健专业人员提供教育和培训，使他们能有效地获得姑息治疗的知识、技能和态度；姑息治疗专业人员和多学科团队应当便捷地针对患者、家属、照护者提供咨询或直接帮助；应通过医疗机构质量改进计划监控以保证姑息治疗的质量，明确了舒缓医疗在肿瘤治疗中的重要地位。

2011 年我国卫生部印发了《癌症疼痛诊疗规范》，并创建“癌痛规范化治疗示范病房”，此后对疼痛等癌症相关症状的诊断治疗逐渐规范化，但与发达国家相比，我国肿瘤领域的舒缓治疗仍较落后，医护人员和患者及家属对舒缓医疗的认知不足、医护人员缺乏舒缓医疗职业教育。因此，在肿瘤治疗中积极推广舒缓医疗理念、加强职业教育、规范舒缓医疗治疗势在必行。

3．老年医学及全科医学视域下的舒缓医疗　老年医学的宗旨是预防和治疗与老年人相关的疾病问题，最大限度地维持或改善老年人的功能状态，提高老年人及其家人的生活质量。老年人健康最好的测量指标是功能，而全科医疗是负责健康时期、疾病早期乃至经专科诊疗后无法治愈的各种疾病患者的长期照顾，是从生命的孕育直到濒死期及死后的生命全周期服务。可见，舒缓医疗是老年医学及全科医学不可或缺的一部分。国际上迅速发展起来的老年安宁舒缓医疗可改善疾病终末期老年患者及其家人的生活质量。在欧美及澳大利亚等国家，舒缓医疗是一名合格的全科医师应掌握的知识及临床技能，且全科医师在舒缓医疗专业团队中扮演着重要的角色。我国人口老龄化进程在不断加剧，目前癌症、心脑血管疾病和糖尿病等慢性病患者数量持续上升，舒缓医疗的重要性也日益凸显。老年医学和全科医学较肿瘤学还承担着非癌症疾病末期的患者的更为复杂的舒缓医疗工作，且国内从业者数量也远多于专职舒缓医疗从业者的数量，分布也相对均衡，理应成为我国舒缓医学事业的主力军。我国老年医学专科医师基本上都是从事干部保健工作或从其他内科专业过渡，未接受过正规老年医学专科培训，尚未开展全国统一的老年医学专科医师资格认证和水平考核，各地发展参差不齐，总体水平亟待提高。同时，我国至今没有制定临床医学专业本科教育阶段的老年医学能力要求，且多为选修课，也没有统编的老年医学教材，导致医学生对于老年医学相关知识和能力的了解程度较低。在《住院医师规范化培训内容与标准（试行）》中无老年医学的培训内容与要求，在“内科培训细则”中老年病房仅作为“可选择的轮转科室”而未提出具体的培训要求。在我国，全科医学是更为新兴的一门学科，全科医师基本为其他专业转岗而来，即使在目前已广泛开展的全科医师培训中应用的《住院医师规范化培训内容与标准（试行）》之“全科培训细则”中，也仅要求掌握常见老年疾病和老年问题，了解临终关怀的概念、镇痛、心理与社会方面的照顾原则。可见，有效推动我国舒缓医疗发展的一个重要前提就是老年医学及全科医学从业人员舒缓医疗理念与技能的培养与提升，强化相关培训应成为他们当前培训的重要内容之一。老年医学还需尽快制订出全国统一的培训细则并有效加以实施。近年来，国内已有探索在老年医学和全科医学相关培训中开展舒缓医疗教育的报道。例如，山西省在全科住院医师规范化培训、全科医学师资培训、全科医师转岗培训及乡村医师培训中，采取整合教学的方式（不单独开设舒缓医疗课程，而在各专业学科课程中开辟舒缓医疗相关的模块）且强调将舒缓医疗的对象着重放在慢病和共病患者，初步体现出了较好的临床实效并获得了服务对象的肯定，这不失为一种值得尝试借鉴的培训模式。

（三）缺乏生命和死亡教育，民众了解及接受度差，需大力宣教

由于我国传统死亡观及家庭伦理关系影响，大部分患者及家属在治疗过程中会回避谈论死亡这个话题，相当一部分患者及家属认为舒缓医疗就意味着“放弃治疗”，很多患者及家属往往因情感上难以接受舒缓医疗而拒绝服务。2014 年的调查表明，未接受舒缓医疗服务的患者中，有高达 97% 的患者家属没有听说过或不了解舒缓医疗。而一项大样本调查表明，91.8% 的患者愿意了解自己的病情并做出决策；43.6% 的患者选择不做心肺复苏；26% 的患者选择在家中离世；13.7% 的患者选择居家舒缓医疗服务；10.5% 的患者选择临终关怀机构。可见，虽然公众对舒缓医疗少有了解，但需求极大，发展舒缓医疗必须加强社会舆论导向，进行正确的死亡教育，推广舒缓医疗的理念及基本知识。

综上所述，舒缓医疗的发展需要政府的积极推动、专业人才培养和社会的大力支持，发展中国本土舒缓医疗需要更多的努力。他山之石可以攻玉，借鉴已有的成功经验，结合我国国情普及和推广舒缓医疗，未来可期。

（王　虹　王玉梅　王　昊　占伊扬　张　东　冯　玫）

参考文献

［1］Hospice Friendly Hospitals. Draft Quality standards for End-of-Life Care in Hospice［S］. Irish Hospice Foundation，Dublin，Ireland，2009.

［2］崔檬，王玉梅. 老年安宁疗护准入标准的研究进展［J］. 实用老年医学，2018，32（1）：23.

［3］桂欣钰，杨晶，杨丹，等. 中国本土舒缓医学的发展现状和前景［J］. 医学与哲学，2016，

37（12B）：83.

［4］姜珊，宁晓红．日本、韩国、新加坡的舒缓医疗和终末期照顾现状［J］．实用老年医学，2018，32（1）：13.

［5］Robert Twycross，Andrew Wilcock．引领姑息关怀——导航安宁疗护［M］．第一版．李金祥译．北京：人民卫生出版社，2017.

［6］Hoyert DL，Xu J．Deaths：Preliminary Data for 2011，National Vital Statistics Reports［R］．National Centerfor Health Statistics，2011.

［7］Stephen R．Hospice：Practice，Pitfalls，and Promise［M］．Taylor & Francis Group，1998：5.

［8］Kelley AS，Morrison RS．Palliative Care for the Seriously Ⅲ［J］．N Engl J Med，2015，373（8）：747.

［9］王助衡，孙立平，周冠华，等．我国舒缓医疗立法研究［J］．中国医学伦理学，2017，30（8）：978.

［10］梁丽君，张改改．中国大陆临终关怀现状研究［J］．实用老年医学，2018，32（1）：20.

［11］王玉梅．医学生安宁疗护职业素养教育［J］．医学教育与研究，2019，36（4）：68.

［12］王昊，曾彦英，王虹，等．住院医师规范化培训学员对缓和医疗认知的调查［J］．中华医学教育杂志，2019，39（1）：60.

［13］Zimme R，Manne C，Swami N，et al．Early palliative care for patients with advanced cancer：a cluster-randomised controlled trial［J］．Lancet，2014，383（9930）：1721.

［14］Kim H，Bishop CE，Keating NL，et al．Reply to Including Palliative Care in the Assessment of Accountable Care Organizations for End-of-Life Care［J］．J Am Geriatr Soc，2019，67（8）：1759.

［15］Temel JS，Greer JA，Muzikansky A，et al．Early palliative care for patients with metastatic non-small-cell lung cancer［J］．N Engl J Med，2010，363（8）：733.

［16］葛楠．实施老年缓和医疗就是践行人文关怀理念［J］．中华骨与关节外科杂志，2017，10（6）：492.

［17］李晓京，乔爱春，李丽琪，等．将舒缓医学融入全科医学教育培训中的实践与探索［J］．中国全科医学，2019，22（28）：3479.

［18］王国付，Leng Sean X．建立我国老年医学专科医师的培训及资质评定体系，有效应对人口快速老龄化［J］．中华老年病研究电子杂志，2015，2（1）：16.

［19］侯建林，刘东明，闰明辉，等．美国医学生老年医学教育的特征与启示［J］．中华医学教育杂志，2018，38（3）：468.

［20］Kang L，Liu XH，Zhang J，et al．Attitudes toward advance directives among patients and their family members in China［J］．Journal of the American Medical Directors Association，2017.

附：

中国老年医学学会舒缓医学分会简介

中国老年医学学会舒缓医学分会成立于2017年4月，现有会员260名，其中会长1名、副会长9名、常委50名。主要由老年医学、全科医学、肿瘤学、心理学等舒缓医学相关专业的从业人员组成。

本分会旨在团结有志于推动我国舒缓医学发展的社会各界人士，积极开展舒缓医学相关的临床实践活动以及学术、技术、政策等方面的研究、交流与培训工作，培养我国的舒缓医学人才；积极推广普及舒缓医学的理念及基本知识，努力提高全社会对舒缓医学的知晓程度、认知程度和接受程度；认真履行服务政府的职责，为我国舒缓医学相关政策的制订积极出谋划策，从而达到促进我国舒缓医学事业快速发展，为提高慢性疾病终末期患者的生活质量及其家人的生活质量做出积极贡献的目的。

会　长：王　虹

副会长：张　东　王　爽　江孙芳　占伊扬　黄　敏　王留义　刘惠霞　李双庆　祁玉娟

总干事：王　昊

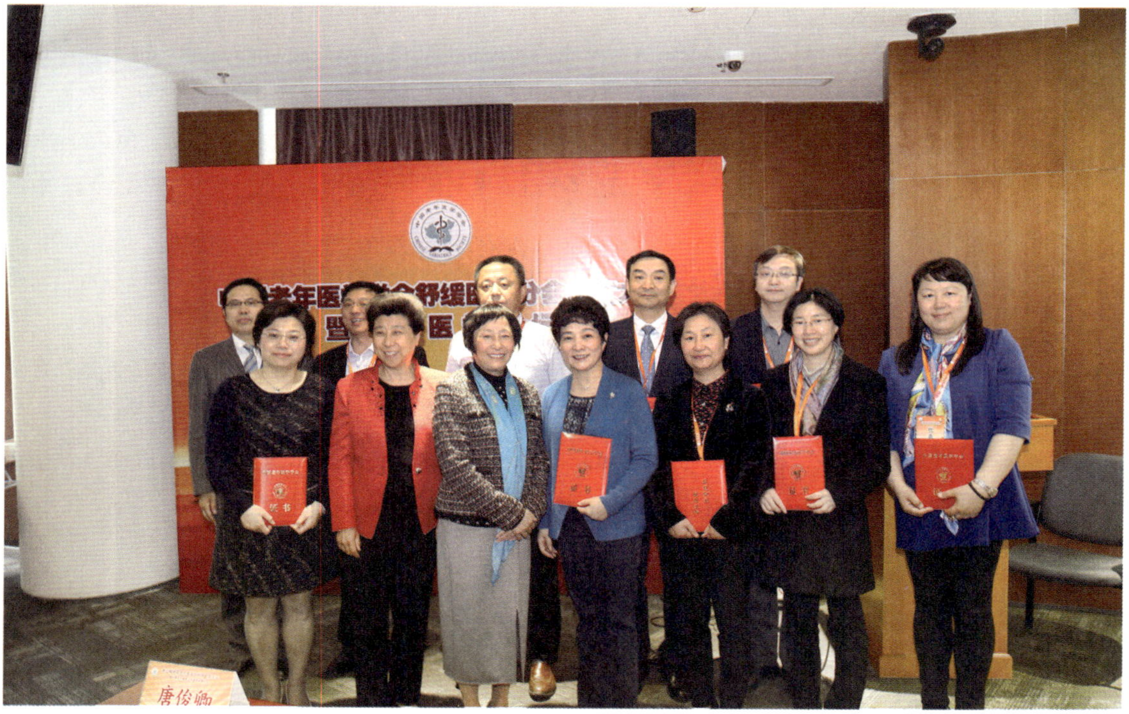

28 老年妇科医学与科技创新

中国老年医学学会妇科分会

一、盆腔器官脱垂

（一）流行病学

盆腔器官脱垂（pelvic organ prolapses，POP）是指一个或多个盆腔器官（包括子宫、膀胱、直肠和阴道后穹窿）从正常位置沿阴道下降达到坐骨棘水平以下，可伴有下腹部不适、压力性尿失禁、排尿困难、便秘、性功能障碍等症状，其危险因素有年龄、产次、BMI、慢性咳嗽、便秘等。我国女性发生有症状POP的风险为2.53%～13.40%，并严重影响着女性患者的生活质量。随着我国老龄化的进程，POP的发生率仍在逐年增长，因此，寻找一种简单、有效、微创的治疗方式一直是妇科医师努力的目标。

（二）诊断

目前比较常用的是盆腔器官脱垂定量分度法（POP-Q分度法）。

1．盆腔器官脱垂评估指示点　见表28-1。

表 28-1　盆腔脏器脱垂评估指示点

指示点	内　容	描述范围
Aa	距处女膜3cm的阴道前壁处	–3，+3
Ba	阴道顶端到Aa点之间阴道前壁上段中的最远点	–3，+TVL
C	宫颈或子宫切除的阴道残端	±TVL

续表

指示点	内　　容	描述范围
D	后穹隆（未切除子宫者）	± TVL 或空缺（子宫切除后）
Ap	距处女膜 3cm 的阴道后壁处	–3，+3
Bp	阴道顶端到 Ap 点之间阴道后壁上段中的最远点	–3，+TVL

注：TVL：阴道总长度。

2．盆腔器官脱垂分度　见表 28-2。

表 28-2　盆腔器官脱垂分度

分度	内　　容
0	无脱垂，Aa、Ap、Ba、Bp 均为 –3cm。C 和 D 点在 –TVL 和 –（TVL–2）cm 之间
Ⅰ	脱垂最远处在处女膜内，距处女膜边缘 > 1cm 处
Ⅱ	脱垂最远处在在处女膜内或是在处女膜外距离处女膜边缘≤ 1cm
Ⅲ	脱垂最远处在处女膜外，距处女膜边缘 > 1cm 但 <（TVL–2）cm
Ⅳ	阴道完全或几乎完全脱垂，脱垂最远处距离处女膜边缘≥（TVL–2）cm

（三）治疗

1．子宫托　适用于有生育要求及年老体弱，伴有内外科并发症，不能耐受手术者。根据阴道口的大小、阴道的长度、脱垂的分度及尿失禁的有无选择子宫托类型和尺寸。间断取出子宫托并用肥皂和清水清洗，检查阴道是否存在糜烂。经期停用，可长期应用。在性生活之前也应取出。安排患者在置入子宫托 1 ~ 2 周后进行随访。应询问患者是否存在任何不良反应。

2．盆底康复治疗　适用于 POP-Q 分度Ⅰ度和Ⅱ度的盆腔器官脱垂者。可自行进行盆底肌肉训练，但是效果较差。于医院行正规的盆底康复治疗效果较好。具体方法见盆底康复内容。

3．绝经后妇女　可适当补充雌激素。

4．手术治疗　凡经保守治疗无效或 POP-Q 分度Ⅱ度以上的盆腔器官脱垂，自觉症状较重，不需再生育，患者要求手术而又无手术禁忌证者，可行手术治疗，手术类型可根据病情酌情选择。

（1）阴道前后壁修补术：适用于阴道壁脱垂 POP-Q 分度Ⅱ度及以上，子宫脱垂 0 度或Ⅰ度，宫颈无明显病变，宫颈无延长者。

（2）曼彻斯特式手术（Manchester 式手术，简称曼氏手术）：适用于 POP-Q 分度Ⅱ～Ⅲ度的子宫脱垂，宫颈有明显延长者。手术范围包括宫颈部分切除，主韧带缩短、悬吊及阴道前、后壁修补。如曼式手术后再妊娠，应选用剖宫产，以减少产后复发。

（3）经阴道全子宫切除术及阴道前后壁修补术：适用于 POP-Q 分度Ⅱ～Ⅳ度的子宫及阴道脱垂，年龄较大，不需再生育者或同时有子宫原发疾病的患者。

（4）阴道中隔成形术：适用于绝经后的老年体弱、无性生活的女性患者，子宫颈或子宫体无病变、难以接受较大手术的 POP-Q 评分Ⅲ度及以上的子宫及阴道脱垂者。

（5）阴道、子宫悬吊术：可采用手术缩短韧带，或利用生物或合成材料制成各种吊带、网片，达到悬吊子宫和阴道的目的。

二、压力性尿失禁

（一）流行病学

压力性尿失禁（stress urinary incontinence，SUI）是指腹压的突然增加导致尿液不自主的流出。SUI 与盆腔器官脱垂关系密切，POP 患者中，62.7% 合并 SUI。临床上还经常出现继发于 POP 盆底重建术后的 SUI 患者，此类患者发病率为 10%～64.7%。老年女性高发，随着人们预期寿命的提高，预计不远的未来，POP 与 SUI 患者数量会有显著提高。

（二）诊断

1. 分类　分为解剖型（Ⅰ型和Ⅱ型）和尿道内括约肌障碍型（Ⅲ型）。解剖型为盆底松弛造成，尿道内括约肌障碍型为尿道括约肌不能正常关闭造成。

2. 分度　分度方法较多，最常用的方法是 1 小时尿垫试验和主观症状分度。

3. 诊断要点

（1）主观症状：在腹压增加情况下出现的控制不住的尿液流出。注意和急迫性尿失禁鉴别，急迫性尿：失禁是在尿急情况下出现的尿液流出。

（2）压力试验：膀胱截石位时，患者咳嗽，医师观察尿道口有无尿液漏出。注意不要在膀胱过于空虚和饱满的情况下进行。

（3）指压试验和棉签试验：主要用来评估膀胱颈的活动度，以预测膀胱颈悬吊术的效果，目前已少用。

（4）尿垫试验：使用尿垫收集患者 1 小时或 24 小时的漏尿量。按国际推荐的标准过程进行，可以确定有无尿失禁和尿失禁的程度。

（5）尿常规检查：排除尿路感染的影响。

（6）尿动力检查：推荐对所有进行手术治疗的患者均进行尿动力检查。

（7）盆底三维超声：可以检查盆底深部膀胱、尿道和肛提肌的形态，利于临床评估。

（8）尿道膀胱镜检查：可以检查膀胱尿道的形态，利于临床评估。

（三）治疗

1．非手术治疗

（1）盆底康复治疗：盆底康复治疗被推荐为压力性尿失禁的首选治疗方案，优点是没有风险，缺点是需要长期坚持。

（2）子宫托：对不能耐受手术的老年人可以选用有抗尿失禁作用的子宫托，缺点是佩戴麻烦，需要终生坚持。

（3）药物治疗：度洛西汀、米多君口服，以及绝经后患者阴道应用雌激素等。药物治疗的缺点是需终生坚持，药物带来的不良反应。

2．手术治疗　经阴道尿道中段无张力吊带悬吊术被认为是“金标准”术式。

三、宫颈癌

（一）流行病学

宫颈癌是严重威胁女性健康的生殖道恶性肿瘤之一，世界范围内，其发病率居女性恶性肿瘤第四位。尽管由于宫颈癌筛查的不断完善，发达国家的宫颈癌发病率已经显著降低，美国宫颈癌发病率 40 年间甚至下降了近 60%，但是，在发展中国家，其发病率仍为妇科恶性肿瘤之首。仅 2015 年，全球就有 569 847 新发病例，并导致 311 365 女性死亡。在宫颈癌导致的死亡当中，90% 发生在中低收入国家，这个数字是发达国家的 18 倍之多。在我国，子宫颈癌发生率逐年提高，2015 年全国统计数据宫颈癌发病 9.89 万例，死亡 3.05 万例。

（二）诊断

1．临床分期　见表 28-3。

表 28-3　宫颈癌分期（FIGO，2018）

分期	肿瘤范围
Ⅰ期	肿瘤局限于宫颈（忽略扩散至宫体）
ⅠA	镜下浸润癌，间质浸润深度＜5mm
ⅠA1	间质浸润深度＜3mm
ⅠA2	间质浸润深度≥ 3mm，＜5mm
ⅠB	肿瘤局限于宫颈，镜下最大浸润深度≥ 5mm
ⅠB1	浸润深度≥ 5mm，肿瘤最大径线＜2cm
ⅠB2	肿瘤最大径线≥ 2cm，＜4cm
ⅠB3	肿瘤最大径线≥ 4cm
Ⅱ期	肿瘤超越子宫，但未达阴道下 1/3 或未达骨盆壁
ⅡA	累及阴道上 2/3，无宫旁浸润
ⅡA1	肿瘤最大径线＜4cm
ⅡA2	肿瘤最大径线≥ 4cm
ⅡB	有宫旁浸润，未达盆壁
Ⅲ期	肿瘤累及阴道下 1/3；和 / 或扩展到骨盆壁；和 / 或引起肾盂积水或肾无功能；和 / 或累及盆腔淋巴结和 / 或主动脉旁淋巴结
ⅢA	累及阴道下 1/3，没有扩展到骨盆壁
ⅢB	扩展到骨盆壁和 / 或引起肾盂积水或肾无功能
ⅢC	不论肿瘤大小和扩散程度，累及盆腔淋巴结和 / 或主动脉旁淋巴结［注明 r（影像学）或 p（病理）证据］
ⅢC1	仅累及盆腔淋巴结
ⅢC2	主动脉旁淋巴结转移
Ⅳ期	肿瘤侵犯膀胱黏膜或直肠黏膜（活检证实）和 / 或超出真骨盆（泡状水肿不分为Ⅳ期）
ⅣA	转移至邻近器官
ⅣB	转移至远处器官

2．诊断要点

（1）早期癌（肉眼无明显病灶者）可在阴道镜下宫颈活检，必要时行宫颈管搔刮以提高检出率。若肉眼可见的病灶应直接活检确诊。

（2）内诊时应进行三合诊检查。必要时应用 PET-CT 等检查以了解病变范围，或行静脉肾盂造影或泌尿系 CT（CTU）等检查。

（三）治疗

1．早期病变　首选手术治疗，根据疾病分期和宫颈癌扩散程度可以选择宫颈锥切术、单纯全子宫切除术或根治性子宫切除术。根据患者有无生育需求，手术范围不同。保留生育功能手术的指征是ⅠA1～ⅠB1 期，肿瘤最大径线≤ 2cm 的鳞状细胞癌。保留生育功能的宫颈癌根治术可通过开腹、经阴道或微创方式完成。

2．ⅡB～Ⅳ期　首选同步放化疗，包括盆腔外照射放疗加顺铂（每周 $40mg/m^2$ 并予适当的水化）同步化疗和腔内后装放疗。如果腔内放疗因解剖变异或剂量不足而不可行，则应考虑组织间插植。在规定时间内完成放疗计划与结局直接相关。

3．早期病例在有手术或麻醉禁忌证的情况下可选择放疗　放疗能在局部控制率和生存率等方面得到与手术同样好的疗效。狭义概念上的局部晚期（即ⅠB2～3ⅡA2 期）及中晚期（即ⅡB～ⅣA 期）宫颈癌的治疗首选同步放化疗。

4．复发宫颈癌的治疗　治疗方案取决于患者的体力状态、复发和 / 或转移的部位和范围，及以往所接受的治疗。广泛的局部病变或远处转移病变，予姑息性治疗。对于精神状态良好并且转移病灶局限的患者，可行含铂双药全身化疗进行试验性治疗。

四、子宫内膜癌

（一）流行病学

子宫内膜癌是发生于子宫内膜的一组上皮性恶性肿瘤，为女性生殖道三大恶性肿瘤之一。据世界范围统计，其发病率在女性恶性肿瘤中居第 6 位，在所有恶性肿瘤中居第 14 位，在发达国家，由于肥胖人群较多，子宫内膜癌是最常见的妇科肿瘤。在我国，子宫内膜癌居女性生殖系统恶性肿瘤的第 2 位，多见于绝经后老年女性，随着生活水平的不断提高，其发病率也逐年上升并有年轻化趋势。子宫内膜不典型增生（atypical endometrial hyperplasia，AEH）是子宫内膜腺癌的癌前病变，其发病率至少比子宫内膜癌高出 3 倍，近 30% 的 AEH 具有进展为子宫内膜癌的风险。

（二）诊断

1．子宫内膜癌分型

（1）Ⅰ型：又称雌激素依赖型，绝经前及围绝经期妇女多见，合并肥胖、高血糖、高血脂等代谢性疾病，多伴有内膜不典型增生，G1/G2，分期早，进展慢。典型组织学类型有子宫内膜样腺癌，对孕激素治疗有反应。

（2）Ⅱ型：又称非雌激素依赖型，发生在绝经后妇女，与高雌激素水平无关，无内分泌代谢紊乱，伴有萎缩性内膜，低分化、侵袭性强，典型组织学类型有浆液性癌、透明细胞癌，对孕激素治疗通常无反应。

2．子宫内膜癌手术病理分期　见表 28-4。

表 28-4　子宫内膜癌手术病理分期（FIGO，2009）

分期	肿瘤范围
Ⅰ期	肿瘤局限于子宫体
ⅠA	肿瘤浸润深度＜1/2 肌层
ⅠB	肿瘤浸润深度≥ 1/2 肌层
Ⅱ期	肿瘤累及子宫颈间质，无宫体外蔓延
Ⅲ期	肿瘤局部和 / 或区域播散
ⅢA	肿瘤累及子宫浆膜和 / 或附件
ⅢB	肿瘤累及阴道和 / 或宫旁组织
ⅢC	盆腔和 / 或腹主动脉旁淋巴结转移
ⅢC1	盆腔淋巴结转移
ⅢC2	腹主动脉旁淋巴结转移伴（或不伴）盆腔淋巴结转移
Ⅳ期	肿瘤侵及膀胱和 / 或直肠黏膜，和 / 或远处转移
ⅣA	肿瘤侵及膀胱和 / 或直肠黏膜
ⅣB	远处转移，包括腹腔内转移和 / 或腹股沟淋巴结转移

（三）治疗

1．基本原则　对于无手术禁忌证的子宫内膜癌患者均应进行手术病理分期，诊断应包括子宫内膜癌组织类型、分期和细胞分化。而子宫内膜癌常见于绝经后妇女，通常有较多的内科合并症，如高血压、糖尿病、肥胖等，术前应进行完善的检查（如心、肺功能评估，24 小时血压监测、动态心电图、双下肢血管超声检查等）并请内科及麻醉科会诊排除禁忌证后入院治疗。

2．子宫内膜癌手术原则　早期分期手术，晚期减瘤术。手术尽量切除肉眼可见肿瘤，包括盆腔淋巴结和腹主动脉旁淋巴结切除、大网膜切除、横膈在内的广泛腹膜活检或病灶切除。

3. 影响子宫内膜癌预后的高危因素　老年女性，年龄 > 60 岁，Ⅱ期及以上子宫内膜癌，分化差，肌层浸润超过 1/2，脉管间隙受侵，肿瘤直径 > 2cm，宫颈间质受累，淋巴结转移和子宫外转移。

4. 复发子宫内膜癌的治疗

（1）复发部位先期未放疗：首选复发部位外照射 ± 近距离放疗，放疗剂量≥ 60Gy。

（2）复发部位先期进行过放疗：先期仅近距离放疗者，可选择进行手术探查切除。①病变局限在阴道或者盆腔淋巴结阳性，术后给予盆腔外照射 + 阴道近距离放疗 ± 化疗；②病变超出阴道，腹主动脉旁淋巴结或者髂总淋巴结阳性，行盆腔 + 腹主动脉旁淋巴引流区外照射 ± 化疗；③上腹部转移有镜下残留，化疗 ± 局部外照射；④上腹部转移有残留病灶，给予化疗 + 外照射，再考虑手术探查切除 ± 化疗。

（3）免疫治疗：对于复发及转移的子宫内膜癌，目前可应用帕姆单抗或帕博利珠单抗。

（4）靶向治疗：常用贝伐珠单抗，警惕胃肠道穿孔、出血、动脉血栓栓塞等并发症。

五、卵巢癌

（一）流行病学

卵巢肿瘤是妇科常见肿瘤之一，可发生在任何年龄的女性。卵巢癌每年新发病例约 13.15 万，发病率仅次于子宫颈癌和子宫体癌。卵巢癌组织病理学分类繁多，以上皮性癌最多见，其次是恶性生殖细胞肿瘤。由于病初症状不典型、早期缺乏有效的筛查方法，约 75% 的患者确诊时已是中晚期，此类患者 5 年生存率尚不足 20%。其中上皮性卵巢癌（epithelial ovarian cancer，EOC）病死率占各类妇科肿瘤的首位，严重威胁女性的生命健康。

（二）诊断

1. 分期　卵巢癌的分期见表 28-5。

表 28-5　卵巢癌、输卵管癌、腹膜癌分期（FIGO，2013）

分期	范　围
Ⅰ期	病变局限于卵巢或输卵管
ⅠA	病变局限于一侧卵巢（包膜完整）或输卵管，卵巢或输卵管表面无肿瘤，腹腔积液或腹腔冲洗液没有恶性细胞
ⅠB	病变局限于双侧卵巢（包膜完整）或输卵管，卵巢或输卵管表面无肿瘤，腹腔积液或腹腔冲洗液没有恶性细胞

续表

分期	范　围
ⅠC	病变局限于一侧或双侧卵巢或输卵管
ⅠC1	术中包膜破裂
ⅠC2	术前包膜破裂，或卵巢或输卵管表面有肿瘤
ⅠC3	腹腔积液中或腹腔洗液中找到恶性细胞
Ⅱ期	病变累及一侧或双侧卵巢或输卵管，伴盆腔转移
ⅡA	病变扩展或转移至子宫或输卵管或卵巢
ⅡB	病变扩展至其他盆腔组织
Ⅲ期	病变累及一侧或双侧卵巢，输卵管或原发腹膜癌，细胞学或组织学证实盆腔以外腹膜波及或腹膜后淋巴结转移
ⅢA	腹膜后淋巴结转移，伴或不伴盆腔外镜下腹膜受侵
ⅢA1	仅腹膜后淋巴结转移（细胞学或组织学证实）
ⅢA1i	转移淋巴结最大经线≤ 10mm
ⅢA1ii	转移淋巴结最大经线 > 10mm
ⅢA2	镜下盆腔外（超出盆腔边缘）腹膜受侵，伴或不伴腹膜后淋巴结转移
ⅢB	肉眼见盆腔外腹膜转移瘤最大经线≤ 2cm，伴或不伴腹膜后淋巴结转移
ⅢC	肉眼见盆腔外腹膜转移瘤最大经线 > 2cm，伴或不伴腹膜后淋巴结转移
Ⅳ期	远处转移（不包括腹膜转移）
ⅣA	胸腔积液形成，细胞学阳性
ⅣB	转移至腹腔外脏器

2．诊断要点　根据病史、症状及盆腔检查可做出初步诊断，B 超、CT、MRI、PET-CT 检查对诊断和鉴别诊断很有帮助，某些肿瘤标志物，如 CA-125、甲胎蛋白、人绒毛膜促性腺激素和乳酸脱氢酶等对某些组织类型的肿瘤诊断有参考价值，最后确诊仍有赖于病理学诊断。

（三）治疗

1．手术治疗　对于早期或者局限复发的患者，可应用微创手术治疗，其余应采用开腹手术。对于上皮性交界性肿瘤、早期上皮癌，生殖细胞肿瘤、性索间质肿瘤等可考虑保留生育功能，切除单侧或双侧卵巢。黏液性肿瘤应切除阑尾。上皮性交界性肿瘤淋巴结切除与否并不会影响预后。肿瘤细胞减灭术应尽最大努力切除原发灶及转移瘤至肉眼不可见（R_0）。手术内容包括：手术切口足够大；腹腔积液及腹腔冲洗液细胞学检查；全子宫 + 双侧附件及盆腔肿块切除，卵巢动静脉高位结扎；从横结肠下缘切除大网膜，注意肝、脾、横膈、结肠侧沟、盆壁腹膜、肠系膜及直肠子宫陷凹转移灶切除或多点活检，肝、脾转移灶处理，腹主动脉旁及盆腔淋巴结清除术；阑尾切除及肠道转移处理。

2．化学治疗　化疗的实施应考虑个体化，应根据肿瘤的组织学类型、细胞分级、临床分期及手术的彻底性而定。

3．复发卵巢癌的治疗　化疗结束 6 个月以上复发的上皮性卵巢癌属于铂类敏感肿瘤；6 个月内复发则属于铂类耐药肿瘤。铂类敏感肿瘤患者的治疗，可以使用原方案（铂类 + 其他细胞毒药物）；铂类耐药患者的治疗，可考虑更换二线药物化疗。

4．卵巢癌靶向治疗与免疫治疗　①抗血管靶向治疗药物：贝伐珠单抗、帕唑帕尼、阿帕替尼；② PARP 抑制剂：奥拉帕利（已在中国销售）、尼拉帕利、卢卡帕尼；③免疫治疗，PD1 ：帕博丽珠单抗。

六、外阴癌

（一）流行病学

外阴癌（carcinoma of the vulva）是一种少见的恶性肿瘤，占所有女性生殖道恶性肿瘤的 3% ~ 5%。其主要病理类型为鳞状细胞癌，约占 80%，其次为恶性黑色素瘤、基底细胞癌等。多发生于绝经后的老年妇女，50 岁以上的外阴上皮内瘤变（vulval intraepithelial neoplasia，VIN）发病率呈上升趋势。80% 未治疗的外阴高级别上皮内瘤变可进展为外阴浸润癌。据报道，2017 年全球新增外阴癌患者 6 020 例，死亡患者 1 150 例。与许多其他恶性肿瘤相比，外阴癌患者的生存率较好，59% 的外阴癌患者在肿瘤仅限于局部生长阶段就得到诊断，只有 6% 的患者发现时合并远处转移。

（二）诊断

1．有外阴瘙痒、结节、肿块、色素改变等病史，观察外阴，对一切外阴赘生物，包括菜花灶、溃疡灶、结节灶、白色病变等均需做活检。

2．手术病理分期　见表 28-6。

表 28-6　外阴癌手术病理分期（FIGO，2009）

分期	肿瘤累及范围
Ⅰ期	肿瘤局限于外阴，无淋巴结转移
ⅠA	肿瘤局限于外阴和会阴，肿瘤最大直径≤ 2cm，伴间质浸润≤ 1.0mm，无淋巴结转移
ⅠB	肿瘤局限于外阴和会阴，肿瘤最大直径＞2cm 或伴间质浸润＞1.0mm，无淋巴结转移
Ⅱ期	外阴和会阴任何大小肿瘤，侵犯下列任何部位：下 1/3 尿道、下 1/3 阴道、肛门，但无淋巴结转移
Ⅲ期	任何大小的肿瘤，腹股沟－股淋巴结转移，有或无侵犯下列任何部位：下 1/3 尿道、下 1/3 阴道、肛门
ⅢA	1 个淋巴结转移（≥ 5mm） 1～2 个淋巴结转移（＜5mm）
ⅢB	2 个或以上淋巴结转移（≥ 5mm） 3 个或以上淋巴结转移（＜5mm）
ⅢC	淋巴结阳性伴包膜破裂
Ⅳ期	肿瘤侵犯其他区域（上 2/3 尿道，上 2/3 阴道）或远处转移
	肿瘤累及下列部位
ⅣA	上尿道和 / 或阴道黏膜、膀胱黏膜、直肠黏膜，或达盆壁
	腹股沟－股淋巴结固定或溃疡形成
ⅣB	任何远处转移，包括盆腔淋巴结转移

3. 诊断要点　任何同时累及阴道和外阴（即病灶横跨处女膜缘）的病变均应诊断为外阴癌。必须排除生殖器或生殖器外的外阴部继发肿瘤。外阴恶性黑色素瘤必须分开报告。对一切外阴赘生物，包括菜花灶、溃疡灶、结节灶、白色病变等均需做活检。淋巴结以及是否有骨质的侵蚀，或发现转移灶；为了解病变范围，有时需做膀胱镜、直肠镜检查。

（三）治疗

1．早期外阴癌　主要采用手术疗法为主，放射治疗和化疗为辅的综合治疗。外阴癌的手术治疗无标准的术式，必须个体化。在保证疗效的前提下，尽量采用最保守的手术。

2．晚期外阴癌　晚期外阴癌治疗以减少痛苦、控制并发症和提高生活质量为目的。首选双侧腹股沟股淋巴结切除术。术后组织学检查淋巴结阳性，则辅以腹股沟区和盆腔放疗。不适宜手术治疗的患者，可行放化疗治疗原发肿瘤及腹股沟和盆腔淋巴结。可以行肿瘤瘤床切除或可见残余病灶切除。同步放化疗已被广泛应用于手术切除可能会损伤会阴中心结构（肛门、尿道）的大块病灶患者。依据治疗前确定的腹股沟淋巴结状态来决定腹股沟和盆腔淋巴结是否需要一起放疗。

七、盆底康复治疗

（一）女性盆底功能障碍

女性盆底功能障碍（female pelvic floor dysfunction，FPFD）是指盆底支持结构缺陷、损伤及功能障碍造成的疾病，主要是压力性尿失禁、盆底器官脱垂、女性性功能障碍。在FPFD非手术治疗中，盆底康复治疗是治疗和预防盆底功能障碍性疾病最有前景的方法。盆底康复治疗以盆腹动力学及盆底电生理学为基础，为患者选择盆底个性化康复方案，对盆底肌群进行训练，加强盆底支持组织力量。提升患者的生活质量。

（二）盆腹动力学治疗的目的

1. 盆底肌的治疗　修复肌肉张力。
2. 腹肌的治疗　恢复腹部结构张力。
3. 腰背肌治疗　修复体态异常的盆腔脏器移位。
4. 淋巴管和血管收缩功能的治疗　增加盆腔脏器的血流。
5. 分解腹部脂肪　治疗因腹部突出造成的腹压增加。
6. 止痛治疗　治疗慢性盆腔疼痛。

（三）盆底电生理治疗

1. 电刺激治疗患者的盆底功能障碍症状，特别是盆腔疼痛。
2. 电刺激治疗神经肌肉电生理改变。
3. 电刺激恢复组织结构功能。
4. 电刺激治疗盆腹动力障碍。
5. 电刺激治疗组织生理和生化改变。
6. 生物反馈形成条件反射，如控尿反射、性功能反射。
7. 场景反射形成习惯反射，咳嗽、跳跃、站立、走路、搬重物、抱孩子。
8. 职业运功、上楼、性生活等场景下的支撑反射和控尿反射。
9. 电刺激和生物反馈，增加盆底深层肌肉1类肌纤维肌力，治疗阴道松弛、子宫脱垂、体位性持续漏尿。

10．电刺激和生物反馈，增加盆底深层肌肉2类肌纤维肌力，治疗咳嗽、大笑运动等有身体动作时漏尿。

11．电刺激和生物反馈，增加盆底深层肌肉1类肌纤维肌力，治疗阴道松弛、性功能障碍、反复泌尿系统感染。

12．生物反馈，盆底深层肌肉1类疲劳度增加，治疗膀胱充满时无法憋尿。

13．生物反馈，盆底深层肌肉2类疲劳度增加，治疗连续咳嗽、职业运动、跳舞等有身体反复动作时漏尿。

（四）盆底电生理治疗禁忌证

1．盆底肌肉完全去神经化。

2．痴呆、不稳定癫痫发作。

3．心脏起搏的患者。

4．妊娠或计划妊娠。

5．直肠出血。

6．泌尿生殖道感染。

7．过去6个月内有盆底手术史。

8．严重的盆底疼痛，以至于插入电极后阴道或直肠明显不适。

（吴玉梅　王建东　马　乐　赵　辉　耿宇宁　何　玥）

参考文献

[1] 朱兰，朗景和．女性盆底功能障碍性疾病［M］．北京：人民军医出版社，2008．

[2] Soo-Ho Chung，Woong Bin Kim．Various Approaches and Treatment for Pelvic Organ Prolapse in Women［J］．J Menopausal Med，2018，24（3）：155-162．

[3] Abdel-Fattah M，Familusi A，Fielding S，et al．Primary and Repeat Surgical Treatment for Female Pelvic Organ Prolapse and Incontinence in Parous Women in the UK：a register linkage study［J］．BMJ Open，2011，1（2）：e000206．

[4] Li Z，FU C，Yang F，et al．Prevalence and Risk Factors of Hypertension for the Middle-aged Population in China-Results from the China Health and Retirement Longitudinal Study（CHARLS）．［J］Clin Exp Hypertens，2009，41（1）：80-86．

[5] Liang C，Chang Y，Chang S，et al．Pessary Test to Predict Postoperat Ⅳ e Urinary Incontinence in

Women Undergoing Hysterectomy for Prolapse. Obstetrics and Gynecology，2004（4）：795-800.

［6］Wu J M，Kawasaki A，Hundley A F，et al. Predicting the Number of Women who will Undergo Incontinence and Prolapse Surgery，2010 to 2050［J］. Am J Obstet Gynecol，2011，205（3）：230-231.

［7］SOCIETY A C. Cancer Facts & Figures 2017［M］.Atlanta，GA，American Cancer Society.

［8］WHO World Health Organization Report：Comprehens Ⅳ e cervical cancer control：a guide to essential practice［R］. World Health Organization Web site（second edition）.［2014-12］. http://www.who.int/reproductivehealth/publications/cancers/cervical-cancer-guide/ery.

［9］陈万青，郑荣寿，张思维，等. 2013 年中国恶性肿瘤发病和死亡分析［J］. 中国肿瘤，2017，26（1）：1-7.

［10］Chen W，Zheng R，Baade PD，et a1. Cancer statistics in China. 2015［J］. CA Cancer J clin，2016，66（2）：115-132.

［11］Olawaiye AB，Penson RT，Lee LJ. Endometrial cancer［DB /OL］.（2016-10-10）［2017-02-25］. http：//bestpractice.bmj.com/best-practice /monograph /266.html.

［12］赵祎琪，邓泽文，郄明蓉，等. 226 例晚期子宫内膜癌的临床病理特征及治疗与其预后的相关因素分析［J］. 实用妇产科杂志，2017，33（7）：506-511.

［13］Sanderson PA，Critchley HO，Williams AR，et al. New concepts for an old problem：the diagnosis of endometrial hyperplasia［J］. Hum Reprod Update，2016，23（2）：232-254.

［14］李克敏，宋亮，尹如铁. 2017 年第 4 版 NCCN 卵巢癌临床实践指南解读［J］. 华西医学，2018（4）：398-402.

［15］Fishman DA，Bozorgi K. The scientific basic of early detection of epithelial ovarian cancer：The National Ovarian Cancer Early Detection Program（NOCEDP）［J］. Cancer Treat Res，2002，107：3-28.

［16］Colombo N，Sessa C，du Bois A，et al. ESMO-ESGO consensus conference recommendations on ovarian cancer：pathology and molecular biology，early and advanced stages，borderline tumors and recurrent disease［J］. Ann Oncol，2019，30（5）：672-705.

［17］Siegel R，Naishadham D，Jemal A. Cancer statistics，2013［J］. CA Cancer J Clin，2013，63（1）：11-30.

［18］National Cancer Institute Surveillance. SEER Cancer Statistics Review. Epidemiology，and End Results Program. Baltimore：National Cancer Institute Surveillance，1972-2014.

［19］凌小婷，彭永排，林仲秋.《FIGO 2018 癌症报告》——阴道癌诊治指南解读［J］. 中国实用妇科与产科杂志，2019，35（2）：202-205.

附：

中国老年医学学会妇科分会简介

中国老年医学学会妇科分会成立于 2017 年 4 月 16 日，自成立以来，每年定期举办大型学术年会、举办义诊讲座、开展社区活动，同时筹备制定专业团体标准，以推进老年妇科疾病尤其是老年妇科恶性肿瘤及老年盆底疾病的防治工作。

会　长：吴玉梅

副会长：孟元光　胡元晶　张红真　魏正强　李香娟　许学先　王晓光　郄明蓉　张建青

总干事：马　乐

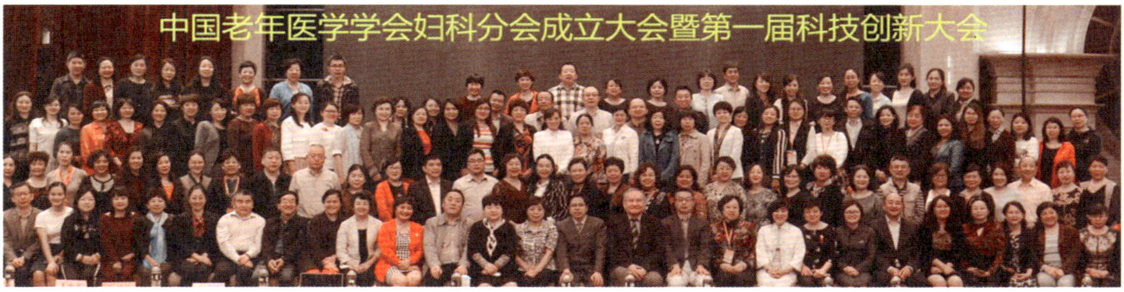
中国老年医学学会妇科分会成立大会暨第一届科技创新大会

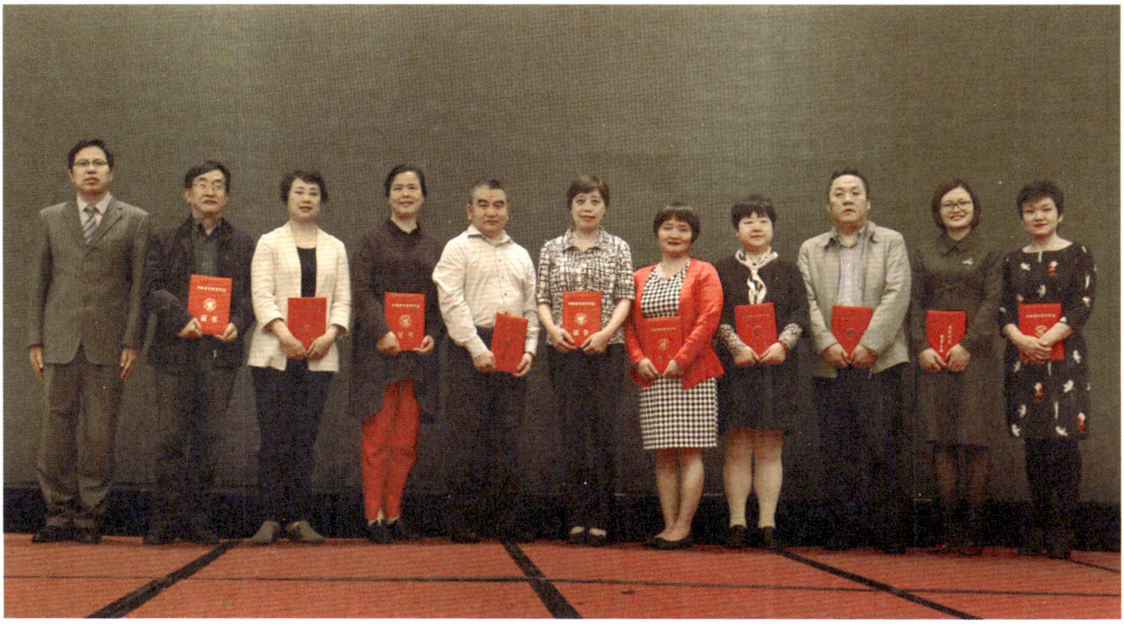

29 老年康复医学与科技创新

中国老年医学学会康复分会

一、老年心脏康复领域

（一）心脏康复的重要性

心血管疾病是世界范围内导致死亡和残疾的主要原因之一，占全球死亡人数的31%。美国心脏协会（American Heart Association，AHA）发表声明指出，低水平的心肺功能是心血管死亡率和全因死亡风险的一个强有力的独立预测指标。心脏康复是临床实践指南中的A级推荐，涉及多种干预措施，其重点是运动、药物管理、营养咨询、风险因素管理，旨在改善心脏病患者的临床结局，优化患者的二级预防。心脏康复有助于稳定、减缓甚至逆转潜在动脉粥样硬化的进程，有效降低发病率和病死率，改善心血管疾病患者的生活质量。

（二）心脏康复评估

《中国心脏康复与二级预防指南2018精要》提出，系统评估是心脏康复/二级预防的第一步，也是实施心脏康复的前提和基础。

心血管疾病主要会引起患者的代谢异常、心肺功能障碍、心理障碍、生活质量低下等。代谢异常主要评估高血糖、高血脂、高血压（评定方法：测量血糖、血脂、尿酸、同型半胱氨酸等）；心肺功能障碍主要评估静息及运动状态下心功能（评定方法：生命体征及体格检查、测量脑钠肽水平、心脏彩超、CPET心肺运动试验、6分钟步行试验等）；心理障碍主要评估焦虑抑郁负性情绪（评定方法：使用“90秒4问题询问法”筛查抑郁焦虑症状，若症状阳性，使用自评量表进行广泛评估，若自评阳性则由医师使用汉密尔顿抑郁量表进行评定）；生活质量低下主要评估患者日常生活活动能力、劳动能力及社会活动参与障碍（评定方法：西雅图心绞痛量表、生活质量量表等）。

（三）心脏康复治疗

《冠心病康复与二级预防中国专家共识》中提出：心脏康复主要分为三期，Ⅰ期康复即住院康复期，主要针对冠心病运动危险分层为高危的患者；Ⅱ期康复即门诊康复期，主要针对冠心病运动危险分层为中、高危的患者；Ⅲ期康复即社区或家庭康复期，主要针对冠心病运动危险分层为低、中危的患者。

Ⅰ期康复治疗主要手段是健康宣教、运动康复及日常生活指导。健康宣教的主要内容是生存教育（如何在家处理心脏突发问题）和戒烟。运动康复应循序渐进，从被动运动开始，逐步过渡到坐位、坐位双脚悬垂在床边、床旁站立、床旁行走、病室内步行以及上1层楼梯或同等强度踏车训练，运动量宜控制在运动心率较静息心率增加20次/分钟左右，同时患者感觉不太费力（Borg评分＜12分）。Ⅱ期康复除了健康宣教、日常活动指导、心理支持之外，增加每周3～5次心电和血压监护下的中等强度运动，包括有氧运动、阻抗运动及柔韧性训练等，每次持续30～90分钟，共3个月左右，推荐运动康复次数为36次，至少不低于25次。Ⅲ期康复是为心血管事件1年后的院外患者提供预防和康复服务，是Ⅱ期康复的延续，旨在维持已形成的健康生活方式和运动习惯，运动的指导应因人而异，低危患者的运动康复无须医学监护，而中、高危患者的运动康复仍然需要医学监护。

二、老年肺康复领域

（一）肺康复的重要性

肺康复是指在全面整体评估患者后所进行的综合性干预措施，这些措施包括但又不仅仅局限于运动训练、教育和行为改变，其目的是改善慢性呼吸系统疾病患者的生理和心理状况，并促使其长期依从于促进其健康的行为。慢性阻塞性肺疾病（以下简称慢阻肺）是目前全球疾病负担最为严重的慢性呼吸系统疾病，肺康复于慢阻肺人群的效果研究已经有大量的证据支持，肺康复是慢阻肺管理中必要的部分，其作用包括缓解呼吸困难与疲劳、增强运动耐力、提高健康相关的生活质量、降低住院率及死亡率。

（二）肺康复评估

对于患者的全面整体的评估是量身定制干预措施的基础。正如康复领域“无评估不治疗”的原则，针对不同疾病、不同发病阶段、不同个体特征开展的评估项目应是肺康复的差异化研究内容。对于首诊患者要先明确是否有呼吸困难、慢性咳嗽或咳痰、和/或有危险因素暴露史。其次肺功能检查是诊断所必需的，《慢性阻塞性肺疾病全球倡议（GOLD 2011修订版）》保留了COPD的肺功能分级系统，因为第1秒用力呼气容积（FEV_1）仍是预测未来风险的重要因素。COPD 气流受限的肺功能分级为 4 级，以 FEV_1 占预计值的 80%、50%、30% 为分级标准。除此之外，还有改良版英国医学研究会呼吸问卷、慢阻肺患者自我评估测试问卷、登楼梯试验、屏气试验、吹蜡烛试验、站起试验、6 分钟步行试验等常用康复评估方法。

（三）肺康复治疗

根据国内肺康复的开展情况，我们建议：开发符合我国国情和各地疾病谱的肺康复培训课程，以各级卫生管理部门为单位，面向慢性呼吸系统和胸科手术的所有医疗工作者进行推广；建立医疗联合体等合作模式，优化各级医疗机构的分级诊疗和全病程管理能力；开设以患者为中心的患者教育课程，提高目标群体对肺康复的参与度。在关于肺康复的实施计划方面，已有研究统计，通常建议时长是 6 ~ 12 周。在肺康复计划结束后，运动能力和生活质量的获益维持不足 1 年。持续性的运动训练（一般采取步行，也可采取踏车等方式）是维持获益和降低再入院率的关键，运动频率至少为 1 次 / 周。随访数据显示，患者能够维持肺康复时间超过 1 年的比例不足 50%。为了改变患者的依从性，部分研究者曾采取传统的电话热线 + 随访鼓励、日记或智慧医疗（如计步器）等手段进行干预，但都没有确凿的证据支持这些方案的普遍推广性。因此，采取何种方式、如何制定更合理的康复策略以及患者通过长期的维持性肺康复能够获得哪些收益，仍有待进一步的研究。

三、老年神经康复领域

（一）老年神经康复的重要性

老年神经康复所涉及的问题十分复杂，所产生的功能障碍也不尽相同。例如，感觉障碍所表现出的深浅感觉异常，语言障碍所表现的失语症以及构音问题，认知障碍所表现的理解、计算、执行、记忆能力减退，运动障碍所带来的平衡问题，以及吞咽障碍、生活自理失能。因此，老年神经系统疾病具有易复发、并发症多、多功能衰退、病程长、预后差、致残率高的特点。老年神经康复可不同程度上帮助患者预防或减少并发症、改善功能障碍、维持独立生活能力，并提高生活质量，从而为社会、家庭减轻负担。

（二）老年神经康复评估

在世界卫生组织（WHO）正式颁布了“国际功能、残疾和健康分类”（international classification of functioning，disability and health，ICF）之后，老年神经康复评定应从躯体结构与功能（body function and structure）、活动（activity）和参与（participation）三个水平分别进行。

在躯体结构与功能水平的评定上，要根据个体“损伤”的特异性选用恰当的评定量表，应尽可能地选择在国际上比较通用的且经过信度、效度检测的评定量表。以运动障碍为例，脑卒中患者常用 Fugl-Meyer 评定量表或 Brunnstrom 评定量表，脊髓损伤患者常用美国脊柱损伤协会（ASIA）损伤分级量表。除运动障碍外，感觉、言语、认知、吞咽等方面都可能存在功能障碍，因而需要分别选用适当量表进行评定。

在活动水平的评定上，目前多采用日常生活活动能力（activity of daily living，ADL）的评定，选用的评定量表主要为改良巴氏指数（modified Barthel index，MBI）评定表和功能独立性评定量表（functional independence measure，FIM）。

在社会参与水平的评定上，目前多使用工具性日常生活活动能力量表（IADL）以及生活质量（quality of life，QOL）的评定量表，如疾病相关的 QOL 量表。除此之外，还有健康状况调查简表（SF-36）也属于社会参与水平的评定。

（三）老年神经康复治疗

由于神经系统损伤的复杂性，神经系统的康复处理也更加因人而异。通常应用以神经生理学和神经发育学为中心的综合性康复方法，如物理治疗和作业治疗经常采用的 Bobath 技术、Brunnstrom 技术、Rood 技术、PNF 技术、步态训练以及 ADL 日常模拟训练等，还包括言语治疗、药物治疗以及肌电生物反馈治疗、功能性电刺激等的综合应用。

近年来，随着神经科学与人工智能的巨大进展，神经康复理论已发展到脑的可塑性和大脑功能的重组，而且越来越多的研究显示，在训练过程中采取人机互动或虚拟现实的任务指向性训练，可以满足对个体差异和环境变化的适应性、增加多维度的感官刺激、简化康复程序、提高老年人的依从性，效果显著。

总而言之，近十年神经康复取得了长足发展，相信老年神经康复医学的发展会为老年神经系统疾病患者的功能改善和生活质量的提高起到积极作用。

四、老年骨关节康复领域

（一）骨关节康复的重要性

康复医学是现代医学重要的组成部分，它在骨骼肌肉疾病的功能恢复中发挥着显著的作用。大量研究证明骨关节康复能有效加快患者的康复进程，使其功能得到改善，显著降低致残率。在人类常见疾病中，有大部分疾病与骨关节相关，如外伤性骨折、关节置换、关节退行性病变、骨质疏松、腰椎稳定性差、关节炎以及肌肉慢性劳损等。由于骨骼肌肉系统遭到创伤及劳损，极易造成机体疼痛、功能减退，从而影响生活质量。但现在普遍存在重手术轻康复、手术与康复脱节的现象，使许多患者得不到专业的康复治疗。加强骨关节疾病的临床及康复治疗，对恢复患者机体功能、改善其生活质量极为重要。

（二）骨关节康复评估

骨关节康复的评定是指应用各种检测手段和方法评估了解伤病后机体的运动系统功能状态，评定功能受损的性质、范围、程度以及可能变化的趋势，制订合理的康复医疗方案，选择合适的康复方法。

骨关节康复的评定分为一般评定和特殊评定两部分。一般评定包括疼痛评定、感觉功能评定、关节活动度评定、肌肉力量评定、步态评定、平衡功能检查、生活质量评定以及日常生活活动能力评定等。除此之外，为了获取更为准确的疾病信息，还需要根据患者情况进行骨关节的特殊检查，如 Harris 髋关节评分、美国特种外科医院膝关节量表以及西安大略大学和麦克马斯特大学骨性关节炎评分量表等。

（三）骨关节康复治疗

骨关节康复是通过骨骼肌肉、神经系统功能康复的原理，在患者接受骨关节临床诊治及功能评定的基础上，运用物理因子、运动疗法、作业疗法、假肢矫形及其他辅具等康复医学手段，改善或代偿患者受损的机体功能，提高其生活质量，使患者更快、更好地回归家庭和社会。目前，临床除了一般常用的方法之外，有 3 个比较有特色的方法，并已自成体系，但无一例外，都非常强调患者的自我主动参与。

1. 麦肯基方法　由澳大利亚 Robin McKenzie 教授独创的颈肩腰腿痛诊疗方法。该方法是治疗颈肩腰腿痛的非手术方法，具有安全性高、见效快、疗程短、有效预防复发等特点。受到全世界的物理治疗师和康复医师的认可。

2. 贴布疗法　利用弹性贴布对肌肉等软组织进行感觉刺激和运动纠正从而达到治疗效果的一种新型疗法。

3. Mulligan 手法治疗　也称 Mulligan 动态关节手法松动术，即运用关节松动的手法矫正关节错位，使其恢复到正常力线，同时指导患者自主活动，从而减轻症状、恢复正常的关节功能。该手法对脊柱和四肢关节疼痛、关节活动度受限、肌肉力量不平衡及生物力线偏移导致的关节疾病有显著疗效。其临床实际效果也被超过 100 篇的国际学术论文和研究文献证实。

五、老年肌少症康复领域

（一）肌少症康复的重要性

肌少症是一种与年龄相关的衰弱综合征，它的特征是随着年龄增加，老年人骨骼肌质量和强度的进行性和全身性丧失。人体随着年龄的增加，肌肉质量和强度会逐渐下降，但肌少症患者的下降速率更快，甚至达到致残阈值。就人体健康而言，肌少症会增加跌倒和骨折的风险；严重影响老年人进行日常生活活动的能力，且与心脏病、呼吸系统疾病和认知障碍相关；进而导致运动功能受限，生活质量下降，失去自理能力或需要长期护理，严重者可致死亡。因此，肌少症作为老年衰弱的综合症状之一，也是老年人群致残的重要危险因素。目前，肌少症与寿命的关系尚在研究当中，不过可以肯定的是，通过有效的康复计划，可以大大改善患者的生活质量，且有助于肌少症对共存疾病的负担。

（二）肌少症康复评估

1. 肌少症的常规评估内容

（1）肌肉力量：有实验表明下肢肌力与住院时间、功能受限和生活质量显著相关。因此可对患者进行徒手肌力检测，并将下肢肌力作为患者预后的有力指证。

（2）肌肉数量：可以通过多种技术估算，如 BMI 的数据结果。

（3）身体表现：也就是全身参与运动的客观表现。这是一个多维概念，不仅涉及肌肉，还涉及中枢和外周神经功能，包括平衡、协调、柔韧性，常用评估工具包括老年体适能评估以及 6 米步行实验等。

2. 肌少症的全面高效的评估内容

（1）第三腰椎（L3）的 CT 检查：有实验证实 L3 的 CT 图像与全身肌肉显著相关，因此可用于检测肌肉质量是否异常，并还可用于预测预后。

（2）肌肉的超声评估：如对股四头肌或三角肌进行超声检测，可以高效准确地检测到肌肉厚度和横截面积是否减少。

（3）SarQoL 生活质量调查问卷：SarQoL 生活质量调查问卷是一种针对肌少症患者的自我管理问卷，可以预测肌少症的并发症，并评估患者的生活质量，对制订康复目标有指导意义。

（三）肌少症康复治疗

在 Kent-Braun 等的研究中发现，高强度的运动训练可减缓骨骼肌氧化能力的丧失并有效预防肌少症。该文章表明，影响骨骼肌氧化能力的关键因素不是衰老，而是运动训练的质量和强度。因此为肌少症患者制订适当的运动处方尤为关键。有文献表明，对于老年人来说缓慢的抗阻运动，也就是在 2 ~ 3 秒内完成肌肉的向心和离心收缩，是一种安全且有效的运动方式。除此之外，还有文献表明，在平均年龄 74 岁的老年人中，每周进行 3 次有氧运动，持续 12 周可以增加下肢肌肉的围度和力量。因此肌少症患者的运动处方大多由抗阻运动和有氧运动相结合。常见的抗阻训练可以使用弹力带、小哑铃、沙袋或矿泉水瓶等对目标肌群进行负重训练，最简易且安全的抗阻训练就是使用自身体重进行负重练习。常见的有氧运动包括上下楼梯、慢跑、快走、骑车、游泳、球类运动等。运动处方的选择非常重要，须由专业康复人员完成。

六、老年整体运动康复领域

（一）老年整体运动康复的重要性

老年人具有自然老化、共病、易衰弱的特点，这三点导致老年人容易存在各种各样的功能障碍，其中运动功能障碍是最普遍存在的，运动功能的改善与维持是促进老年人健康状态的重要一环。老年人增加身体活动能够降低全因死亡率，降低冠心病、高血压、脑卒中、2 型糖尿病、结肠癌以及乳腺癌的患病率，还可以具有较高的心肺和肌肉健康水平、更健康的体重和体成分，有利于预防心血管疾病和 2 型糖尿病的管理以及增进骨骼健康；除了可以提高老年人运动功能水平，降低跌倒风险降低，运动康复还能提高认知功能，改善日常生活活动能力，减少发生社会交往能力受限的风险。老年整体运动康复能够提高老年人的生活自理能力，改善老年人的生活质量，减轻家庭和社会的负担。

（二）老年整体运动康复评估

系统有效的运动功能评估是运动干预的基础和重要保障。既往老年运动功能评定，多以单一运动要素评定为主，如肌力、关节活动度等，无法综合评估老年人全面运动功能情况。老年整体运动康复评估以 WHO 的《国际功能、残疾和健康分类》（ICF）理念为指导，可以分为运动能力层面和运动要素层面。运动能力层面，可以使用 WHO DAS 2.0 运动能力量表，自评或他评日常生活、社会参与活动中的运动能力；运动要素层面，应涵盖肌力（评估方法：30 秒坐站测试、30 秒手臂弯举测试等）、有氧耐力（评估方法：2 分钟踏步测试、6 分钟步行测试等）、体重指数 BMI、柔韧性（评估方法：椅式坐位体前屈测试、背抓测试等）、平衡敏捷性（评估方法：起立行走计时测试、10 米步行计时测试等）。目前已有成套标准评测方法，如老年人体适能评测，提供简单、经济的办法，指标全面详尽，可提供连续的尺度测量，客观评估老年人的运动功能。老年整体运动康复评估，应主观运动能力结合客观评测指标，综合评估老年人运动水平，相应评估应更直接有助于指导运动干预。

（三）老年整体运动康复治疗

目前尚无明确的对于老年人最优化的身体活动方案，一般认为，对于老年人的身体活动方案应高度个性化，应包含对老年人心肺耐力、肌力、柔韧度、平衡性、协调性的训练，以维持和重建老年人的日常生活质量，避免失能。耐力训练一般用来促进心肺有氧能力水平，耐力训练的形式丰富，有需要技巧性的如游泳、滑雪，有不需要特殊技巧的训练，如步行、慢速骑车，也有休闲性对抗运动如球拍类运动、篮球、登山。抗阻训练是发展和维持肌力、肌耐力和爆发力的最有效方法，对预防慢性疾病意义重大。抗阻训练按阻力来源分为渐进式重量训练和自体重负重训练；按运动参与关节分为多关节和单关节抗阻训练，建议以多关节抗组训练为主，结合主要大肌群的单关节抗阻训练。专家建议经常跌倒或有运动障碍及正处于功能下降状态的老年人都应该进行平衡训练，平衡训练包括逐步减少支撑面积训练，如双脚站立转换为单脚站立；改变身体重心位置训练以及连续行走停止再行走训练等。专家建议老年人将规律的柔韧性训练或是伸展动作当成完成运动训练的一部分，以维持目标关节的活动范围。可采用的柔韧性训练方式包括静态牵伸和基于肌肉收缩放松方法的动态牵伸，对于一般老年人建议采用静态牵伸的方法。

（顾　新　王宁华　刘遂心　谢欲晓　谢　青　王　斗　王　朴　王荣丽　卢　茜　司徒炫明　刘超然　刘庆梅　刘若琳　李　威　关　欣　张文亮　邱　玲　宋丹扬　段亚景　姚小玲　顿耀山　董　凡　董　蕾　鲍　勇）

参考文献

［1］GBD 2013 Mortality and Causes of death collaborators. Global, regional and national age sex specific all-cause and cause specific mortality for 240 causes of death, 1990-2013 : A systematic analysis for the global burden of disease study 2013［J］. Lancet, 2015, 385（9963）: 117-171.

［2］ROSS R, BLAIR S N, ARENA R, et al. Importance of Assessing Cardiorespiratory Fitness in Clinical Practice: A Case for Fitness as a Clinical Vital Sign: A Scientific Statement From the American Heart Association［J］. Circulation, 2016, 134（24）: e653.

［3］中国康复医学会心血管病专业委员会. 中国心脏康复与二级预防指南 2018 精要［J］. 中华内科杂志, 2018, 57（11）: 802-810.

［4］中华医学会心血管病学分会，中国康复医学会心血管病专业委员会，中国老年学学会心脑血管病专业委员会. 冠心病康复与二级预防中国专家共识［J］. 中华心血管病杂志, 2013, 41（4）: 267-275.

［5］Puhan MA, Gimeno-SE, Cates CJ, et al. Pulmonary rehabilitation following exacerbations of chronic obstructive pulmonary disease: Reviews: John Wiley & Sons［J］. Ltd, 2016.

［6］陈建，王广发. 慢性阻塞性肺疾病全球倡议 2011 修订版解读［J］. 中国医学前沿杂志, 2012, 4（1）: 42-44.

［7］Maria-Rosa Güell, Cejudo P, Ortega F, et al. Benefits of Long-Term Pulmonary Rehabilitation Maintenance Program in Patients with Severe Chronic Obstructive Pulmonary Disease. Three-Year Follow-up.［J］. Am J Respir Crit Care Med, 2017, 195（5）: 622-629.

［8］Lee AL，Hill CJ，Mcdonald CF，et al．Pulmonary Rehabilitation in Individuals With Non-Cystic Fibrosis Bronchiectasis：A Systematic Review［J］．Archives of Physical Medicine & Rehabilitation，2016，98（4）．

［9］Umphred DA，Lazaro RT．Neurological rehabilitation［J］：Elsevier Health Sciences．2012，6（3）：281-302．

［10］Lennon S，Bassile C．Guiding principles in neurological rehabilitation［J］．Neurological Physiotherapy Pocketbook E-Book，2018：1．

［11］MacDermid JC，Richards RS，Roth JH．Distal radius fracture：a prospective outcome study of 275 patients［J］．Journal of Hand Therapy，2001，14（2）：154-169．

［12］Daly JJ，Wolpaw JR．Brain–computer interfaces in neurological rehabilitation［J］．The Lancet Neurology，2008，7（11）：1032-1043．

［13］Imhoff AB，Beitzel K，Stamer K，et al．Rehabilitation in Orthopedic Surgery［M］：Springer，2016.

［14］Dillingham TR．Musculoskeletal rehabilitation：current understandings and future directions［J］．American journal of physical medicine & rehabilitation，2007，86（1）：S19-S28.

［15］Cruz-Jentoft AJ，Bahat G，Bauer J，et al．Sarcopenia：revised European consensus on definition and diagnosis［J］．Age and ageing，2018.

［16］Leong DP，Teo KK，Rangarajan S，et al．Prognostic value of grip strength：findings from the Prospective Urban Rural Epidemiology（PURE）study［J］．Lancet，2015，386（9990）：266-273.

［17］Yeung SS，Yeung EW．Acute Effects of Kinesio Taping on Knee Extensor Peak Torque and Stretch Reflex in Healthy Adults［J］．Medicine，2016，95（4）：e2615.

［18］Kent-Braun JA，Ng AV．Skeletal muscle oxidative capacity in young and older women and men［J］．Journal of Applied Physiology，2000，89（3）：1072-1078.

［19］Iolascon G，Di Pietro G，Gimigliano F，et al．Physical exercise and sarcopenia in older people：position paper of the Italian Society of Orthopaedics and Medicine（OrtoMed）［J］．Clinical cases inmineral and bone metabolism，2014，11（3）：215.

［20］Harber M P，Konopka A R，Undem M K，et al．Aerobic exercise training induces skeletal muscle hypertrophy and age-dependent adaptations in myofiber function in young and older men［J］．Journal of Applied Physiology，2012，113（9）：1495.

［21］Chao G，Ping H，Xinming S，et al．Co-morbid mental disability among Chinese elderly with motor disability：Based on a nationwide survey［J］．Plos One，2018，13（4）：e0195555.

［22］Arem H，Moore SC，Patel A，et al．Leisure time physical activity and mortality：a detailed pooled analysis of the dose-response relationship［J］．JAMA Intern Med，2015，175（6）：959–967.

［23］Federici S，Bracalenti M，Meloni F，et al．World Health Organization disability assessment schedule

2.0：An international systematic review［J］. Disability & Rehabilitation，2016，39（23）：1.

［24］Langhammer B，Stanghelle JK.The Senior Fitness Test.［J］Physiother，2015，61（3）：163.

［25］Liu JD et al.Further understanding of the Senior Fitness Test：Evidence from community-dwelling high function older adults in Hong Kong［J］. Arch Gerontol Geriatr，2019，82：286-292.

附：

中国老年医学学会康复分会简介

中国老年医学学会康复分会是由康复专家学者组成的全国性学术组织，成立于2017年4月16日，委员195名，其主旨为立足老年康复，助力健康中国。自成立以来，开展老年康复主题学术会议3次，基层康复调研扶贫工作3次，重阳节敬老、爱老公益活动3次。

会　长：顾　新

副会长：王宁华　谢欲晓　瓮长水　单守勤　张志强　谢　青　刘遂心　王楚怀
　　　　刘宏亮　牟　翔

总干事：关　欣

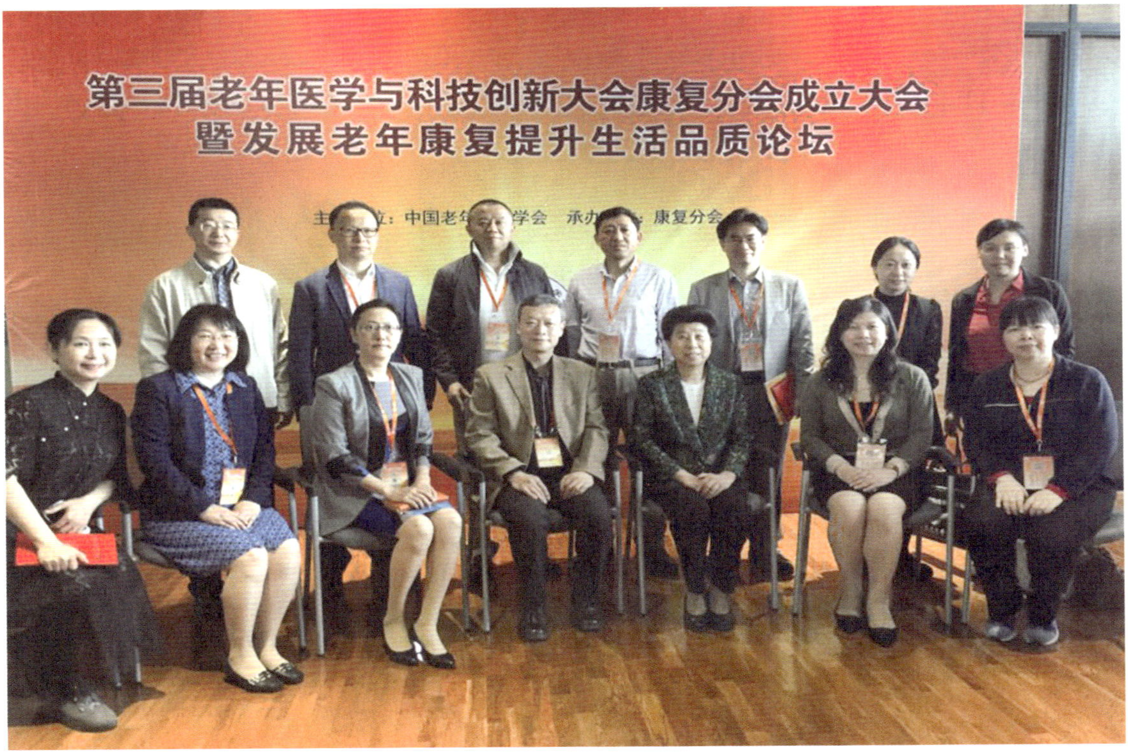

30 老年肿瘤免疫治疗与科技创新

中国老年医学学会肿瘤分会

一、肿瘤的免疫治疗

（一）肿瘤免疫治疗概述

肿瘤免疫（immuno-oncology，I-O）疗法是指通过激活机体免疫系统实现对肿瘤细胞的杀伤的一种疗法，其基本思路是解除肿瘤微环境的免疫抑制、提高抗原提呈细胞（antigen presenting cell，APC）的抗原提呈功能及促进机体产生 T 淋巴细胞等方式激活人体自身的免疫系统，从而达到识别和杀伤癌细胞的目的。

肿瘤免疫治疗首次出现于 19 世纪末期，被人们视为最有希望攻克癌症的手段。2002 年 Schreiber 等提出免疫编辑学说，认为免疫系统具有抗肿瘤和抑制肿瘤的双重作用，即免疫反应存在清除、平衡和逃逸 3 个阶段。2013 年 Chen 等进一步提出了肿瘤免疫周期的概念，即免疫反应是一个多环节、反复循环放大的过程，调控机制复杂。2014 年 9 月，在日本上市的全球首个程序性死亡蛋白 -1（programmed death-1，PD-1）抗体药物纳武利尤单抗，将晚期非小细胞肺癌的五年生存率从不到 5% 提高到了 16%。

21 世纪的第二个 10 年是免疫疗法发展最迅猛的 10 年，免疫调节剂 PD-1、嵌合抗原受体 T 细胞（chimeric antigen receptor T cell，CAR-T）治疗等新型肿瘤治疗方案，纷纷完成了从科研成果到临床应用的转化。自 2014 年以来，全球共批准上市了 9 款 PD-1/PD-L1 药物。

（二）免疫检查点抑制剂

细胞毒 T 淋巴细胞抗原 -4（cytotoxic T lymphocyte-associated protein-4，CTLA-4）和程序性死亡蛋白 -1 是目前研究最多的两个免疫检查点。初始 T 细胞激活后表面 CTLA-4 表达上调，与共刺激信号受体 CD28 竞争性结合抗原提呈细胞表面的配体（B7）而抑制 T 细胞活化。在效应阶段，T 细胞受体（T cell receptor，TCR）结合抗原之后，PD-1 是一个诱导表达的蛋白，在 T 细胞未被激活时几乎没有 PD-1 的表达，只有在 T 细胞活化后才会被诱导表达，PD-1 与肿瘤组织表面的程序性死亡蛋白配体 -1（programmed death-ligand 1，PD-L1）结合抑制效应 T 细胞的功能。免疫检查点在正常机体中对防止 T 细胞过度活化、维持免疫耐受起着重要作用。但肿瘤细胞过表达免疫检查点分子配体实现免疫逃逸，因此免疫检查点抑制剂通过"解锁"T 细胞功能，维持免疫激活，增强 T 细胞抗肿瘤效应。

PD-L1 抑制剂为 IgG1 抗体，IgG1 具有识别致病抗原的生物学作用，能够识别肿瘤细胞表面表达的 PD-L1。因而 PD-L1 抑制剂是通过识别肿瘤细胞表面的 PD-L1，并与其结合，阻断肿瘤免疫逃逸通路（PD-1/PD-L1 通路），维持 T 细胞的肿瘤杀伤活性。换句话说，PD-L1 抑制剂影响的是肿瘤细胞，使其褪去伪装成正常细胞的面纱。

PD-1 抑制剂为 IgG4 抗体，IgG4 具有抗炎的生物学功能，能够针对 T 细胞发挥作用。PD-1表达于 T 细胞表面，PD-1 抑制剂通过与 T 细胞表面的 PD-1 结合，来阻断肿瘤免疫逃逸通路（PD-1/PD-L1 通路），维持 T 细胞的肿瘤杀伤活性。也就是说，PD-1 抑制剂影响的是 T 细胞的免疫功能。

（三）细胞免疫治疗

CAR-T 免疫疗法的研究发展已经历了近 30 年，但是近年来才被大规模应用于临床。其在急性 B 淋巴细胞白血病（B-cell acute lymphoblastic leukemia，B-ALL）、非霍奇金淋巴瘤（non-Hodgkin lymphoma，NHL）及多发性骨髓瘤（multiple myeloma，MM）等疾病的治疗中疗效显著，被认为是目前较为先进的基因疗法之一。嵌合抗原受体（CAR）为一种分子修饰物，使经其修饰后的 T 细胞有识别肿瘤抗原的抗体序列，对肿瘤具有特异性识别能力。T 细胞被 CAR 修饰，能够准确识别肿瘤细胞并且将其杀灭。

2015 年，Ramos 等首次报道关于 CD30 CAR-T 治疗淋巴瘤的临床试验，入组 7 例 HL、2 例 CD30+ 间变大 B 细胞淋巴瘤，均为复发 / 难治性患者。该研究结果显示，治疗 6 周后评估患者病情，4 例病情稳定、1 例获得完全缓解（complete response，CR）、1 例获得部分缓解（partial response，PR），其余 3 例病情进展。2016 年，Ali 等在 *Blood* 上发表了关于首次以 BCMA CAR-T 治疗 MM 患者的临床试验数据，该研究纳入 12 例 MM 复发患者，经 BCMA CAR-T 治疗后 1 例获得 CR，2 例获得非常好的部分缓解（very good partial remission，VGPR），1 例获得 PR，8 例疾病稳定（SD）达 16 周。

2017 年 8 月 31 日，美国 FDA 正式批准瑞士诺华公司研发的新型抗癌药物（CD19 CAR-T 产品）上市，用于治疗难治 / 复发性 B-ALL 儿童或者年轻患者。2017 年 10 月，美国 FDA 批准美国 Kite Pharma 公司的 CAR-T 免疫疗法药品 yescarta 上市，用于治疗不适宜行自体造血干细胞移植（auto-hematopoietic stem cell transplantation，auto-HSCT）的复发 /

难治性大B细胞淋巴瘤、B细胞非霍奇金淋巴瘤（B cell non-Hodgkin lymphoma，B-NHL）患者。

二、不同肿瘤的免疫治疗进展

（一）肺癌免疫治疗进展

1. 非小细胞肺癌　KEYNOTE-001是首个评估帕博利珠单抗用于晚期非小细胞肺癌（non-small cell lung cancer，NSCLC）患者的临床研究，2019美国临床肿瘤学会（American Society of clinical oncology，ASCO）年会上，KEYNOTE-001公布了5年长期随访数据。结果显示，初治患者的中位总生存期（OS）为22.3个月，经治患者的中位OS为10.5个月，初治和经治患者的预计5年总生存率分别为23.2%和15.5%。初治患者的2年、3年和4年的OS率分别为49.0%、37.0%和31.0%。经治患者的2年、3年和4年OS率分别为30.1%、20.9%和18.2%。2019年3月，基于KEYNOTE-189研究，帕博利珠单抗联合治疗获国家药品监督管理局（NMPA）批准用于肺癌的一线治疗。KEYNOTE-189是免疫检查点抑制剂联合化疗用于晚期NSCLC一线治疗的首个Ⅲ期研究。在2020年ASCO年会上，KEYNOTE-189研究更新OS数据并首次公布了二线治疗后的二次无进展生存期（progression-free survival 2，PFS2）数据。结果显示，联合组和化疗组的中位OS分别为22.0个月和10.7个月。中位无进展生存期（progression-free survival，PFS）分别为9.0个月和4.9个月，中位PFS2分别为17.0个月和9.0个月。2019年11月，帕博利珠单抗在中国新增肺癌第三适应证，联合卡铂和紫杉醇一线治疗EGFR/ALK阴性的晚期鳞状NSCLC患者。KEYNOTE-407是一项多中心、安慰剂对照的Ⅲ期随机研究，旨在评估帕博利珠单抗+卡铂+紫杉醇一线治疗EGFR/ALK阴性的转移性鳞状NSCLC患者的疗效和安全性。2019欧洲肿瘤内科学会（European Society for Medical Oncology，EMSO）亚洲年会上，KEYNOTE-407研究的中国队列数据公布，中位随访10.4个月时，帕博利珠单抗联合化疗组和化疗组中位OS分别为17.3个月和12.6个月，两组的中位PFS分别为8.3个月和4.2个月。

2019年美国癌症研究学会（American Association for Cancer Research，AACR）年会上，公布了目前最大规模的肺癌免疫治疗的长期生存汇总结果（CheckMate017/057/063/003），再次证明了免疫治疗能为晚期肺癌患者带来长期生存。结果显示，在CheckMate017和CheckMate057的汇总分析中，与多西他赛相比，纳武利尤单抗的中位OS更长，两组的4年OS率分别为14%和4%，在PD-L1 < 1%患者中，纳武利尤单抗组和多西他赛组的4年OS率为9%和4%，在PD-L1 > 1%患者中，两组4年OS率分别为20%和5%。Ⅲ期Check Mate 227研究旨在评估双免疫联合治疗方案（纳武利尤单抗联合低剂量伊匹木单抗）对比化疗用于晚期NSCLC患者（组织学类型包括鳞癌和非鳞癌）一线治疗的疗效。2019年

ESMO 大会上 CheckMate 227 研究公布第一部分结果。该研究为晚期 NSCLC 患者提供了一线“去化疗”的治疗选择，是双免疫联合治疗在肺癌领域的新突破，研究结果同步发表在《新英格兰医学杂志》。

IMpower150 研究是一项Ⅲ期随机临床研究，旨在探索阿特珠单抗 + 贝伐珠单抗 + 卡铂 + 紫杉醇（ABCP）、阿特珠单抗 + 卡铂 + 紫杉醇（ACP）与标准治疗贝伐珠单抗 + 卡铂 + 紫杉醇（BCP）用于未经化疗的转移性非鳞状 NSCLC 患者的疗效。既往研究显示 ABCP 方案可使患者的 PFS 和 OS 获得显著改善，该研究进一步探讨了 ABCP 与 BCP、ACP 与 BCP 在关键亚组患者（*EGFR* 突变和基线肝转移）中的疗效，2020 年 4 月研究结果发表于 *The Lancet Respiratory Medicine*。结果显示，肺癌肝转移患者接受 ABCP 和 BCP 方案治疗的中位 OS 分别为 13.3 个月、9.4 个月（$HR = 0.52$，95%CI：0.33 ~ 0.82），中位 PFS 分别为 8.2 个月、5.4 个月（$HR = 0.41$，95%CI：0.26 ~ 0.62）。IMpower130 研究旨在探索阿特珠单抗 + 化疗（卡铂 + 白蛋白紫杉醇）对比单纯化疗一线治疗Ⅳ期非鳞状 NSCLC 患者的疗效。今年 5 月，该研究结果发表于《柳叶刀肿瘤学》。结果显示，与化疗相比，免疫联合治疗显著改善 OS 和 PFS，两组的中位 OS 分别为 18.5 个月和 13.9 个月（$HR = 0.79$，$P = 0.033$）。中位 PFS 分别为 7.0 个月 *vs.* 5.5 个月（$HR = 0.64$，$P < 0.0001$）。今年 ESMO 年会上，IMpower 110 研究首次证实在 PD-L1 高表达的 NSCLC 患者中，一线阿特珠单抗完胜化疗，给未来 NSCLC 患者 PD-L1 高表达人群提供了单药免疫治疗新选择。

2019 年 12 月，度伐利尤单抗（durvalumab）获国家药品监督管理局批准用于同步放化疗后无疾病进展不可切除的Ⅲ期 NSCLC 患者，自此，局部晚期 NSCLC 患者迎来首个免疫治疗药物，也是在中国上市的首款 PD-L1 抑制剂。PACIFIC 是一项多中心、安慰剂对照Ⅲ期研究，旨在评估度伐利尤单抗对比安慰剂用于无法切除的Ⅲ期 NSCLC 患者标准含铂方案同步放化疗后的巩固治疗的疗效。2020 年 ESMO 年会上，PACIFIC 研究结果更新，2017 年 11 月研究结果刊登《新英格兰医学杂志》。2019 年世界肺癌大会（WCLC）上，Ⅱ期 SHR-1210-201 伞状研究结果公布，该研究评估了卡瑞利珠单抗用于不同 PD-L1 表达水平的经治、晚期或转移性中国 NSCLC 患者的疗效。结果显示，新型 PD-1 抗体用于经治晚期 NSCLC 患者显示出较好疗效。此外，WCLC 上公布的另一项研究探索了卡瑞利珠单抗联合化疗在中国人群中的疗效。结果显示，卡瑞利珠单抗联合化疗能显著延长患者中位 PFS，两组分别为 11.3 个月和 8.3 个月。

2．小细胞肺癌　CheckMate 032 研究将接受至少一种化疗方案治疗失败的 SCLC 患者先后纳入非随机队列和随机队列，评估纳武利尤单抗 ± ipilimumab 二线及后线治疗 SCLC 的疗效和安全性。主要终点为客观缓解率（ORR）。结果显示，在总人群中，单药组 ORR 为 11%，联合组 ORR 为 22%；在非随机队列，单药组 2 年 OS 率为 14%，而联合组达 26%。基于该研究数据，美国国家综合癌症网络（NCCN）SCLC 指南推荐，对于一线化疗后 6 个月内复发的广泛期SCLC患者，可选择纳武利尤单抗 ± 伊匹单抗治疗。同时，CheckMate 032研究中，≥三线纳武利尤单抗单药治疗的汇总数据显示，患者中位无进展生存（PFS）为1.4个月，中位OS为5.6个月，ORR为11.9%，中位缓解持续时间（DOR）达18个月。基于该结果，2018年8月，美国FDA批准纳武利尤单抗用于治疗既往接受过含铂方案化疗以及至少一种其他疗法后疾病进展的转移性SCLC；这是SCLC获批的首个肿瘤免疫治疗（IO）药物，打破了SCLC治疗的20年沉寂。

KEYNOTE 028和KEYNOTE 158研究的汇总分析显示，既往接受过二线及以上治疗的SCLC患者经帕博利珠单抗治疗后，ORR为19.3%，61%患者估计DOR ≥ 18个月，中位PFS为2个月，中位OS为7.7个月。基于该结果，2019年6月，美国FDA正式批准帕博利珠单抗单药用于接受铂类为基础化疗和至少另一种其他治疗方案后仍出现疾病进展的转移性SCLC。

IFCT-1603研究比较阿替利珠单抗与化疗二线治疗SCLC的疗效，结果显示，阿替利珠单抗组ORR为2.3%，而化疗组为9.5%；阿替利珠单抗组PFS为1.4个月，而化疗组为4.2个月。这提示，阿替利珠单抗单药治疗复发SCLC几乎没有显示抗肿瘤活性。那么，联合治疗的疗效如何？ CheckMate 331研究比较纳武利尤单抗与化疗二线治疗SCLC的疗效，结果显示，与标准化疗相比，纳武利尤单抗没能带来生存获益（PFS：3.8个月 *vs.* 1.4个月；OS：8.4个月 *vs.* 7.5个月），但1年以后免疫治疗优势渐显（1年PFS：10% *vs.* 11%；1年OS：34% *vs.* 37%）。一项Ⅱ期、单臂、开放标签、多中心研究（NCT02551432）显示，帕博利珠单抗 + 紫杉醇二线治疗难治性广泛期SCLC的ORR为23.1%，疾病控制率（DCR）达80.7%，PFS为5个月，OS为9.2个月，且未见新的不良反应。这提示，该联合方案具有中等抗肿瘤活性和可接受的毒性，需要进一步研究来确定可能受益的患者人群。MEDIOLA Ⅱ期Basket研究显示，durvalumab+ 奥拉帕利联合治疗复发SCLC的12周DCR为29%，不良事件可控。基础研究证实，多腺苷二磷酸核糖聚合酶（PARP）抑制剂显著增加SCLC细胞系PD-L1水平和蛋白表达；奥拉帕利联合PD-1抑制剂治疗组小鼠肿瘤消退明显。这提示，该联合治疗策略极具前景。

维持治疗：一项Ⅱ期单臂研究显示，广泛期SCLC一线化疗后帕博利珠单抗单药免疫维持治疗的PFS为1.4个月、OS为9.6个月。因此，与历史数据（舒尼替尼维持治疗SCLC的PFS为3.7个月，OS为9.0个月）比较，帕博利珠单抗的疗效并不优于舒尼替尼。CheckMate 451研究评估广泛期SCLC一线化疗后免疫维持治疗的疗效。结果显示，与安慰剂（9.6个月）相比，纳武利尤单抗 + 伊匹单抗联合免疫治疗（9.2个月）和纳武利尤单抗单药治疗（10.4个月）的OS均未显著延长。但是，亚组分析显示，在随机时间距离末次化疗后时间≤ 5周患者中，纳武利尤单抗单药维持治疗的中位OS显著优于安慰剂组（12.1个月 *vs.* 8.9个月）。这提示，完成化疗后更早开始维持治疗的患者能从免疫维持治疗中获益。

一线治疗：IMpower133 研究评估阿替利珠单抗联合卡铂和依托泊苷对既往未接受过治疗的广泛期 SCLC 患者的疗效和安全性。结果显示，阿替利珠单抗组（阿替利珠单抗 + 化疗）与对照组（安慰剂 + 化疗）相比，中位 OS 明显延长（12.3 个月 *vs.* 10.3 个月），PFS 也明显延长（5.2 个月 *vs.* 4.3 个月），并且两组均未出现非预期不良反应。基于该研究结果，2019 年 3 月，美国 FDA 批准阿替利珠单抗与卡铂和依托泊苷联合用于广泛期 SCLC（ES-SCLC）患者的一线治疗。同时，这代表着 SCLC 一线治疗的首个 IO 药物获批。同时，中国临床肿瘤学会（CSCO）发布的《CSCO 原发性肺癌诊疗指南 2019》Ⅲ级推荐，阿替利珠单抗 + 依托泊苷 + 卡铂用于广泛期 SCLC 患者的一线治疗（ⅠA 类证据）。据近期披露的 CASPIAN 研究信息，该研究达到了主要研究终点，durvalumab+ 化疗组一线治疗的 OS 较化疗组取得有意义的临床改善，但最终研究结果尚未公布。此外，2019 年 7 月，美国 FDA 已授予 durvalumab 治疗 SCLC 的孤儿药资格。关于局限期 SCLC 免疫治疗，目前正在进行的临床研究，尚未有明确结果。

（二）乳腺癌免疫治疗进展

在乳腺癌领域，无论是应用 PD-1 抑制剂还是 PD-L1 抑制剂，研究者们都进行了诸多尝试。Ⅱ期临床研究 KEYNOTE-086 进一步评估帕博利珠单抗单药在三阴性乳腺癌中的疗效和安全性，共计纳入了 170 例转移性三阴性乳腺癌患者，分为经治（队列 A，≥ 1 次既往系统治疗）和初治（队列 B，既往未接受转移性疾病的全身治疗）两组，结果显示队列 A 整体 ORR 为 5.3%，其中 PD-L1 阳性患者 ORR 为 5.7%，队列 B 中 PD-L1 阳性患者 ORR 为 21.4%。免疫治疗单药Ⅲ期研究 KEYNOTE-119 在 2019 年 ESMO 年会上公布了数据，该研究主要评估帕博利珠单抗单药对比研究者选择（卡培他滨、艾立布林、吉西他滨、长春瑞滨）在二三线治疗转移性三阴性乳腺癌，其主要研究终点总生存期并未显著改善。从目前已有的研究数据来看，免疫治疗单药相比化疗没有太大的优势。

IMpassion130 研究是目前唯一的免疫治疗在转移性三阴性乳腺癌的Ⅲ期试验中取得阳性结果的研究。该研究入组 902 例既往没有针对晚期三阴性乳腺癌进行系统性治疗的患者，按 1∶1 随机进入试验组（阿替利珠单抗 + 白蛋白紫杉醇组）和对照组（白蛋白紫杉醇组）。在 2018 年 ESMO 年会上，IMpassion130 研究公布了第一次中期分析的结果：在意向性分析（ITT）人群中，无进展生存从 5.5 个月增加到 7.2 个月（HR = 0.8，P = 0.0025），OS 从 17.6 个月增加到 21.3 个月，其中 PD-L1 阳性人群中，PFS 从 5.0 个月增加到 7.5 个月（HR = 0.62，P < 0.0001），OS 从 15.5 个月延长至 25.0 个月，延长近 10 个月。基于该数据，美国 FDA 加速批准阿替利珠单抗联合化疗治疗无法切除的局部晚期或转移性 PD-L1 阳性三阴性乳腺癌，使得阿替利珠单抗成为第一个被批准用于乳腺癌的免疫治疗药物。在 2019 年

ASCO 年会上，IMpassion130 研究进一步更新了 OS 结果，在 PD-L1 阳性的患者群体中，试验组和对照组的中位 OS 分别为 25 个月和 18 个月（HR = 0.71，95%CI：0.54 ~ 0.91），治疗组较对照组中位 OS 改善近 7 个月。该研究的成功，进一步激发了研究者们探索乳腺癌免疫治疗的热情。

KEYNOTE-522 是免疫治疗在早期三阴性乳腺癌中首个公布结果的研究。该研究是新辅助阶段帕博利珠单抗 + 化疗对比安慰剂 + 化疗，后辅助阶段帕博利珠单抗对比安慰剂的Ⅲ期研究。研究结果显示，在铂类新辅助化疗中添加帕博利珠单抗，pCR（ypT0/Tis ypN0）提高 13.6%，目前无事件生存（EFS）研究结果尚未成熟，仍在进一步随访中。

PANACEA 研究探讨了帕博利珠单抗联合曲妥珠单抗用于曲妥珠单抗耐药的 HER2 阳性晚期乳腺患者的疗效，结果显示，在 PD-L1 阳性患者中 ORR 为 15.2%，PD-L1 阴性患者中无患者缓解。KATE2 研究探索了 T-DM1 联合阿替利珠单抗在曲妥珠单抗经治 HER2 阳性乳腺癌患者的疗效。基于这些结果，HER2 靶向药物联合阿替利珠单抗治疗既往接受过治疗的 HER2 阳性 PD-L1 阳性晚期乳腺癌有必要进一步研究。帕博利珠单抗联合 abemaciclib 的ⅠB 期研究显示出了临床获益，并且安全性可接受，ORR 为 28.6%。

（三）肝癌免疫治疗进展

CheckMate-459 研究是一项Ⅲ期、随机、多中心临床研究，2019 年 ESMO 年会上公布的研究结果显示，CheckMate-459 研究未达到其预设的主要终点，纳武利尤单抗中位 OS 为 16.4 个月，对照组索拉非尼为 14.7 个月（HR = 0.85，95% CI：0.72 ~ 1.02，P = 0.0752）。但相较于目前的标准治疗药物索拉非尼，接受纳武利尤单抗治疗的患者呈现出明确的 OS 延长趋势，并且随着随访时间的延长，纳武利尤单抗的生存优势逐渐增大。同时亚组分析显示，亚洲患者、甲胎蛋白≥ 200μg/L 的患者以及乙型肝炎病毒和丙型肝炎病毒感染的患者更能从纳武利尤单抗一线治疗中获益。

基于Ⅱ期临床试验 KEYNOTE-224 的研究结果，在 2018 年 11 月 9 日，帕博利珠单抗获得美国 FDA 批准用于索拉非尼治疗失败后的肝癌患者。而后续在经治晚期肝癌患者中对比帕博利珠单抗和最佳支持治疗的随机、对照的Ⅲ期研究 KEYNOTE-240 显示，相比于安慰剂组，帕博利珠单抗组得到了 3 个月的 OS 延长获益（13.9 个月 *vs.* 10.6 个月，HR = 0.78，95% CI：0.611 ~ 0.998，P = 0.0238）；患者 *PFS* 方面也获得了改善（3 个月 *vs.* 2.8 个月，HR = 0.718；95% CI：0.570 ~ 0.904，P = 0.0022），但可惜的是 OS 和 PFS 的统计学差异未达到既定的显著性水平（分别为 0.0174 和 0.002）。

IMbrave150 是一项在 501 名既往未接受过系统性治疗的不可切除的肝细胞癌（HCC）患者中开展的全球性Ⅲ期、多中心、开放性研究。患者按照 2∶1 的比例随机接受阿替利珠单抗和贝伐珠单抗联合治疗或索拉非尼治疗。研究结果显示，阿替利珠单抗和贝伐珠单抗联合治疗组中位 OS 尚未达到，索拉非尼组中位 OS 为 13.2 个月（10.4，NE）（*HR* = 0.58；95%CI：0.42 ~ 0.79，*P* = 0.0006）。

（四）胃癌免疫治疗进展

帕博利珠单抗已于 2017 年被美国 FDA 批准作为 PD-L1 阳性的复发性局部晚期或转移性胃癌或胃食管癌二线或二线以上的治疗方案。帕博利珠单抗用于治疗晚期胃癌和胃食管癌的一项Ⅱ期临床试验（KEYNOTE-059）的结果显示，259 例患者中，客观缓解率为 11.6%，完全缓解率为 2.3%，中位反应时间为 8.4 个月，PD-L1 阳性和 PD-L1 阴性肿瘤患者的客观缓解率和中位反应时间分别为 15.5%、16.3 个月和 6.4%、6.9 个月。在美国帕博利珠单抗被批准用于治疗化疗难治性 PD-L1 阳性胃癌患者。

另一项随机、开放标签、对照的Ⅲ期试验（KEYNOTE-061）中，将 395 例 PD-L1 阳性患者随机分组，196 例患者接受帕博利珠单抗治疗，另外 199 例患者接受紫杉醇治疗，结果显示，与紫杉醇相比，帕博利珠单抗作为 PD-L1 阳性的晚期胃癌或胃食管癌的二线治疗，并没有显著提高患者的总生存率，但 帕博利珠单抗的安全性明显优于紫杉醇。

一项随机、双盲、安慰剂对照的Ⅲ期临床试验中，493 例患者接受纳武利尤单抗（*n* = 330）或安慰剂（*n* = 163）治疗，纳武利尤单抗组和安慰剂组存活患者的中位随访时间分别为 8.87 个月、8.59 个月，中位 OS 分别为 5.26 个月、4.14 个月，12 个月总生存率分别为 26.2%、10.9%。正在进行的Ⅲ期试验（CheckMate-649），计划招募 870 例未接受治疗的晚期胃癌或胃食管癌患者，接受纳武利尤单抗联合 ipilimumab 与接受卡培他滨联合奥沙利铂或氟尿嘧啶、甲酰四氢叶酸联合奥沙利铂治疗，主要终点是肿瘤患者的 OS，次要终点包括所有患者的 OS 和 PFS 以及肿瘤患者症状恶化的时间。

（五）食管癌免疫治疗进展

食管癌后线及一线免疫治疗进展。

1．ATTRACTION-01 研究　ATTRACTION-01 研究探索了纳武利尤单抗用于治疗标准化疗失败的食管癌的临床疗效，共纳入 64 例患者，全部为亚洲患者并且为食管鳞癌，68% 的患者为四线以上治疗患者。客观缓解率达到 17.2%，中位总生存期达到 10.8 个月，两年生存率达到 17.2%。也就是说 17.2% 的晚期食管癌后线治疗患者还能有超过 2 年的生存期。

2．KEYNOTE-028 研究：KEYNOTE-028 研究是评估 PD-1 抗体帕博利珠单抗用于 PD-L1 阳性的进展期食管癌或胃食管交界癌的多队列ⅠB 期研究。其中 78% 为鳞状细胞癌，超过半数（61%）接受过放疗。除 1 例患者，其他患者均接受过化疗，87% 的患者接受了两种及以上化疗，所有患者均曾接受铂类治疗。ORR 达到 30%（腺癌患者为 28%，鳞癌患者为 40%）。中位 DOR 未达到（5.5 ~ 11.8 个月）。

3．KEYNOTE-181 研究　KEYNOTE-181 研究进一步确认了帕博利珠单抗治疗晚期食管癌的地位。与标准化疗相比，帕博利珠单抗单药二线治疗 PD-L1 阳性［阳性联合分数（CPS）≥ 10］晚期 / 转移性食管癌或胃食管交界癌患者，可以显著延长患者的总生存期。2019 年 ASCO 更新了 KEYNOTE-181 研究数据，额外随访 4 个月后，在 CPS ≥ 10 的晚期食管癌患者 OS 的 *HR* 及 *P* 值均有降低，与化疗相比优势更明显。

4．ONO-4538-024 研究　ONO-4538-024 研究是评估纳武利尤单抗在标准化疗失败的不可切除的晚期或复发食管癌患者的疗效和安全性的Ⅲ期临床研究。最终分析结果显示，与化疗组相比，纳武利尤单抗治疗组总生存期实现了具有统计学意义的显著延长，达到了研究的主要终点。纳武利尤单抗成为全球首个在治疗 PD-L1 非选择性、不可切除性晚期或复发性食管癌方面使 OS 表现出统计学意义显著延长的免疫检查点抑制剂。

2019 年 ASCO 上也公布了由黄镜教授团队进行的一项卡瑞利珠单抗联合阿帕替尼和化疗（紫杉醇脂质体 + 奈达铂）一线治疗晚期食管鳞癌的Ⅱ期临床研究。黄镜教授指出，目前入组的 30 例患者的总有效率高达 80%，DCR 高达 96.7%；PFS 和 OS 的数据尚未成熟，但是从近期结果显示出的良好获益来看，远期的结果也令人期待。

免疫检查点抑制剂治疗在食管癌中的有效率令人鼓舞，但是如何筛选获益人群仍是需要探索的重要问题。未来将开展更多的研究继续探索免疫单药应用或者是与放疗、化疗或其他靶向药物的联合应用。免疫检查点抑制剂用于晚期食管癌的治疗前景可观。

（六）问题及展望

尽管抗体免疫疗法取得了惊人的结果，但有效的治疗方法仅限于部分癌症类型和患者，其中许多患者的临床获益很少或没有。通过设计修饰抗体结构域，以增加抗体对肿瘤抗原靶标的亲和力，或通过操纵抗体 Fcγ 结构域，以增加其对 Fcγ 受体的亲和力，可增强抗原提呈和 T 细胞活化能力，来改善抗体依赖细胞介导的细胞毒作用（ADCC）；也可以将肿瘤抗原特异性抗体与其他促进抗原提呈的制剂（如 Toll 受体激动剂）共刺激（如抗 CTLA-4 抗体），或与 T 细胞激活或其他制剂结合使用。最新研究显示，双特异性抗体药物融合蛋白能够把力达霉素定向导入肿瘤细胞，阻断 mTOR（mammalian target of rapamycin，哺乳动物雷帕霉素靶蛋白）和 PD-L1 双信号途径，显著增强抗肿瘤疗效。此外，探索靶向新免疫治疗分子的单克隆抗体的研究也在不断进行。肿瘤免疫治疗包括单克隆抗体、检查点抑制抗体和免疫效应细胞治疗（如 CAR-T），改善了癌症患者的预后和生活质量。但是，可能会出现严重的危及生命的不良反应，主要是细胞因子风暴和神经毒性，是干扰抗体和 CAR-T 细胞免疫治疗应用的 2 个问题，其引起的不良反应太过于严重，甚至会出现死亡。细胞因子风暴（细胞因子释放综合征）是免疫治疗的一种严重临床并发症，它可导致移植物抗宿主病发生。

尽管抗体免疫治疗在肿瘤治疗中取得了显著进展，但对抗体单一疗法相对较弱的应答以及肿瘤耐药性仍然是主要的悬而未决的问题。克服耐药性可能需要：①同时阻断主要靶点和新出现次要靶点的抗体药物的联合治疗；②抗体和细胞毒性（化疗和放疗）或激酶抑制剂的联合治疗；③抑制免疫检查点和/或生长因子受体的单克隆抗体的联合治疗；④靶向不同抗原（异源组合）或同一抗原（同源组合）不同表位的单克隆抗体治疗。

治疗性抗体抑制肿瘤患者的免疫检查点受体与许多不良反应有关，这些不良反应类似于自身免疫反应。此外，尽管许多癌症患者对免疫检查点抗体抑制反应良好，但这些肿瘤中的很大一部分最终会发展成肿瘤抵抗并会进一步发展。因此，在肿瘤免疫治疗和寻找克服耐药性的新治疗手段之间找到适当的平衡将会显著改善临床效果。

综上所述，基于抗体的肿瘤免疫治疗具有类型新颖、作用机制多样和效果显著等特点，在现有肿瘤免疫治疗中发挥重要作用。未来肿瘤免疫治疗的抗体制剂的主要研究策略包括寻找新的抗体作用靶分子、克服肿瘤对抗体的耐受性、降低细胞因子风暴等不良反应和探索不同肿瘤免疫治疗剂的联合应用。

（沈　琳　周　军）

参考文献

[1] Chen DS, Irving BA, Hodi FS. Molecular pathways: next-generation immunotherapy--inhibiting programmed death-ligand 1 and programmed death-1 [J]. Clin Cancer Res, 2012, 18 (24): 6580-6587.

[2] McDermott DF, Drake CG, Sznol M. A phase I study to evaluate safety and antitumor activity of biweekly BMS-936558 (anti-PD-1, MDX-1106/ONO-4538) in patients with RCC and other advanced refractory malignancies [J]. J Clin Oncol, 2011 (suppl; abstr 331).

[3] Akbari O, Stock P, Singh AK, et al. PD-L1 and PD-L2 modulate airway inflammation and iNKT-celldependent airway hyperreactivity in opposing directions [J]. Mucosal Immunol, 2010, 3: 81–91.

[4] Michot JM, Bigenwalda C, Champiat S, et al. Immune-related adverse events with immune checkpoint blockade: a comprehensive review [J]. Eur J Cancer, 2016, 54: 139-148.

[5] Nanda R, Chow LQ, Dees EC, et al. pembrolizumab in patients with advanced triple-negative breast cancer: phase Ib KEYNOTE-012 study [J]. J Clin Oncol, 2016, 34 (21): 2460-2467.

[6] Adams S, Schmid P, Rugo H, et al. pembrolizumab monotherapy for previously treated metastatic triple-negative breast cancer: cohort A of the phase II KEYNOTE-086 study [J]. Ann Oncol, 2019, 30 (3): 397-404.

[7] Adams S, Loi S, Toppmeyer D, et al. pembrolizumab monotherapy for previously untreated, PD-L1-positive, metastatic triple-negative breast cancer: cohort B of the phase Ⅱ KEYNOTE-086 study [J]. Ann

Oncol，2019，30（3）：405-411.

[8] Emens LA，Cruz C，Eder JP，et al. Long-term clinical outcomes and biomarker analyses of atezolizumab therapy for patients with metastatic triple-negative breast cancer：a phase Ⅰ study [J]. JAMA Oncol，2019，5（1）：74-82.

[9] Cortés J，et al. KEYNOTE-119：phase Ⅲ study of pembrolizumab（pembro）versus single-agent chemotherapy（chemo）for metastatic triple negative breast cancer（mTNBC）. ESMO 2019，LBA21.

[10] Schmid P，et al. atezolizumab and nab-paclitaxel in advanced triple-negative breast cancer [J]. N Engl J Med，2018，379（22）：2108-2121.

[11] Schmid P，et al. IMpassion130：updated overall survival（OS）from a global，randomized，double-blind，placebo-controlled，Phase Ⅲ study of atezolizumab（atezo）+ nab-paclitaxel（nP）in previously untreated locally advanced or metastatic triple-negative breast cancer（mTNBC）. ASCO 2019，abstract 1003.

[12] Schmid P，et al. KEYNOTE-522：Phase Ⅲ study of pembrolizumab（pembro）+ chemotherapy（chemo）vs placebo（pbo）+ chemo as neoadjuvant treatment，followed by pembro vs pbo as adjuvant treatment for early triple-negative breast cancer（TNBC）.ESMO 2019，LBA8.

[13] Galluzzi L，et al. The secret ally：immunostimulation by anticancer drugs [J]. Nat Rev Drug Discov，2012，11（3）：215-233.

附：

中国老年医学学会肿瘤分会简介

中国老年医学学会肿瘤分会于2017年4月16日成立，分会成员包括全国各肿瘤专科医院、综合医院的肿瘤专家学者和数十家地市级三级医院肿瘤科临床专家、医务人员，涵盖医疗、护理、药学、检验、医技等相关专业。目前分会设会长1名、副会长10名、总干事1名、常务委员42名，委员139名。

会　长：沈　琳

副会长：刘云鹏　李小梅　徐兵河　钦伦秀　刘宝瑞　周彩存　邓艳红　聂勇战　毕　锋　袁响林

总干事：周　军

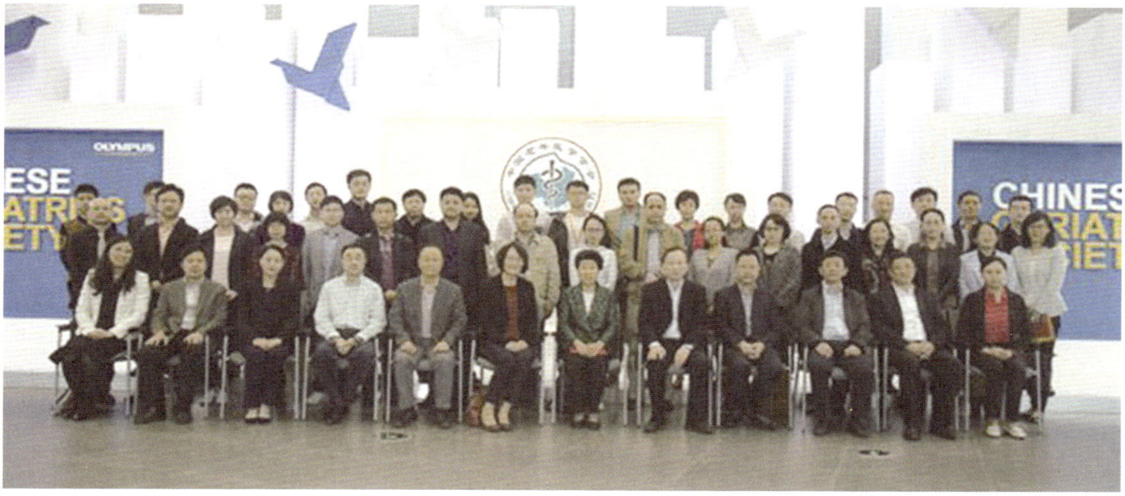

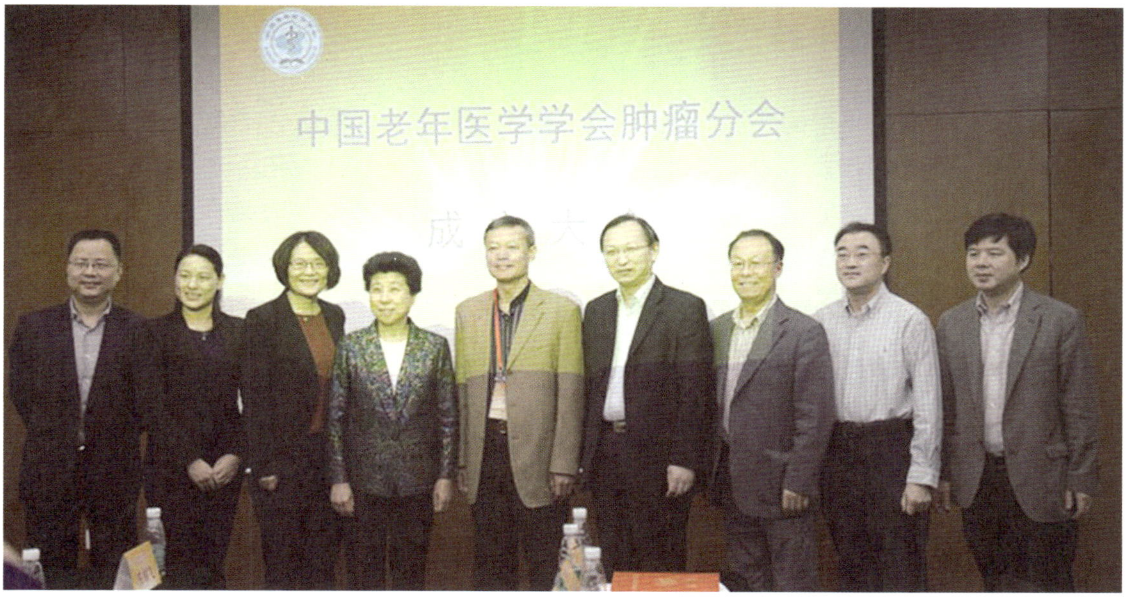
中国老年医学学会肿瘤分会

31 院校教育中的老年医学与技术专业人才培养

中国老年医学学会院校教育分会

一、博士研究生教育

老年医学既是老年学的分支，也是医学科学的组成部分。目前老年医学定义为一门研究人类寿命、衰老规律及机制，探讨延缓衰老对策，关注老年性疾病防治，提高老年人生活质量，促进老年人身心健康的综合性学科。老年医学教育是人才培养的主要途径，同时也是老年医学发展的重要基础和迫切需求。在我国的老年医学教育方面，博士研究生为院校教育的最高层次。以下就目前我国老年医学博士研究生培养情况进行简单介绍。

（一）学位要求

老年医学教育培养的博士研究生能深入了解人体各器官、系统、结构及功能老化的质和量的变化，具有一定独立诊断、治疗（不包括技术治疗）老年人各种常见疾病及了解其他专业疾病在老年人中的表现并作出相应处理的能力。能熟知老年保健、疾病预防、康复及社会医学的知识并能用来为老年保健服务。能掌握实验动物、生物化学、分子生物学及免疫病理学等实验技术，独立承担老年医学的科研课题并能写出具有一定创新性的学位论文。能为本科生讲授本专业内容的课程。至少掌握一门外语，能熟练地阅读本专业的外文资料，具有一定的外语写作能力和进行国际学术交流的能力。毕业后能达到主治医师或助理研究员的水平。

（二）研究方向

龙成连等研究表明，在我国的医学类和综合类高等院校中，仅 1/3 的院校开设有老年医学博士研究生教育。其中，有21所医科大学或医学院开展了含“老年”或“衰老”或“退行性”（不含隐性老年病）研究方向的博士研究生教育；12所综合大学共开设94个老年医学博士研究方向，包括老年常见病的发病机制研究、阿尔茨海默病相关发病机制或其临床干预研究、老年心血管或脑血管疾病发病机制及临床实践研究、老年医学研究、抗衰老的机制或临床实践研究、与神经退行性变相关研究、中医药研究和中西医结合防治老年病临床实验研究、抗阿尔茨海默病药物的筛选研究、老年精神病研究、老年骨病或骨质疏松症研究、针灸抗衰老的临床实践研究、老年动脉粥样硬化机制研究、老年胃肠肿瘤研究、衰老与肿瘤机制研究等。

（三）培养模式

博士研究生的学习年限为3～5年，课程学习与论文研究同步进行，同时参加专业与专业外语学习、临床实践及学位论文写作，并参加论文答辩。博士生在入学后3个月内，由导师根据培养方案的要求并结合博士生的个人特点，确定博士生培养计划，培养计划应对课程学习、文献阅读、科学研究、学位论文工作的预期目标及进度、教学等做出安排。博士研究生的学位设置分为学术型和专业型，专业学位博士研究生的培养强调基础理论知识、临床技能和疾病管理能力的结合，在内科学和神经病学专科训练硕士水平的基础上，巩固与老年常见病相关专业知识，进一步加强本专业的临床能力训练，从而使学位申请人具有独立处理老年常见病和某些疑难病症的综合能力。

二、硕士研究生教育

硕士研究生是我国科研的主力军，开展老年医学硕士研究生教育有助于培养更多的老年医学人才，推动我国老年医学学科的发展。文献报道，2015年全国各地有52所医学院校招收老年医学硕士研究生，招收人数共254人；其中，仅3所院校招收人数大于10人，10所院校招收人数为5～10人。可见，我国老年医学硕士研究生招生规模有待进一步扩大。以下就目前我国老年医学硕士研究生培养情况进行简单介绍。

（一）学位要求

老年医学教育培养的硕士研究生应能了解人体各器官、系统、结构及功能老化的质与量的变化，具有一定的诊断、治疗（不包括手术治疗）老年人常见病和初步了解其他各专业疾病在老年人中的表现并作出一定处理的能力。了解老年保健、疾病预防、康复及社会医学的知识并参与老年保健服务。初步掌握实验动物、生物化学、分子生物学及免疫病理学等实验室技术，能参与老年医学的科研课题的部分工作，并能写出具有一定新见解的学位论文。能担任本科生学习本专业内容的教学辅助工作。应较为熟练地掌握一门外语，能阅读本专业的外文资料。毕业后达到高年住院医师或高年实习研究员的水平。

（二）培养模式

老年医学硕士研究生教育的学位设置主要分为学术型和专业型两类，分别实行不同的培养模式。学术型研究生更加注重理论研究，在一定程度上忽略了临床实践；专业型研究生与之相反，临床实践较多，理论研究相对薄弱。国内大多高校的研究生培养方案为：第一学期，研究生学习理论课程并获得学分；第二学期到第五学期，学术型研究生进入实验室做课题，专业型研究生进入教学医院进行临床实践（一般安排在与本专业相关的科室，要求研究生熟练掌握本学科常见病、多发病的病因、发病机制、临床表现、诊断和鉴别诊断、治疗方法、门急诊处理、接诊患者、危重患者抢救并能对实习医师进行业务指导）；第六学期，研究生准备论文答辩，完成毕业。

（三）就业形势

褚明等研究表明，在医院等级方面，老年医学硕士研究生的就业单位主要是三甲医院，极少数为三乙医院。在科室去向方面，约一半为老年医学科，其余为呼吸科、心内科、急诊科和其他内科。这一社会现象反映出老年医学硕士研究生就业不能充分运用所研究的专业特色，就业市场尚不能满足老年医学硕士研究生的人才队伍规模。另有研究报道，老年医学在综合性医院中大多处于不被重视或可有可无的地位，相当一部分医院的老年保健科在划分类别时不属于临床学科范围，列入与“体检中心”类似的其他科室之列，学科设置上不为领导看重，财力上又不予以支持，且老年医学人才队伍各自为战，降低了患者的知晓率和认同率。老年医学学科的发展受到一定限制，就业形势有待加强。

三、本专科教育

老龄化问题是我国面临的主要问题之一。随着年龄增长，人体器官组织出现老化，老年患者大量出现。疾病的发生不仅降低了老人自身生活质量，还给家庭及社会带来严重的经济负担和照护负担。这一现象无疑对加快老年医学人才培养、发展老年医学教育提出了迫切需求。然而，我国老年医学教育的发展较欧美发达国家明显滞后，导致老年医疗卫生服务的供给存在很大隐患。在我国本专科教育阶段，设置老年医学课程的院校较少，且大多以选修课的形式存在；并且课时数少，缺乏相应的实习课程，学生学习的积极性不高，使得许多医学生老年医学专业知识不足，无法适应学科发展及社会变化的需要。因此，研究并借鉴国外相关经验具有重要意义。以下将以美国和英国为例进行介绍。

（一）美国

从20世纪70年代开始，美国部分高校医学教育中就已经开设了老年医学课程。为了提高老年医学教育的普及性，美国老年医学会和相关学者研究制定了老年医学核心胜任力和最基本能力要求。医学院校根据要求制定明确的教学目标和方法，并将老年医学相关知识和能力融入相关医学课程中，贯穿整个学习过程。老年医学教学方式除了传统的课堂讲授、社区实践、以问题为导向的学习（PBL教学）、临床实习等，还设计了一些新的教学方式，如家庭访问教学项目。在得克萨斯大学医学部，老年医学教育专家、老年医学临床医师和其他相关课程教师合作，将老年医学知识融入解剖与影像、分子生物学、细胞与组织、免疫与病理等基础学科，以及人体所有系统的临床课程和多科室的临床轮转。老年医学教育可以提升学生对老人的态度，以及对相关知识的掌握程度。

（二）英国

从20世纪80年代开始，老年医学在英国医学本科院校逐渐发展起来。老年医学教育主要由老年病学家、内科医师、全科医师、精神病医师、药剂师或药理学家、生理学家等多学科的教师联合教学。授课内容重老年人高发疾病及其相关知识，如谵妄、痴呆、脑卒中、跌倒、骨质疏松症、复方用药等；轻衰老的基础医学和社会伦理知识、临床老年患者的全面健康评估方法。教学方法分为正式教学（为主）和非正式教学两大类，正式教学方法包括讲座、讨论会、专题汇报、小班教学、正式病房教学等，非正式教学方法包括图书馆学习、书籍阅读学习和非正式病房教学等；并且创新了模拟教学、计算机辅助教学、跨学科教学和学生主导式教学等方法。最终使毕业生具备为接受康复或姑息治疗患者提供医疗服务的能力。

四、高职教育

在老年人口规模不断扩大，人口老龄化速度持续加快的国情下，医护高职院校积极开设与老年医疗保健相关的专业，力求培养更多的老年服务人才，为老年人的健康服务。目前，在我国医护高职教育中，已开展的与“老年医学”相关的专业主要包括康复治疗技术专业、老年护理学专业、老年服务与管理专业。以下将对各专业进行简单介绍。

（一）康复治疗技术专业

与年轻人相比，老年人易患慢性阻塞性肺疾病、骨关节病、高血压、脑卒中等各种慢性疾病。随着患有各种慢性病且有功能障碍患病人数的逐年上升，康复治疗技术人员的需求量急剧增加，推动了我国康复治疗技术专业的发展。该专业要求学生掌握康复医学基本理论、基本知识，康复评定和治疗的基本技术及应用能力（如对患者功能障碍进行物理治疗 / 训练、作业治疗 / 训练和言语治疗 / 训练，指导患者使用康复辅具，指导社区康复工作等）；同时具备较好的人际沟通能力、团队协作能力和社会康复资源的利用能力。经此培养出的技术技能型专业人才最终主要面向基层康复医疗、社区和社会福利机构就业，帮助患者康复，提高老年人的生活质量。

（二）老年护理学专业

由于我国专业的老年护理人才供不应求，老年护理学专业在各层次教育中均占有重要地位。在高职院校中，老年护理学专业也取得一定发展。为了培养高职老年护理学专业学生的人文关怀素养、提高教学质量，传统的课堂理论教学模式被打破，高龄体验、老年模拟套装、共情干预、基于项目学习的 CDIO 教学模式等方法被运用到老年护理学的教学过程中。何萍等研究结果显示，采用老年模拟套装模拟老年人的日常生活后，学生能够更加理解老年人的真实处境，提高了学生的学习兴趣与人文关怀能力。李丹等研究发现，在基于项目学习的 CDIO 教学模式下，学生对课程的兴趣程度、理解记忆能力、分析和解决问题能力均得到有效改善。通过知识层面、技能层面和情感层面等各方面的提高，促进老年护理学专业学生岗位职业能力的提升。

（三）老年服务与管理专业

老年服务与管理工作以老年人为对象，同时要求从业者热爱所从事的工作和服务对象，并愿意为养老事业做出自己的贡献。本专业的学生在培养内容上要与老年养老机构服务与管理岗位工作内容无缝对接，有机整合专业课程设置，突出专业能力、实践能力、综合素质的培养。在培养过程中，要应用与老年服务行业企业合作、预就业、以技能竞赛为导向的技能训练、人才培养质量监控和评价等多种人才培养模式。培养出的应用型人才不仅要掌握本专业基础知识，拥有解决实际问题的能力，并且要具备良好的职业道德。本专业学生就业主要面向民政部门主管的养老院、福利院、老年公寓和公益事业举办的老年活动中心、老年大学相关管理、老年用品开发与管理及社区老年服务与管理。

五、中等职业教育

老年护理是老年医学中等职业教育开设的重要专业。随着我国人口老龄化的快速发展，家庭养老功能的逐渐弱化，以及半失能、失能老年人口的增加，专业养老护理人员成为提高老年人生活质量的有力保障。而我国具有专业老年护理知识的护理人员数量存在明显不足。早在 2007 年，中国就颁布了养老护理员的职业标准，其中对学历的基本要求是初中毕业，并要接受相关职业教育。目前，我国开设养老护理服务相关专业的中等职业教育学校有25所。中等职业教育学校开设老年护理专业，是在发挥护理学专业优势的基础上，与养老产业对接，通过创新教学模式及加强老年护理专业实训基地建设，最终提高老年护理人才培养质量和促进养老事业发展。可见，在中等职业教育院校加强开展老年护理专业具有重要的现实意义。以下就老年护理在中等职业教育院校中的开展情况进行简单介绍。

（一）课程设置

目前，与老年护理有关的专业开设有：公共管理与服务大类中的老年服务与管理专业、家政卫生服务专业以及医药卫生大类中护理专业的老年护理方向。根据人才市场的需求，护理专业老年护理方向的学生更加符合应用型养老护理人才知识和技能要求。但现有的护理专业老年护理方向的课程设置是在护理专业基础上增设《老年护理学》《妇产科护理学》《儿科护理学》和《五官科护理学》等课程，而老年护理需求较高的《康复护理学》《营养护理学》和《心理护理学》等往往只作为考查课程。并且，现有的《老年护理学》教材虽然可使学生粗浅地了解老年护理知识，但不能使学生完整地掌握老年护理必需的专业知识和技能。

（二）存在的问题

2010年《中等职业学校专业目录》首次将老年护理作为一个新的专业方向规定下来，这为老年护理教育打开了一扇大门。但在现阶段，中等职业教育老年护理专科人才培养模式还处于探索开发阶段，存在以下几个问题。

1. 老年护理专业人才培养体系尚未形成　老年护理专业缺乏吸引力，开设该专业的学校大多存在招生难、学生转专业多、对口就业率低等问题。此外，在老年护理专业人才培养方面，没有形成有效层次，尤其是初级老年护理专业人才的严重匮乏。老年护理人员也没有相应的学历教育、继续教育和职称晋升渠道，极大地限制了个人职业发展，不利于老年护理人员的培养。

2. 老年护理专业特色不突出　由于护理专业学生培养方向主要是面对医疗机构，要求学生必须取得护士执业资格证书，而护士执业职格考试大纲涵盖了内科、外科、妇科、儿科、基础护理、心理、管理、伦理等诸多方面内容，导致护理专业老年护理方向在课程设置上要兼顾相关内容，老年护理专业的定位不准确，人才培养目标不明确，课程体系设置不合理，实践教学缺乏针对性，没有体现出老年护理专业特色。

3. 学生专业认识不全面　研究显示，学习过老年护理学课程和有老年护理实践经历的护生服务老年人的意愿高于未学习老年护理学课程和没有老年护理实践经历的护生，与本科和高职学历的护生相比，中职护生服务老年人意愿最低。由此可以反映出中职护理专业老年护理方向由于专业定位不准确、人才培养目标不明确、课程体系设置不合理、实践教学缺乏针对性、专业特色不突出，导致学生对专业认识不足，就业实际情况与就业意愿差距加大。

（樊均明　余小平　张先庚　曾　渝　林　琳　王红艳）

参考文献

［1］龙成连，刘丽萍，蒋琛娴，等．医学高校应对人口老龄化现状与对策［J］．人口与发展，2016，22（4）：107-112.

［2］褚明，钱丽君，赖滨，等．中国老年医学硕士研究生教育的现状及对策［J］．南京医科大学学报（社会科学版），2017，17（1）：70-72.

［3］赵妍，陈丽芬，李越，等．老年医学硕士临床实践能力的培养［J］．中国病案，2019，20（11）：88-90.

［4］YU P，LIU X，WANG J．Geriatric medicine in China：The past，present，and future［J］．Aging Medicine，2018，1（1）：46-49.

［5］ELLIS G，SEVDALIS N．Understanding and improving multidisciplinary team working in geriatric medicine［J］．Age and Ageing，2019，48（4）：498-505.

［6］SHI S，LIO J，DONG H，et al．Evaluation of geriatrics education at a Chinese University：a survey of attitudes and knowledge among undergraduate medical students［J］．Gerontology & geriatrics education，2018：1-8.

［7］侯建林，刘东明，闫明辉，等．英国临床医学专业本科阶段老年医学教育与启示［J］．中华医学教育探索杂志，2019，18（4）：337-341.

［8］林成杰．高职高专康复治疗技术专业人才培养服务保障体系的构建——以山东中医药高等专科学校为例［J］．教育现代化，2019，6（66）：24-26.

［9］何萍，宁香香，陈井芳，等．高龄体验在高职老年护理学教学中的应用［J］．浙江医学教育，2016，15（3）：17-19.

［10］李丹，张艳燕．基于项目学习的CDIO教学模式在高职老年护理学教学中的应用［J］．护理研究，2018，32（7）：1129-1131.

［11］朱文娟，赵久华．高等职业院校老年服务与管理专业人才培养模式创新［J］．中国老年学杂志，2018，38（15）：3822-3824.

［12］黄艳华．医养结合背景下养老护理人才的分层培养策略［J］．吉首大学学报（自然科学版），2019，40（4）：93-96.

［13］马杰，唐靖一，殷志刚，等．构建医养结合照护人员培养体系探讨［J］．中医药管理杂志，

2018，26（7）：1-4.

［14］李菲，黄彬，刘丽萍，等. 卫生职业学校老年护理人才培养的现状分析及探讨［J］. 广西教育B（中教版），2016（2）：15-17.

［15］黄艳华. 中职护理专业老年护理方向人才培养现状和对策研究［J］. 湘南学院学报（医学版），2019，21（2）：69-71.

［16］陈乐，贾红力，雷利霞，等. 不同层次护生服务老年人意愿的调查分析［J］. 全科护理，2018，16（10）：1255-1257.

附：

中国老年医学学会院校教育分会简介

中国老年医学学会院校教育分会成立于2017年4月，成立以来，团结分会所有人员开展院校教育相关科研、教学、学术讲座等活动。先后承办“老年健康国际高峰论坛”、第五届中国老年医学与科技创新大会、中国老年医学学会2019年第四期“老年照护师培训班（成都）”等活动。

会　长：樊均明

副会长：孙书勤　王晓峰　杨　华　秦裕辉　曾　渝　张先庚　谢建新

总干事：林　琳

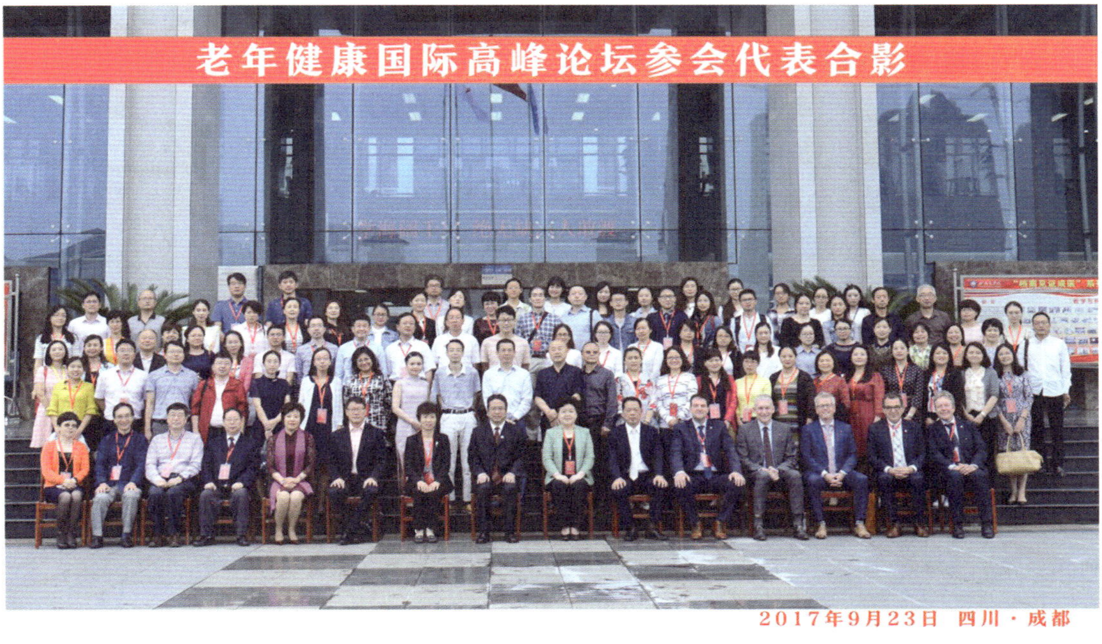
老年健康国际高峰论坛参会代表合影
2017年9月23日　四川·成都

32 老年重症医学与科技创新

中国老年医学学会老年重症医学分会

一、老年重症患者的收治标准

（一）流行病学

人口老龄化是世界范围内的一个重要趋势。在过去的50年里，60岁以上的人口比例增加了2倍，到2050年，这一比例将再次增加3倍，其中，老年组（≥80岁）增长最快（3.8%/年）。人口老龄化对我们的健康系统有重大影响，包括重症医学科。老年人（≥65岁）占总人口的14.5%，占重症医学科住院人数的42%～52%，老年患者住院天数占重症医学科住院天数的60%。伴随着老年人口的急剧增加，这一比例将进一步增加。

值得关注的是，更多的人能活到老年，且这些“老年人”的寿命更长。从1980年到1990年，美国85岁以上的人口增长了40%，百岁老人的数量翻了一番。不仅美国最近监测到大约12万高龄老年患者入住重症医学科，来自澳大利亚和新西兰57个重症医学科的数据发现，老年患者（80岁及以上）占所有入院患者的比例也高达13%。根据目前的数据估计，80岁及以上患者重症医学科入院率高达3.0%～16.5%，在为期6年的监测期间，高龄老年群体对重症监护室资源的利用率持续上升，每年约增加5.6%。入院率的高度变异性可能与研究设计、文化/地理变异和研究人群（老年定义、疾病严重程度、治疗强度/分诊）的差异有关。

对入住重症医学科的危重老年患者的观察数据表明，老年重症的住院死亡率高达24%～40%，3个月死亡率为39%～41%，6个月死亡率为37%～51%，1年死亡率为44%～68%。例如，来自苏格兰重症医学科的队列研究，针对2005—2010年，总共47～779例患者，其中入住重症医学科的≥80岁的患者共4 561例，<65岁的患者共26 784例，研究发现：重

症医学科老年患者的比例呈现下降趋势，2005 年为 36.6/10 000，而 2010 年为 30.3/10 000；重症医学科老年患者较非老年患者死亡率增加（26.4% *vs.* 16.1%，$P < 0.0001$）；年龄是预测死亡的独立危险因素（OR：1.46，95% CI：1.23 ~ 1.73，$P < 0.0001$）。

（二）重症医学科治疗对预后的影响

在卫生保健预算有限的背景下，适当的重症监护资源利用是一个重要问题。然而，许多医师对老年患者是否能从重症医学科入住中获益表示怀疑。观察性研究报告了相互矛盾的结果：一些研究表明老年患者入住重症监护病房（ICU）有好处，而另一些则没有。这些不确定性，再加上缺乏适合老年患者的分诊指南，导致老年患者入住 ICU 的临床实践存在广泛的异质性。例如，以下 2 项观察性研究报告发现了不同的结果：研究发现入住重症医学科的老年患者比未入住重症医学科的老年患者 1 个月的死亡率有所降低，而另外的研究则发现入住 ICU 不能降低老年患者的短期病死率。但这些研究有一定的局限性，如回顾性或观察性设计、年龄界限的不均一性以及对已知预后因素的调整，以及急诊科医师在转诊重症监护病房前没有充分考虑分诊过程等。

近期也有前瞻随机设计的临床试验对这一问题进行讨论。一项来自法国的随机临床试验，对 3 037 例 75 岁及以上无癌症、功能状态（日常生活活动独立性指数≥ 4）、营养状态（无恶病质）的危重病患者进行多中心、整群的随机临床试验，结果表明，与常规做法相比，系统性重症医学科入院建议显著提高了重症医学科的入院率，但对 6 个月死亡率没有显著影响（$RR = 1.05$）；两组 6 个月时的功能状态和生活质量无显著差异。提示临床医师需要更多的研究来理解接受老年患者到重症医学科的决定。一项前瞻性多中心观察研究，对 2 646 名 80 岁及以上的危重病患者进行研究，也提示在重症医学科入院后 6 个月内没有死亡率获益（50.6% *vs.* 50.7%）。

（三）收治条件

重症医学医师根据并发症、预期寿命和重症医学科预期效益，每天对其他患者类别（包括年轻患者）进行入院分诊，那么老年患者的选择即入选标准和排除标准是否合适呢？有论据表明，医师之间和中心之间存在相当大的差异，很多决策出现分歧。为了探索合适的入选与排除标准，探索老年重症患者在重症医学科预后不佳的危险因素，发现那些能够从重症医学科入住中获益的人群至关重要。

近期有研究对老年重症患者入住重症医学科的预后影响因素进行了探索。一项对入住重症医学科的 71 名 75 岁以上老年患者的单中心前瞻性观察研究发现：高龄、危重症、心肺复苏、需要机械通气和 / 或血管加压治疗是与入住重症医学科的老年患者不良结局相关的独立危险因素，针对具有这些高危因素的高龄患者，考虑重症医学科以外的替代方案可能更具有意义。

综上所述，考虑到老年患者对重症监护需求日益增长、医疗资源分配和支出控制以及重症监护可能缺乏长期效益，需要系统地、深思熟虑地评估每一位患有危重症的老年患者入住重症医学科的潜在益处和危害，以最终决定是否收入重症医学科。

二、衰弱与老年重症

（一）流行病学

衰弱是一种复杂的老年综合征，在重症监护病房（ICU）住院后存活的老年患者中，衰弱普遍存在。衰弱可以看作是机体整体功能的反映，其中包括储备功能、应对应激源的能力。衰弱的特征是运动能力和活动能力下降，肌肉质量下降，营养状况差和认知功能下降。身体衰弱和严重疾病之间存在双向关系，衰弱患者更易受到不良事件（如感染）的影响，ICU 住院时间延长、死亡的风险更高，出院后对功能的依赖程度更高，残疾程度更高，生活质量较低，心理和生理恢复较差。衰弱已成为危重患者预后的重要预测指标。

老年患者的生理储备与年龄有关，慢性病患病率更高，衰弱更为常见。目前国外报道老年危重症患者衰弱综合征发生率为 21% ~ 59%。衰弱是一种生理功能下降的状态，有部分是可逆的，在衰弱状态下，患者各器官生理储备明显减少，此时即使轻微的应激源（如尿路感染）也可能导致严重感染，并迅速导致出现多器官功能不全，因此，危重病患者是否合并衰弱状态和预后密切相关。

（二）衰弱的评估

对于 ICU 中的老年危重症患者，应该积极进行早期衰弱患者筛查，识别那些具有衰弱风险的患者，及早改变免疫缺陷诱发因素。有些诱发因素是不能改变的，如免疫衰老、遗传易感性和年龄。有些因素是可以改变的，如蛋白质 – 能量营养不良（PEM）。通过给予足够的营养支持、认知训练和早期活动和锻炼等防止衰弱进展。

Fried 等对衰弱进行了定义并提出衰弱表型。Rockwood 认为衰弱是大量功能缺失导致的非健康状态，他应用加拿大病例数据库进行统计，建立了衰弱指数（FI）和临床衰弱分级（CFS）。

注重对老年危重症患者进行营养不良的评估。法国国家营养与健康计划（PNNS）将 PEM 定义为一种病理状态，是由于机体代谢需要与能量、蛋白质和 / 或微量营养素的生物利用度之间的持续不匹配引起的。这可能是由于营养摄入减少和 / 或代谢需求增加所致。PEM 的特点是体重和体脂的减少。从诊断 PEM 对整体上改善衰弱老年人的健康状况来看，早期和适当的管理是有益的。所有 PEM 风险的患者都应进行 PEM 筛查，主要是在高代谢

（肿瘤、炎症、感染、器官衰竭）或消化吸收障碍的情况下。PEM 筛查可基于摄入、体重和体重指数（BMI）进行评估。当下列标准中至少有一项时，PEM 被认为是严重的：① 1 个月内体重减轻 ≥ 10% 或 6 个月内体重减轻 ≥ 15%；② BMI < 18kg/m^2；③血浆清蛋白 < 30g/L。在诊断营养不良性低蛋白血症之前，应排除肝细胞衰竭或肾病综合征所致低蛋白血症。另外低蛋白血症也是炎症反应时分解代谢的标志。

（三）衰弱的治疗和管理

1. 营养管理　PEM 管理策略最初是基于对食物摄取量的评估，评估其是否适合个人的需要。营养管理目标要求达到至少 30 ~ 40kcal/（kg· d）的饮食能量消耗和至少 1.2 ~ 1.5g/（kg· d）蛋白质的摄入量。

2. 共病和医源性疾病的治疗　治疗再评估考虑到老年患者的共病性，已经开发了一些工具来促进老年患者的个体化治疗，如 DICTIAS 工具、LAROCHE 列表、START 或 STOPP 标准。在这些工具中，START 或 STOPP 标准可以减少不适当处方，降低医源性因素导致的免疫缺陷。因此，它们可用于审查处方来解决使用多种药物治疗之间的冲突。

3. 整体衰弱管理　最近的研究报告了多学科管理方法的益处，包括运动、认知和营养等。这与肌肉强化和少肌症的预防有关。考虑到衰弱对情绪产生的影响，还需要心理支持干预。

免疫老化、先天和获得性免疫系统改变、PEM 以及微量元素和维生素的改变、多病共存、多种药物的应用既是老年重症患者衰弱的诱发因素，也是老年重症患者衰弱的结果，相互影响导致不良临床结局。对老年重症患者进行早期筛查评估，对一些可逆因素进行早期治疗。对具有免疫缺陷的老年重症衰弱患者给予多学科标准化管理。

总之，衰弱综合征作为老年综合评估的核心，已逐渐在 ICU 中以及转出 ICU 后进行常规评估，使患者及其家属更了解患者自身的康复情况，并协助制订相应治疗计划。对我国老年重症患者进行相关评估，将有助于临床医师对患者的预后判断和治疗决策。

三、老年重症患者的营养支持治疗

目前，针对老年（通常定义为 65 岁及以上的个体）重症患者营养干预的策略尚不明确，理论上应随着病情的发展和康复阶段的不同而变化。患者的营养需求应在住院初期进行评估、在整个住院期间进行动态评估，出院后康复期间也应给予额外关注。

（一）老年危重症患者营养风险和状态的评估

应激分解代谢状态易使危重患者发生营养不良，再加上营养供应不足或延迟，将导致营养状况进一步恶化。先前存在的营养不良和医源性喂养不足与营养不良并发症相关风险增加。因此，准确评估营养不良和/或营养风险高的患者对及时和最佳的营养干预非常重要。危重患者营养风险的评估和营养不良的诊断不是一个简单而直接的过程。它们包括考虑营养不良的病理生理学和使用准确及灵敏的指标来衡量营养状况。近年有关营养评估筛选工具的研究也有初步进展。

1. 改良危重患者营养风险（modified nutrition risk in the critically ill，mNUTRIC）评分和主观综合性营养评估（subjective global assessment，SGA）这两项评估工具可能是目前最好的营养风险评估和营养不良诊断工具。其他与重症监护病房（ICU）患者相关的评估标准，如胃肠功能、误吸风险、少肌症和衰弱的判定等，也可能有助于更全面的评估。该研究并未针对老年危重患者人群。

2. 微型营养评定（mini-nutritionalassessment，MNA）针对老年人的衰弱和营养状况，MNA 可作为识别衰弱受试者的筛选工具。罗马大学系统医学部对 65 岁以上的老年患者（包括髋部骨折患者和无骨折患者）应用 MNA 的筛选工具进行了一项观察性研究，结果发现大约 38% 的研究人群是衰弱的，在住院的老年患者中，衰弱的比例更高。在衰弱的受试者中，65% 有营养不良的风险、10% 存在营养不良，营养状况与衰弱程度密切相关，指出营养不良是导致机体衰弱的原因之一。

营养评估应在患者入院时进行，并在患者住院期间每隔一段时间进行一次。虽然没有“金标准”存在，低体重指数和体重减轻往往被用来定义患者的营养状况。许多营养不良筛查工具已被验证可用于不同人群或护理环境（如 NUTRIC/mNUTRIC 评分、SAG、MNA、NRS2002 营养风险筛查表等）。重要的是要尽早识别出有营养不良风险的患者，并制订营养计划，使每个患者得到最大获益。研究表明，营养不良或有营养不良风险的患者的平均住院时间更长、病死率更高。

（二）关于老年危重症患者蛋白质的需求

蛋白质是唯一一种没有非活性化合物的宏量营养素，不像糖原对葡萄糖或三酰甘油对脂肪酸那样可以进行充分储备。因此，饮食中的氨基酸必须与功能蛋白质结合以避免氧化。骨骼肌收缩蛋白质是最大的蛋白质存储池，在禁食或应激时肌肉蛋白质可以迅速释放给整个生物体利用。蛋白质摄取不足，不能满足日常需要，会导致负氮平衡和骨骼肌萎缩，肌肉生长受损、功能下降。因此，摄取适量的蛋白质对防止肌肉萎缩，保持骨骼肌的质量和功能是很重要的。

据报道，与年轻人相比，健康的老年人利用膳食中摄取的氨基酸合成肌肉蛋白质的能力有所减弱或受损。代谢研究表明，这种合成代谢阻力可以通过更高水平的蛋白质/氨基酸摄入来克服。近年两项使用指标氨基酸技术的研究发现，65 岁及以上成年人的蛋白质平均需要量（estimated average requirement，EAR）比美国医学研究所报道的要高。由于 EAR 是用蛋白质的膳食营养素推荐供给量（recommended dietary allowance，RDA）来计算的，这两项研究得出结论，目前美国医学研究所报告的 EAR 和 RDA 都低估了老年人对蛋白质的实际需要量和允许量。值得注意的是，蛋白质需要量随着疾病严重程度的增加而显著增加。目前的临床实践指南推荐给轻度至中度疾病患者每天摄入 0.8 ~ 1.2g/kg 的蛋白质，并建议危重患者每天摄入 1.2 ~ 1.5g/kg 的蛋白质。

（三）营养支持治疗

作为可用于改善危重症预后的多模式干预措施的重要组成部分，应在危重症期间、出 ICU 后和出院后提供最佳营养治疗。根据最近的文献和指南，推荐在 ICU 最初阶段逐步向热量和蛋白质目标进展。在这个阶段之后，可以提供全热量，最好是基于间接测热法所得数据。应监测磷酸盐，以发现再喂养综合征的低磷血症。当发生时，应制定热量限制。对于蛋白质，在初始阶段之后，每天至少需要 1.3g/kg 蛋白质。在 ICU 期间和出 ICU 后，应结合运动提供较高的蛋白质 / 热量指标。出 ICU 后，蛋白质指标的实现比热量指标的实现更困难，特别是在去除鼻饲管后。出院后，很可能需要长时间的高剂量蛋白质和高热量喂养来优化结果，在这个时期高蛋白质的口服营养补充可能是必要的。

肠内喂养有利于肠道的完整性、免疫功能和微生物组成。然而，肠道功能下降和不同的营养吸收速度可能导致胃肠道不良反应和危重患者的热量摄入不足。最近，有研究提出，临床医师与其关注危重患者的总热量传递，还不如关注肠内和 / 或肠外营养的蛋白质剂量，建议每天至少提供 1.5 ~ 1.8g/kg 蛋白质。如果肠内营养不能达到这样的蛋白质剂量，则推荐使用肠外营养提供氨基酸。然而，这些数据大多是在危重的年轻人中获得的，而在老年危重患者中缺乏具体的数据。

老年患者在进入 ICU 时更容易出现肾功能障碍和肾功能衰竭。这为提供足够的蛋白质营养提出了额外的挑战。一般来说，如果患者正在接受肾替代治疗，蛋白质的需求量就会增加，目前的建议蛋白质的摄入量可达 2.5g/（kg·d）。对于肾功能中度受损的患者，在病情稳定的情况下，一般推荐蛋白质摄入量为 0.8g/（kg·d），而在疾病期间，建议增加蛋白质摄入量至 1g/（kg·d），以满足较高的需求量。重要的是，在肾功能不全的危重症患者中补充氨基酸并未发现使肾功能不全持续恶化。

随着患者开始从危重疾病中恢复，并从重症监护病房转移到非重症监护病房，他们也将开始从肠内管饲和 / 或联合肠外营养过渡到标准的静脉输液治疗，并在可耐受的情况下转为口服饮食。在老年患者住院期间，即使在非重症监护病房，营养不良的患病率和风险也很高。当患者从危重症和卧床状态改善到可以活动和参加康复计划时，应额外考虑增加的能量和蛋白质需求。在该阶段的蛋白质补充量尚无临床研究数据及指南推荐。

随着患者从住院中恢复，应采取护理措施，以鼓励出院后适当摄入蛋白质。研究报道了30天的蛋白质补充（每天两次，每次20g）方案是可行的，以利于老年患者在急性疾病住院治疗后增加身体功能。补充蛋白质/氨基酸对骨骼肌健康的益处已被证明在2~3周的时间内可在临床人群或临床环境模型中实现。需要更多的研究来确定在住院期间补充是否可行，以及出院后补充是否会提供功能上的好处，并减少更长住院时间的危重患者的再次住院。

综上所述，针对老年患者危重疾病不同阶段，均应积极评估患者的营养状态并给予适当的营养支持治疗。进一步的临床研究需要确定从危重症中恢复的老年患者应摄入多少蛋白质，才能更好地促进他们在出院后生理功能恢复和认知功能及独立性的改善。

（严　静　周飞虎　覃铁和　袁世荧　艾宇航　马晓春　张西京　杨云梅
周发春　蔡国龙　王美霞　康红军　颜默磊　李　涛　孙楠楠）

参考文献

[1] United Nations. Population Division Department of Economic and Social Affairs：World Population Ageing 2013 [M]. New York，2013.

[2] Zivot JB. Elderly Patients in the ICU Worth It or Not?[J]. Crit Care Med，2016，44（4）：842-384.

[3] Valley TS，Sjoding MW，Ryan AM，et al. Association of intensive care unit admission with mortality among older patients withpneumonia [J]. JAMA. 2015，314（12）：1272-1279.

[4] Guidet B，Leblanc G，Simon T，et al. Effect of Systematic Intensive Care Unit Triage on Long-term Mortality Among Critically Ill Elderly Patients in France：A Randomized Clinical Trial[J].JAMA，2017，318(15)：1450-1459.

[5] Flaatten H，de Lange DW，Artigas A，et al. The status of intensive care medicine research and a future agenda for very old patients in the ICU [J]. Intensive Care Med，2017，43（9）：1319-1328.

[6] Chin-Yee N，D' Egidio G，Thavorn K，et al. Cost analysis of the very elderly admitted to intensive care units [J]. Crit Care，2017，21（1）：109.

[7] Andersen FH，Flaatten H，Klepstad P，et al. Long-term survival and quality of life after intensive care for patients 80 years of age or older [J]. Ann Intensive Care，2015，5（1）：53.

[8] Ball IM，Bagshaw SM，Burns KE，et al. Outcomes of elderly critically ill medical and surgical patients：a multicentre cohort study [J]. Can J Anaesth，2017，64（3）：260-269.

[9] Heyland DK，Garland A，Bagshaw SM，et al. Recovery after critical illness in patients aged 80 years or older：a multi-center prospective observational cohort study [J]. Intensive Care Med，2015，41（11）：1911-1920.

[10] Docherty A，Lone N，Anderson N，et al. Epidemiology and outcomes of older patients admitted to Scottish intensive care units：a national database linkage study [J]. Lancet，2015，385 Suppl 1：S33.

[11] Diego, Marcos-Pérez, María, et al. Frailty in Older Adults Is Associated With Plasma Concentrations of Inflammatory Mediators but Not With Lymphocyte Subpopulations. [J]. Frontiers in immunology, 2018, 9 : 1056.

[12] Pansarasa O, Pistono C, Davin A, et al. Altered immune system in frailty: Genetics and diet may influence inflammation [J]. Agng research reviews, 2019, 54 : 100935.

[13] Soysal P, Veronese N, Thompson T, et al. Relationship between depression and frailty in older adults: A systematic review and meta-analysis [J]. Agng Research Reviews, 2017, 36 : 78-87.

[14] Pae M, Wu D. Nutritional modulation of age-related changes in the immune system and risk of infection [J]. Nutr Res, 2017, 41 : 14–35.

[15] Bruyère, Olivier, Cavalier E, Buckinx F, et al. Relevance of vitamin D in the pathogenesis and therapy of frailty [J]. Current Opinion in Clinical Nutrition & Metabolic Care, 2017, 20 (1): 26-29.

[16] Jayanama K, Theou O, Blodgett J M, et al. Frailty, nutrition-related parameters, and mortality across the adult age spectrum [J]. BMC Medicine, 2018, 16 (1): 188.

[17] Calder P C, Bosco N, Bourdet-Sicard R, et al. Health relevance of the modification of low grade inflammation in ageing (inflammageing) and the role of nutrition [J]. Ageing Research Reviews, 2017, 40 : 95-119.

[18] Dedeyne L, Deschodt M, et al. Effects of multi-domain interventions in (pre) frail elderly on frailty, functional, and cognitive status: a systematic review [J]. Clin Interv Aging, 2017, 12 : 873–896.

[19] Xie J, Wang H, Kang Y, et al.The Epidemiology of Sepsis in Chinese ICUs: A National Cross-Sectional Survey [J] .Crit Care Med, 2019.

[20] Lee ZY, Heyland DK. Determination of Nutrition Risk and Status in Critically Ill Patients: What Are Our Considerations? [J]. Nutrition in Clinical Practice, 2018 (2): 1-16.

[21] Valentini A, Federici M, Cianfarani M A, et al. Frailty and nutritional status in older people: the Mini Nutritional Assessment as a screening tool for the identification of frail subjects "Corrigendum" [J]. Clinical Interventions in Aging, 2018, Volume 13 : 1631-1632.

[22] Charles L, Gabriel W, Ka C, et al. Association between Malnutrition and 28-Day Mortality and Intensive Care Length-of-Stay in the Critically Ill: A Prospective Cohort Study [J]. Nutrients, 2018, 10 (1): 10.

[23] Deer RR, E Volpi. Protein Requirements in Critically Ill Older Adults [J]. Nutrients, 2018, 10 (3): 378.

[24] van ZantenARH, E De Waele, PE Wischmeyer. Nutrition therapy and critical illness: practical guidance for the ICU, post-ICU, and long-term convalescence phases [J]. Crit Care, 2019, 23 (1): 368.

[25] Yaseen M. Arabi, Michael P. Casaer, Marianne Chapman, et al. The intensive care medicine research agenda in nutrition and metabolism [J]. Intensive Care Medicine, 2017, 43 (9): 1239-1256.

[26] Heyland, DK, R Stapleton, C Compher. Should We Prescribe More Protein to Critically Ill Patients? [J]. Nutrients, 2018, 10 (4) .

［27］Heyland D K，Day A，Clarke G J，et al．Nutrition and Exercise in Critical Illness Trial（NEXIS Trial）：a protocol of a multicentred，randomised controlled trial of combined cycle ergometry and amino acid supplementation commenced early during critical illness［J］．BMJ Open，2019，9（7）．

［28］Heyland D K，Patel J，Bear D，et al．The Effect of Higher Protein Dosing in Critically Ill Patients：A Multicenter Registry- Based Randomized Trial：The EFFORT Trial［J］．Journal of Parenteral and Enteral Nutrition，2018，43（3）：326-334.

附：

中国老年医学学会重症医学分会简介

2017 年 4 月 16 日，在中国老年医学学会的倡导和大力支持下，经过重症分会组建筹委会全体同仁的共同努力，中国老年医学学会重症医学分会正式成立。现已发展成为包括全国 30 多个省近 200 人的重症领域专家团队。自成立之日起，分会积极开展老年重症医学研究、学术交流、人才培养、业务指导以及相关标准和专家共识的制定等工作，探索老年重症医学发展规律、老年人重症医学相关的疾病防治对策。2020 年新型冠状病毒肺炎出现以来，我会多名委员作为专家成员奔赴湖北等地抗击疫情的第一线工作，包括黄晓波教授、朱桂军教授、郑瑞强教授、李景辉教授、刘学政教授、许向华教授、张莉教授、张汝峰教授等专家。2020 年 6 月，由严静会长牵头，多名教授参与的《老年重症新型冠状病毒肺炎治疗专家共识》发布，第一时间为老年重症新冠肺炎患者的诊治提供指导意见。

会　长：严　静

副会长：周飞虎　艾宇航　马晓春　覃铁和　杨云梅　袁世荧　张西京　周发春

总干事：蔡国龙

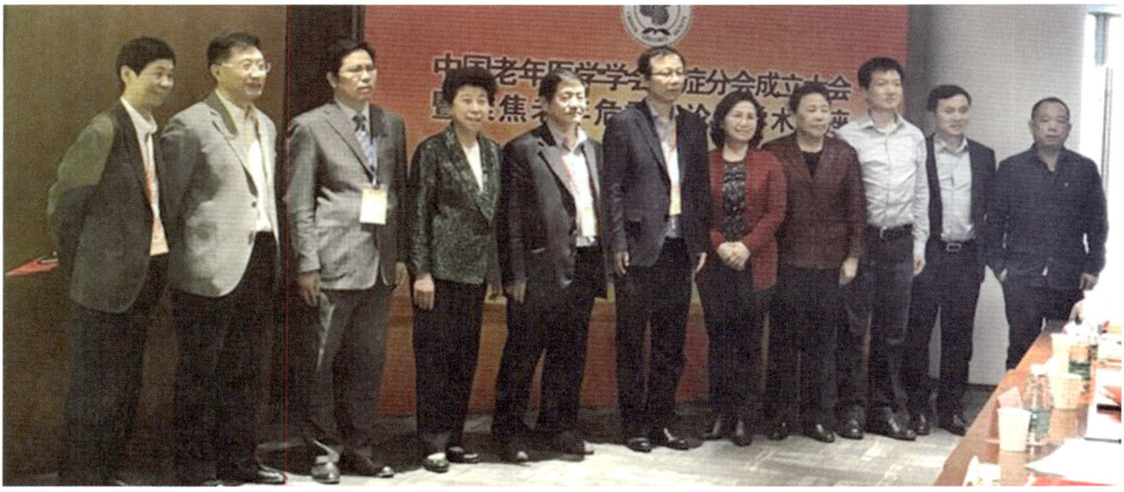

33 老年血液医学与科技创新

中国老年医学学会血液学分会

一、白血病

（一）急性早幼粒细胞白血病治疗进展

血液系统恶性肿瘤发病率呈迅速上升趋势。经过多年创新研究，筛选恶性血液系统疾病分子药靶，探索疾病靶向干预措施，为白血病、淋巴瘤等疾病治疗开辟新契机。项目组聚焦急性早幼粒细胞白血病（APL）、慢性髓系白血病（CML）以及恶性淋巴瘤（MA）等血液系统发病率较高的疾病，以及危害人民群众身体健康的病症，通过多年的努力攻关，取得一定成绩。

1. 探索全反式视黄酸联合砷剂作为急性早幼粒细胞白血病治疗的一线方案　上海交通大学医学院附属瑞金医院（以下简称瑞金医院）血液科、上海血液学研究所在国际上率先采用全反式视黄酸（all-trahsretinoicacid，ATRA）和三氧化二砷（ATO）联合治疗初发急性早幼粒细胞白血病，取得了很好的疗效，获得国际血液学界的一致认可，被誉为“上海方案”。

（1）中国急性早幼粒细胞白血病 10 年临床随访数据，制定了《中国急性早幼粒细胞白血病诊疗指南（2018 版）》，同时也被纳入欧洲指南，造福全球患者。

由于瑞金医院血液科是国际上最早开展 ATRA 和 ATO 联合（“上海方案”）治疗初发 APL 的单位，故积累了大量长期随访的患者，为论证“上海方案”的优越性奠定了临床基础。我们首次报道了 ATRA 和 ATO 联合治疗 APL 长达 10 年的随访数据，10 年总生存（OS）率和无病生存率分别高达 86% 和 87%。多因素分析表明，高白细胞计数是唯一的不良预后因素，说明 ATO 的加入可克服 FLT3-ITD 对预后的影响。与国外不含砷剂的治疗方案相比，ATRA 和 ATO 联合治疗初发 APL 可获得更高的疗效，尤其是低中危组疗效显著。《急性早幼粒细胞白血病中国诊疗指南（2018 年版）》，被欧洲白血病网（ELN）2018 年《APL 诊疗指南》所引用，该指南 2018 年发表在 *Blood* 上。

（2）发现 ATRA+ATO 联合治疗 APL，具有生存期长、生活质量高、安全性好、无蓄积等特点，进一步推动了传统中药砷剂成为成人甚至老年人和儿童 APL 的一线治疗方案。

由于砷是已知的致癌物质，而西方国家应用 ATO 较晚，故关于 ATO 的长期不良反应和导致二次肿瘤的报道非常少，使得其在 APL 的一线治疗中尚存在争议。本项目组不仅长期关注 ATO 在治疗 APL 中的有效性，还关注了其安全性，对应用“上海方案”治疗的患者进行了最长达 12 年的随访，结果表明，ATRA 和 ATO 联合治疗 APL，具有生存期长（尤其在低中危患者中）、生活质量高、安全性好（未发现显著的 ATO 慢性不良反应及二次肿瘤）、无蓄积（停止治疗后的患者体内总砷水平与健康对照组相比无差异）等特点。

我院 2014 年美国血液学会（ASH）年会上首次做了大会口头报告，随后发表在 2016 年 *Blood* 上，并陆续被 *Cancer Cell*、*Leukemia* 等多篇杂志引用，证明治疗剂量的 ATO 具有很高的安全性。2016 年 ASH 教育专题报告在“*Is ATO Our Knight in Shining Armor*”专题演讲中也引用本成果，肯定了该研究在 ATO 慢性不良反应监测方面的贡献。我们的研究使砷剂的安全性得到证实，进一步推动了砷剂成为成人甚至老年人和儿童 APL 的一线治疗方案。

2．揭示 APL 致病融合蛋白调控的关键靶基因的机制和功能　我们在前期利用高通量技术解析 APL 受累的融合蛋白 PML/RARα 在全基因组的结合规律（*Cancer Cell 2010*）的基础上，针对其中的一系列的关键靶基因进一步从深度上揭示它们参与 APL 发病和治疗的分子机制。这些发现为诠释白血病的发病特征、发生机制及指导临床治疗提供了有力的理论依据。

（1）首次报道 PML/RARα 除了经典的转录抑制功能外，还具有激活功能，通过异常激活凝血因子基因造成 APL 患者的异常出凝血特征，为避免高危 APL 患者出现早期死亡提供了理论依据。

临床上，APL患者起病时常伴有严重出血并发症，是患者早期死亡的主要原因，然而引起该并发症的机制尚不清楚。PML/RARα 全基因组学水平的靶基因研究提示，编码参与启动凝血机制的关键蛋白——组织因子（tissue factor，TF）的基因是 PML/RARα 的靶基因之一，同时 TF 基因在 APL 细胞中表现为异常高表达。然而 PML/RARα 作为一个传统的转录抑制子是如何激活 TF 基因的表达呢？我们在 *PNAS* 发表了论著，精确定位了 PML/RARα 复合物在 TF 基因启动子区域的结合位点，发现 PML/RARα 除了经典的转录抑制功能外，还能通过和其他蛋白相互作用间接激活 TF 基因的表达。

（2）针对白血病干细胞（leukemia stem cells，LSCs）的急性髓细胞白血病的新型治疗策略的研究，揭示了 Fenretinide 具有特异性杀伤白血病干细胞、抑制其在动物体内重建的潜能，对提高白血病的治疗效果、探索与开发新的治疗方案有着积极的理论意义。

研究发现视黄酸衍生物 Fenretinide 具有特异性杀伤白血病干细胞的特性，从而为提高 AML 治疗的效果提供了候选药物。我们基于 ATRA 对 APL 治疗的高效及视黄酸类化合物的低毒性等特性，进一步筛选视黄酸衍生物，发现 Fenretinide 和常规的视黄酸不同，其诱导白血病细胞株发生凋亡而非分化。更有意义的是，应用高通量组学技术，我们发现 Fenretinide 通过激活细胞内活性氧（reactive oxygen species，ROS）水平，上调应急相关调控因子核转录因子红系 2 相关因子 2 和热休克转录因子而诱导凋亡。在此基础上，我们进一步以白血病干细胞不能被常规 AML 化疗药物清除而常常导致 AML 治疗失败为切入点，利用白血病干细胞和正常造血干细胞对 ROS 敏感性不同的特征，通过分子、细胞和动物实验，观察 Fenretinide 对分选的 AML 患者不同亚群细胞的作用。我们的研究揭示了 Fenretinide 具有特异性杀伤白血病干细胞、抑制其在动物体内重建的潜能，同时发现 Fenretinide 通过诱导 ROS 生成而抑制核因子 κB（NF-κB）和 Wnt 信号通路，从而特异性靶向白血病干细胞的分子机制。这一研究对探索与开发靶向清除 LSCs 的药物以及改善白血病治疗有着积极的实际意义。这些成果对提高白血病的治疗效果、探索与开发新的治疗方案有着积极的理论意义。

（二）慢性髓细胞白血病

慢性髓细胞白血病（CML）简称慢粒，以髓系细胞慢性增殖为特点，其外周血以粒细胞计数增高和出现各阶段幼稚粒细胞为特征。发病率占所有白血病的 15% ~ 20%，95% 的慢粒患者骨髓中检测到 Ph 染色体，即 *t*（9；22）（q34；q11），并可发现 *BCR/ABL* 融合基因。*BCR/ABL* 融合基因产物，被确认为 CML 发病的根本病因，所以成为目前研究的治疗靶点。我们治疗 CML 的主要目的是达到细胞遗传学缓解（使 Ph+ 细胞消失）和分子生物学缓解（使 *BCR/ABL* 融合基因消失），争取让患者能够长期带病生存。我们中心随访了上海 2001—2006 年 615 例新诊断的慢性粒细胞白血病患者，伊马替尼组的总体疗效高于羟基脲和干扰素 -α 组。同时，在伊马替尼组，慢性期患者的所有缓解率均显著高于加速期或急变期患者。该研究成果发表在 2010 年 *Journal of experimental & clinical cancer research* 上。成果被 *Leukemia & Lymphoma* 等国际性杂志引用十余次，作为大规模的临床研究为伊马替尼在中国作为 CML 的一线治疗药物提供了扎实的依据。

二、淋巴瘤疾病

淋巴瘤是全球十大高发肿瘤，严重危害人类健康。分会聚焦于淋巴瘤的分子机制和靶向治疗的研究和应用，临床与科研密切结合，注重创新转化和应用推广，着眼于具有临床实际应用潜力的分子靶点和治疗途径开展系列研究，提出解决相关临床治疗问题的新方法和新策略，积极建设全国临床多中心合作网络，进行临床实践探索，取得了一系列重要成果。

（一）聚焦鲜明亚洲特点的侵袭性淋巴瘤，研究恶性淋巴细胞转化的分子机制

将具有鲜明亚洲地域特点的侵袭性淋巴瘤作为切入点，研究恶性淋巴细胞转化的分子机制，筛选淋巴瘤疾病进展的新标志。

1. NK/T 细胞淋巴瘤（NKTCL） NKTCL 是一种 CD56+/cytoCD3+ 淋巴细胞恶性增殖的特殊类型淋巴瘤，与 EB 病毒感染密切相关，亚洲地区高发，疾病凶险，预后极差，进展期患者五年生存率只有 20%。NKTCL 的发病机制尚不清楚。我们针对这一具有独特地域性的血液肿瘤进行了基因组学研究，发现 RNA 调控的重要基因——RNA 解旋酶 DDX3X 基因在 NKTCL 患者中存在高频突变，其他高频突变基因还包括抑癌基因（*TP53* 和 *MGA*）、JAK-STAT 通路相关基因（*STAT3* 和 *STAT5B*）和表观遗传学调控基因（*MLL2*、*ARID1A*、*EP300* 和 *ASXL3*）。进一步功能研究显示，*DDX3X* 突变赋予肿瘤细胞恶性增殖的能力，并导致淋巴细胞关键细胞信号通路 NF-κB 和促分裂原活化的蛋白激酶（MAPK）通路的异常激活，两者在 NKTCL 的发病中发挥主要作用。更重要的是，存在 DDX3X 和 TP53 基因突变的患者治疗效果很差，我们建立了基于国际预后指数（IPI）联合基因突变的临床 - 生物学标志新体系，提示在今后治疗中对高危患者需要采取更为积极有效的治疗方案。该研究结果为 NKTCL 的预后预测提供了新的分子标志和药物靶点，为后续开展 NKTCL 靶向治疗的探索提供了切实的理论基础。*Nature Genetics* 以封面“Highlights”报道了这项研究结果，这也是迄今为止 NKTCL 最全面系统的基因组学图谱。

2. 外周 T 细胞淋巴瘤（PTCL） PTCL 是另一种亚洲地区常见的侵袭性淋巴瘤类型，患者的五年生存率一般在 30% 左右，国际上对其分子机制的研究较少。微小 RNAs（miRNAs）是抑癌基因和 / 或癌基因的重要调控因子之一。PTCL 中 miRNA187 和 miRNA181 显著高表达，前者与患者发病时高肿瘤 Ki67 指数、高血清乳酸脱氢酶（LDH）水平、高临床 IPI 分期相关，后者与患者化疗敏感性和不良预后相关。进一步机制研究显示，miRNA187 下调抑癌基因 *Dab2*，减少 *Dab2* 和 *Grb2* 的相互作用，导致 Ras 激活、ERK 和 AKT 磷酸化 / 激活。我们不仅发现了 T 细胞淋巴瘤化疗敏感性的重要分子标志，也在国际上率先报道了 miRNA/Ras 轴在 PTCL 疾病进展中的关键作用。

（二）紧扣恶性淋巴细胞生物学行为，发现具有临床应用潜力的治疗新靶点

淋巴瘤异质性高，缺乏特征性的融合蛋白，药物靶点亟待阐明。淋巴细胞生物学行为改变对于淋巴瘤发生发展起着相当关键的作用。以生物学行为这一独特角度，密切结合恶性淋巴瘤细胞自噬异常和凋亡受抑等病理生理学特点，国际上首先报道调控自噬和凋亡的相关分子 / 途径与靶向药物组蛋白脱乙酰酶抑制剂（HDACI）敏感性的关系，为临床设计淋

巴瘤的靶向治疗方案提供新靶点。

1．淋巴瘤细胞自噬相关分子标志　运用高通量 ILLUMINA CNV 610K 芯片对 25 例弥漫大 B 细胞淋巴瘤（DLBCL）、20 例 PTCL 和 10 例反应性增生患者淋巴结样本进行检测。与反应性增生相比，淋巴瘤具有 4 509 个 CNV 变异，KEGG 通路聚集进一步提示 293 个变异累及 155 个钙信号通路，其中 9 个基因与线粒体钙信号相关，包括腺嘌呤核苷酸转运体家族基因（*SLC25A31*、*SLC25A4* 和 *SLC25A6*）、钠 / 钙转换家族基因（*SLC8A1*、*SLC8A2* 和 *SLC8A3*）、肽基脯氨酰顺反异构酶 D（PPID）家族基因（位于线粒体内膜的 PPIF）和电压依赖性阴离子通道（VDAC）家族基因（位于线粒体外膜的 VDAC1、VDAC2）。32% 的 DLBCL 和 20% 的 PTCL 患者存在上述基因的异常。相应地，基因表达谱证实 DLBCL 和 PTCL 中钙信号通路调控异常。组蛋白脱乙酰酶抑制剂（HDACI）丙戊酸（VPA）通过降低肌醇三磷酸（IP3）水平，介导线粒体钙离子通道阻滞，进而激活 AMPK 通路，抑制下游 mTOR 通路，与化疗药物相互作用，协同诱导淋巴瘤细胞自噬。更重要的是，VPA 能够下调 Jurkat 和 SU-DHL-4 细胞线粒体钙信号基因 *SLC25A31* 的表达。在 Jurkat 和 SU-DHL-4 细胞构建的小鼠移植瘤模型中，VPA 和阿霉素联合治疗促进 IP3 介导的细胞钙离子缺失和 AMPK 激活，诱导细胞自噬，减缓淋巴瘤生长。上述结果也为淋巴瘤分层治疗以及精确的靶向治疗提供了新的自噬相关的药物作用靶点。

2．淋巴瘤细胞凋亡相关分子标志　凋亡异常是肿瘤进展和耐药的重要因素。细胞凋亡主要通过两个途径：外源性途径和内源性途径。外源性途径起始于跨膜凋亡受体的连结，从而激活胱天蛋白酶 -8（Caspase-8），引起细胞凋亡。Fas 和 Fas 配体（FasL）是最重要的跨膜凋亡受体之一，受 FLICE 抑制蛋白（FLIP）的调控。我们创新性地应用激光微切割技术直接选取淋巴瘤细胞，通过定量 PCR 进行基因表达检测，这一方法极大地提高了检测的特异度和灵敏度，始终贯彻于整个分子药靶的探索过程中。研究结果证实，T 细胞淋巴瘤高表达 FLIP，相应低表达 TRAIL/DR5，并与患者血清 LDH 水平和高危 IPI 分期密切相关。T 淋巴瘤细胞株中，分子阻断 FLIP 能够提高 TRAIL/DR5 表达，增强 T 淋巴瘤细胞凋亡以及细胞对化疗药物的敏感性。然而 VPA 和辛二酰苯胺氧肟酸（suberoylanilide hydroxamic acid，SAHA）可通过抑制 NF-κB 信号通路和干扰 P50 与 FLIP 启动子的相互作用，下调 FLIP 表达，诱导 T 淋巴瘤细胞发生外源性凋亡。小鼠 T 淋巴瘤移植瘤模型中，口服 VPA 治疗可抑制 HDAC1/P50/FLIP 轴，上调 TRAIL/DR5 表达，从而显著抑制肿瘤生长，诱导肿瘤细胞原位凋亡。上述标志是淋巴瘤又一个重要的预后指标和治疗靶点。

3．淋巴瘤细胞代谢相关分子标志　MYC 癌蛋白在 T 细胞淋巴瘤发生发展中具有关键作用。然而，MYC 在恶性淋巴细胞中的调控分子机制、关键信号通路和相应靶向治疗策略亟待研究。我们对 45 例患者血清代谢组学检测结果显示，患者存在胆碱代谢异常，主要是因为胆碱激酶 αa（Chokα）高表达导致的。T 淋巴瘤细胞株中，药物性或分子阻断 Chokα，能够显著降低 Ras-GTP 活性，抑制 AKT 和 ERK 磷酸化、MYC 癌蛋白表达，导致胆碱代谢的恢复和肿瘤细胞凋亡 / 坏死。小鼠 T 淋巴瘤移植瘤中，Chokαa 抑制剂 CK37 能够显著延缓肿瘤生长，下调 MYC 蛋白水平，提高 LysoPC 水平，诱导原位细胞凋亡 / 坏死。另一方面，MYC 蛋白调控下游胆碱通路关键酶 PCYT1A，与淋巴瘤疾病进展密切相关。脂质调控药物小檗碱特异性地抑制 MYC 下游的 PCYT1A 水平，促进淋巴瘤细胞线粒体凋亡和细胞坏死，显著抑制淋巴瘤生长。因此，靶向肿瘤胆碱代谢是治疗 MYC 相关淋巴瘤的一种新策略，研究结果发表于 *Blood Cancer J*，并连续在第 56 届和第 57 届美国血液学年会上进行口头报告。

（三）原创性靶向关键细胞信号通路，拓展淋巴瘤靶向治疗的新方法和新策略

深入研究非化疗药物对淋巴瘤的潜在疗效，在国际上率先提出组蛋白脱乙酰酶抑制剂、蛋白酶体抑制剂和 AMPK/mTOR 通路调控药物针对淋巴瘤细胞重要信号途径的治疗新方法，积极实施临床推广。率先证实植物提取物毛萼乙素等的淋巴瘤靶向治疗作用，为天然产物药效成分成为国际认可的抗淋巴瘤药物奠定基础。率先发现肿瘤血管增生与患者预后、疾病侵袭性和药物敏感性的关系，强烈提示肿瘤和肿瘤血管相互作用诱发的肿瘤“基质”促“癌”性可被血管靶向药物成功阻断，为淋巴瘤靶向治疗提供新策略。

1. 现有细胞信号通路抑制剂的靶向治疗　组蛋白脱乙酰酶抑制剂（HDACI）可阻断由于 HDAC 募集功能紊乱而导致的基因表达受抑，有显著促凋亡的抗肿瘤效应。我们最近在国际上首先报道 HDACI 丙戊酸（VPA）能够通过肌醇三磷酸介导的 AMPK 通路激活机制，抑制下游 mTOR 通路，诱导肿瘤细胞自噬，提高淋巴瘤对化疗药物的敏感性，VPA 联合传统化疗药物可作为一种很有前景的淋巴瘤治疗途径。同时，蛋白酶体抑制剂硼替佐米能显著下调 miRNA187 及其下游的 Ras、AKT 和 ERK 通路，促进化疗药物的抗肿瘤作用，在 Jurkat 细胞构建的小鼠移植瘤模型中，硼替佐米对 miRNA187 高表达肿瘤的抑制作用更强，并伴有 miRNA187 的显著下调。证实联合靶向 AKT 和 ERK 通路也是治疗淋巴瘤极具潜力的治疗方法，相关结果发表于国际血液学权威杂志 *Leukemia* 后，我们启动了全国多中心临床试验（NCT02542111），硼替佐米联合方案显著提高了复发难治淋巴瘤患者的疗效。

2. 具有自主产权的药物研发　降糖药物二甲双胍通过下调 mTOR 通路，显著抑制淋巴瘤细胞和小鼠移植淋巴瘤的生长，且不对正常造血细胞产生毒性，口服同样有效。相关结果被药学权威综述杂志 *Trends in pharmacological sciences* 引用，同时获得国家发明专利一项（ZL 201110282718.0）。我们创新性地设计了只特异性下调促肿瘤活性的 PRDM1β 异构体表达的小干扰 RNA，使淋巴瘤细胞对化疗敏感性增加，亦获得国家发明专利一项（ZL 201010127886.8）。天然产物是祖国药物的宝藏，毛萼乙素是一种从分布于我国西南部的常绿植物疏花毛萼香茶菜中纯化出的对映贝壳杉烷类化合物，来源丰富，纯化工艺成熟。毛

萼乙素能有效诱导一系列淋巴瘤细胞株凋亡，在小鼠移植瘤模型上也能显著抑制肿瘤生长。与联合靶向药物相似，毛萼乙素通过联合靶向 NF-κB 和 AKT 通路，诱导淋巴瘤细胞凋亡，且不损伤正常造血干细胞，也为该药进入临床研发奠定了理论基础，相关成果获得国家发明专利一项（ZL 200510110089.8）。

综上所述，紧扣“淋巴细胞恶性转化分子机制和靶向治疗”的研究主题，重视学科建设和临床实践，建立并完善了淋巴瘤临床诊治和科研攻关密切结合的临床科研综合团队。在 *Nature Genetics*、*Autophagy*、*Leukemia* 等国内外核心期刊发表论文 77 篇，影响因子 124 分，他引 301 次，包括国际顶尖杂志 *New Eng J Med*、*Nat Med*、*Lancet*、*Lancet Oncol* 等。获得国家发明专利 2 项，参与制定血液病中国专家共识 6 项，编写血液核心教材 9 本，举办国内外学术会议 10 次，继续教育学习班 29 次，学员共计 7 000 余人次，培养博士和硕士 185 名，教学辐射至全国 30 余个省自治区。培养“教育部长江学者特聘教授”“国家杰出青年科学基金”“国家百千万人才工程”等国家和省部级人才。承担国家 863 重大项目、国家基金委及省部级重点项目十项。成果已推广覆盖至全国 30 家主要血液病医疗机构开展临床应用，获得“上海市巾帼创新奖”。学科成为国家临床重点学科、上海市“重中之重”临床医学中心和临床重点学科，显著提升学科在国际国内的学术地位。

三、多发性骨髓瘤

多发性骨髓瘤（multiple myeloma，MM）是以骨髓浆细胞克隆性增殖为特征的恶性血液肿瘤，其发病机制复杂，异质性强。目前认为 MM 的发生和进展是一个多步骤过程，其间发生了一系列的细胞遗传学改变。蛋白酶体抑制剂以及免疫调节剂等新型药物的应用显著改善了 MM 患者的预后，但大多数患者最终仍会出现复发和耐药。肿瘤细胞通常发生 mRNA 的异常可变剪切（alternative splicing，AS），由此产生的非经典的或者肿瘤特异性的 mRNA 转录本可以导致抑癌基因的失活以及癌基因相关通路的激活。异常的可变剪切作为癌症的新标志，参与多种肿瘤恶性事件，包括血管生成、侵袭和转移、免疫破坏和细胞异常代谢等。

（一）梳理 MM 临床特点，开展细胞生物学检测，引入 CAR-T 新治疗手段

自 2015 年起全面汇总分析了 MM 患者的临床特点，并对所有患者开展高危细胞遗传学 FISH 检查，并整理了针对年轻以及老年 MM 患者的两套整体治疗方案。由于 MM 无法治愈，患者在反复缓解和复发中出现耐药，亟须开发新的治疗手段。嵌合抗原受体 T 细胞免疫疗法（chimeric antigen receptor T-cell immunotherapy，CAR-T）无疑是近年来血液肿瘤方面最有潜力的治疗手段。由陈赛娟院士和糜坚青教授牵头的 I 期临床试验，靶向 BCMA 的

CAR-T 细胞免疫治疗 17 例复发难治性（R/R）MM 患者，总有效率达 88.2%，主要不良反应细胞因子释放综合征（cytokine release syndrome，CRS）可控。其研究成果于 2019 年 4 月 15 日在美国科学院院刊上发表，为复发难治性 MM 患者的治疗提供了新的手段。

（二）紧密结合基础研究，为临床靶向治疗提供新靶点和新方法

可变剪切通过包含或排除特定的外显子，从一个基因中产生多种不同的 mRNA 和下游蛋白。95% 的多外显子基因均会发生可变剪切，这个过程由剪切小体催化（以核糖核蛋白 U1、U2、U4、U5 和 U6 为核心的复合体）。剪切小体由反式作用因子辅助，识别前体 mRNA 的顺式调节序列，指导剪切小体包含或排除特定外显子。作为最普遍的基因调控机制之一，可变剪切在蛋白质功能的复杂调控过程中有着至关重要的作用，而剪切调控异常与肿瘤密切相关。分会阎骅教授带领的团队汇总分析公共数据库中 3 个 MM 二代测序数据集，筛选异常表达的剪切因子。然后利用已建立的 MM 数据库对其中 9 个显著上调的剪切因子进行临床验证，发现 RBM39（RNA binding motif protein39）在 3 个数据库中均高表达，且与患者临床不良预后密切相关。在 MM 中异常表达的剪切因子，初步证实了剪切因子 RBM39 在 MM 中异常高表达，并参与促 MM 细胞增殖及抗凋亡等过程，且与临床不良预后密切相关。RBM39 作为一种富于丝 / 精氨酸（SR）的剪切分子，其是否能通过可变剪切的方式在 MM 中发挥生物学作用仍待进一步研究。我们在前期工作中初步验证了 RBM39 参与可变剪切，在后续的工作将进一步阐明 RBM39 在 MM 中发挥作用的具体机制，并探究靶向 RBM39 治疗 MM 的可行性，这些研究将为 MM 治疗药物的开发提供新的思路以及重要的理论基础。

（李军民　阎　骅　李啸杨　叶晨静　徐文彬　吴　超　俞　晴）

参考文献

[1] Zhu H，Hu J，Chen L，et al. The 12-year follow-up of survival，chronic adverse effects，and retention of arsenic in patients with acute promyelocytic leukemia [J]. Blood，2016，128（11）：1525-1528.

[2] Zhu H，Hu J，Li X，et al. All-trans retinoic acid and arsenic combination therapy benefits low-to-intermediate-risk patients with newly diagnosed acute promyelocyticleukaemia：a long-term follow-up based on multivariate analysis [J]. Br J Haematol，2015，171（2）：277-280.

[3] Wang AH，Wang YY，Yao Yey，et al. Summary of 615 patients of chronic myeloid leukemia in Shanghai from 2001 to 2006 [J]. J ExpClin Cancer Res，2010，29：20.

[4] Jiang L，Gu ZH，Yan ZX，et al. vbExome sequencing identifies somatic mutations of DDX3X in natural killer/T-cell lymphoma [J]. Nat Genet，2015，47（9）：1061-1066.

[5] Yan ZX，Wu LL，Xue K et al. MicroRNA187 overexpression is related to tumor progression and determines sensitivity to bortezomib in peripheral T-cell lymphoma [J]. Leukemia，2014，284：880-887.

[6] Ji MM，Wang L，Zhan Q，et al. Induction of autophagy by valproic acid enhanced lymphoma cell chemosensitivity through HDAC-independent and IP3-mediated PRKAA activation [J]. Autophagy，2015，1112：2160-2171.

[7] Zhang L，Chen QS，Xu PP，et al. Catechins induced acute promyelocytic leukemia cell apoptosis and triggered PML-RARα oncoproteindegradation [J]. J HematolOncol，2014，7：88.

[8] Tong Jia，Yu Qing，Xu Wenbin，et al. Montelukast enhances cytocidal effects of carfilzomib in multiplemyeloma by inhibiting mTOR pathway [J]. Cancer Biology and Therapy，2019，20（3）：381～390.

附：

中国老年医学学会血液学分会简介

中国老年医学学会血液学分会于2017年成立，成立后实行规范运作、科学管理，依法依规开展活动。血液学分会每两年举办一次主题论坛，2020年举办了以“老年血液病精准治疗”为主题的论坛并出版了相关会议汇编。

分会重视研究和制订相关的发展目标与规划，组织学术研讨，为老年血液病研究与交流搭建平台，拓展国际交流与合作；建立全国老年血液管理质量控制培训基地，为建设高素质的老年血液病诊治队伍服务；开展老年血液病临床新技术的咨询与科学论证、评估等技术服务。积极开展科研工作，进行关键技术和理论创新研究。

开展预防和科普知识宣教，普及老年血液病相关知识，提高老年血液病的治疗率、远期生存率及患者的生活质量。

开创性地依托于上海交通大学医学院附属瑞金医院血液科这一首个国内专科医联体，推动专科医联体内建立数据便利站，形成专科结构化、标准化的数据库，推动医联体大数据产生，以利于对老年血液学疾病医疗升级、人工智能应用、政府决策参考等。

会　长：李军民

副会长：朱宏丽　路　瑾　张凤奎　侯　明　常春康　宋永平　刘启发

总干事：张苏江

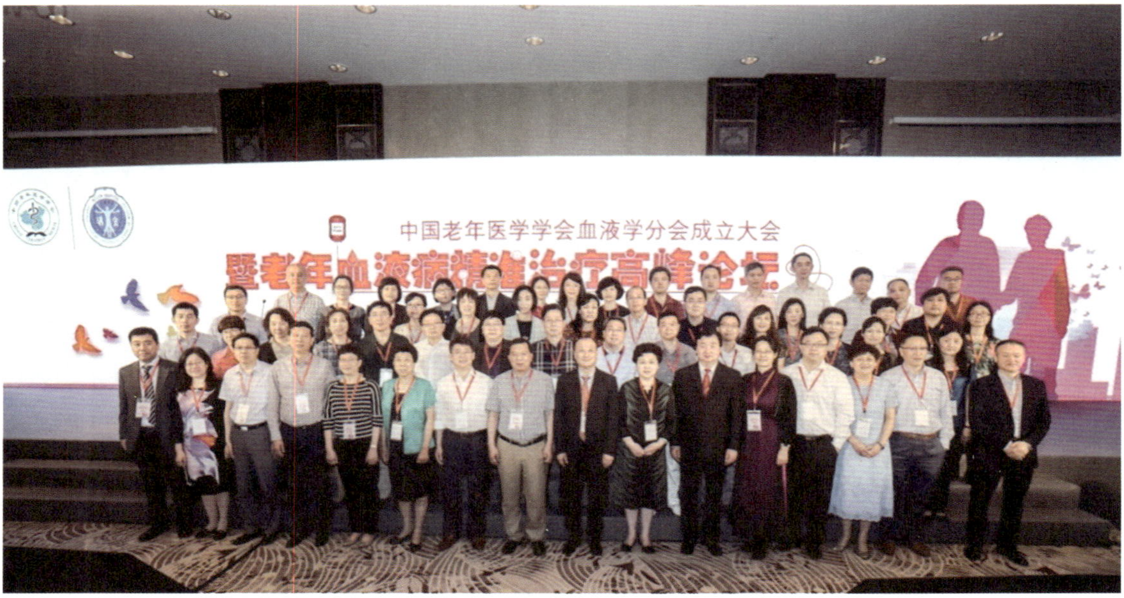
中国老年医学学会血液学分会成立大会
暨老年血液病精准治疗高峰论坛

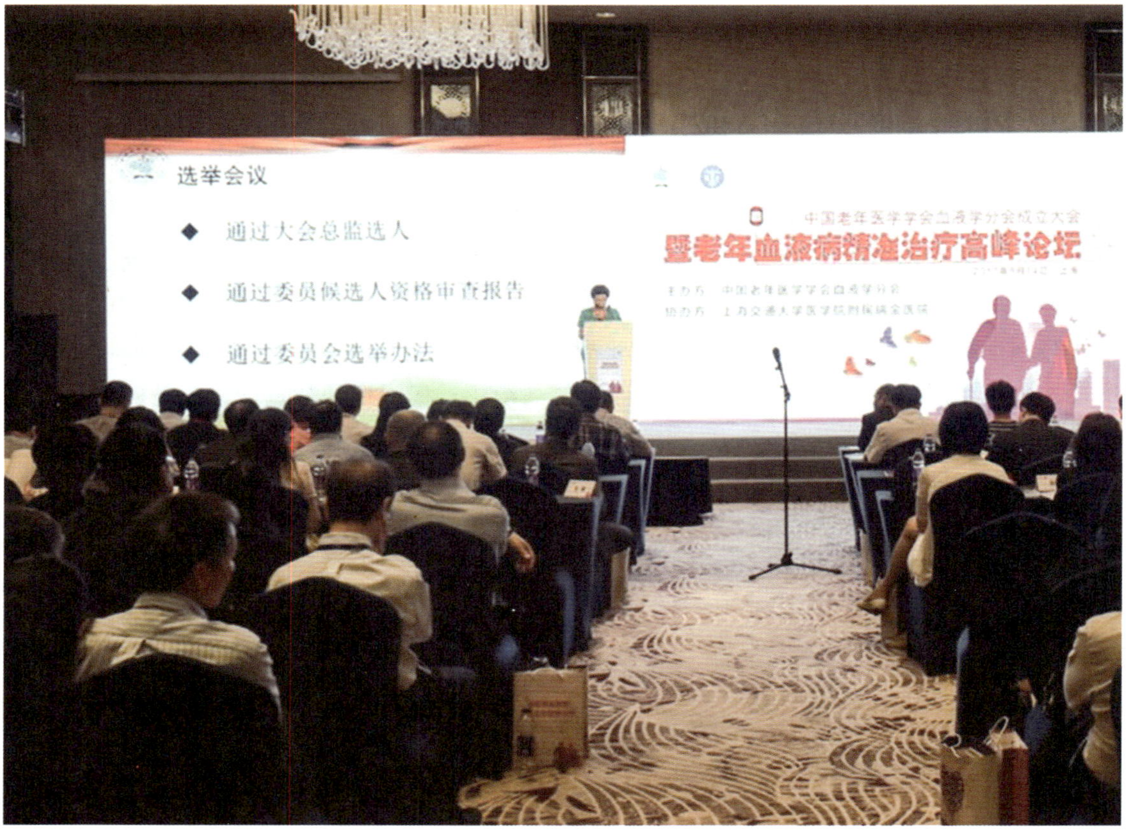
选举会议
通过大会总监选人
通过委员候选人资格审查报告
通过委员会选举办法
中国老年医学学会血液学分会成立大会
暨老年血液病精准治疗高峰论坛

34 老年周围血管疾病医学与科技创新

中国老年医学学会周围血管疾病管理分会

一、腹主动脉瘤

（一）流行病学

腹主动脉瘤（abdominal aortic aneurysm，AAA）是一种常见的危及生命的动脉退行性病变，目前相关指南以腹主动脉直径大于 3.0cm 为诊断标准。老年男性、吸烟、高血压是 AAA 的独立危险因素。既往在 60 岁以上人群，AAA 发病率在 1.6% ~ 7.2%；在过去的 20 年里，腹主动脉瘤在欧洲各国 65 岁以上的男性中发病率已经下降。而近年来的研究显示，≥ 60 岁老年男性 AAA 发病率为 1.2% ~ 3.3%。但是上述数据更多来源于欧美地区，既往认为 AAA 发病存在种族差异，亚洲人发病率低于欧美等国家，在我国一直尚无老年人群的 AAA 发病率数据。AAA 一旦破裂将危及患者生命，就当前全球报道显示，65 岁以上老年男性 1% ~ 3% 发生过 AAA 破裂；而 AAA 破裂的病死率高达 90% 以上。事实上，从 AAA 当前腔内治疗和开放治疗方式而言，是能够有效治疗的"良性"疾病；而且通过老年人群筛查后可获得有效随访，降低 AAA 病死率和增加救治率。

另外，我国人口老龄化问题严重，老年人人口数量逐年增长。2014 年我国 60 岁及以上老年人口有 2.12 亿人，占总人口的 15.5%，截至 2018 年底，我国 60 岁及以上老年人口约 2.49 亿，占总人口的 17.9%。基于老年 AAA 发病率的趋势，我国老年人群存在潜在大量的 AAA 患者。

（二）临床症状与诊断

1. 临床症状　多数患者无症状，常因其他原因查体或体检偶然发现。典型的 AAA 是一个腹部搏动性的包块，半数患者伴有血管杂音，少数患者有压迫症状，以上腹部饱胀不适为常见。症状性腹主动脉瘤多提示需要手术治疗，其症状主要包括以下几种。

（1）疼痛：为破裂前的常见症状，多位于脐周及中上腹部。动脉瘤侵犯腰椎时，可有腰骶部疼痛，若近期出现腹部或腰骶部剧烈疼痛，常提示瘤体濒临破裂。

（2）破裂：急性破裂的患者表现为腰背部剧烈疼痛，伴有休克表现，甚至在入院前即死亡。若破入后腹膜，局限性出血形成血肿，腹痛及失血性休克可持续数小时或数天，但血肿往往有再次破裂入腹腔致死的可能。瘤体还可破入下腔静脉，产生主动脉静脉瘘，可出现心力衰竭。瘤体偶尔可破入十二指肠引起胃肠道大出血。

（3）其他严重并发症：瘤体偶可形成急性血栓，血栓脱落可造成下肢动脉栓塞。十二指肠受压可发生肠梗阻，下腔静脉受压阻塞引起周围水肿。

2．诊断　基于病史，借助影像学检查均能确诊。其常用的影像学检查包括，彩色多普勒检查是 AAA 首选方案，且可作为疾病筛查和流行病学调查的有效方式；另外，CTA 检查作为最常用方法，可了解 AAA 的各种解剖情况，有利于手术方案的制订。此外，随着对 AAA 生物力学的认识，基于 4Dflow 的 MRI 评估以及计算机模拟的血流动力学评估，未来可能将成为精准化诊断和预测 AAA 的重要方式。此外，最新的影像技术新进展包括血管内超声（IVUS）技术，机器人辅助技术以及电磁（EM）导航追踪技术，这些新技术将推进腹主动脉瘤腔内治疗朝向更安全有效的方向发展。

（三）腹主动脉瘤的治疗

1．腹主动脉瘤治疗方式及预后　腹主动脉瘤的治疗包括药物治疗、外科手术治疗和腔内微创治疗。药物治疗以控制血压、心率、血脂和戒烟等措施可一定程度控制动脉瘤直径增加。腹主动脉瘤切除联合人工血管置换术，目前仍旧是经典术式且具有良好远期预后，尤其适合年轻、能够耐受外科手术以及瘤体解剖复杂的患者。腹主动脉瘤腔内修复术（EVAR）是微创手术方式，其特点是创伤小，尤其适合合并症多、高危风险的老年患者。总体来说，开放手术治疗和 EVAR 治疗远期生存、预后无统计学差异，5 年生存率约 70%；然而，近年来研究显示，EVAR 治疗的远期预后干预率较开放手术更高，因此腹主动脉瘤的 EVAR 治疗和开放手术治疗的选择，仍旧是当前以及未来需要继续关注问题。

2．EVAR 治疗方式及现状

（1）累及肾动脉和 / 或肠系膜上动脉的 EVAR 治疗：烟囱技术、平行支架技术、体外开窗技术、分支支架技术、八爪鱼技术以及新型内嵌式模块化分支技术。

（2）累及髂内动脉的腹主动脉瘤 EVAR 技术：三明治技术、IBD 技术和 Crossover 逆向分支技术重建髂内动脉。

（四）腹主动脉瘤筛查的意义

1. 我国 AAA 筛查的现状　既往我国有研究显示全体人群进行 AAA 超声筛查，但是其发病率 < 0.3%，此类研究结果与欧美筛查的发病率存在明显差异。差异可能来源于筛查人群并未针对老年人群，尤其是老年男性人群，尚未获得国人老年人群 AAA 发病率情况。因此，进行我国老年人群 AAA 筛查十分重要。

2. 老年人群 AAA 筛查推行现状及展望　基于国际筛查现状，我国人群 AAA 数据的缺乏，尤其是我国老龄化的现状，周围血管疾病管理分会自从成立以来，积极推行我国老年人群的 AAA 筛查工作，并且将该项目作为分会重要事务执行。每年通过巡讲走基层、重阳节老年人群义诊等形式以及地方的 AAA 筛查活动，一直持续进行老年人群的 AAA 筛查工作及其研究。目前分会组织老年人群 AAA 筛查数量接近 7 000 例，并将筛查过程整理出一套适合我国人群的操作方式及科室协作方式，以培训班方式推广超声在老年人群 AAA 筛查中的应用。

经历该筛查推广工作，对分会筛查获得的数据信息进行分析后，分会未来将发起关于我国老年人群 AAA 筛查的专家共识甚至指南，在全国范围内逐渐按照共识进行老年人群 AAA 的筛查工作；另外，项目筛查数据能够获得我国老年人群正常腹主动脉及其髂动脉解剖尺寸的大数据，进而结合该数据可以设计适合我国人群的主动脉及髂动脉支架。此外，通过筛查的实施，希望将老年人群体检项目中引入腹主动脉超声检查的方案推广到全国医院体检项目中。

二、胸腹主动脉瘤

（一）流行病学

胸腹主动脉瘤指的是累及到腹腔干、肠系膜上动脉及肾动脉的动脉瘤。胸腹主动脉瘤占所有主动脉瘤的 10% 左右，其发病机制主要是动脉粥样硬化及血管壁的退行性变，其他则包括一些遗传性疾病如马方（Marfan）综合征、埃勒斯 – 当洛斯（Ehlers–Danlos）综合征及 Loeys–Dietz 综合征等。胸腹主动脉瘤如不行手术，发病 2 年内病死率可达 76%，5 年内病死率可达 95%。

（二）分型

胸腹主动脉瘤的分型采用修订的 Crawford 分型：Ⅰ型，指动脉瘤从左锁骨下动脉开口远端扩展至肾动脉以上；Ⅱ型，指从左锁骨下动脉远端扩展至肾动脉以下；Ⅲ型，指从第 6 肋间隙至肾动脉平面以下；Ⅳ型，指从第 12 肋间隙至肾动脉以下；Ⅴ型，指从第 6 肋间隙至肾动脉以上。

（三）治疗

胸腹主动脉瘤累及范围广，一旦破裂，患者抢救往往十分困难。胸腹主动脉瘤累及的内脏动脉均为重要的动脉，其修复手术是血管外科最具挑战性的手术，其创伤大、死亡率及截瘫率均高。目前各种手术方式仍存在各自的局限，需要探索更微创、更安全有效的治疗方法。目前，治疗胸腹主动脉瘤的方式主要有 3 种：传统开放手术、杂交手术、全腔内微创修复术。

传统开放手术采用胸腹联合切口，在体外循环下置换胸腹主动脉。由于术中常常需要长时间阻断主动脉，术后腹腔脏器、脊髓等可能出现长时间缺血导致相应器官衰竭、截瘫。另外，由于胸腹联合切口的创伤大，再加上术中单肺通气，尽管深低温停循环、左心转流、脑脊液引流等技术广泛应用，但传统开放手术围术期死亡率及并发症发生率仍极高。其并发症主要包括：心肺功能衰竭、肾功能衰竭、脑卒中以及脊髓缺血导致截瘫等。

随着腔内修复技术的快速发展，胸腹主动脉瘤患者腔内修复治疗已成为更微创和安全的治疗手段。胸腹主动脉瘤的杂交修复涉及开腹和腔内技术，即当胸腹主动脉瘤涉及内脏动脉和肾动脉时，需要先行内脏动脉血管重建手术，再行胸腹主动脉瘤腔内修复术。该技术又可分为同期腔内修复（重建后立即行腔内修复）以及二期腔内修复（重建后择期行腔内修复）。

目前，关于胸腹主动脉瘤的治疗方面，最微创的方式为全腔内治疗。开窗及分支支架技术逐渐开发出“八爪鱼”技术及“三明治”技术。相较普通支架而言，开窗型和分支型覆膜支架能够提供近端更长的锚定区以及能够保留受累的内脏动脉。总体来说，“三明治”技术及“八爪鱼”技术治疗复杂的胸腹主动脉瘤安全可行，不过尚需更多治疗例数和远期随访结果进行观察及两者疗效的对比。

三、主动脉夹层

（一）流行病学

主动脉夹层是心血管疾病中最危重的临床急症之一，具有起病急、病死率高的特点。主动脉夹层是由于血流冲破主动脉内膜从而形成破口，血流通过破口进入主动脉中膜，主动脉撕裂成为真腔和假腔的病理改变。急性主动脉夹层最常见的危险因素是高血压，但也可能由于先天性血管病变（如结缔组织病等）或者外伤等引起。但总的来说，高血压仍然是急性主动脉夹层的主要致病因素。根据报道，主动脉夹层的患者中有约 80% 合并有高血压，而高血压也是导致主动脉夹层继续发展的主要原因之一。主动脉夹层的高发年龄在 50 ~ 70 岁，以男性患者占多数。目前报道的主动脉夹层的发病率为 4 ~ 5/10 万人，而且在中国有逐年增加的趋势。主动脉夹层根据发病时间分为超急性期：< 24 小时，急性期：1 ~ 14 天，亚急性期：> 14 ~ 90 天，慢性期：> 90 天；根据解剖的 Stanford 分型主要有两类：累及升主动脉的为 Stanford A 型，未累及升主动脉为 Stanford B 型。

（二）临床症状及诊断

目前，主动脉夹层的诊断主要是根据患者的症状体征和相关的辅助检查进行判断。临床上主动脉夹层患者最常见的症状为突发的胸背部撕裂样疼痛，疼痛的位置和撕裂的位置密切相关。如果患者的首发症状不典型可能导致漏诊和误诊。同时，主动脉夹层还可能合并一些少见的临床症状或体征，包括充血性心力衰竭、心脑血管意外、晕厥、缺血性周围神经病变导致的截瘫或轻瘫、心搏骤停、猝死等。就辅助检查而言，胸部 X 线检查对诊断主动脉夹层具有中等程度的灵敏度，可以显示出增宽的主动脉，但特异度较低。CT 能够快速而准确地检测出主动脉夹层，具有很高的灵敏度和特异度；同时通过 CT 血管三维成像能够提供完整的主动脉病变的三维影像；通过 CT 体层扫描能够追踪夹层破口的位置、夹层全程撕裂的走向、弓部分支血管、内脏动脉以及髂动脉受累情况，判断真腔和假腔的关系等，因此 CT 血管三维成像往往作为急症主动脉夹层的首选检查。

（三）治疗

主动脉夹层目前首选的治疗方式仍然是手术，但是必须配合药物治疗。由于大部分主动脉夹层的患者都合并有高血压，因此首要考虑的就是控制血压，对于主动脉夹层而言，β 受体拮抗剂是治疗急性和慢性主动脉夹层的一线药物。除了控制血压以外，镇痛也是主动脉夹层保守治疗的重要方式。

随着微创技术的发展，主动脉夹层，特别是 Stanford B 型主动脉夹层的手术治疗逐渐由过去的开放手术发展到了现在的腔内覆膜支架修复手术。目前 Stanford B 型主动脉夹层的指南推荐首选治疗方式即为主动脉腔内覆膜支架修复术（thoracic endovascular aortic repair，TEVAR），目前随着微创治疗方式和腔内器械的快速发展，已经由单纯的 TEVAR 治疗方式发展出了开窗技术、分支支架技术、平行支架技术、杂交技术等，给治疗复杂的主动脉夹层病变提供了更多的选择。

四、颈动脉狭窄

（一）流行病学

颈动脉狭窄指可引起缺血性脑卒中和短暂性脑缺血发作（TIA）的颈总动脉和颈内动

脉粥样硬化性狭窄或闭塞。我国 2017 年脑卒中发病率为 301.44/10 万，缺血性脑卒中发病率为 207.86/10 万，占所有脑卒中的 69%。25% ~ 30% 的缺血性脑卒中与颈动脉狭窄密切相关。无症状性颈动脉粥样硬化性疾病的患病率因研究人群和人口统计学特征而异，其中年龄是最为重要的影响因素。在一般人群中，无症状性颈动脉狭窄的患病率较低。根据 CHS 系列研究报道，在≥ 65 岁的患者中，彩超检查时无症状性颈动脉狭窄男性发病率为 2%，女性为 1%。一篇针对 4 项人群研究共计 23 000 多例参与者的个体数据的 meta 分析显示，在＜50 岁的男性和女性中，无症状性颈动脉狭窄（≥ 50% 管径）的估计患病率分别为 0.2% 和 0%，而在≥ 80 岁的男性和女性中，其估计患病率分别为 7.5% 和 5.0%。

（二）临床症状及诊断

根据近 6 个月内是否发生非致残的缺血性脑卒中、半球缺血事件或黑矇，可将颈动脉狭窄的患者分为症状性颈动脉狭窄和无症状性颈动脉狭窄。诊断需要依据患者的临末症状、体格检查及一系列影像学检查。超声检查目前在临床上作为筛查首选的检查方法，成本低、灵敏度高、便捷、可重复性好，但不建议在低危险人群中进行无症状性颈动脉狭窄的筛查。CT 血管造影（CTA）是术前常用的无创性诊断方式，在一定程度上可以替代数字减影血管造影。目前数字减影血管造影仍然是诊断颈动脉狭窄的"金标准"，根据血管造影颈动脉内径缩小程度将颈动脉的狭窄程度分为 4 级：①轻度狭窄：< 30%；②中度狭窄：30% ~ 69%；③重度狭窄：70% ~ 99%；④完全闭塞：> 99%。

（三）治疗

颈动脉狭窄的治疗目的是预防脑缺血（包括缺血性脑卒中和 TIA）的发生。非手术治疗主要包括控制脑卒中的危险因素和药物治疗，前者包括戒烟和控制高血压，后者主要是使用抗血小板药物联合降血脂药物治疗。颈动脉内膜切除术（carotid endarterectomy，CEA）是预防脑卒中和治疗颈动脉狭窄的最经典术式，其绝对指征为：症状性颈动脉狭窄，且无创检查颈动脉狭窄度≥ 70% 或血管造影发现狭窄超过 50%。在脑保护装置下进行颈动脉支架成形术（carotid artery stmting，CAS）被认为是可替代颈动脉内膜切除术的治疗方法，其手术适应证类同于 CEA。理想的颈动脉血运重建术是 CEA 还是 CAS，尚存争议。然而越来越多的数据表明，CAS 和 CEA 对症状性颈动脉狭窄患者的远期结局相似，但 CAS 围术期（30 天）脑卒中或死亡的发生率较 CEA 高。当颈部解剖结构不适合进行手术时，如颈部放疗史、CEA 术后再狭窄、对侧喉返神经麻痹、严重的颈椎关节炎、颈内动脉狭窄位置过高难以显露、锁骨平面以下的颈总动脉狭窄，CAS 有其独特的优越性。

五、老年慢性肢体重度缺血性疾病

（一）流行病学

下肢闭塞性动脉硬化是老年人群心血管疾病的常见形式，是指由于动脉硬化造成的下肢供血动脉内膜增厚、管腔狭窄或闭塞，病变肢体血液供应不足，引起下肢间歇性跛行、皮温降低、疼痛乃至发生溃疡或坏死等临床表现的慢性进展性疾病，常为全身性动脉硬化血管病变在下肢动脉的表现。其中，慢性重症下肢缺血（chronic limb threatening ischemia，CLTI）是下肢闭塞性动脉硬化的最严重形式，对患者的生活质量产生严重影响，发病率和病死率均较高。据统计，全球有 800 万 ~ 1000 万人患有动脉闭塞性疾病，每年每 100 万人中有 500 ~ 1000 例慢性肢体缺血的新发病例，其中 50 岁及以上的外周动脉疾病（peripheral arterial disease，PAD）患者中有 1% ~ 2% 会发生威胁肢体的缺血。

（二）临床症状及诊断

CLTI 的患者可表现出静息痛或组织缺失。静息痛通常指在休息时跖骨头底部的疼痛（足远端部疼痛），可在患者坐在椅子上腿部悬垂时得以缓解；而组织缺失可为发生在下肢的溃疡、干性坏疽或湿性坏疽，由动脉粥样硬化性闭塞性疾病所致。重症肢体缺血的无创性检查体征可表现为：踝 – 肱指数（ankle-brachial index，ABI）小于 0.4、足踝血压 < 50mmHg、足趾压力或者足部经皮氧分压（$TcPO_2$）< 30mmHg。由于 CLTI 预后较差，干预难度大，如何在初诊时全面完善地评估与如何选择合适的治疗方式都对老年患者的预后和生活质量带来重大影响。

以往 CLTI 的分级主要根据 Rutherford 分级分为静息痛和坏疽两大类，但由于 CLTI 疾病的复杂性和多态性，现有分级方法存在不足。2014 年美国血管外科学会颁布了 WIFI 分级，可综合评估创面情况、缺血情况以及足部感染等情况。WIFI 分级同样可较好地反映不同类型 CLTI 患者的预后和治疗干预推荐。具体内容可参考 2014 年美国血管外科学会颁布的 WIFI 分级及 2019 年全球血管外科联合学会颁布的指南《2019 全球血管指南：慢性肢体缺血的管理》。

（三）治疗方式选择

目前血运重建是 CLTI 的ⅠA 级治疗推荐，常见方式有腔内介入与外科旁路移植术，但是其首选干预方式仍不清楚。近期一篇系统评价用 meta 分析将现有文献做了总结，从 1 379 篇文献中筛选出 38 篇文章（包含 46 项研究，45 项队列研究与 1 项 RCT）纳入本研究，比较腔内介入治疗与外科旁路移植术在 CLTI 患者中的短期与远期疗效。研究者发现短期结果方面，腔内介入治疗能提供更佳术后30天临床效果，包括更低的心血管事件、切口并发症、感染风险；而至于远期结果，外科旁路移植术能提供更佳远期疗效，包括更高的生存率、保肢生存率、Ⅰ/Ⅱ期通畅率。外科旁路移植术优先选择自体静脉旁路移植。对于基础条件较好预期寿命超过2年的CLTI患者，优先选择自体静脉旁路移植术进行血运重建；反之优先选择血管腔内介入治疗。

六、下肢静脉曲张

（一）流行病学

下肢静脉曲张是血管外科非常常见的疾病，同时带来了较大的社会经济负担。欧美国家和我国的发生率较为接近。目前文献报道的发生率为女性25%~30%，男性10%~20%，其中按照CEAP分级，C0和C1级的比例为60%~70%，C2和C3级约为25%，C4级以上约占5%以上，其中70岁以上的人群约占30%，并且呈逐年递增的趋势。

（二）病因学

下肢静脉曲张的病因学主要包括下肢静脉功能不全、纤维蛋白病理性沉着、纤溶活性降低、腓肠肌泵功能不全、局部炎性反应能力降低等。而老年人群发生静脉曲张，常常进展为C4级以上，甚至是C6级。他们中很多又常伴有充血性心脏病、糖尿病、关节炎、深静脉血栓形成或肥胖等，这些因素常可使慢性静脉功能不全进一步加剧，导致溃疡形成或溃疡迁延不愈。另外，老年人营养不良特别是缺少胡萝卜素、维生素A和锌元素等都会造成溃疡难以愈合。此外，对于老年人群，常常合并动脉缺血性疾病，静脉性溃疡如果伴有动脉性疾病，形成动-静脉混合性溃疡，则也将使溃疡难以愈合。

（三）治疗

下肢静脉曲张的治疗方式包括非手术治疗（弹力袜压力治疗及药物治疗）及手术治疗。对于病变较为局限无明显症状，妊娠期女性，全身情况无法耐受手术治疗，年龄较大的患者往往采取非手术治疗方式。与常规手术（如大隐静脉高位结扎、点式剥离）相比，血管内腔内治疗（包括激光和射频治疗）的有效性和安全性已在许多研究中得到充分证明。美国血管外科协会（SVS）和美国静脉论坛（AVF）已建议采用静脉腔内技术治疗下肢静脉曲张。这些方法具有多个优点，包括疼痛减轻、发病率降低、住院时间缩短和恢复工作更快。较多的文献显示老年患者采用激光或者射频治疗下肢静脉曲张与年轻患者一样安全有效，尤其是在75岁以上的患者。

七、老年静脉血栓栓塞症（VTE）

（一）流行病学特点

VTE 是指肺栓塞（PE）和深静脉血栓形成（DVT），是威胁人类健康的主要疾病之一，其在西方国家占心血管疾病发病率的第三位。近年来，我国对于住院患者 VTE 流行病学调查显示，从 2007—2016 年，住院患者 VTE 的发病率从 3.2/1 000 000 人上升到 17.5 /1 000 000 人，但其病死率从 4.7% 降低到 2.1%。而随着年龄逐渐增加，其 VTE 发病率和病死率均逐渐增加。而我国已经进入老龄化时代，老年 VTE 的患病人数将逐渐增多，因此对于老年 VTE 的认识普及及其治疗、预防将成为未来更加需要关注的问题。

（二）临床特点

老年人（> 65 岁）是 VTE 疾病的高危人群，其作为 VTE 的特殊人群具有其自身的临床特点。老年人群是高凝状态和出血风险增加的“矛盾体”。

1．高凝状态　随着年龄增长，人体凝血因子会出现生理性变化导致出现高凝状态，如纤维蛋白原，凝血因子Ⅴ、Ⅶ、Ⅷ、Ⅸ、Ⅺ和Ⅻ水平增加。老年人群活动减弱，以及老年患者心血管疾病、脑血管疾病、呼吸系统疾病、糖尿病较常见，且症状与体征不典型；老年患者通常还伴有肾功能损害、对口服抗凝药易过敏、其他合并用药互相作用。

2．出血风险增加　由于老年人群常常合并肝肾功能不全，如果肿瘤性疾病接受放化疗后免疫功能改变，以及本身容易导致外伤和创伤风险更高，因此出血风险较年轻患者更高。

（三）抗凝治疗的争议问题

虽然抗凝治疗是 VTE 治疗的推荐方案，包括常规低分子肝素、新型口服抗凝药（NOACs）以及华法林等方案，但由于老年人的生理、病理特殊性，目前抗凝药物种类及疗程并没有统一和理想的推荐。美国胸科医师协会《静脉血栓栓塞（VTE）抗栓治疗指南（第 10 版）》不建议对 > 75 岁的 VTE 患者抗凝时间 > 3 个月；NOACs 对于老年患者有效、安全，无须特殊调整剂量（无严重并发症），可降低 > 75 岁患者抗凝相关出血风险。然而，对于多种 NOACs，就目前 meta 分析研究显示，利伐沙班、阿哌沙班和依度沙班在老年 VTE 患者中出血事件风险相对较其他 NOACs 更低，然而目前尚无 NOACs 间的对照研究。因此，老年人群 VTE 的抗凝治疗的方案及其 NOACs 药物的选择，事实上目前仍旧存在剂量选择、疗程选择方面的问题。

八、导管相关静脉血栓

（一）危险因素

导管相关静脉血栓是静脉血栓栓塞症的一种特殊的类型，除了导致静脉血栓栓塞症的危险因素之外，因为导管置入及置入操作，它还有直接与之相关的特殊因素。总体而言，可以大致分为患者相关的危险因素、导管的原因、操作和治疗相关的危险因素。使用输液导管的主要原因是患者输液治疗的疗程长、药物有特殊的要求，也反映出患者本身疾病的特殊状态，如接受大手术的外科患者，接受化疗的癌症患者，一般情况较差、长期卧床的老年内科患者等，而这些特殊状态多数又和静脉血栓形成的高危因素高度重叠。老年恶性肿瘤患者是使用输液导管的重要人群，恶性肿瘤也是导致血栓形成的重要高危因素：肿瘤存在高凝问题，甚至被称为血栓前状态，与肿瘤生长、转移过程中凝血机制不断被激活有关。

（二）临床表现及诊断

根据临床表现，导管相关静脉血栓被分为以下四类。

1. 深静脉血栓　有置管侧肢体、颈部、肩部、胸部、颜面部水肿症状或体征，超声提示深静脉血栓形成，伴或不伴浅静脉及头臂静脉（也称无名静脉）、上 / 下腔静脉血栓形成，伴或不伴受累部位疼痛、皮温升高、浅表静脉显露、颈部或肢体运动障碍、肢体红斑或麻木感等表现。

2. 血栓性浅静脉炎　沿置管血管走行方向区域出现的皮肤红肿疼痛，伴或不伴皮温升高，查体可触及条索状硬结和 / 或超声提示对应血管血栓形成。

3. 无症状血栓　单纯影像学检查发现的血栓，但患者本人无任何主诉症状及客观体征。

4. 血栓性导管失功　由于血管纤维鞘、导管内血栓形成或导管尖端血栓形成导致的经导管输液不畅或完全堵塞。

目前已有的检查方式包括彩色多普勒超声检查、静脉造影、CT、MRI 检查及 D- 二聚体（D-dimer）。当血栓形成量大时，D- 二聚体阳性的特异度只有 14%，高龄、近期手术、感染、癌症和妊娠等因素均可能导致其升高，且在外周静脉和中心静脉血中数值有较大差异，对导管相关静脉血栓的诊断价值有限。

（三）治疗

针对不同的血栓类型有不同的处理方式。

对于血栓性浅静脉炎，目前还没有单一的、基于证据的治疗方法，主要采用对症处理，缓解患者的血栓炎症刺激性疼痛，包括抬高患侧肢体、热敷或者冰敷、口服或外涂非甾体抗炎药（nonsteroidal anti-inflammatory drugs，NSAID）、外涂多磺酸黏多糖。对于长度在5cm以下的血栓，推荐单纯口服或外涂非甾体抗炎药8～12天。是否需要抗凝目前缺乏共识，依据主要参照下肢浅静脉血栓形成，一般认为血栓长度大于5cm，进展出现深静脉血栓风险高的患者（如浅静脉血栓范围已非常接近深静脉，或存在高凝倾向、有进展性的恶性肿瘤、既往有静脉血栓形成病史等，但实际对于高风险并没有确切的定义）可能需要抗凝治疗。

对于导管相关的深静脉血栓形成，使用与发生在下肢深静脉血栓形成剂量相同的抗凝治疗是没有争议的。但对是否需溶栓治疗尚无定论。但导管诱发的上肢深静脉血栓形成较原发性深静脉血栓形成发生深静脉血栓后综合征风险更低，一般不倾向于积极溶栓。

对于无症状血栓是否需要治疗，目前相关研究极度匮乏。发生在浅静脉的无症状血栓通常认为具有自限性。有学者认为无症状的上肢深静脉血栓同样可以导致锁骨下静脉的慢性闭塞，影响到未来再次置管，使其丧失了再次作为中心静脉通路入路的机会。但考虑到实际上超声发现的多数是体量极小的附壁血栓，国内既往有研究提示不使用抗凝情况下进展风险是极小的。在针对无症状的患者是否需要在拔管前复查超声，研究同样给出了否定的答案。

（赵纪春　汪　涛　袁　丁　马玉奎　陈熹阳）

参考文献

［1］Guirguis-Blake JM，Beil TL，Senger CA，et al．Primary Care Screening for Abdominal Aortic Aneurysm：Updated Evidence Report and Systematic Review for the US Preventive Services Task Force［J］. JAMA，2019，322（22）：2219-2238.

［2］Benson RA，Poole R，Murray S，et al．Screening results from a large United Kingdom abdominal aortic aneurysm screening center in the context of optimizing United Kingdom National Abdominal Aortic Aneurysm Screening Programme protocols［J］. J Vasc Surg，2016，63（2）：301-304.

［3］Wanhainen A，Hultgren R，Linné A，et al. Outcome of the Swedish Nationwide Abdominal Aortic Aneurysm Screening Program［J］. Circulation，2016，134（16）：1141-1148.

［4］Johansson M，Zahl PH，Siersma V，et al．Benefits and harms of screening men for abdominal aortic aneurysm in Sweden：a registry-based cohort study［J］. Lancet，2018，391（10138）：2441-2447.

［5］Grøndal N，Søgaard R，Lindholt JS. Baseline prevalence of abdominal aortic aneurysm，peripheral arterial disease and hypertension in men aged 65-74 years from a population screening study（VIVA trial）［J］. Br J Surg，2015，102（8）：902-906.

［6］Spark JI，Baker JL，Vowden P，et al. Epidemiology of abdominal aortic aneurysms in the Asian community［J］. Br J Surg，2001，88（3）：382-384.

［7］李灏，刘鹏飞. 4D flow MRI 在心血管系统中的研究进展［J］. 医学影像学杂志，2018，28（11）：1926-1929.

［8］胥巧丽，叶玉冰，张健康，等. 4D Flow MRI 技术临床应用的研究进展［J］. 中国医学影像技术，2017，33（12）：1898-1901.

［9］Li K，Zhang K，Li T，et al . Primary results of abdominal aortic aneurysm screening in the at-risk residents in middle China［J］. BMC Cardiovasc Disord，2018，18（1）：60.

［10］Safi HJ. How I do it：thoracoabdominal aortic aneurysm graft replacement［J］. Cardiovasc Surg，1999，7（6）：607-613.

［11］Tsukube T，Yoshimura M，Matsuda H，et al. Rib-cross thoracotomy for replacement of the thoracoabdominal or total descending aorta［J］. J Vasc Surg，2003，37（1）：219-221.

［12］Coselli JS，Bozinovski J，LeMaire SA. Open surgical repair of 2286 thoracoabdominal aortic aneurysms［J］. Ann Thorac Surg，2007，83（2）：S862-864；discussion S890-892.

［13］Sun XG，Zhang L，Yu CT，et al . One-stage repair of extensive aortic aneurysms：mid-term results with total or subtotal aortic replacement［J］. Interact Cardiovasc Thorac Surg，2014，18（3）：278-282.

［14］Sharafuddin MJ，Bhama JK，Bashir M，et al. Distal landing zone optimization before endovascular repair of aortic dissection［J］. J Thorac Cardiovasc Surg，2019，157（1）：88-98.

［15］Wojciechowski J，Znaniecki L，Kaszubowski M，et al. Late Aortic Remodeling after Endovascular Repair of Complicated Type B Aortic Dissection-TEVAR Protects Only the Covered Segment of Thoracic Aorta［J］. Ann Vasc Surg，2019，55：148-156.

［16］Schwein A，Khan M，Bennett M，et al. Proposed Magnetic Resonance Imaging Criteria to Diagnose Intramural Haematoma and to Predict Aortic Healing after Acute Type B Aortic Syndrome［J］. Eur J Vasc Endovasc Surg，2019，57（3）：350-359.

［17］Hou P，Feng X，Liu J，et al. Iterative reconstruction in single-source dual-energy CT angiography：feasibility of low and ultra-low volume contrast medium protocols［J］. Br J Radiol，2017，90（1075）：20160506.

［18］Schwein A，Chinnadurai P，Shah DJ，et al . Feasibility of three-dimensional magnetic resonance angiography-fluoroscopy image fusion technique in guiding complex endovascular aortic procedures in patients with renal insufficiency［J］. J Vasc Surg，2017，65（5）：1440-1452.

［19］Management of peripheral arterial disease（PAD）. TransAtlantic Inter-Society Consensus（TASC）［J］. Int Angiol，2000，19（1 Suppl 1）：Ⅰ-ⅩⅩⅣ，1-304.

［20］Dormandy JA，Rutherford RB. Management of peripheral arterial disease（PAD）. TASC Working Group. TransAtlantic Inter-Society Consensus（TASC）［J］. J Vasc Surg，2000，31（1 Pt 2）：S1-S296.

[21] Meyermann K, Trani J, Caputo FJ, et al. Descending thoracic aortic mural thrombus presentation and treatment strategies [J]. J Vasc Surg, 2017, 66 (3): 931-936.

[22] Trimarchi S, Eagle KA. Thoracic Endovascular Aortic Repair in Acute and Chronic Type B Aortic Dissection [J]. JACC Cardiovasc Interv, 2016, 9 (2): 192-194.

[23] Plichta RP, Aftab M, Roselli EE. Current management of aortic arch lesions with hybrid procedures: a tailored approach to a progressive disease [J]. J Cardiovasc Surg (Torino), 2016, 57 (3): 437-447.

[24] Brott TG, Howard G, Roubin GS, et al. Long-Term Results of Stenting versus Endarterectomy for Carotid-Artery Stenosis [J]. N Engl J Med, 2016, 374 (11): 1021-1031.

[25] Bonati LH, Dobson J, Featherstone RL, et al. Long-term outcomes after stenting versus endarterectomy for treatment of symptomatic carotid stenosis: the International Carotid Stenting Study (ICSS) randomised trial [J]. Lancet, 2015, 385 (9967): 529-538.

[26] 沈晨阳，李伟浩.《美国血管外科学会无症状性和间歇性跛行下肢动脉硬化闭塞症诊治指南》解读 [J]. 浙江医学，2016，38 (5): 311-312.

[27] 下肢动脉硬化闭塞症诊治指南. 中华普通外科学文献（电子版），2016，10 (1): 1-18.

[28] Norgren L, Hiatt WR, Dormandy JA, et al. Inter-Society Consensus for the Management of Peripheral Arterial Disease (TASC Ⅱ) [J]. Eur J Vasc Endovasc Surg, 2007, 33 (1): 1-75.

[29] Mills JL, Conte MS, Armstrong DG, et al. The Society for Vascular Surgery Lower Extremity Threatened Limb Classification System: risk stratification based on wound, ischemia, and foot infection (WIfI) [J]. J Vasc Surg, 2014, 59 (1): 220-234.

[30] Conte MS, Bradbury AW, Kolh P, et al. Global vascular guidelines on the management of chronic limb-threatening ischemia [J]. J Vasc Surg, 2019, 69 (6S): 3S-125S.e40.

[31] Wang J, Shu C, Wu Z, et al. Percutaneous Vascular Interventions Versus Bypass Surgeries in Patients With Critical Limb Ischemia: A Comprehensive Meta-analysis [J]. Ann Surg, 2017 .

[32] Tanaka H, Date C, Chen H, et al. A brief review of epidemiological studies on ischemic heart disease in Japan [J]. J Epidemiol, 1996, 6 (3 Suppl): S49-S59.

[33] Rasmussen LH, Lawaetz M, Bjoern L, et al . Randomized clinical trial comparing endovenous laser ablation, radiofrequency ablation, foam sclerotherapy and surgical stripping for great saphenous varicose veins [J]. Br J Surg, 2011, 98 (8): 1079-1087.

[34] Proebstle TM, Alm BJ, Göckeritz O, et al. Five-year results from the prospective European multicentre cohort study on radiofrequency segmental thermal ablation for incompetent great saphenous veins [J]. Br J Surg, 2015, 102 (3): 212-218.

[35] Nordon IM, Hinchliffe RJ, Brar R, et al. A prospective double-blind randomized controlled trial of radiofrequency versus laser treatment of the great saphenous vein in patients with varicose veins [J]. Ann Surg,

2011，254（6）：876-881.

［36］Bunnell AP，Zaidi S，Eidson JL 3rd，et al . Factors associated with saphenous vein recanalization after endothermal ablation［J］. Ann Vasc Surg，2015，29（2）：322-327.

［37］Wendelboe AM，McCumber M，Hylek EM，et al. Global public awareness of venous thromboembolism［J］. J Thromb Haemost，2015，13（8）：1365-1371.

［38］Raskob GE，Angchaisuksiri P，Blanco AN，et al. Thrombosis：a major contributor to global disease burden［J］. Arterioscler Thromb Vasc Biol，2014，34（11）：2363-2371.

［39］Zhang Z，Lei J，Shao X，et al. Trends in Hospitalization and In-Hospital Mortality From VTE，2007 to 2016，in China［J］. Chest，2019，155（2）：342-353.

［40］Tzoran I，Hoffman R，Monreal M. Hemostasis and Thrombosis in the Oldest Old［J］. Semin Thromb Hemost，2018，44（7）：624-631.

［41］Longoml，Greco A，Pacilli M，et al. Deep venous thrombosis in elderly hospitalized patients：prevalence and clinical features［J］. Aging Clin Exp Res. 2005. 17（1）：42-45.

［42］van Es N，Coppens M，Schulman S，et al . Direct oral anticoagulants compared with vitamin K antagonists for acute venous thromboembolism：evidence from phase 3 trials［J］. Blood，2014，124（12）：1968-1975.

［43］Sharma M，Cornelius VR，Patel JP，et al . Efficacy and Harms of Direct Oral Anticoagulants in the Elderly for Stroke Prevention in Atrial Fibrillation and Secondary Prevention of Venous Thromboembolism：Systematic Review and Meta-Analysis［J］. Circulation，2015，132（3）：194-204.

［44］Sharp R，Cummings M，Fielder A，et al . The catheter to vein ratio and rates of symptomatic venous thromboembolism in patients with a peripherally inserted central catheter（PICC）：a prospective cohort study［J］. Int J Nurs Stud，2015，52（3）：677-685.

［45］Debourdeau P，Farge D，Beckers M，et al. International clinical practice guidelines for the treatment and prophylaxis of thrombosis associated with central venous catheters in patients with cancer［J］. J Thromb Haemost，2013，11（1）：71-80.

［46］Farge D，Bounameaux H，Brenner B，et al. International clinical practice guidelines including guidance for direct oral anticoagulants in the treatment and prophylaxis of venous thromboembolism in patients with cancer［J］. Lancet Oncol，2016，17（10）：e452-e466.

［47］Trerotola SO，Stavropoulos SW，Mondschein JI，et al. Triple-lumen peripherally inserted central catheter in patients in the critical care unit：prospective evaluation［J］. Radiology，2010，256（1）：312-320.

［48］Gorski LA. The 2016 Infusion Therapy Standards of Practice［J］. Home Healthc Now，2017，35（1）：10-18.

［49］Tait C，Baglin T，Watson H，et al. Guidelines on the investigation and management of venous thrombosis at unusual sites [J]. Br J Haematol, 2012, 159(1): 28-38.

[50] Cosmi B. Management of superficial vein thrombosis [J]. J Thromb Haemost, 2015, 13(7): 1175-1183.

[51] Kearon C, Akl EA, Comerota AJ, et al. Antithrombotic therapy for VTE disease: Antithrombotic Therapy and Prevention of Thrombosis, 9th ed: American College of Chest Physicians Evidence-Based Clinical Practice Guidelines [J]. Chest, 2012, 141(2 Suppl): e419S-e496S.

附：

中国老年医学学会周围血管疾病管理分会简介

中国老年医学学会周围血管疾病管理分会成立于 2017 年 7 月 23 日，分会成员共计 172 人。分会以积极推进多领域各层级的协作、发展综合全面的老年周围血管疾病诊疗和管理理念和新技术的开发推广为目标，全方位定期开展老年周围血管疾病诊疗和管理相关科研活动，包括老年人周围血管疾病的筛查、早期预防、早期诊断和治疗，老年周围血管疾病急性发作期、慢性稳定期 / 后遗症期等各个时期的诊疗和管理。积极开展老年血管内疾病相关的各种医师培训、学术交流、科研项目合作、科普宣传、继续教育、新技术推广等。利用分会专家和人才资源的优势，面向广大人民群众、医务工作者开展科普宣传和教育活动，为建设健康中国而努力。

会　长：赵纪春

常务副会长：汪　涛

副会长：陈　泉　郭平凡　黄建华　李拥军　王海洋　张　岚　赵　渝

总干事：余占洪

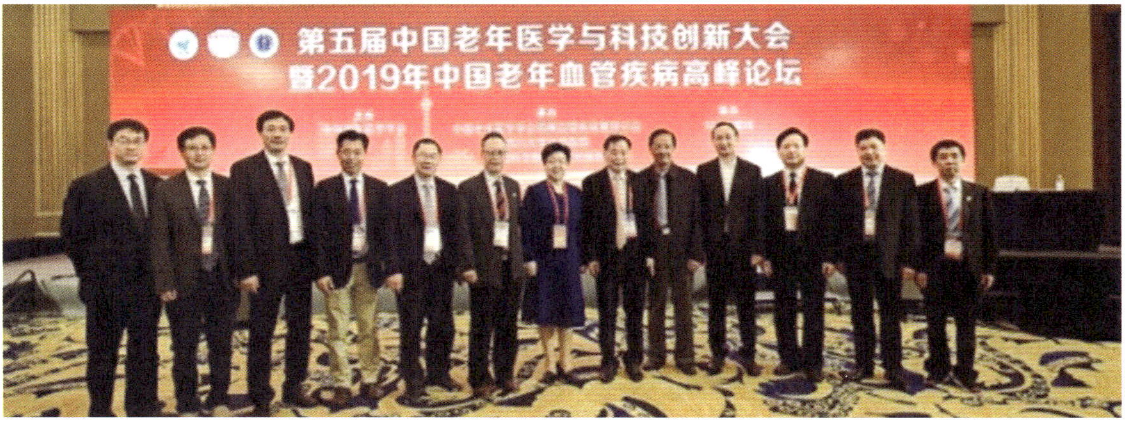

35 老年精神医学和心理健康与科技创新

中国老年医学学会精神医学与心理健康分会

一、老年人心理特点

人至老年期，生理功能、代谢及形态结构均发生不同程度的变化，使老年人对内外异常刺激的反应性、适应性、防御性及代偿能力等均出现不同程度的减弱。除躯体问题外，老年人心理问题更是备受关注。老年人的心理特点主要体现在以下几个方面。

（一）老年人认知的特点

老年人躯体的全面衰退直接导致视觉、听觉、触觉、嗅觉、味觉等各种感知觉的全面退化以及运动灵活性及速度的明显减退，体现在心理层面主要表现为认知方面的衰退。认知指感觉输入的变换、解释、储存、恢复和使用的全过程。人在正常衰老过程中，其记忆、注意和心理运动反应等方面都会出现增龄性的变化。尤其是在信息的主动提取方面，老年人的记忆障碍表现得尤为明显；同时由于注意分配不足，对于信息的编码精细程度及深度均下降，老年人的记忆易出现干扰或抑制，甚至有时会出现错构与虚构的情况。“容易忘事、注意力容易受到干扰和反应速度变慢”等表现都会影响老年人的日常生活，给他们造成一定的心理困扰。

同时影响人类认知的另一个重要因素就是智力。智力是指个体有目的的、思维合理和有效的适应环境的总能力。老年化过程中智力减退并不是全面性的。一些老年人在实际生活中解决各种复杂问题的效果仍处于很高的水平，甚至在不少方面超过中青年人。这是由于现实生活中解决问题所需要的往往不是单一的智力成分，而是包含社会经验等非智力因素的综合分析及敏锐判断。同时老年人的智力具有很大的可塑性。研究表明，老年期智力与多方面因素相关，包括生理健康、文化和社会等方面。因此，坚持用脑有利于在老年期保持较好的智力水平和社会功能。

（二）老年人情绪的特点

情绪与情感是人对客观事物的态度体验，有积极与消极之分。老年人积极的情绪包括愉快感、自主感、自尊感等；而常发生的消极情绪包括紧张害怕、孤独寂寞感、无用失落感以及抑郁等。对于老年期情绪状态的研究结果并不十分一致，一些研究认为年龄的增长会伴随一些消极情感的出现，另一些报道则认为老年人与青年人的情感活动并没有重大差别，仅在关切自身健康状况方面的情绪活动强于青中年。也就是说，孤独、悲伤、忧郁等负性情绪并不是老年化过程必然伴随的情感变化。但不可否认的是，老年期是负性生活事件的多发阶段，随着生理功能的逐渐老化、各种疾病的出现、社会角色与地位的改变、社会交往的减少，以及丧偶、子女离家、亲友病故等负性生活事件的冲击，老年人经常会产生消极的情绪体验和反应，继而出现挫折感或失败感，并且有可能导致抑郁、焦虑、愤怒等负性情绪的出现。

（三）老年人社会参与的特点

老年人的心理特点必然是和当时所处的环境密切相关的，老年人的社会参与特点决定了老年人在环境和社会当中的融入和参与程度，进而影响到其心理感受。从整体上看，随着年龄的增长，受制于活动能力，老年人的社会参与呈现减少的趋势。社会参与主要体现在老年人个性、行为和社会支持三个方面。

个性是否随增龄而发生变化一直存在争议。但总体来说个性随着年龄的增长既有持续稳定的一面，又有变化的一面，而稳定多于变化。整体而言，老年人的个性变化有其与生物学衰老相适应的一面，也有不好的一面。老年人不赶时髦、成熟稳重、深思熟虑、很少感情用事、关心事物本质等个性特点对于老年人自身和他人都是十分有益的。但是固执、多疑、保守、行为退化等个性特点则于人于己均不利。

老年人的行为方式除受个性影响外，疾病和社会生活的改变也会影响老年人的行为。例如前面所述的身患重疾、离退休、丧偶和再婚、子女离家、家庭不睦、“空巢”老人等情形都严重影响老年人的心理和行为。

社会支持和健康的关系已有很多研究。好的社会支持对疾病和心理问题康复有积极作用。个体的社会支持来源于家人、朋友以及与他人所组成的社会关系网。在整个生命过程中，这些关系网保卫着个体身心健康，伴随个体一路航行。其中家庭关系中提供的支持（配偶支持、子女支持等）对老年人身心健康的促进最为有效。

二、综合医院常见精神卫生问题

谵妄和抑郁焦虑是躯体疾病患者常见的精神心理问题。

谵妄是老年患者最常见的精神问题，是严重躯体疾病的信号，会导致躯体疾病预后差、住院时间延长和医疗费用增加。重症监护病房的谵妄发生率为31%，其中插管和机械通气的患者发生率可高达81.7%。

谵妄的一般特征是认知功能的普遍受损，尤其是定向力和注意损害，也涉及一系列非认知症状，包括运动行为、睡眠觉醒周期、思维、语言、知觉和情感症状。其特征为急性起病（数小时到数天）、病程波动（症状在24小时的周期内起伏），通常夜间恶化。之前会有2~3天的前驱期，表现为不适、坐立不安、注意困难、焦虑、易激惹、睡眠障碍和梦魇。由于其广泛的认知和行为症状，谵妄曾被称为急性器质性脑综合征和急性脑衰竭。

谵妄的病因假说是多巴胺神经元的活动亢进和胆碱能神经元的功能不足。老年患者胆碱能神经元功能缺失，基础躯体疾病及伴发的感染、电解质紊乱、血氧饱和度低、二氧化碳浓度升高等均是危险因素。

谵妄的处理包括对因治疗和对症处理。对因治疗需要纠正病因、治疗基础躯体疾病、监测生命体征、控制液体出入量、纠正电解质紊乱和血氧饱和度异常。抗精神病药是治疗谵妄的首选，氟哌啶醇或氟哌利多可用于控制激越、行为紊乱。奥氮平、利培酮、富马酸喹硫平等第二代抗精神病药也可以选用。对乙醇、苯二氮䓬类药或巴比妥类药等的戒断反应而出现谵妄，选用苯二氮䓬类药，但老年人群要注意用法用量。

脑血管病患者是精神心理问题的高发人群。脑血管意外会引起局部脑功能障碍或功能缺失，约有一半以上遭受严重脑卒中的患者存在持续的神经精神后遗症。但是脑卒中后急性情绪和行为反应并没有被广泛认知和治疗，特定大脑皮质损伤更容易引起特有的认知和神经精神障碍，如左侧额叶卒中更容易出现非流利性失语。脑卒中后急性精神障碍典型表现是脑卒中后抑郁，其次是脑卒中后焦虑、脑卒中后躁狂。脑卒中后精神障碍很常见，对脑卒中后患者的长期生活质量有重要影响。对于脑卒中后的精神症状的处理遵循躯体疾病伴发的精神障碍的处理原则。

三、老年人情绪问题

情绪障碍是老年人最为常见的精神心理问题，包括抑郁障碍、焦虑障碍和双相障碍。Taylor 综述显示抑郁现患率约为5 %；老年人焦虑障碍患病率为3.2%~14.2%；双相障碍患病率为0.5%~1.0%。我国调查资料显示老年人情绪障碍的现患率为3.9%，其中抑郁障碍的现患率为 3.8%。老年期抑郁常伴有躯体疾病，两者相互影响，严重影响生活质量并造成极大的疾病负担。

与成年人抑郁不同的是老年期抑郁障碍的焦虑 / 躯体化、疑病和自杀等特征较为明显，而抑郁障碍的核心症状反而不突出，因此容易漏诊。加之老年人可能存在认知功能损害，因此诊断的复杂程度和难度较大。Kok 等建议选用老年抑郁量表（geriatric depression scale，GDS）和患者健康问卷 9（PHQ-9）等量表进行筛查，以提高灵敏度。基于我国老年人社会心理特点，国内专家开发了老年抑郁问卷（geriatric depression inventory，GDI），并通过研究发现 GDI 适合用于在综合医院和社区医院筛查老年抑郁患者。我国的《老年期抑郁障碍诊疗专家共识》指出，除筛查量表外，汉密顿抑郁量表（HAMD）和蒙哥马利抑郁量表可用于评价抑郁的严重程度。另外，多项研究指出除抑郁症状，还应该常规对认知功能和自杀风险进行评估。此外，躯体虚弱常被误诊为抑郁，简易虚弱问卷（FRAIL）包括疲劳感、力量、步行能力、疾病数量、体重减轻，可用于虚弱筛查。老年人在描述焦虑症状时，常使用诸如“成问题”或“顾虑”之类，而非“担心”或“控制不了”。担心的内容也与年轻人有差异，他们担心自己成为别人的负担，担心摔倒，对健康和残疾更加担忧。老年双相障碍患者的共病更多，抑郁症状更严重；躁狂发作时情绪虽高涨，但缺乏感染性，常以激惹性增高、傲慢、躁动为主，偏执症状较多，妄想内容带有敌对性和破坏性。

总体来说，老年人情绪问题的治疗，要考虑老年人的生理特点，如胃肠道吸收缓慢；亲水性药物分布体积减小，亲脂性药物分布体积增加；首关效应减弱；药物代谢清除率下降；药物间相互作用突出。因此需要单一用药，小剂量起步、逐步滴定，注意药物不良反应，需要更长时间的维持治疗。5- 羟色胺再摄取抑制剂（SSRIs）及其他第二代抗抑郁药（SNRI、NaSSA、NDRI 等）为老年抑郁的一线治疗手段；鉴于疗效相当，针对老年抑郁患者选择抗抑郁药主要应考虑药物相互作用、依从性（尽可能每天服药一次）及躯体共病。同时要注意停用时可能出现抑郁不良反应的内外科药物。虽然由于肾功能的问题，老年人在使用锂盐时需要更严密地观察不良反应，但大量的证据证实，碳酸锂是治疗老年人双相障碍的最优选择，有效的血锂浓度为 0.5 ~ 0.8 mEq/L。拉莫三嗪对延缓抑郁复发更有效。

心理治疗也是可选的治疗方法，可根据个体情况选择支持性心理治疗、认知行为治疗、问题解决治疗、人际关系治疗等。亦可联合应用药物治疗和心理治疗干预老年期抑郁。尽管老年期抑郁患者的用药研究有一定的进展，但是很多抗抑郁药物在老年人群中应用的有效性和安全性的数据还是很缺乏的，特别是合并用药的安全性的数据。因此，亟须开展有针对性的研究，以提高老年期抑郁治疗的有效率，提高老年期抑郁患者的健康水平和生活质量，减轻照护负担和疾病负担。

四、老年人认知障碍

阿尔茨海默病（AD）是老年人认知障碍中最常见的类型。我国 65 岁以上人群 AD 总体患病率为 4% 左右；中国纵向老龄化队列研究发现≥ 60 岁人群中轻度认知功能损害患病率为 22.3%，发病率为 96.9 每千人年；≥ 70 岁人群中患病率则高达 30.3%。

肠道菌群与 AD 发病的关系成为近年来的研究热点。动物实验发现 AD 小鼠具有特殊的肠道细菌组成。将 AD 小鼠肠道细菌移植给普通小鼠后，后者脑中出现更多的 β- 淀粉样斑块（AD 标志物）。*Cell Research* 发表的研究结果发现，在 AD 的进程中，肠道菌群失衡导致外周血中两种氨基酸（苯丙氨酸和异亮氨酸）的异常增加，进而诱导外周促炎性 Th1 细胞的分化和增殖，并促进其脑内浸润。浸润入脑的 Th1 细胞和脑内固有的 M1 型小胶质细胞共同活化，导致 AD 相关神经炎症的发生。

AD 脑内分子成像及脑脊液病理标志物检测是早期诊断的前沿课题。在出现 AD 临床症状前 20 多年就可以在脑内检测到退行性神经生化和神经病理变化。已被美国食品药品监督管理局（FDA）批准上市的［18F］-PET 示踪剂包括 2012 年批准的［18F］-AV-45（florbetapir，Amyvid），2013 年批准的［18F］-3'-F-PIB（flutemetamol，Vizamyl）和 2014 年批准的［18F］-AV-1 或［18F］-BAY94-9172（florbetaben，Neuraceq）。

针对 AD 病理机制的药物研发近 10 余年来一直在挫折中艰难前行。备受瞩目的药物包括 Aβ 单克隆抗体巴匹珠单抗和索拉珠单抗等、β 与 γ 分泌酶抑制剂和抗 tan 蛋白药物 LMTX 的Ⅲ期临床试验均以失败告终。2019 年 GV-971“甘露特钠”获国家药品监督管理局（NMPA）有条件批准用于治疗轻度和中度阿尔茨海默病。“认知障碍全程管理：需求、资源与实践”和“AD 与 MCI 认知评估工具专家共识”等软科学研究成果的发布，为我国老年认知障碍的诊治照护建立了独立知识产权的中国标准。

五、老年人酒与药物滥用问题

酒与处方药滥用一直是老年人最重要的健康问题之一，但从未得到过足够的重视。随着人口老龄化的加剧，老年医学（尤其是老年精神病学与成瘾医学领域）亟须共同努力，建立符合我国国情的防治模式来缓解这一重要的公共卫生问题。

衰老使个体的生理功能下降，老年人常同时患有多种慢性躯体疾病和同时使用多种药物，且老年人具有特殊的生理、心理特点和相对封闭的社交环境，主动求治能力有限。因此，老年人的酒、药使用更可能导致严重的后果，临床医师务必高度重视。美国药物滥用治疗中心建议：对所有 60 岁及以上的老年人要常规进行药物和酒精使用的筛查评估。

（一）老年期酒滥用和酒依赖

国内至今没有老年期酒滥用与依赖的权威数据。美国的调查显示，14.5% 的 65 岁及以上老年人的饮酒量超过了美国国家酒精滥用和酒精中毒研究所建议的上限。考虑到老年人共患的各种躯体疾病，美国 53.3% 的 65 岁及以上的老年饮酒者为潜在的有害饮酒者。2001 年郝伟等对国内五地区的调查显示，61 岁以上人群在 3 个月内的饮酒率达 38.6%。

由于多种原因（如临床医师不愿意询问或忽视，患者及家属不愿告知，患者的认知损害掩盖了症状等），老年患者酒滥用或依赖经常被漏诊或误诊。美国资料显示，临床医师对老年住院患者酒依赖的识别率仅为 1/3。基于进一步评估与治疗的需求，推荐使用酒瘾问题自填式筛查问卷（CAGE）、酒精使用障碍筛查量表（AUDIT）、密西根酒精筛查试验表老年版（MAST-G）进行筛查。

老年酒依赖患者的戒断症状较年轻人持续时间长且更严重，现有的零散资料提示，对老年期酒依赖患者推荐住院戒酒，苯二氮䓬（benzodiazepine，BZDs）类药物仍是急性期戒酒的一线药物，但老人使用时更需谨慎，且同时要积极治疗共患的各种躯体疾病。戒酒硫、纳曲酮、乙酰高牛磺酸钙（阿坎酸）等在老年酒依赖患者中尚无充分的研究证据。药物结合非评判性、动机激励性的方法，有利于提高患者的治疗依从性，改善预后。遗憾的是，至今没有针对老年酒依赖患者的戒断管理指南。

（二）老年期处方药滥用

国内至今没有关于老年人处方药滥用的权威数据。在美国老年人中，BZDs 和阿片类药物的处方率很高。65～80 岁的美国人中使用 BZDs 者约 8.7%，65 岁及以上人群中 4%～9% 使用阿片类处方药。2000 年黄宇等的调查显示，北京 50 岁及以上人群中 BZDs 使用率为 54.8%。

老年人慢性疼痛高发，这可能是阿片类药物使用率较高的原因，但使用不当的情况经常发生。使用镇静催眠药可能增加老年人跌倒、谵妄、呼吸衰竭、交通意外、认知损害、依赖－戒断症状、神经变性、行为脱抑制等疾病的风险。美国老年医学会的 Beers 标准将 BZDs 确定为可能不适合老年人使用的药物，将阿片类药物列入影响中枢神经系统的药物清单。

美国医师学会和疾病预防与控制中心发布了处方实践指南，旨在帮助预防和减少老年人滥用处方药。而我国尚无针对老年人群的常用药物处方实践指南（尤其是精神药物），很有必要提上议事日程。

（三）建议

1．开展全国老年人酒、药物依赖的调查，为我国老年健康相关政策的制定提供科学依据。

2．结合我国国情，制定老年酒依赖的戒断管理指南。

3．制定我国老年人群的常用精神药物处方实践指南，预防和减轻老年人滥用处方药的危害。

4．制定简单实用、适合我国老年人群酒、精神药物使用的筛查评估工具，推广应用于临床。

六、新技术的应用

近年来，随着对疾病发病机制研究的不断深入，以及实验室检测技术、医学影像学、计算机科学和人工智能等相关科技领域的蓬勃发展，许多新兴的诊断和治疗技术已应用于老年精神医学领域相关疾病的临床实践和科学研究。

诊断方面，新一代的超敏免疫检测技术（如单分子阵列）和质谱等检测方法显著提高了相关蛋白浓度测定的灵敏度，已有多个大样本的队列研究证实外周血 Aβ42 和 Aβ40 测定对阿尔茨海默病的早期诊断具有高度的灵敏度和特异度，而神经纤维丝轻链水平可作为神经退行性变和神经元坏死的标志，与疾病严重程度相关，为外周生物标志物用于阿尔茨海默病等老年期认知障碍的早期识别、鉴别诊断和病情监测带来的希望。高通量二代测序技术使全基因组筛查用于发现和确定认知障碍、抑郁症和精神分裂症等疾病的新基因突变。分子影像学对导致神经系统退行性疾病的错误折叠蛋白进行示踪检测，很大程度上提高了阿尔茨海默病、帕金森病和路易体痴呆等老年精神科常见疾病诊断的准确性，并可很好地鉴别抑郁症等其他精神和心理疾病，已被最新的相关指南和共识所推荐。例如，针对阿尔茨海默病致病蛋白 Aβ 的示踪剂目前已有 1 种碳标的匹兹堡复合物和 3 种氟标的示踪剂广泛用于临床和研究；而 τua 蛋白示踪剂近年来也有越来越多的研究证实其在 AD 诊断中的作用。

虚拟现实技术、3D 打印和计算机辅助认知训练，以及经颅磁刺激和深部脑刺激等技术越来越多地用于老年认知障碍和精神障碍的非药物治疗研究。同时，计算机科学和人工智能的迅猛发展，也使照护能力在老年精神医学领域得到提升。目前的科技辅助照护主要集中在帮助早期认知受损的老年人维持独立生活的能力、改善社交参与性、监控和保障躯体和行为的安全等。具有导航功能的监视设备、辅助机器人、智能工具和应用程序等新技术已在社区和养老机构中开展研究。在我国，记忆门诊的医师已经开始利用互联网平台对患者进行管理，通过计算机辅助系统对轻度认知障碍和痴呆人群进行认知训练，并通过生物样本库大数据平台开展疾病预防、诊断和评估的研究。

七、整合型服务

积极应对人口老龄化已经成为我国一项长期战略任务。健康老龄化的实现有赖于身体健康和精神健康两个方面，两者缺一不可。如何为老年人提供良好的精神卫生服务、促进老年精神健康，是当前医疗卫生与社会保障领域面临的重要课题。国际老年精神病学学会也指出，提供整合型精神卫生服务，提高服务可及性以及促进精神卫生服务模式研究是老年精神医学学科发展的重要方向。

随着我国经济发展、社会转型和文化变迁，中国的家庭结构发生了明显变化，“多代同堂”的大家庭已经被核心家庭替代，空巢老人越来越多。2013 年 7 月修订的《中华人民共和国老年人权益保障法》指出“老年人养老以居家为基础”，老年人虽然居住在家庭，家庭仍然需要充分发挥其养老功能，但也要发挥社区的养老依托功能。提供老年精神卫生服务，预防老年精神障碍的发生将有可能成为社区基层组织的一项重要工作。

由于精神卫生知识尚未普及，宣传力度不够，我国普通居民和老人对精神卫生知识的知晓率相当低；然而，我国老年精神卫生服务资源严重不足，专业人员十分短缺，与巨大的老年精神卫生服务需求之间存在着巨大差距。

目前我国的精神卫生服务模式中，精神卫生人力和财力资源仍然以精神病院为主，而社区精神卫生服务发展相对缓慢。而现实却是，老年精神问题在社区卫生服务中并不罕见。英国、美国、澳大利亚等多个国家在社区老年精神卫生多学科团队服务方面已做了大量探索，改善了老年人精神卫生状况。近 10 年来，老年认知障碍全程管理的工作已经在国内多地开展，提高了老年认知障碍早期筛查和诊断率，也提高了患者的规范治疗率，使越来越多的患者和照护者得到支持。

因此，我国实施整合型老年精神卫生服务可在分级诊疗的医疗服务政策背景下，通过医联体协作，借力专家资源下沉社区，具体可采取的措施包括：①加强宣传力度，组织社区老年人喜闻乐见的活动形式，组织多渠道的宣传活动，提高老年人及社区居民对老年精神健康的意识；②通过健全基层医疗服务网络，强化老年人健康管理和慢性病预防控制等措施，将老年常见情绪与认知问题的筛检工作纳入 65 岁以上老年人体检常规，提高疾病早期识别率；③开展社区医师继续教育与专业培训，提高其对老年期抑郁和痴呆等常见疾病的认识，掌握临床表现，熟悉疾病筛查基本技能，使疾病得到早期诊治；④构建三级医疗机构、社区卫生机构以及社区基层组织（如居委会）的协作服务网络，建立双向转诊和社会支持机制，为老年人建立精神健康档案，多方位、多角度地为老年人提供精神关爱和心理关怀。近期，国家卫生健康委办公厅印发《探索老年痴呆防治特色服务工作方案》，将促进提高我国老年痴呆防治水平，把《健康中国行动（2019—2030 年）》心理健康工作落到实处。

（于 欣 陈 炜 姜荣环 况伟宏 刘铁桥 马现仓 汤艳清 王华丽 解恒革 姜荣环 刘 莎 邱培媛 曲 珊 王 涛 钟笑梅 王华丽 张 楠）

参考文献

[1] Galduroz, JC, Tomita N. Substance-Use Disorders in Later Life [J]. N Engl J Med, 2019, 380 (12): 1189-1190.

[2] Huang Y, Wang Y, Wang H, et al. Prevalence of mental disorders in China: a cross-sectional epidemiological study [J]. Lancet Psychiatry, 2019, 6 (3): 211-224.

[3] Jack C R, Bennett D A, Blennow K, et al. NIA-AA Research Framework: Toward a biological definition of Alzheimer's disease [J]. Alzheimers & Dementia, 2018, 14 (4): 535-562.

[4] Kok RM, Reynolds CR. Management of Depression in Older Adults: A review [J]. JAMA, 2017, 317 (20): 2114-2122.

[5] Mckeith I G, Boeve B F, Dickson D W, et al. Diagnosis and management of dementia with Lewy bodies: Fourth consensus report of the DLB Consortium [J]. Neurology, 2017, 89 (12): 88-100.

[6] O'Meara S. How health research will support China's ageing population [J]. Nature, 2020, 578 (7793): S1-S3.

[7] Patnode CD, Perdue LA, Rossom RC, et al. Screening for Cognitive Impairment in Older Adults: Updated Evidence Report and Systematic Review for the US Preventive Services Task Force [J]. JAMA, 2020, 323 (8): 764-785.

[8] Shah H, Albanese E, Duggan C, et al. Research priorities to reduce the global burden of dementia by 2025 [J]. Lancet Neurol, 2016, 15 (12): 1285-1294.

[9] Wang T, Kuang W, Chen W, et al. A phase II randomized trial of sodium oligomannate in Alzheimer's dementia [J]. Alzheimer's Research & Therapy, 2020, 12 : 110 : 1-10.

[10] Wang H, Fan Z, Shi C, et al. Consensus statement on the neurocognitive outcomes for early detection of mild cognitive impairment and Alzheimer dementia from the Chinese Neuropsychological Normative (CN-NORM) project [J]. Journal of Global Health, 2019, 9 (2): 020320.

[11] Wang H, Fernandes L, Oster S, et al. The state of psychogeriatrics in different regions of the world: challenges and opportunities [J]. International Psychogeriatrics, 2013, 25 (10): 1563-1569.

[12] Wang H, Xie H, Qu Q, et al. The continuum of care for dementia: needs, resources and practice in China [J]. Journal of Global Health, 2019, 9 (2): 020321.

［13］Wolitzky-Taylor KB，Castriotta N，Lenze EJ，et al. Anxiety Disorders in Older Adults：A Comprehensive Review［J］. Depression and Anxiety，2019，27：190-211.

［14］郭振军，赵玫，吕晓珍，等. 社区老年精神卫生服务理念浅析［J］. 中华全科医师杂志，2016，15（2）：157-159.

［15］江述荣，李涛，张海峰，等. 痴呆心理社会干预质量指标的德尔菲法研究［J］. 中国心理卫生杂志，2018，32（5）：363-368.

［16］于欣，王华丽. 中国老年精神医学发展与展望［J］. 中华精神科杂志，2015，48（3）：24-26.

［17］于欣. 老年精神病学［M］. 北京：北京大学医学出版社，2008.

［18］中华医学会精神医学分会老年精神医学组. 老年期抑郁障碍诊疗专家共识［J］. 中华精神科杂志，2017，50（5）：329-334.

［19］中华医学会精神医学分会老年精神医学组. 神经认知障碍精神行为症状群临床诊疗专家共识. 中华精神科杂志，2017，50（5）：335-339.

附：

中国老年医学学会精神医学与心理健康分会简介

中国老年医学学会精神医学与心理健康分会成立于 2017 年 9 月 8 日。分会致力于老年精神卫生服务人才的培养，推动多部门合作，在保障老年人精神健康领域开展系统科学研究。分会通过建设国内外学术交流平台，拓宽学术交流渠道，使老年精神医学研究质量得到提升，达到国际接轨水平。

会　长：于　欣

副会长：王华丽　解恒革　汤艳清　陈　炜　刘铁桥　吴东辉　况伟宏　马现仓

总干事：姜荣环

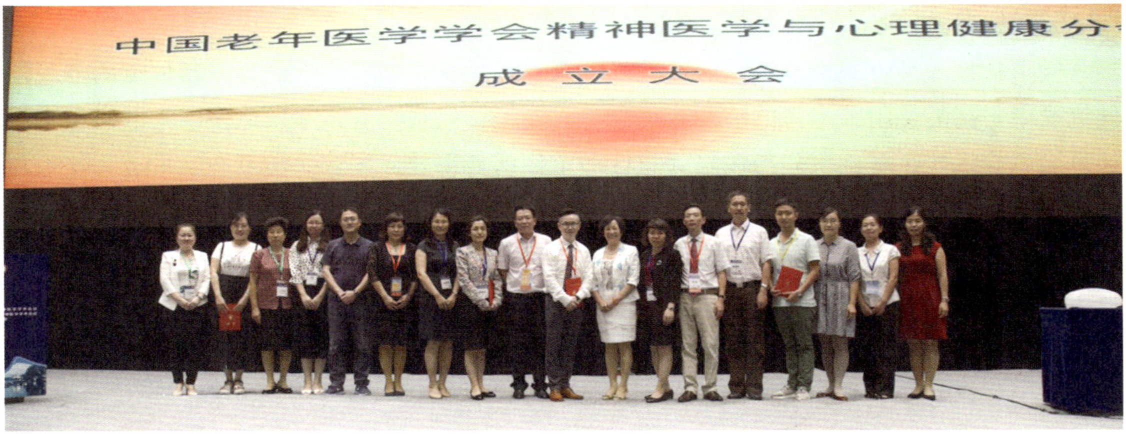

36 老年呼吸医学与科技创新

中国老年医学学会呼吸病学分会

一、慢性阻塞性肺疾病

（一）慢性阻塞性肺疾病的流行病学

慢性阻塞性肺疾病（以下简称“慢阻肺”）是老年呼吸系统常见疾病，在全世界范围内发病率和病死率均较高，预期2020年将成为全球排名第三的死亡原因，导致全球每年270万人死亡，预计这一数字到2040年将达到每年440万人。我国统计数据显示慢阻肺已成为我国第三位主要死亡原因（17.6%），仅次于肿瘤和脑血管疾病（19.3%和19.1%）。随着我国人口平均寿命的提高，老年人口数量增加明显，而慢性阻塞性肺疾病是随着年龄增加患病率和病死率不断增加的疾病，我国超过70岁人群患病率高达20.4 %左右，人口老龄化将导致慢阻肺社会经济费用逐年增加。

（二）慢性阻塞性肺疾病的临床症状与诊断

慢阻肺是一种进展性及难以逆转的呼吸系统常见病，其主要特征为不断加重的呼气性气流受限。高龄慢阻肺患者的临床症状常常不典型，症状隐匿，并发症多，常因病情突然加重而急诊入院，基础疾病与慢阻肺急性加重症状易重叠，导致病情复杂、危重，使治疗费用和住院时间明显延长，平均费用显著增加。

慢阻肺的诊断标准需基于症状和危险因素，并通过肺功能检查明确诊断。《慢性阻塞性肺疾病全球倡议》（2019年版）中指出，可通过慢阻肺预测模型和邮寄筛查问卷，进行病例筛查。通过上述方法可以提高慢阻肺在基层医疗单位实践中的诊断率，需评估患者的症状、气流受限程度、急性加重发生风险、并发症，依据症状、急性加重发生风险将患者分组。

同时通过基层医疗单位邮寄筛查问卷进行系统主动病例筛查，也是识别未诊断患者的有效方法。

（三）慢性阻塞性肺疾病的治疗

慢阻肺应当及时治疗，特别是在其急性加重期。老年患者的治疗方法一般为稳定期采取肾上腺素受体激动剂、抗胆碱药、茶碱类等支气管扩张剂，或者祛痰药、糖皮质激素以及长期家庭氧疗等治疗；而在急性加重期，一般采取支气管扩张剂、氧疗及呼吸支持、抗生素、糖皮质激素、祛痰药等药物治疗。

慢阻肺是一种可以预防和治疗的常见疾病，老年人十分常见，也一直是主要的公共卫生健康问题。老年慢性阻塞性肺疾病不仅患病率、病死率高，而且医疗费用不断增加。老年慢阻肺患者具有的疾病特征不典型性和特殊性，需要更多的临床研究以科学、合理、有效地识别和诊治老年慢阻肺患者。

二、支气管哮喘

（一）流行病学

支气管哮喘是一种异质性很大的慢性气道炎症性疾病，全球至少有 3 亿支气管哮喘患者。老年人与年轻人相比具有更高的支气管哮喘发病率和病死率，65 岁以上的老年人中发病率为 4% ~ 13%，并且由于老年人各个系统的退化以及对刺激反应的迟钝，造成这一数字可能被低估。

（二）病理生理学

一项包含了 25 ~ 60 岁参与者的实验数据表明外周血单个核细胞端粒长度的减少与患者支气管哮喘的严重程度相关。人体先天性和后天性的免疫反应都会随年龄发生变化，被称为“免疫衰老”，虽然衰老的细胞不能增殖但却可以存活，并出现功能减退或改变，这将导致在没有明显感染的情况下，发生炎症反应的概率增加。与年轻的患者相比，老年支气管哮喘患者的痰液中，中性粒细胞或中性粒细胞介导物质水平增加，包括 MMP-9、中性粒细胞弹性蛋白酶和白细胞介素 -8。但是，中性粒细胞性哮喘对于糖皮质激素的反应通常较差，这意味着要向老年支气管哮喘患者提供替代治疗。

（三）诊断

与年轻患者相似，老年患者诊断支气管哮喘也需要相应的症状，但是与年轻患者所不同的是，老年患者有可能对呼吸困难的感知较差，与此同时，呼吸困难也是其他疾病（如心力衰竭、贫血等）的主要症状，因而容易被忽略。第 1 秒用力呼气容积（forced expiratory volume in 1 second，FEV_1）/ 用力肺活量（forced vital capacity，FVC）会随着年龄的增加而逐渐下降，老年患者中 FEV_1/FEV_6 可能是更加容易获得的 FEV_1/FVC 的替代检测指标。呼出气一氧化氮检测已广泛应用于成人以及儿童支气管哮喘患者的诊断，但是在老年患者中的诊断价值还有待商榷。

（四）治疗

老年支气管哮喘患者的治疗旨在控制症状，消除或减少恶化的诱因。目前，还没有针对老年支气管哮喘患者的治疗指南，老年患者对于吸入药物的完成度也无法控制，因此可以使用呼吸激活装置来保证吸入药物的有效性。同时，老年患者 β_2 受体的密度、反应性和亲和力可能随着年龄的增长而下降，这可能会减少老年患者对急性支气管扩张剂的反应。吸入性糖皮质激素是持续性支气管哮喘患者控制症状的重要支柱，对嗜酸性粒细胞增多、Th2 细胞介导的支气管哮喘患者最有效，而对 Th-17 细胞介导、以中性粒细胞炎症为特征的支气管哮喘治疗效果较差，后者在老年支气管哮喘患者中更加常见。孟鲁司特以及抗 IgE 治疗被证明可以改善老年重症支气管哮喘患者的症状，并且可以减少抢救药物的使用，从而改善老年支气管哮喘患者的临床预后。

三、呼吸系统感染性疾病

（一）流行病学

英国研究显示，社区获得性肺炎（community acquired pneumonia，CAP）的发生率在 1998—2008 年，年均增长率为 4.2%，而在 2009—2014 年，年均增长率激增为 8.8%。就病死率而言，中国住院的 CAP 患者 30 天病死率为 4.2%。而欧洲每年因 CAP 而产生的医疗花费达 10.1 亿欧元，导致不能工作而间接引起的经济损失达 3.6 亿欧元。由此可见，CAP 的发生率仍在持续升高，且病死率高，造成了严重的经济负担。

（二）临床特点

近年来，流感合并侵袭性肺曲霉病受到关注，研究表明：流感、急性生理学及慢性健康状况评分系统（APACHE Ⅱ）评分高、男性和应用糖皮质激素是入住重症监护室的重症流感患者罹患侵袭性肺曲霉病的独立影响因素，早诊早治有助于改善患者预后。对于流感病毒性肺炎人们已有广泛认识，但非流感病毒在 CAP 中的意义尚不清楚。研究发现非流感病毒性肺炎并发症发生率高，与流感病毒性肺炎对疾病严重程度和预后的影响相似。因此，重视并早期识别非流感病毒引起的CAP，及时针对性治疗，将减少抗生素滥用、改善预后。

（三）病原学诊断

病原学诊断对于感染性疾病的用药指导至关重要，新技术的出现提高了诊断的灵敏度与特异度。研究表明，二代测序组重症肺炎患者的病死率明显低于常规检测组，且细菌检出率明显增高。二代测序技术具有比传统检测技术更强大的效能，有利于改善患者预后，但目前在应用方面还存在一些需改进的地方，不能完全取代常规检测技术，未来感染性疾病诊疗过程将会联合多学科，使用多种技术方法辅助诊断，进而实现感染性疾病的精准诊治。

（四）治疗

对于老年人，其年龄增长后的相关生理功能变化和伴发疾病易导致吸入性肺炎，且存在铜绿假单胞菌感染、误吸、多重耐药病原体感染的风险等危险因素，而我国老年CAP患者不充分和过度治疗问题严重。综上，老年CAP患者的治疗须将患者的器官功能、认知状态、合并基础疾病、生存意愿等纳入思考。老年CAP患者通常具有更高的多重耐药病原体感染风险，必须对老年CAP患者进行先期的系统评价，以明确早期损伤，建立支持措施，其入院后病死率较高，需对病情严密监测，以明确新的感染事件以及慢性并发症的失代偿情况。

四、间质性肺疾病——特发性肺纤维化

（一）流行病学

特发性肺纤维化（idiopathic pulmonary fibrosis，IPF）是一种慢性、进行性、致命性疾病，治疗选择少且疗效有限，诊断后中位生存期一般为3～5年。目前的数据表明，全球IPF发病率与包括胃癌、肝癌在内的几种恶性肿瘤发病率相当。IPF作为与高龄密切相关一种间质性肺疾病（interstitial lung disease，ILD），在老年人中患病率较高。

（二）临床特点与诊断

多数老年新发ILD患者临床表现为呼吸困难、咳嗽、乏力等症状。随着胸部CT检查普及，老年患者中ILD诊断率提高。对疑似ILD患者的初步评估应包括仔细的体格检查，包括双肺基底部的爆裂音和杵状指/趾。肺功能测试通常显示肺活量和肺总量下降，以及弥散功能下降。

下面列举主要疾病表型和相关并发症的诊断进展。

1. 特发性肺纤维化急性加重　最近的一项荟萃分析显示每 1 000 个患者中约有 40 例急性加重。在疾病发病机制方面：一项回顾性研究提示 IPF 急性加重关键的分子事件定位于肺泡上皮。此外，在急性加重期，纤维细胞显著增加，少数恢复期患者中，纤维细胞恢复到加重前的水平。

2. 特发性肺纤维化合并肺癌　有证据表明，IPF 患者的肺癌风险明显增加，约 10% 的 IPF 患者发展为肺癌。IPF 和肺癌一样有许多影响上皮细胞功能的关键遗传改变。在最近的一项研究中，在 11 名 IPF 患者的呼出气冷凝液中检测到肺癌抑癌基因内或附近的微卫星水平的基因改变。利用人 CpG 基因芯片进行检测显示 DNA 甲基化模式产生了改变，该模式与肺癌的甲基化模式非常相似。

3. 特发性肺纤维化合并肺动脉高压　肺动脉高压是 IPF 的严重并发症，对病死率有重要影响。除了低氧性肺血管收缩和肺毛细血管床破坏在肺动脉高压中起重要作用外，内皮产生的血管舒张剂（如一氧化氮和前列腺素）的释放减少，血管收缩肽（如内皮素）的表达增加也促成了肺动脉高压的形成。

（三）治疗

1. 新型抗纤维化药物　最近完成的评估吡非尼酮用于治疗特发性肺纤维化的疗效和安全性（ASCEND）的Ⅲ期临床试验结果显示，与安慰剂相比，吡非尼酮对 FVC 和无进展生存期有显著影响。在特发性肺纤维化患者的高剂量尼达尼布试验（INPULSIS）中，尼达尼布延缓 FVC 下降，显著降低急性加重风险。

2. 免疫抑制药物　尽管免疫抑制疗法可能对自身免疫性肺部疾病患者有益，但这类疗法对于 IPF 的益处较少，且可能对老年 IPF 患者造成风险。

3. 肺移植　一项对器官共享注册数据联合网络的调查研究发现，年龄≥ 70 岁的患者与年龄在 60～69 岁的患者在预后方面无显著差异。IPF 患者应早期转诊到亚专科护理中心，与疾病的严重程度或是否行肺移植无关。

五、肺血管病

（一）老年人静脉血栓栓塞发病率高

静脉血栓栓塞（venous thrombo embolism，VTE）是住院患者的常见并发症和重要死亡原因之一。2018 年北京协和医院回顾调查 3 115 例内科住院患者 VTE 流行病学数据，表明≥ 40 岁患者发病率随年龄增加呈增长趋势，70～79 岁年龄段 VTE 发病率最高。老年人常合并高血压、糖尿病等基础疾病，发生急性呼吸衰竭、脑卒中、急性心力衰竭等风险高，均为 VTE 危险因素，且衰老可致凝血系统发生改变，抗凝蛋白 C、蛋白 S 的减少速度快于促凝物质，易导致高凝状态。

（二）老年人抗凝治疗出血风险高

相关指南表明年龄 > 75 岁、既往出血史、脑卒中史、频繁跌倒、恶性肿瘤、肾功能不全、肝功能不全、糖尿病等均为抗凝治疗出血的高危因素，因此老年患者抗凝治疗期间更易发生出血情况。已有多项研究表明，抗凝药物相关出血发病率随着年龄增加而增加。

（三）抗凝治疗需个体化用药

因维生素 K 拮抗剂（vitamin K antagonist，VKAs，）如华法林治疗窗窄，易与药物及食物发生相互作用，且需要定期血液监测，目前新型口服抗凝药（new oral anticoagulants，NOACs）使用率越来越高，主要包括Ⅱa 因子抑制剂达比加群酯和Ⅹa 因子抑制剂利伐沙班、阿哌沙班、依度沙班，具有起效迅速、抗凝效果稳定、不需要常规监测等特点，药物之间相互作用较华法林明显减少。一项 Meta 分析纳入 5 项比较急性 VTE 患者 NOACs 与 VKAs 治疗有效性与安全性的Ⅲ期试验，研究表明与 VKAs 相比，NOACs 效果相当，但出血风险尤其是颅内出血和致死性出血风险显著降低。2016 年发布的 VTE 疾病抗栓治疗 CHEST 指南推荐下肢深静脉血栓形成或肺栓塞的非肿瘤患者抗凝治疗首选 NOACs。《2019ESC/ERS 急性肺栓塞诊断和管理指南推荐》对适于 NOACs 的肺栓塞患者启用口服抗凝治疗时，优选 NOACs。

但是 NOACs 也存在半衰期短、药物依从性要求高、尚无常用方法评估抗凝强度、无特异性拮抗剂等不足。且虽然 NOACs 药物间相互作用较少，但与细胞色素 P450 3A4 酶（CYP3A4）和 P 糖蛋白（Pgp）的强诱导剂和强抑制剂联合应用时仍应谨慎。

目前相关指南推荐的药物治疗方案如下。

1．达比加群酯　使用时需同时胃肠外抗凝 5 ~ 14 天，150mg/ 次，每天 2 次，适用于出血危险低的患者；110mg/ 次，每天 2 次，适用于出血风险较高的患者。禁用于肌酐清除率 < 30ml/min 的患者，若肌酐清除率为 30 ~ 49ml/min，可考虑减量为 110mg/ 次，每天 2 次，肌酐清除率≥ 50ml/min，无须调整剂量。

2．利伐沙班　15mg/ 次，每天 2 次，共使用 21 天，继以 20mg/ 次，每天 1 次。禁用于肌酐清除率 < 15ml/min 者，若肌酐清除率为 15 ~ 49ml/min，推荐 15mg/ 次，每天 1 次，肌酐清除率≥ 50ml/min 时，无须调整剂量。

3．阿哌沙班　10mg/ 次，每天 2 次，使用 7 天，继以 5mg/ 次，每天 2 次。如符合以下 2 项或以上条件则减至 2.5mg/ 次，每天 2 次：年龄≥ 80 岁，体重≤ 60kg，血清肌酐≥ 132.6μmol/L，禁用于肌酐清除率 < 15ml/min 者。

4. 依度沙班　60mg/次，每天1次，使用时需胃肠外抗凝5～14天，禁用于肌酐清除率 < 15ml/min者，若肌酐清除率为15～49ml/min，减量至30mg/次，每天1次；肌酐清除率≥50ml/min，无须调整剂量。

总之，老年人群VTE发生风险高，抗凝出血及血栓复发风险亦较高，抗凝药物选择需权衡VTE复发与出血风险，实现个体化用药。

六、肺肿瘤

（一）流行病学

在明确诊断的肺肿瘤患者中，肺肿瘤的高发年龄为51～70岁，好发部位为右肺，且以右上叶最多见。男性肺癌患者人数显著高于女性肺癌患者。相关研究证实，腺癌是肺癌中常见的病理类型。

（二）诊断

1. 影像学和分期诊断　低剂量CT筛查，胸部增强CT、头部增强CT、上腹部超声或CT、全身骨扫描分期。

2. 病理学诊断　纤维支气管镜，经皮穿刺，淋巴结或浅表肿物活检以及体腔积液细胞学检查。由标本形态学检测明确小细胞肺癌（SCLC）和非小细胞肺癌（NSCLC），由免疫组化检查明确鳞癌和腺癌。

3. 分子分型　EGFR突变、T790M、ALK融合、ROS1融合等可指导治疗。目前研究表明联合应用肿瘤表达程序性死亡蛋白1（programmed death 1，PD-1）、程序性死亡蛋白配体1（programmed death ligand 1，PD-L1）和肿瘤突变负荷（tumor mutation burden，TMB）是评价患者生存率和免疫治疗疗效的有效生物指标。肿瘤浸润性淋巴细胞的密度可反映免疫检查点抑制剂（CPB）效果，尤其CD8+细胞肿瘤浸润淋巴细胞可更好地评估患者治疗预后。循环肿瘤细胞来源于原发或转移灶的损伤细胞，可以反映肿瘤组织的基因学或表基因学的变化，PD-L1+循环肿瘤细胞计数有助于评估治疗效果，也有助于研究肿瘤演进。

（三）治疗

原发性肺癌的治疗根据分型以及分期来进行不同方案的选择。由形态学分为SCLC以及NSCLC两类，SCLC和NSCLC分别占12%和88%。其治疗方案如下。

1. SCLC

（1）传统治疗：T1～2 N0期间可手术，术后N1～2期接受辅助放疗，同步或续贯均可，其标准疗法为依托泊苷加铂类联合放疗。

（2）针对 SCLC 生物学特征治疗的初步结果：Rova-T 靶向治疗在复发 / 难治性 SCLC 二线和三线治疗上取得了较好的疗效。血管靶向治疗药物盐酸安罗替尼作为新型多靶点小分子酪氨酸激酶抑制物（TKI），主要作用于血管内皮细胞生长因子受体（VEGFR）、血小板源性生长因子受体（PDGFR）、成纤维细胞生长因子受体（FGFR）以及 c-Kit 等靶点。

（3）SCLC 的免疫治疗新进展：纳武利尤单抗（nivolumab）与伊匹单抗（ipilimumab）或帕博利珠单抗（pembrolizumab）单药治疗作为一线治疗。

2. NSCLC

（1）ⅠA/ⅠB 期完全切除。

（2）ⅡA/ⅡB 期：解剖性肺叶切除＋肺门纵隔淋巴结清扫；辅助化疗。

（3）可手术ⅢA 期：手术＋辅助化疗＋术后放疗。

（4）不可手术ⅢA/ⅢB期：根治性放化疗。

（5）Ⅳ期：化疗为基础加免疫治疗以及靶向治疗。①致癌基因成瘾的 NSCLC：EGFR 阳性一线推荐埃罗替尼 / 阿法替尼 / 吉非替尼＋贝伐珠单抗，耐药且 T790M 阳性则选择奥西替尼；ALK/ROS1 阳性推荐克唑替尼 / 色瑞替尼；BRAF V600E 阳性推荐达拉非尼 / 维罗替尼。近来研究表明 PD-1 抑制剂对 KRAS 和 TP53 突变有潜在治疗价值。②非癌基因成瘾性 NSCLC：晚期非鳞 NSCLC，目前免疫检查点抑制剂呈现突破性效果。近年 PD-1 和 PD-L1 抑制剂由美国 FDA 批准应用于肺癌一线疗法。主要依据 PD-L1、PD-1 表达情况选择，在一线治疗中：肿瘤细胞阳性比例分数（tumor proportion score，TPS）低于 50% 时，首选帕博利珠单抗；当 TPS 高于 50%，选择帕博利珠单抗联合铂类化疗。二线疗法推荐：TPS 低于 1%，帕博利珠单抗是首选；当 PD-L1 表达阴性或不明，推荐使用纳武利尤单抗和阿特珠单抗（atezolizumab）。根据研究结果显示使用 PD-1 与 PD-L1 抑制剂效果无明显差别，且伴有 EGFR 突变等效果不佳。研究表明低 PD-L1 表达、低 CD8+ TILs 及合并驱动基因突变是导致低 CPB 应答率的潜在机制。

七、老年呼吸内镜与介入治疗

（一）呼吸内镜诊断

肺结节的诊疗是困扰呼吸科医师的难题之一。呼吸介入技术以其微创、快速等特点广泛应用于肺结节的诊疗。呼吸介入技术日新月异，目前临床常用的经支气管镜肺结节诊断技术包括：透视引导支气管镜、径向探头支气管内超声支气管镜（radial endobronchial ultrasound，R-EBUS）、超细支气管镜技术（ultrathin bronchoscopy，UB）、电磁导航支气管镜技术（electromagnetic navigation bronchoscopy，ENB）、虚拟支气管镜导航（virtual bronchoscopic navigation，VBN）技术等。根据技术特点与临床条件正确选择合适的技术尤为重要。

放射暴露是透视应用的重要问题。利用超声有助于减少放射暴露。单独应用 R-EBUS 时，活检位点可能与超声探及的位点不同。R-EBUS 联合引导鞘活检获取的组织标本较小。UB 比细支气管镜更细（直径 3mm），可达到更远端支气管。ENB 的电磁信号引寻有助于快速准确地抵达病灶。对于与气管不相通的病灶，VBN 联合 UB 可通过建立肺实质隧道（bronchoscopic transparenchymal nodule access，BTPNA）抵达病灶。应用锥形束 CT 实时导航联合支气管镜活检肺结节的诊断率可提升至 91%，直径小于 2cm 肺结节的诊断率可达 75%。机器人支气管镜较 ENB、UB+R-EBUS 定位肺结节更精确、成功率更高。

首都医科大学附属北京朝阳医院早在 2005 年即应用内科胸腔镜诊断胸膜疾病。我们发现，内科胸腔镜诊断胸膜疾病，诊断率可达 92.6%，短暂的胸痛是最常见的并发症（44.1%），脓胸等严重并发症发生率仅为 0.4%。在结核性胸膜炎中，99.1% 可通过内科胸腔镜病灶活检发现结核分枝杆菌和 / 或干酪样肉芽肿。相比于传统白光技术，自发荧光技术对早期诊断胸膜疾病存在独特优势，既能发现微小病变，亦可描绘出病灶的边界。

（二）介入治疗

介入治疗是呼吸介入领域的一个重要话题。肺大疱可严重影响患者的呼吸功能与生活质量。介入治疗是改善此类患者生活质量的重要手段之一。目前肺大疱介入治疗的方式包括内镜下单向活瓣、支气管塞置入、肺大疱穿刺后行自体血注射或注药、内科胸腔镜下肺大疱热消融等。上述手段的远期疗效及并发症有待大规模、多中心的临床研究进一步评价。

气道瘘是外科肺部手术、介入治疗的常见并发症。目前对于无法耐受手术的患者可采用内镜下应用硬化剂、电烧灼、气道支架、封堵器等介入手段进行治疗。骨髓间充质干细胞的免疫原性弱、能多谱系分化，被试用于支气管瘘治疗，其疗效及安全性有待进一步验证。

八、呼吸治疗与肺康复

（一）呼吸治疗

呼吸治疗是针对呼吸系统有关的急重症及心肺功能不全或异常者的治疗，主要包括各种医疗气体治疗、居家及慢性呼吸治疗等。因老年人气道屏障功能减退、免疫功能下降，且易合并慢性疾病，因此呼吸治疗在老年人中显得尤为重要。

近年来无创机械通气被广泛地应用于老年慢阻肺患者中。现有研究证实对于稳定期高碳酸血症的慢阻肺患者而言，无创机械通气可以提高生存率。Murphy 等的研究表明急性加重期慢阻肺患者出院 2～4 周后仍存在持续高碳酸血症时，可通过长期家庭氧疗与无创机械通气联合治疗降低 12 个月内的病死率及再住院率。对于急性加重期的慢阻肺患者，无创机械通气是降低病死率和再住院率的重要措施。

（二）肺康复

肺康复是一种针对有症状和生活质量下降的慢性呼吸系统疾病患者所采取的基于评估证据、多学科、综合干预的措施。多种疾病都需要肺康复治疗。

1．慢性阻塞性肺疾病　肺康复治疗对每一位慢阻肺患者都是适合的，尤其是中重度慢阻肺患者，可改善活动耐量，提高健康相关生活质量。《慢性阻塞性肺疾病全球倡议》（2019 年版）同样推荐慢阻肺患者进行肺康复治疗。

2．肺动脉高压　荟萃分析表明适当锻炼在肺动脉高压患者中是安全的，并且可提高活动能力、改善肺动脉压力及生活质量。但值得注意的是，康复训练必须建立在充分治疗的基础上，设计安全合理的方案，同时必须在密切监测下进行。

3．间质性肺病　一些研究证明了间质性肺病患者可以从肺康复训练中获益。国外研究显示患者在进行肺康复治疗后运动能力、气短的症状以及生活质量可立刻得到改善。一项荟萃分析结果提示肺间质纤维化患者可以通过肺康复训练短期获益，但并没有发现明确的长期疗效。而另一项研究显示，在为期 6 个月的肺康复训练完成后，获益可持续 6 个月。肺间质纤维化的治疗指南中也建议大部分患者应当进行肺康复训练。然而，值得注意的是有一小部分患者并不适合进行肺康复训练。

4．肺癌　许多研究已经证明体育锻炼可以提升肿瘤患者的运动耐力、肌力以及健康相关生活质量。最近 1 篇研究也表明肺癌患者在经历短期和长期康复训练后，康复组患者的症状严重程度显著下降，生活质量得到改善。

肺康复已作为《慢性阻塞性肺疾病全球倡议》（2019 年版）推荐的重要的非药物治疗手段，为肺动脉高压、特发性肺间质纤维化患者带来获益，同时也在肺癌患者治疗中扮演了重要角色。

（童朝晖　王晓娟　王　峰　王宜姗　王亚文　王慧峰
康寒玉洁　邵　帅　刘　畅　曹偲好　黎牧郴　古雪晴）

参考文献

［1］Bartolomé R．Celli，Jadwiga A.W．Update on Clinical Aspects of Chronic Obstructive Pulmonary Disease［J］．N Engl J Med，2019，381：1257-1266.

［2］Agustí A，Hogg JC．Update on the pathogenesis of chronic obstructive pulmonary disease［J］．N

Engl J Med，2019，381：1248-1256.

[3] Busse PJ，Birmingham JM，Calatroni A，et al. Effect of aging on sputum inflammation and asthma control [J]. J Allergy Clin Immunol，2017，139（6）：1808-1818.

[4] Melbye H，Medbo A，Crockett A. The FEV_1/FEV_6 ratio is a good substitute for the FEV_1/FVC ratio in the elderly [J]. Prim Care Respir J，2006，15（5）：294-298.

[5] Chen L，Zhou F，Li H，et al. Disease characteristics and management of hospitalized adolescents and adults. with community-acquired pneumonia in China：a retrospective multicenter survey [J]. BMJ Open，2018，8（2）：e18709.

[6] Zhou F，Wang Y，Liu Y，et al. Disease severity and clinical outcomes of community acquired pneumonia. caused by non-influenza respiratory viruses in adults：a multicenter prospective registry study from CAP-China Network [J]. Eur Respir J，2019，54（2）：1802406.

[7] Xie Y，Du J，Jin W，et al. Next generation sequencing for diagnosis of severe pneumonia：China，2010-2018 [J]. J Infect，2019，78（2）：158-169.

[8] Raghu G，Rochwerg B，Zhang Y，et al. An official ATS/ERS/JRS/ALAT clinical practice guideline：treatment. of idiopathic pulmonary fibrosis [J]. Am J Respir Crit Care Med，2015，192（2）：e3-e19.

[9] Antoniou KM，Tomassetti S，Tsitoura E，et al. Idiopathic pulmonary fibrosis and lung cancer：a clinical and. pathogenesis update [J]. Curr Opin Pulm Med，2015，21（6）：626-633.

[10] 王欣，柳思华，洪新宇，等. 北京协和医院内科老年住院患者静脉血栓栓塞症流行病学调查 [J]. 中华老年多器官疾病杂志，2018，17（7）：491-495.

[11] Konstantinides SV，Meyer G，Becattini C，et al. 2019 ESC Guidelines for the diagnosis and management. of acute pulmonary embolism developed in collaboration with the European Respiratory Society（ERS）[J]. Eur Respir J，2019，54：1901647.

[12] Havel JJ，Chowell D，Chan TA，et al. The evolving landscape of biomarkers for checkpoint inhibitor immunotherapy [J]. Nat Rev Cancer，2019，19：133-150.

[13] Aredo JV，Padda SK，Kunder CA，et al. Impact of KRAS mutation subtype and concurrent pathogenic mutations on non-small cell lung cancer outcomes [J]. Lung Cancer，2019，133：144-150.

[14] Liu SY，Dong ZY，Wu SP，et al. Clinical relevance of PDL1 expression and CD8+ T cells infiltration in patients with EGFR-mutated and ALK-rearranged lung cancer. [J] Lung Cancer，2018，125：86-92.

[15] Yarmus L，Akulian J，Wahidi M，et al. A prospective randomized comparative study of three guided。bronchoscopic approaches for investigating pulmonary nodules（The PRECISION-1 study）[J]. Chest，2019，pii：S0012-3692（19）34119-34124.

[16] Wang F，Wang Z，Tong Z，et al. A pilot study of autofluorescence in the diagnosis of pleural disease [J]. Chest，2015，147（5）：1395-1400.

［17］黄佩，高兴林，钟志成，等．骨髓间充质干细胞治疗支气管胸膜瘘的研究进展［J］．中华结核和呼吸杂志，2019，42（2）：137-140.

［18］Murphy P B，Rehal S，Arbane G，et al．Effect of Home Noninvasive Ventilation With Oxygen Therapy vs．Oxygen Therapy Alone on Hospital Readmission or Death After an Acute COPD Exacerbation：A Randomized Clinical Trial［J］．Jama，2017，317（21）：2177-2186.

［19］Edbrooke L，Aranda S，Granger C，et al．Multidisciplinary home-based rehabilitation in inoperable lung．cancer：a randomised controlled trial［J］．Thorax，2019，74787-74796.

附：

中国老年医学学会呼吸病学分会简介

中国老年医学学会呼吸病学分会成立于2017年11月18日，先后组建全委会及专委会，学术年会已成为全国性品牌。承办国家级继续教育项目5项，出版《中国老年慢性阻塞性肺疾病临床诊治实践指南》，筹备制订专业团体标准，开展社区活动，着力学科发展及老年公益事业。

会　长：童朝晖

副会长：林江涛　徐作军　王广发　解立新　朱　蕾　刘荣玉　胡成平　郑劲平　梁宗安

总干事：王晓娟

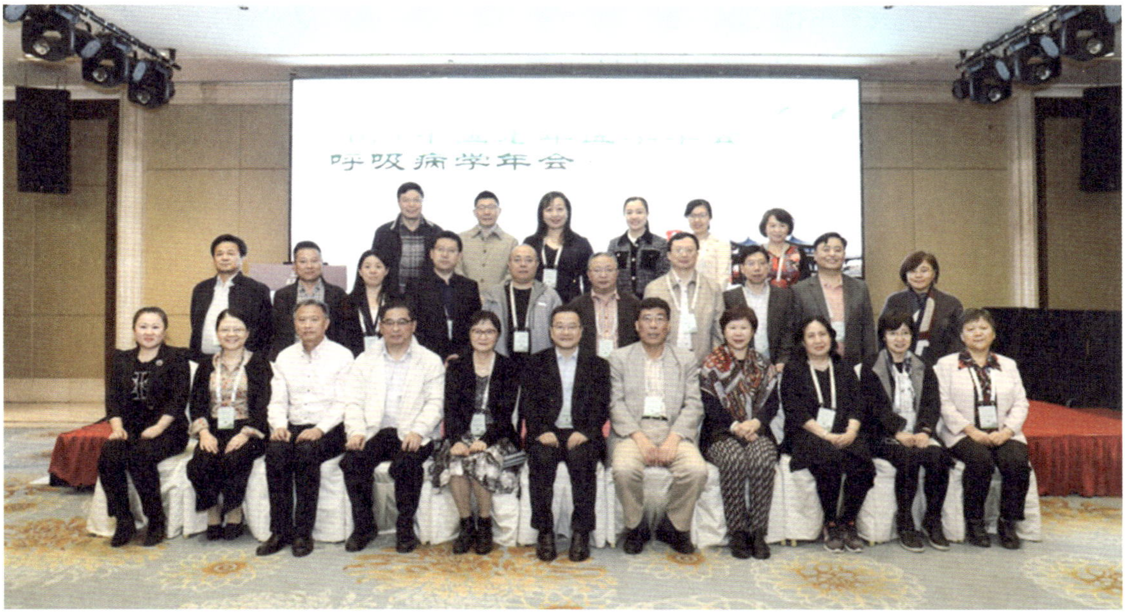

37 老年急诊医学与科技创新

中国老年医学学会急诊医学分会

一、急救大数据与临床决策支持

（一）急救大数据背景介绍

医疗大数据是当前国内外研究热点，开展急救大数据领域的相关工作，急救领域数据库建设是关键基础。显而易见，急危重症救治过程，将产生大量、动态的医疗数据，然而数据的多样驳杂为建立专病数据库、黄金数据集带来先天性劣势，当前国内急救数据存在互联互通共享障碍，而患者的救治是连续过程，急救大数据集与其他专病数据集相比虽存在一定劣势，但亦具有独特优势，急救大数据有可能成为医疗大数据领域率先发展的排头兵，相比于国内，国外在此方面起步较早且发展较为成熟。2017 年，依托中国人民解放军总医院医疗大数据中心，我国建立了医疗大数据应用技术国家工程实验室。这是目前我国在医疗大数据领域唯一的国家级工程实验室，现已完成多个数据库建设项目，并已开展多项相关领域研究，成效显著。

（二）基于急救大数据的临床决策支持系统

急救医学始终冲锋在抢救生命的最前沿，致力于急危重症伤病员的救治，是唯一以“时间”作为救治效能评价标准的专业；实现智能化急救临床决策支持系统（clinical decision support system，CDSS）的最重要价值就在于能助力急救领域的精准救治、时效救治。对疾病早期识别、早期诊断和及早实施时效救治是急危重症救治的关键，直接影响患者的预后及器官功能恢复。实现急救“白金 10 分钟、黄金 1 小时”、心肌梗死溶栓时间窗 90 分钟、脑梗死溶栓时间 3 小时，需要发展大量的基于数据驱动的辅助决策支持系统、人工智能系统，提高救治的时效性和准确性。

如何利用大量、多种类的医疗数据，更快速、更高质量地产生新知识、创造新价值是值得我们思考的问题！其关键在于应用来自“真实世界”的数据，发展基于数据驱动的决策支持系统。基于急救大数据建立急救临床决策支持系统，可以实现疾病的早期实时评估、对急危重症进行预测预警、优化现有急救流程。基于急危重症数据库的临床决策支持系统将为医护人员提供精准、科学的急救诊疗决策，实现伤病员早期评估，减少经验医疗所带来的不确定性。

基于急救数据库的临床决策支持系统为急救全流程优化提供重要依据，尤其是针对急救绿色通道，有效节约时间、人力、资源，提高救治效率，是实时动态评估与预测预警的有机结合。根据已有的数据资源，如何开发和应用临床决策支持系统是当前国内外研究的热点问题，利用新方法、新技术，开发基于大数据和人工智能的临床决策支持系统是未来医疗发展的必然趋势。

（三）急救大数据与临床决策支持系统的前景展望

急救医学事关百姓福祉，急救大数据的应用为解决急救领域问题带来新机遇，是智慧城市、智慧医疗的重要组成部分。基于现有资源条件，不断拓宽业务领域，应用人工智能助力急救领域临床决策支持，探索先进方法，实现智能评估、智能诊断、辅助治疗。

荀子在《劝学》中说过：“不积跬步，无以至千里；不积小流，无以成江海。”

二、急诊医学与叙事医学的交集

（一）叙事医学现状

叙事医学是叙事文学（“叙事”简单地说就是按照一定的次序讲述事件，即讲故事）与医学的结合，即用叙事能力来实践的医学，医方对患方的病情发生、发展和转归的故事进行描述、阐释并为之感动。2001 年美国哥伦比亚大学教授 Rita Charon 提出叙事医学（narrative medicine）的理论，并对其概念、功能、应用与临床意义，以及其对医学人文、医学伦理、职业素养、医患沟通和医患关系的作用进行了系统阐述。

我国从 2008 年始有文章介绍叙事医学的概念，比美国晚了 7 年，到目前为止也不超过 150 篇文献，主要集中于介绍叙事医学相关概念和在医学教育中的应用。

（二）叙事医学的重要性

当前医疗环境，恶性伤医事件频频发生，患者的满意度不升反降，医疗环境越来越复杂。叙事医学是医学人文“落地”的工具，因为它提供了培养共情能力的有效工具；叙事医学的两个工具是细读法和反思性写作；叙事医学关注的是人特别是情感，因此对医患均有利。我国各大医学院校无不宣扬实践医学人文教育的重要性，呼吁人文精神的回归，在提出各式各样医学人文论述并且积极倡导行动之后，人们发觉往往流于形式化，我国叙事医学尚处于萌芽阶段，尚未引起整个医学界的广泛重视，但其发展和推广已迫在眉睫。安慰剂常在，安慰患者的人不常在。殊不知“帮助与安慰”远胜于“救死扶伤”。

（三）急诊医学与叙事医学结合的前景展望

急诊医学与叙事医学有着天然的血脉关联，二者结合将演绎出无限精彩，叙事医学的引入会让急诊医护更加同情、理解、体贴每一位独一无二的患者。书写平行病历是一个非常好的自我提高方法，在医学生教育和医师规范化培训中开展叙事医学相关课程将会更加有效和具有深远意义。急诊叙事医学的教学模式及其潜力评估尚需我们进一步探讨和研究。二者相结合，可有效推动人文走向临床，为紧张的医患关系松绑，亦可弥合技术与人性的鸿沟，使生命更加坚韧而深情。

目前，海南医学院等高校已开展叙事医学公共课程教学工作，在叙事医学临床与理论结合方面，进行有益探索，为德才兼备急诊人才的培养工作起到了积极的推动作用。

三、急诊肠内营养治疗研究进展

（一）研究背景

临床营养支持被公认为21世纪十大医学进展之一，很多患者特别是老年患者因此受益，生存率得到大大提高。而中国营养支持治疗的现状却不容乐观，调查显示中国每年住院患者达5 000万，而接受营养支持的仅160万，住院患者营养不良发生率达到40%~50%，其原因是消化功能受损、应激状态下代谢加快、吸收不良、营养素丢失等多种因素。

长期营养不良可导致细胞凋亡，免疫功能下降，出现感染甚至多器官衰竭。急诊医师面对危重患者时往往首先考虑的是急救，却没有早期营养支持的观念，导致很多重症患者初期治疗很成功，却很快因自身抵抗力下降而继发感染，导致不良的预后。

与住院患者不同，急诊患者有其自身的特点，一般发病急、进展迅猛、病情危重、病种特殊，患者突发疾病后机体处于应激和高代谢分解状态，营养素和热量消耗增加以及某些特定营养素的额外损失。

因此，如果不尽早对急诊患者特别是老年患者的疾病严重程度、当前营养状况进行准确的评估并进行营养支持治疗，不但有可能导致营养不良程度的加重，还可能加重机体的代谢紊乱，影响患者的预后，因此进行急诊医师营养支持治疗应用现状的调查非常重要。

（二）研究内容

有鉴于此，“中国急诊医师营养支持治疗应用现状调查”课题研究应运而生，该课题在首都医科大学附属北京天坛医院急诊科郭伟教授倡导和主持下从 2018 年 4 月开始进行，旨在调研中国急诊科医师营养支持的治疗现状，为普及和改进中国急诊科医师肠内、外营养支持的合理应用和规范提供循证依据。

该课题覆盖面很广，共收回全国 300 多家医院的 1 002 份调查报告，急诊科一线医师参与了有关营养支持治疗的二十余项调查，包括急诊患者营养支持的时间、地点、途径、方法、适应证的选择、并发症的处理以及医师营养支持培训的相关内容。

（三）研究结果

研究结果显示，虽然急诊科营养支持治疗的现状依然严峻，但是许多结果也出乎我们的意料，尽管受急诊科工作特点和性质的影响，导致开始营养支持治疗的时间滞后、地点单一，营养支持治疗的力度和医师营养支持的规范化培训均偏薄弱，但许多治疗方面的规范和合理性也进步很大，如及时地进行血糖监测、并发症的预防和处理、免疫调节剂的使用等，均显示中国急诊科医师越来越重视营养支持在急危重症患者治疗中的地位，中国急诊科医师正在通过不断的努力提高自己的业务能力，提高对急危重症患者的救治能力，营养支持治疗也在趋于规范，中国急诊学科的迅速发展，整体治疗水平的快速提高，让我们颇感惊喜和欣慰。

目前，该研究已形成论文 *Epidemiologicalstudy on the status of nutrition-support therapies by emergency physicians in China*，于 2019 年 12 月 9 日在线发表于 *Emergency Medicine International*，杂志主编给予这篇论文的评论是：“This is an important issue to bring to the attention of emergency physicians”。这也是我国目前第一篇关于急诊医师营养支持治疗现状最为全面详尽的调查研究。

（四）前景展望

随着营养支持在临床的广泛应用，营养支持团队的建设也发挥着至关重要的作用，特别是临床药师的加入，他们充分发挥自己的专业技能，和急诊医护人员一起建立营养支持团队，共同为患者在临床营养治疗中提供全程化药学服务。临床药师可以根据不同的患者，提供个性化的营养支持方案，特别是全营养混合液（TNA）处方由临床药师提供，既减少了不合理配方，又减轻了临床医师能量换算方面的负担。而在我们的调研中发现几乎没有营养支持团队参与到急诊患者的营养支持治疗中，营养支持团队参与到急诊营养支持治疗是未来急诊营养支持治疗的主要发展方向之一。

研究结论呼吁未来急诊营养的工作重点应该重视老年营养不良患者，尽早启动急诊科营养支持治疗，注重急诊营养支持治疗方法的规范化。此外，加强急诊科医师营养支持治疗的规范化培训也是未来提高老年急慢性病患者救治能力的主要途径之一。

四、院前急救胸痛患者即时检测的应用临床研究

（一）研究背景

众所周知，在过去 10 年中，中国冠心病的发病率和病死率总体呈快速上升态势，冠心病成为城乡居民致残、致死的主要原因之一。急性冠状动脉综合征作为冠心病的严重类型，其不良预后严重危害人民健康，是心血管疾病的重要死因。而近年来 ST 段抬高型心肌梗死（STEMI）的社区发病率逐渐降低，伴随非 ST 段抬高型急性冠脉综合征（NSTE-ACS）的发病率却显著升高，目前有超过 70% 的患者为非 ST 段抬高型急性冠脉综合征。

俗话说，时间就是生命，越早明确诊断，就能为治疗争取更多时间，挽救更多生命，而心肌标志物的即时检测（point of care testing，POCT）就是诊断非 ST 段抬高型急性冠脉综合征的得力助手，POCT 是体外诊断的一个新兴细分行业，其核心要素在于满足临床治疗或家用监护所需的快速诊断需求，以快速、即时得到可信赖的诊断结果为最终目标，及时提供临床治疗诊断。

然而目前，我国众多基层医院由于条件等方面的限制，缺乏统一、有效的 POCT 方法，同时，院前急救过程中如果能够通过 POCT 获取即时、可靠的检验参数，对 NSTE-ACS 的早期诊断具有非常重要的临床意义。

作为院前急救的重要载体，在急救车辆上开展的 POCT 必将成为下一个学科发展重点，而与其相关的质控标准与管理规范尚属空白，相关法律法规、指南共识也尚未对其进行明确的规定。

有鉴于此，由中国老年医学学会急诊医学分会、北京急救中心共同发起了“心肌标志物即时检验在非 ST 段抬高型急性冠脉综合征患者院前急救中的临床研究”，以分析在院前急救车上应用 POCT 在 NSTE-ACS 诊治中的价值，为国家卫生行政主管部门提供前瞻性参考建议，为院前急救标准化流程提供诊疗规范和补充建议，为制定急救车辆 POCT 临床规范提供数据依据，为在国际彰显我国急救学科进展提供学术支持，为进一步提高公众急救意识提供有力保障。

（二）研究方案

本研究适用于院前急救所遇到的急性胸痛患者。纳入标准：①急性胸痛 / 胸部不适（近 12 小时内出现，持续 15 分钟以上）；②急性呼吸困难，除外肺部疾患（支气管哮喘、

COPD、肺炎）；③其他任何临床可疑 ACS 患者。排除标准：①年龄 < 18 岁；②心搏骤停；③妊娠期女性；④拒绝参与研究者。

院内急诊首次采集血样分别进行两种方式检测：①急诊科，急诊医务人员完成 POCT；②急救车返程途中，院前急救人员完成 POCT。

心肌标志物 POCT 临床价值分析：收集患者特别是老年患者入院后临床诊疗及预后转归情况，探讨第一救治现场心肌标志物 POCT 结果与之的相关性。

（三）研究预期

院内急诊首次采集血样在急诊科和急救车返程途中，分别由急诊医务人员和院前急救人员进行的 POCT，两者所得结果一致性良好；院前 POCT 不增加急性胸痛患者全救治流程时间，且可能提高院前急救与院内急诊的对接效率，缩短患者接受再灌注时间；院前急救 POCT 结果与患者诊断具有良好的相关性，并有助于进行临床风险评估。

五、“急性脑卒中智能急诊急救工作站”临床诊疗创新技术体系研究

（一）研究背景

急性脑卒中是一种发病率高、致残率高、病死率高、复发率高及并发症多的疾病。据统计，2013 年中国脑卒中的年龄标化患病率为 1 114.8/10 万人，发病率为 246.8/10 万人，病死率为 114.8/10 万人。急性缺血性脑卒中（AIS）救治成功率与发病时间密切相关。

由于我国群众对该疾病早期识别认知度低、院前救治能力不足、院内急诊延误等导致 AIS 救治延迟以及溶栓率较低，我国在发病 3 小时内到达急诊科的 AIS 患者只有 21.5%，适合溶栓治疗者仅 12.6%，而进行了溶栓治疗的患者只有 2.4%；从患者进入急诊科到接受溶栓药物治疗的间隔时间平均是 116 分钟，较发达国家显著延长。因此，我国缺血性脑卒中患者救治效率仍不理想，形势严峻。

本研究贯彻《“健康中国 2030”规划纲要》整体部署要求，领会《国务院关于实施健康中国行动的意见》等文件精神，加强院前医疗急救体系建设，建立急救中心与医疗急救网络医院信息衔接的共享机制，加强急诊科建设，提高急诊救治能力，为急性心脑血管疾病患者开通急诊绿色通道。

（二）研究内容

1. 利用“智能急诊急救工作站”，在临床展开广泛病例研究，建立标准数据库，收集诊疗数据，增加循证医学支持。

2. 组织相关专家编写“智能急诊急救工作站”临床诊疗创新技术体系针对急性脑卒中患者诊疗规范培训课件，开展相关急诊急救人员的短期培训、中期进修、长期指导，并结合视频教程、微课等资源，利用信息化智能管理平台搭建培训资源库。将全国的急诊急救人员，培训成为急性脑卒中规范诊疗的实用型技术型人才，为“健康中国 2030”添砖加瓦。

3. 针对急性脑卒中患者及高危人群适时举办急性脑卒中疾病相关的科普活动，组织相关专家开展各类急性脑卒中诊疗进展研讨活动，增强并带动全民的急性脑卒中的预防意识和及早就医、及早规范诊疗的行动。

4. 旨在引导社会力量，通过多元投入、多方参与等方式，通过该研究开展的试验示范基地人才招募 / 培训班，在不同级别医疗机构开展急性脑卒中诊疗的医疗人才能力建设。同时，可通过急性脑卒中主动筛查等机会，进行患者教育，提高急性脑卒中患者的依从性，进而实现急性脑卒中的早诊断、早治疗，减少致死、致残率，节约医疗费用开支，提高患者的生活质量，从而保障急性脑卒中患者的身心健康。

（三）研究目标及前景展望

目前该研究正在进行中，期望在“急性脑卒中智能急诊急救工作站”临床诊疗创新技术体系研究项目的大数据基础上，为合理应用智能设备进行诊疗提供可靠依据，为未来中国“智能急诊急救工作站”临床诊疗创新技术体系对急性脑卒中诊疗的政策提供建议。

另期望通过该研究，规范医务人员的操作习惯，达到尽早、合理应用临床诊疗智能急诊急救设备（如移动 CT、远程心电、便携式气道管理工具、即时检验设备等），给患者特别是老年患者带来最大临床获益，提高我国基层医疗机构应用“智能急诊急救工作站”临床诊疗创新技术体系治疗急性脑卒中的水平。

六、专家共识

（一）《成人体外膜肺氧合辅助心肺复苏（ECPR）实践路径》

尽管常规心肺复苏（conventional cardiopulmonary resuscitation，CCPR）的相关指南不断更新，CCPR 成功率仍不理想，院外心搏骤停（out-of-hospital cardiac arrest，OHCA）患者的生存率仅为 2%～11%，院内心搏骤停（in-of-hospital cardiac arrest，IHCA）的平均生存率也仅为 23.7%。导致患者死亡的主要原因是难以恢复自主循环和多脏器功能衰竭，神经功能受损是影响患者预后的关键因素，CCPR 时间越长，患者神经功能损伤越严重。

因此，需要在常规心肺复苏基础上有所突破，提高患者生存率。20 世纪 70 年代体外膜肺氧合（extracorporeal membrane oxygenation，ECMO）开始应用于心肺复苏，该技术被称为“体外膜肺氧合辅助心肺复苏”（extracorporeal cardiopulmonary resuscitation，ECPR），该技术使部分未实现 ROSC 的病例获得了成功。

随着 ECPR 的不断完善和进步，使 ECMO 的快速实施成为可能，为临床应用提供了方便。近年来，应用 ECPR 的患者逐年增多，资料显示成人 ECPR 总存活率达 29%，且有良好的神经预后。

结合国内外相关文献，制订了成人 ECPR 实践路径。目的是为了 ECPR 技术的推广和实施，提高心搏骤停患者抢救成功率，有必要建立规范、简洁、容易掌握的实践路径。

该实践路径期望相关医务工作者了解并掌握 ECPR 适应证选择、患者抢救、经皮穿刺或者血管切开置管、ECMO 紧急建立、ECPR 综合管理、ECMO 撤离、并发症处理、护理配合等全程治疗过程。历时两年时间，经过 30 余位专家数次研讨充分交流，该实践路径目前已发表于《中华急诊医学杂志》。

ECPR 较 CCPR 确实提高了心搏骤停患者心肺复苏成功率，并有良好的神经功能预后，开创了一种全新的心肺复苏模式。为推广该技术，首先，全面提高医护人员和人民群众对 ECPR 的认可度；其次，建设专业 ECPR 团队，并积极开展相关培训，使越来越多的医师掌握该技术；最后，需制订简单、实用、完善的操作流程，便于指导临床实践。

ECPR 仪器设备昂贵、花费高、技术要求高、需专业团队及多学科协作，某种程度上阻碍了 ECPR 开展。随着 ECPR 的推广，可以预测心肺复苏成功率一定会有质的提升。

（二）《急性缺血性脑卒中急诊急救中国专家共识》

急性缺血性脑卒中（acute ischemic stroke，AIS）救治可以分为 3 个阶段：院前、急诊、住院治疗。2013 年美国心脏协会 / 美国卒中协会（AHA/ASA）发布的《急性缺血性脑卒中患者的早期管理指南》中将脑卒中急救流程概括为“8D 生存链”：detection（发现）、dispatch（派遣）、delivery（转运）、door（到院）、data（检查资料）、decision（临床决策）、drug（药物治疗）和 disposition（安置）。

首都医科大学附属北京天坛医院结合我国基本国情提出“脑卒中治疗教育工程”的概念，强调应该将院前、急诊、住院治疗有机地联系起来。

急诊治疗推荐意见：①根据平扫 CT 做出关于急性治疗的决策，不能因为多模式 CT 和 MRI 而延误 重组组织型纤溶酶原激活物（rt-PA）的使用；②静脉使用 rt-PA 溶栓开始之前只有血糖测定是必须的项目；③对无临床疑诊凝血障碍，无肝病、血液病等导致凝血异常疾病病史，静脉溶栓可以不必等待凝血结果；④建议给 AIS 患者做基线心电图检查，但不应延误静脉溶栓治疗；⑤预设问题及时规范化回答家属各种疑问，尽快确定治疗方案并获取患者及家属同意；⑥若最初未进行无创血管影像学检查，静脉溶栓后进行无创血管影像学检查；⑦患者接受 < 6 小时机械取栓时，不建议在 CT+CTA 或 MRI+MRA 之外进行额外

的影像学检查；⑧发病时间在 6～24 小时，建议进行 CTP、MRI 弥散或灌注成像帮助筛选适合进行机械取栓的患者；⑨推荐急诊科常规自备溶栓药物、CT 室就地溶栓。

本共识由中国老年医学学会急诊医学分会、中华医学会急诊医学分会卒中学组、中国卒中学会急救医学分会共同推出，136 位共识专家组成员联袂推荐，旨在优化我国 AIS 急诊急救的流程、提高救治效率、改善患者预后、降低致残率和病死率。共识现已发表于《中华急诊医学》《中国急救医学》《临床急诊杂志》和《中国卒中杂志》。

（黎檀实　郭　伟　单志刚　赵　斌　顾　伟　梁明珠）

参考文献

[1] Wang W，Jiang B，Sun H，et al. Prevalence，incidence，and mortality of stroke in china：results from a nationwide population-based survey of 480 687 adults [J]. Circulation，2017，135（8）：759-771.

[2] Haukoos JS，Witt G，Gravitz C，et al. Out-of-hospital cardiac arrest in denver，colorado：epidemiology and outcomes [J]. Acad Emerg Med，2010，17（4）：391-398.

[3] Berdowski J，Berg RA，Tijssen JG，et al. Global incidences of out of-hospital cardiac arrest and survival rates：Systematic review of 67 prospective studies [J]. Resuscitation，2010，81（11）：1479-1487.

[4] Chan PS，Krein SL，Tang F，et al. Resuscitation Practices Associated with Survival After In-Hospital Cardiac Arrest：A Nationwide Surve [J]. JAMA Cardiol，2016，1（2）：189–197.

[5] Yukawa T，Kashiura M，Sugiyama K，et al. Neurological outcomes and duration from cardiac arrest to the initiation of extracorporeal membrane oxygenation in patients with out-of-hospital cardiac arrest：a retrospective study [J]. Scand J Trauma Resusc Emerg Med，2017，25：95.

附：

中国老年医学学会急诊医学分会简介

中国老年医学学会急诊医学分会成立于 2017 年 12 月 30 日，是由老年急诊急救专家、学者组成的全国性学术组织，以“探寻老年人急诊发病规律，规范急诊对老年人疾病救治标准”为使命，旨在促进老年急诊急救事业繁荣发展。成立 3 年时间成员已壮大到 500 余名，组织线下大型活动 4 次 / 中小型活动 60 余次，发表共识 2 篇，开展 3 项研究、4 项调研，出版著作 5 本。

会　长：郭　伟

副会长：许　铁　马岳峰　李小刚　马中富　菅向东　康　健　苏恩本　周丽敏

总干事：单志刚

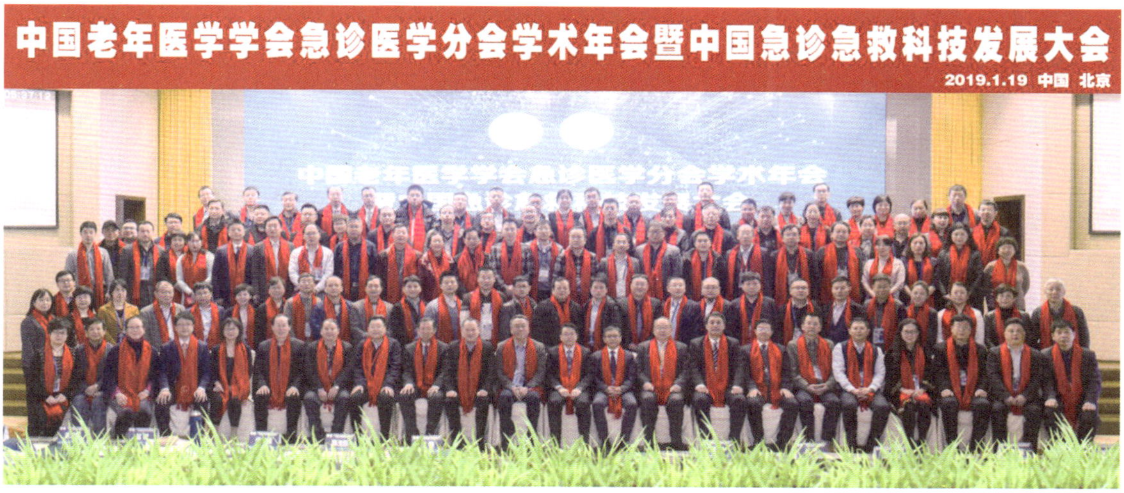
中国老年医学学会急诊医学分会学术年会暨中国急诊急救科技发展大会
2019.1.19 中国 北京

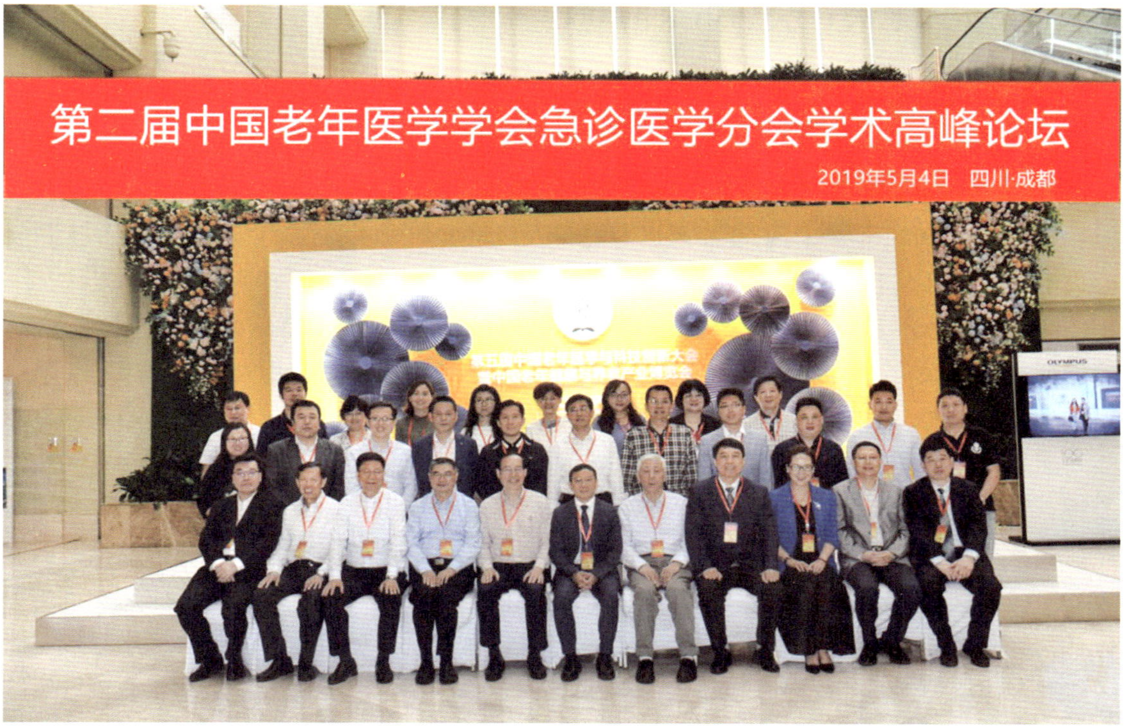
第二届中国老年医学学会急诊医学分会学术高峰论坛
2019年5月4日 四川·成都

38 老年智慧医疗技术与管理

中国老年医学学会智慧医疗技术与管理分会

一、步入老龄社会后带来的问题

中国自1999年进入老龄化社会，迄今已整整20年。中国老龄协会2019年发布的《需求侧视角下老年人消费及需求意愿研究报告》表明，从1999年进入人口老龄化社会到2018年的19年间，中国老年人口净增1.18亿，成为目前世界上唯一一个老年人口超过2亿的国家。预计截至2050年，中国60岁及以上老年人口将增加到4.87亿左右，中国老年人口将超过中国总人口的1/3。

与发达国家相比，中国进入老龄社会时的经济发展水平相对落后，具有“未富先老”的特征。在健康状况方面，慢性病直接影响老年人的生活质量，老年人的孤独感随年龄而增长，老年人对自己的健康预期与其健康满意度紧密相关。在医疗服务方面，绝大部分老年人能获得较便利的医疗服务，但“看病难”“看病贵”仍然严重影响了部分老年人的生活质量。对于患病的行动不便的老年人，需要基本生活护理以及专业的医疗照护。基本生活照料和常用临床护理都属于长期护理保险服务项目，生活照料服务包括头面部清洁、温水擦浴、药物管理、皮肤外用药涂擦、安全护理、生活自理能力训练等27项，临床护理服务包括药物喂服、物理降温、生命体征监测、吸氧、灌肠、血糖监测、静脉血标本采集、肌内注射、造口护理、外周中心静脉导管（PICC）维护等15项。这些专业的照护只能在医院由专业的医护人员进行，或者由医护人员上门进行护理。然而，随着中国人口老龄化的加速，慢性病患病人数的持续上升以及进入中等收入社会后大众对健康医疗的旺盛需求，与有限的医疗资源及其区域分布的不平衡、以疾病而非健康为核心的传统医疗服务体系形成了巨大反差，产生了中国特色的“医疗贫困”。医护人员短缺，使有医疗服务需求的老年人无法得到满足。如何保障老年人的生活质量，做到“老有所养”，健康养老是全球亟待解决的重点和难点问题。

与传统医疗模式相比，智慧医学主要有以下三大特点。一是大数据收集存储；二是需求发现与智慧化决策；三是服务从供给端精准投放到需求端。老年智慧医学发展现状是利用互联网和大数据技术，提供基于可穿戴智能设备的智慧健康管理信息系统、健康管理服务和家庭健康服务，打造智慧大医疗数据应用平台，线上线下结合，构建居家、社区和机构养老的一体化服务。

二、国际老年智慧医学新技术、新理念、最新实践和前瞻性研究

生物医学科学正逐渐认识到利用 SMART 技术进行老龄人口的护理和治疗的价值和重要性。SMART 是自我监测、分析、报告技术。利用 SMART 技术实现智能家居，提供各类可穿戴设备，让老年人在熟悉的环境里接受医疗照护。智能家居技术使得老年人能够更长时间地在自己家中接受医疗护理而非医院。最近的临床研究已经确定了可穿戴式 SMART 技术对各种人群的价值和益处，可穿戴式 SMART 技术采用数字技术从一个位置（如患者家中）的个人收集健康数据，并将信息以电子方式传输到其他位置的医疗服务提供者，如主要的医疗中心，以进行评估、监控和药物依从性分析。老年人受益于远程监控类技术，通过该技术可帮助他们快速访问应急网络。患有早期阿尔茨海默病或类似神经系统疾病的老年人已经受益于这些自动化家居功能。这些设备可以帮助患有阿兹海默病的老年人营造一个安全和独立的生活环境。个人可穿戴式 SMART 技术设备已经面世，其中就包括 Apple “iWatch”。它提供了近 12 种不同的传感器，追踪穿戴者的健康和健身指标，包括步数、卡路里消耗、血糖、睡眠质量、血压和心率。此外，还能检测到用户是否跌倒，用户房颤——这种心脏病在老年人中更加常见。通过预防跌倒、房颤检测和慢心率警报可以有效降低相应患病率。

信息和通信技术（ICT）在老年医学领域也得到了有效应用，它可以在不限制空间的情况下实时收集健康和运动有关的信息，从而有助于持续进行健康管理和预防老年病。运动相关的移动医疗平台已崭露头角，为了确保持续预防和管理老年病，需要适用于运动处方的智能运动管理系统，该系统收集与运动处方有关的数据，如运动类型、强度、频率，并监视运动过程中变化的生物学信息。可穿戴设备和智能手机存储的与个人健康相关的信息和生物信息数据，在医疗保健领域具有作为大数据的巨大价值，利用机器学习算法研发适用于医疗领域的新算法、新模型。此类机器学习算法已经在自动症状评估、自动结果预测和潜在的自动干预措施等临床领域获得了较好应用。Aamir Hussain 等开发的智慧城市中老年人和残疾人的健康和急救平台，用于老年人和残疾人的医疗保健。该平台旨在监测加入平台的老年人和残疾人的健康，并在健康状况异常的情况下为他们提供面向服务的紧急响应。该平台的最大特点是在紧急情况下有效利用医疗资源为他们提供实时医疗服务，同时扩展老年人的社交网络。该平台的实施表明，以人为中心的传感系统在卫生和急救方面既

高效又具有成本效益。

应用信息技术对老年肿瘤患者进行评估和监测。老年肿瘤患者有复杂的医疗需求，并且与年轻患者相比，他们通常有更高的治疗相关的不良反应。健康信息技术的出现可以解决这一人群护理方面的多重差距。肿瘤学家通常使用绩效状况量表来指导肿瘤患者的管理。最常用的量表有 ECOG 评分标准和卡氏功能状态量表（KPS）。这两种量表都是基于医师对患者功能的感知。虽然它们具有很高的预后预测价值，但不能准确预测治疗耐受性和不良反应。对于正在接受手术的老年肿瘤患者，老年综合评估（CGA）在预测术后并发症、住院和死亡风险方面具有更高的价值。尽管 CGA 在预测不良预后方面有价值，但只有 19% 的社区肿瘤医师报告在常规实践中使用了它。未能成功推广的部分原因是将 CGA 纳入临床实践所需的时间和资源；在临床实践中，即使是增加 5 ~ 10 分钟的操作也是具有挑战性的。医师或指定人员（工作人员、护士和患者）完成 CGA 的平均时间是 24 分钟（医师：7 分钟；患者：17 分钟）。此外，对于如何根据 CGA 信息制订治疗方案，一般肿瘤学家也缺乏经验指导，大多数人都没有接受过解读这些数据的培训。考虑到这些专家的数量有限，让所有老年患者去看老年肿瘤医师或老年医师是不现实的，而且大多数机构没有这些资源。电子 CGA 的使用可以解决其中的一些问题。在一项可行性研究中，Hurria 和他的同事通过虚拟网络服务器对 100 名患有实体瘤的老年患者（中位年龄 = 71 岁）进行了 CGA 测试。患者使用触摸屏技术（iPad）完成 CGA。与传统方法相比，电子 CGA 在完成时间上无明显差异，然而，近 2/3 的患者报告说，他们更喜欢电子系统而不是传统的方法，其中 90% 的患者能够脱离医护人员的帮助独立使用该系统。在一项类似的研究中，Bhatt 和同事研究了一组患有血液恶性肿瘤的患者，97% 的患者在使用 iPad 进行电子 CGA 时不需要任何帮助。

约翰斯·霍普金斯大学和罗切斯特大学的研究人员联合开发出一种称为 hopkinspd 的智能手机应用程序，使用智能手机安装的 hopkinspd 程序可评估帕金森病症状的严重程度。通过键盘打字速度来检测早期帕金森病。打字时的“按键时间”（按下键盘后过多长时间松开键盘）被认为是检测运动功能受损的可靠方法。通过对按键时间的分析，可产生一个帕金森病运动参数，称为“neuroqwerty 指数”（NQI），NQI 可有助于发现早期帕金森病的运动症状。该程序可以评估患者活动的五个运动功能，包括声音、手指敲击、步态、平衡以及反应时间，生成一个范围从 0 到 100 的移动帕金森病评分（mobile Parkinson disease score，mPDS）。mPDS 评分不需要医师，也不需要前往医疗机构，只需要有一台智能手机即可随时随地开展评估。研究结果显示 mPDS 与 MDS-UPDRS 总分及运动部分（UPDRS Ⅲ）评分均有良好的一致性。因此，借助智能手机可以远程、客观、频繁地评估帕金森病的严重程度，可定期捕捉到日间病情的波动，能有效反映药物的治疗效果，对帕金森病进行很好的监测。

在医疗资源有限以及医疗资源分配不均衡的情况下，用人工智能的“医师”补充人类医护人员，也是解决未来医护人员稀缺问题的有希望的方法。

美国 IBM 公司的沃森机器人在云端支持下，基于大数据得出治疗方案，它的主要任务是提高肿瘤治疗的准确率，更注重如何治疗、如何在规范化基础上提出个性治疗方案。通常情况下，只要医师确诊，只需要十几分钟，沃森机器人就能为患者提供个性化的治疗方案，并且，随时根据病情的变化调整方案。沃森机器人是一个巨大人工智能医疗辅助平台，它能根据诊疗需求进行调适，协助各医院与医联体进行多学科会诊，引入全球肿瘤临床数据，并结合应用该系统的医院内多学科医师的意见，在此基础上提供治疗方案。一些实力强大的三甲医院希望通过沃森机器人加强与地方医院协作，进行分级诊疗、远程会诊。

三、国内老龄化科技创新前沿技术研究与研究成果

计算机临床诊断辅助决策虽然全世界已经有不少公司在做，但是总体而言，包括 IBM 的沃森机器人在内，离临床应用都有较大的距离，究其原因有三大瓶颈：①没有研究出来真正精准可靠、具有医疗特殊性的算法；②没有可供分析研究的大量历史病历数据；③没有强有力的计算力支撑平台。

围绕上述挑战及瓶颈问题，我国“大超人”临床决策支持系统（clinical decision support system，CDSS）将人工智能技术应用于医疗行业，结合大数据、超级运算和人工智能三大关键方面，建立循证医学和经验医学两大模型，其总体设计思路如图 38-1 所示。

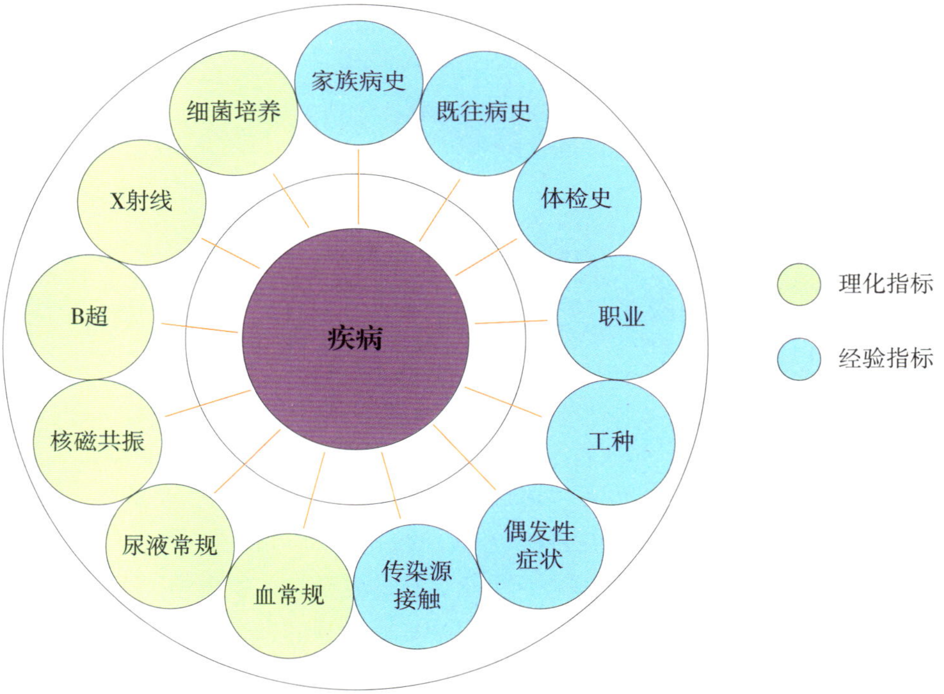

图 38-1　CDSS 总体设计思路

由于人体的差异性，相同疾病在不同人群中的表现形式（症状）也有较大的区别。随着现代医学的发展，越来越重视理化检查的指标，而相对忽视了问诊环节。CDSS 就是在现代医学理化指标检测的基础上，进一步强化人体的外部症状识别，使得两者有机结合，增加临床诊断的准确性。

为了适应不同人群的使用，CDSS 已开发出通用版和专业版。通用版以线上（手机 APP）为主要表现形式，为普通患者提供疾病筛查、导诊、线上 – 线下的引流、统计分析、查看药物不良反应、延伸医嘱等服务；专业版服务于线下网点和医疗机构的专业医疗人员，以症状 + 理化检测设备指标 + 医疗机构的病例统计为主要依据，精准定位疾病，并提供个性化的诊断、处方、保健、预防建议。其总体设计框架如图 38-2 所示。

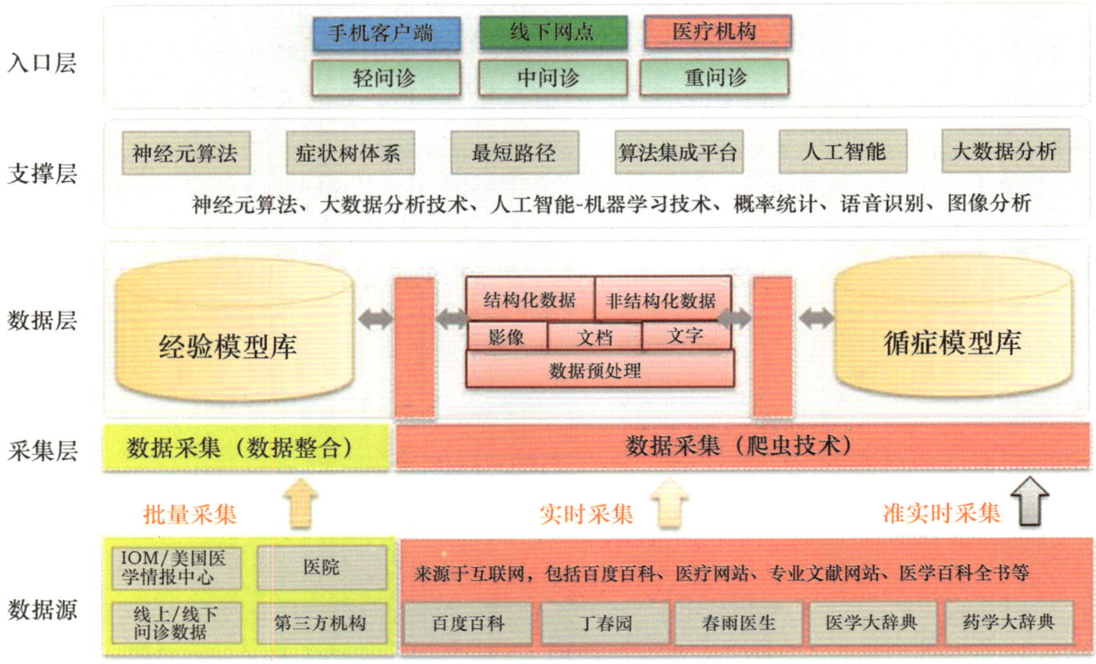

图 38-2　CDSS 总体设计框架

1. 入口层　①手机客户端：针对线上用户，CDSS 设计了疾病筛查入口，针对自身的疾病，患者如果有初步认识，就可以通过疾病筛查的方式，进一步了解该疾病的可能性。操作流程如下：输入自身可能患的疾病，查看该疾病的所有症状，勾选符合的自身症状，查看所患此疾病的可能性。②线下网点：由于疾病的复杂性，很多情况下单凭症状很难精准定位疾病本身，同时，由于线上用户专业医疗知识的缺乏，很难准确描述自身的实际症状，因此，CDSS 设计了线下网点就诊功能。患者可以在有医疗背景的操作人员辅助下，完成症状的人机交互。

CDSS 还能有效地提升患者就诊体验，减少患者排队等候时间。患者在挂号结束后，通过 CDSS 的诊断建议，做相应的理化指标检查，患者可以拿着理化指标检查数据完成医师诊断、处方，节省患者 1/3 的就诊时间，降低医师 30% 的工作量。

2．支撑层　支撑层是用来支撑应用展现的技术能力，支撑层包括神经元算法、人工智能 – 机器学习、大数据处理、症状树、算法集成平台等。支撑层是整个 CDSS 的核心，决定了整个 CDSS 的精确度、操作的人性化、合理化、人工智能 – 机器学习规则的设定等。

3．数据层　数据层根据数据的不同类别完成经验模型库和循证模型库的建立。经验模型指的是一些不能通过理化设备检测所能得到的一些关键症状，如既往病史、家族病史、职业、外部气温、季节等，还包括一些偶发指标，如午后低热、晨起咳嗽、月经不调、胸闷、气短、发声改变、小腹坠胀、头晕、视物模糊等。循证模型指的是通过理化设备（如可穿戴设备、无创血常规、无创血糖仪、B 超、CT 等）检测所能得到的一些关键症状，如血压、血糖、心率、心跳、脉搏、白细胞计数、红细胞计数、巨噬细胞计数、血小板计数、血沉等。

4．采集层　由于数据的来源不同，因此数据采集的方式也有所区别。数据采集主要有两种方式：①爬虫技术，针对互联网的数据，广泛搜索互联网中有关疾病的详细网页、资讯、著作等；②数据集成，针对已经初步处理的数据，如美国医学情报中心（IOM）黄种人近 20 年临床常见疾病病例统计数据。针对爬虫技术所获得的数据采取批量导入的方式，而针对数据集成技术所获得的数据采取实时导入和准实时导入技术，完成疾病模型库的建立。

5．数据源　CDSS 的数据有多种来源方式，主要有 CDSS 的自诊数据、第三方已有数据（如 IOM 数据）、医疗机构数据（如医院以往的历史就诊记录）、互联网数据（如百度百科、丁香园、春雨医生）、专业医疗机构网络平台数据（如万方、百度文库等）。

CDSS 将人工智能技术应用于医疗行业，核心算法融合一系列人工智能 VQ、RBF、BP 等算法，并融合循证医学和经验医学两大模型，显著提高临床疾病的诊断能力。研发人员结合循证医学和经验医学两大模型，利用医疗大数据、超级运算和人工智能等技术，并联合研发具有自然语言的处理系统、基于循证的自动问答系统、基于用户反馈的机器学习和系统优化体系三大系统，从“诊前”“诊中”“诊后”3 个阶段，全力支持和辅助医院和医师进行全方位、全科的智能诊疗。加强挂号、诊疗决策和处方精准度，提高医疗服务效率和质量，连接分导诊、临床检查与临床知识，提高临床决策精准度，提升临床诊疗效率，减少医院和患者的时间和经费等开销，为国家卫生系统、分级诊疗体系做出有益补充。针对对于互联网技术不熟悉的老年患者，开发语音交互功能，通过与老年人语音交互，获取病情，得到初步诊断后，精准分类挂号类别，实现在线挂号与预约。从下级医疗机构实现患者分流，分级诊疗。

下面以骨质疏松和跌倒为例，介绍一下智慧医学新技术的发展。

骨质疏松是一种泛全科慢性疾病，是全球患病人数最多的10种疾病之一，具有易忽视、病因复杂、难发现等特点。在全球近2.3亿60岁以上的老年人群体中，骨质疏松发生率为60%，并发骨折患者超过12%。骨质疏松患者往往在骨折后才知道自身患有骨质疏松，给患者带来极大的身体痛苦。我国研发的骨质疏松智能筛查机器人，能够实现骨质疏松早期筛查和诊断，针对不同患者给出个性化的健康建议。骨质疏松智能筛查机器人主要包含硬件和软件部分。硬件部分包括骨密度仪、机器设备、打印机和设备连接。软件技术包括骨质疏松智能筛查风险评估软件，具有用户注册、刷卡登录、我的主诉、智能问诊、筛查结论、健康建议、筛查报告模块等功能。

骨质疏松智能筛查机器人主要服务对象为中老年人，以个性化和精准化的智能问诊为主，通过人机交互，精确模拟医师问诊，10个问题覆盖200+风险体征，结合患考服药史、既往病史、家族史、生活习惯以及其他情况，快速而准确地获取患者的阳性临床症状，结合骨密度值进行骨质疏松筛查，诊断特异度达到98%，超过三甲医院的专家水平。诊断结果将精准分类骨质疏松人群到最小颗粒度：特发性骨质疏松、老年性骨质疏松、绝经后骨质疏松。精准预测未来1～3年内主要部位发生骨折的概率。目前，骨质疏松智能筛查机器人已经在杭州市上城区潮鸣社区医院、贵阳市金水社区医院、长沙市梅溪湖社区医院等多个基层医疗机构进行试点服务，收获了医师与患者的一致好评。骨质疏松智能筛查机器人能有效地诊断骨质疏松。在基层医疗机构，骨质疏松的早期筛查由专业医师变为机器+志愿者的模式，进而扩展骨质疏松早期筛查的受众面，降低早期筛查成本。

居家/机构环境下老人跌倒等护理风险的智慧化防控。2012年全国疾病监测系统死因监测结果显示：因跌倒死亡是65岁及以上人群因伤害致死的第一位死因；每年大约有30%的65岁以上老年人发生过跌倒，15%发生2次以上；老人跌倒一般伴有骨折、软组织损伤和脑部伤害等，影响患者身心健康和生活自理能力、增加家庭的痛苦和负担；老年人跌倒大多数不是意外而是老年综合征的表现。老年人运动功能减退且患有多种慢性病，不慎跌倒后能否得到及时救助关系到老年人救治康复的效果，甚至危及老年人的生命！老年人跌倒时紧急救助是关键。传统老年人救急报警器存在以下缺点：跌倒报警传感器单一，多采用倾角传感器、手表、手环形式，误报率高；需要配合智能手机使用；无后台支撑系统，不能管理用户，不方便服务商提供服务；在老人跌倒，无法行动的状况下，无法主动发出求助信号。智能感测技术专利算法，在跌倒设备中使用“无人机”“智能泊车”特有的欧拉角姿态方程；在跌倒设备中加入了三重定位，辅以高精度定位手段——“车载惯性导航”技术。

四、智慧医学在居家养老和医疗 / 养老机构场景的应用

（一）居家养老场景的应用

以老年人居家及出行安全为核心的紧急救助智能设备，主要包括紧急救助、亲情社交、健康运动三大范畴。手机 App 设备状态监控、参数设置、报警信息推送。紧急救助平台（后台）用户资料管理、多用户监控服务、多用户相关功能设置、多用户地图定位服务、多用户历史记录跟踪服务。

（二）医疗 / 养老机构场景的应用

1．医疗 / 养老机构常见护理风险　院内跌倒：患者在走廊、病室、洗手间内突发晕厥、跌倒，需第一时间发现及处理；擅自离床：不允许离床的老年人擅自离床需及时发现；夜间坠床：晚上护理力量相对薄弱，患者坠床需及时发现；体征不稳：老年人心率过慢或过快容易造成猝死等极端事件发生；私离机构：老年人未经允许私自离开机构需及时发现。

2．医疗 / 养老机构特殊患者定位的政策要求　卫健委 2018 年发布的《全国医院信息化建设标准与规范（试行）》明确医院需具备院内导航及患者定位等功能及服务。具体包括提供婴儿、丧失自控能力等特殊患者的定位服务。具备包括定位对象坐标信息获取、支持室内 3D 和室外地图、室内室外定位功能自动切换、患者定位信息自动提醒、偏离报警、电子标签防破拆实时报警等 6 项功能。二级医院推荐要求。三级乙等医院具备 3 项功能。三级甲等医院具备 4 项功能。

3．基于 5G 智慧手术室信息化建设研究　医院建筑与普通民用建筑最大区别就是医院功能、流线复杂。手术室作为医院建筑的重要空间，建筑标准和建筑难度之高不言而喻。因此带来了一个问题，如果前期建筑中某项工程不满足现在的使用要求，二次改建成本昂贵。在 5G 物联网规划中，5G 的高带宽、低时延可以支持远程的场地和需要控制信号的场地，5G 的大数据连接为实现医院内外大量医疗设备的联网提供了技术保障，同时边缘云等技术，可以保障业务的独立和隔离，提高业务的实时性，这些都使包括医疗在内的大量实际应用场景的连接范围、稳定性得到很大的改善。充分利用 5G 高速互联网低延时、大数据无线传输的优势，使用便携式 MR 医疗专业眼镜，针对患者病灶的三维重现，突破时间与空间的限制，实现手术医师与专家医师医疗级别的远程手术术前分析讨论。

2019 年 3 月 16 日，中国人民解放军总医院神经外科凌至培主任在北京，远程为位于三亚的海南省人民医院的患者成功进行了世界首例 5G 远程操控颅脑手术。

由于 5G 网络的提速以及稳定性，很大程度地降低了手术的风险。此次手术的远程操

作，几乎完成同步，延时只有 0.1 秒左右。基于 5G 网络的操控体验以及高清视频，已经达到光纤专线一致的体验。而且此次手术的成功，标志着远程移动医疗应用的新高度。

五、结语

未来，医疗机构将陆续有更多人工智能技术落地，助力精准医疗：人工智能医学影像辅助诊断系统如胸部 CT 影像多期对比功能、DR 自动化报告、人工智能眼底筛查系统……这些人工智能技术将辅助医师，为医师增"慧眼"，减少"茫茫片海"中漏诊早期病灶的概率。医疗养护、日常生活照料类型的机器人等医疗机器人以及运动健康手环等可穿戴设备的出现，将会给老年智慧医学源源不断地注入新活力，为老年人的晚年生活质量、健康养老提供有力的科技支持。

（唐北沙　彭绍亮　孙　哲）

参考文献

［1］孙祁祥，朱南军. 中国人口老龄化分析［J］. 中国金融，2015（24）：21-23.

［2］唐金成，韩顺莉，马艳红. 老龄化危机：长期护理保险发展的机遇和挑战［J］. 西南金融，2015（7）：60-63.

［3］陆杰华，郭冉. 从新国情到新国策：积极应对人口老龄化的战略思考［J］. 国家行政学院学报，2016（5）：27-34.

［4］吴玉韶，党俊武，刘芳，等. 中国老龄产业发展报告（2014）［M］. 2014.

［5］Winter A，Stäubert S，Ammon D，et al. Smart medical information technology for healthcare（SMITH）［J］. Methods of information in medicine，2018，57（S 01）：e92-e105.

［6］Miller T W. Smart Advances in Healthcare for Geriatric Patients［J］.

［7］Miller T W，Kraus R F，Standafer V. SMART Technology：Redefining Geriatric Health Care［J］. Int J Geriatr Gerontol：IJGG-101. DOI，2017，10.

［8］Loh K P，McHugh C，Mohile S G，et al. Using information technology in the assessment and monitoring of geriatric oncology patients［J］. Current oncology reports，2018，20（3）：25.

［9］Hussain A，Wenbi R，da Silva A L，et al. Health and emergency-care platform for the elderly and disabled people in the Smart City［J］. Journal of Systems and Software，2015，110：253-263.

［10］Hurria A，Togawa K，Mohile S G，et al. Predicting chemotherapy toxicity in older adults with cancer：a prospective multicenter study［J］. Journal of Clinical Oncology，2011，29（25）：3457.

［11］Loh KP，Magnuson A，Dale W，et al. Association of patient age，function and cognition with cancer treatment decisions：A University of Rochester NCORP study［J］. J Clin Oncol，2016：34.

［12］Mohile S G，Magnuson A，Pandya C，et al. Community oncologists' decision-making for treatment of older patients with cancer［J］. Journal of the National Comprehensive Cancer Network，2018，16（3）：301-309.

［13］Hurria A，Gupta S，Zauderer M，et al. Developing a cancer-specific geriatric assessment：a feasibility study［J］. Cancer，2005，104：1998–2005.

［14］Hurria A，Cirrincione CT，Muss HB，et al. Implementing a Geriatric Assessment in Cooperative Group Clinical Cancer Trials：CALGB 360401. J Clin Oncol，2011，29：1290–1296.

［15］Hurria A，Akiba C，Kim J，et al. Reliability，Validity，and Feasibility of a Computer-Based Geriatric Assessment for Older Adults With Cancer［J］. J Oncol Pract，2016，12：e1025–e1034.

［16］Bhatt G，Hofmeister CC，Efebera YA，et al. A feasibility study of electronic geriatric assessment for real-time morbidity evaluation［J］. J Clin Oncol，2016：34.

［17］Zhan A，Little M A，Harris D A，et al. High Frequency Remote Monitoring of Parkinson's Disease via Smartphone：Platform Overview and Medication Response Detection［J］. Computer and Society，2016.

［18］李霞. 基于“互联网＋智慧医疗”的医院信息化平台建设与应用［J］. 医学信息学杂志，2018，39（5）：16-20.

［19］《中国老年骨质疏松症诊疗指南（2018）》工作组，中国老年学和老年医学学会骨质疏松分会，马远征，等. 中国老年骨质疏松症诊疗指南（2018）［J］. 中华健康管理学杂志，2018，12（6）：484.

［20］张国庆. 老年骨质疏松与冠心病及其危险因素的相关性分析［J］. 世界最新医学信息文摘，2016，16（19）：92-93.

［21］尤丽珏. 基于信息技术的居家老年医疗健康服务平台的实践［J］. 中国医疗设备，2016（3）：161-162.

［22］潘晓东. 互联网＋的新医疗模式下促进社区老年慢性病患者的健康素养［J］. 实用老年医学，2016（10）：803-805.

［23］谢海雁，张雪晗，倪雪峰，等. 远程医疗在老年人群中的应用［J］. 中华全科医师杂志，2016，15（10）：805-808.

附：

中国老年医学学会智慧医疗技术与管理分会简介

中国老年医学学会智慧医疗技术与管理分会是中国老年医学学会下属分会，是由医疗卫生、信息管理与智慧医疗、风险投资、养老机构、企业、政府、媒体等跨学科、多层次专业人员组成的全国性学术组织，致力于推动智慧医疗相关领域的学术交流与合作研究。

学会每年召开学术年会探讨我国智慧医疗技术发展现况与未来发展方向，进行相关学术探讨。学会将科研成果结合社会实践，组织专家团队下乡义诊，服务老年人群。

会　长：唐北沙

副会长：彭绍亮　杜元太　卢学春　肖　谦　胡　斌　李劲松　郑海荣　刘宏宇

总干事：陈　琼

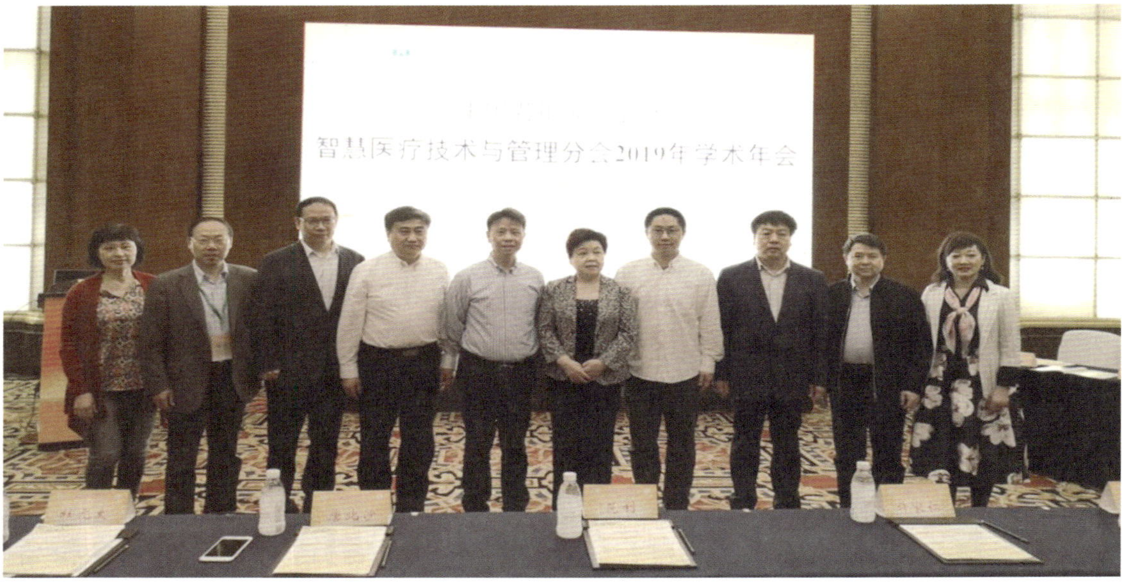

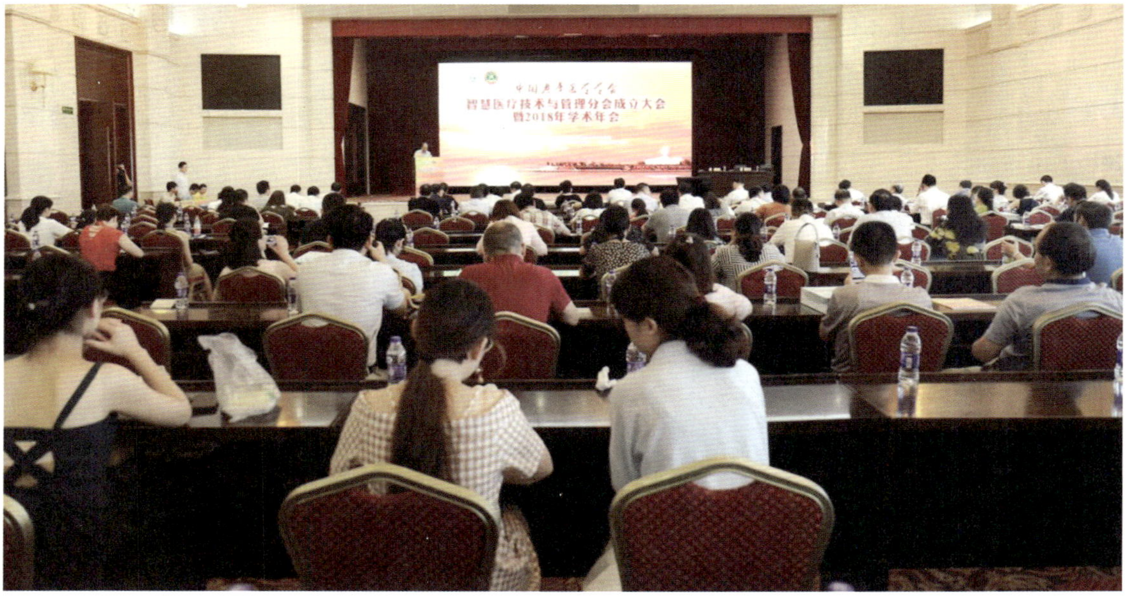

39 老年耳科听力医学与科技创新

中国老年医学学会耳科学分会

一、研究现状

老年性聋（又称为年龄相关性听力下降，age-related hearing loss，ARHL）是指 60 岁以上老年人因年龄增长、耳科疾病、遗传因素、噪声损伤、耳毒性药物以及代谢性疾病和不良生活习惯等因素导致的听觉功能下降的总称。这种听力损失可能由单一因素引起，也可能是几种致聋因素相互叠加作用的结果。Pearlman（1982 年）提出了典型老年性聋的临床表现：①双侧对称性感音神经性听力损失；②没有重振或者不完全重振；③无噪声接触史；④语言识别率和纯音测听不呈比例。老年性聋的听力损失往往是从高频开始，逐渐累及中低频。

老年性聋的发病没有统一的年龄界线，其发病年龄和进展速度因人而异，一般认为 40 岁以下者听力基本正常，40 岁以上者高频听力随年龄而逐渐下降，50 岁以后，1000Hz 以下的低频听力也开始下降，此时方自觉听力减退。老年性聋发病率的一般规律为：①城市高于农村；②从事工业者高于农业者；③男多于女，由于男性接触噪声机会较多所致；④心脑血管疾病、高脂血症、糖尿病患者高于健康人；⑤有慢性病灶者高于健康人；⑥嗜烟酗酒者发病率比一般老年人高。

1. 老年性聋的流行病学　老年性聋在老年人群当中非常普遍，与关节炎及高血压并列为老年人三大常见慢性疾病。我国最近一次的老年性聋流行病学调查是 2006 年的第二次全国残疾人人口普查，调查数据显示当时全国 60 岁及以上老年人约有 4 420 万残疾人，其中听力残疾老年人占 34.59%。2016 年一项 4 省调查研究发现：听力损失现患率随年龄升高而显著升高，60 ~ 74 岁老年人占 53.65%。在我国 4 省的抽样调查中，60 岁以上成年人听力损失的患病率为 58.8%。据 2018 年 WHO 数据显示，约 1/3 的 65 岁以上老年人存在中度以上的听力损失。事实上，听力残疾人群主要是老年人，占 76.87%。美国 70 岁以上成年人听力损失的患病率为 63.1%。韩国 60 岁以上成年人听力损失的患病率为 69.9%。中国台湾省 65 岁以上成年人听力损失的患病率为 64.2%。据预测，到 2050 年我国老年性聋患者人数预计将接近 2 亿，且老年性听力损失与老年认知障碍有很强的相关性。

2. 老年性聋的危害　老年人的高频听力下降会造成言语清晰度的下降，这时他们需要花费更多的时间和注意等高级认知能力去处理。老年性聋患者由于与家人的言语交流困难，导致家庭融入感下降。他们在嘈杂环境及快语速交流场景中言语理解能力的下降也降低了他们社交能力。国外多项研究表明，老年性聋与心理问题乃至神经精神疾病之间均呈显著相关性。因此，老年性聋甚至可能是罹患阿尔茨海默病等疾病的一种潜在风险。Loughrey 等纳入了 36 项前瞻性队列研究，对 20 264 个研究对象进行 Meta 分析，结果显示老年性聋与认知功能减退和阿尔茨海默病均呈显著正相关。Ren 等对中国汉族人群进行的队列研究得出相近的结论。老年性聋对老年人生活、社交等各方面的影响，明显地降低了患者的生活质量和内心感受，男性比女性受影响更严重，对老年性聋的预防和治疗是医学界乃至全社会将面临的巨大挑战。

3. 老年性聋的发病机制与分型　一般认为，老年性聋是一种多因素疾病，其潜在危险因素可以分为几类：生物年龄、性别、种族、环境（噪声暴露、耳毒性药物、社会经济地位）、生活方式（吸烟、饮酒、饮食）、并发症（高血压、糖尿病）以及遗传易患性。老年性聋是在各种因素的作用下，经过多年积累形成的。

（1）衰老：主要为听觉器官的退化所致。随着年龄的增长，老化遍及全身各器官，其中以各种感觉器官，如视觉、听觉、位觉即平衡功能较明显，只是速度及程度各有不同而已。一般而论，年龄越大，老化越快，但亦有个体差异。听觉器官的老化涉及从耳郭、外耳道、中耳、内耳、蜗神经及其中枢传导路径到听觉皮层的整个听觉系统。耳郭和外耳道的老化对听力影响不大。中耳的老化是以听骨为中心的，听骨链、镫骨肌老化，镫骨周围环状韧带的弹性减退，影响足板活动、固定导致传导性聋。老化内耳的毛细胞损失、螺旋神经节细胞萎缩消失，听神经纤维减少，病变从底端开始，逐渐向顶端发展。纯音听力图为高频陡降型，早期低频正常，后各频率听力均下降，言语识别率下降明显，与纯音听阈的下降程度不成比例。此外，耳蜗血管纹萎缩老化，维持内耳微循环和 K^+ 循环功能减退，导致听力下降，这种类型的老年性聋患者的言语识别率较好。老化还会影响耳蜗基膜的弹性，此为机械型传导性聋。除外耳、中耳、内耳的老化病理改变之外，中枢听觉通路神经元及其递质受体也发生老化和缺血样改变，脂褐素沉积、空泡形成、尼氏体减少，胞核内异染色质聚集，神经元髓鞘变性，胶质细胞增生及毛细血管病变等，均可导致神经元萎缩、数量减少，神经递质合成酶和递质含量减少，以及耳蜗核钾离子通道功能下降，明显影响老年人的听力和言语识别能力。

（2）噪声：长时间的噪声接触可以导致机械性或代谢性耳蜗听力损伤。高强度的噪声可以直接导致耳蜗毛细胞、基膜、血管纹的机械性损伤，影响听力。低强度噪声导致的耳蜗损伤主要是代谢性的，可能与神经递质γ-氨基丁酸的兴奋性中毒、出现自由基和其他反应性内源性物质有关。噪声损伤导致耳蜗毛细胞内部产生过多的活性氧自由基（ROS及NOS）。这些氧自由基对毛细胞的细胞器和蛋白、脂膜、线粒体、DNA造成损伤，可以导致毛细胞凋亡。初期症状不明显，但随着时间延长，凋亡的毛细胞数量逐渐积累，出现听力损失。线粒体既是ROS产生的场所，又是ROS损伤的靶标，而ROS的产生随着年龄的增长而增加。在老年性聋患者的颞骨组织中，发现线粒体DNA 4977bp的大片段缺失，这一改变进一步降低了线粒体对氧的利用效率，一方面给毛细胞提供的能量减少，影响毛细胞的机械电转化功能；另一方面导致更多的氧自由基产生，对毛细胞造成进一步损害，加速凋亡。研究表明线粒体SIRT3蛋白与衰老和长寿有关，SIRT3通过降低ROS水平抑制凋亡。在进行饮食控制时，能量限制可以上调SIRT3的表达，促进谷胱甘肽介导的线粒体抗氧化系统，延缓老年性聋的发生。

（3）遗传因素：老年性聋到老年才出现症状，似乎与遗传关系不太大，但研究表明，有些遗传因素可以影响老年性聋的发生。现代基因组测序技术［如全基因组关联研究（genome-wide association study，GWAS）］已经可以鉴定出老年性聋的遗传易患因素，如*GRM7*基因（glutamate metabotropic receptor7，编码谷氨酸代谢型受体7）；*TRIOBP*基因的错义突变，*TRIOBP*基因编码TRIO和肌动蛋白结合蛋白（一种调节细胞骨架的蛋白质），该基因的无义突变和移码突变导致遗传性聋。Triobp亚型基因特异性敲除后发现该基因与毛细胞静纤毛的根部机械强度有关。另外，与老年性聋有关的基因还包括线粒体DNA4977大片段缺失、POLG encoding DNA polymerase γ（维持mtDNA复制的准确性）、OPA1（编码线粒体dynamin-like GTPase），这些突变均可导致早老性聋。Polg敲入小鼠可显示早发性的老年性聋、严重的血管纹变性等。

4．老年性聋的动物模型研究　由于听觉系统深在不易取材的特点，老年性聋等听觉功能损伤机制及干预等众多研究无法在人体上直接进行，因此，动物模型的建立成为听觉领域研究的强有力工具。尤其在老年性聋防治新技术应用方面，建立老年性聋大动物模型、进行听觉系统功能减退综合干预技术和非药物干预措施研发是目前临床开展老年性聋防治系列研究中的关键及枢纽。

在以往老年性聋的研究中，多选用啮齿类小动物为造模动物，其中大鼠、小鼠、猴在老年性聋研究中都有使用，每种动物均有其自身的特点，然而以上动物内耳较小，结构及形态与人体均有较大的变异性，不能尽可能地贴近人类老年性聋的实际病理情况，在干预技术的研发及非药物治疗等过程中，具有一定的局限性。虽然猴的内耳与人类相似，然而，其昂贵的价格给研究工作带来了沉重的经济负担。杨仕明等在耳聋系列研究中建立了小型猪哺乳类大动物模型并发现小型猪其颞骨内组织结构及神经系统走行与人类非常相似，在国际上首创建立了系列耳聋猪模型。

在老年性聋大动物模型的建立方法方面，目前常用的方法包括自然衰老、基因敲除、注射 D- 半乳糖、β- 淀粉样蛋白、辐照 γ 射线、去除胸腺和臭氧损伤法等。其中，自然老化的老年性聋动物模型可模拟人类听觉系统的自然老化过程，是临床综合评估老年性聋发病机制及预警干预的理想模型；基因敲除老年性聋动物模型可有效排除环境因素，从而揭示老年性聋遗传机制在发病过程中的作用，此类老年性聋模型是后期利用基因编辑治疗老年性聋的重点研究对象；在环境致聋过程中，D- 半乳糖在体内可氧化产生大量自由基，为理想的环境致病导致老年性聋的模型。以上不同类型动物模型的建立，可系统研究老年性聋的不同发病机制并进行针对性干预及治疗，为老年性聋的临床前期研究提供了强有力工具。

二、老年性聋的预防、治疗与康复研究

目前国际上已有多种治疗老年性聋的方案及康复手段，包括药物治疗、高压氧治疗等。由于老年性聋往往隐袭起病，患者早期没有自觉症状，等感觉到听觉障碍时，往往病史已经很长，听觉器官内的病变往往已经不可逆，药物治疗效果往往有限，因此预防老年性聋非常重要。

老年性聋的发病与很多因素有关，包括因年龄增长，内耳和大脑皮层听觉中枢老化、各种各样的耳科疾病、多年积累的噪声损伤、遗传因素、耳毒性药物以及代谢性疾病和不良生活习惯等。因此，老年性聋的预防也应该从这几方面着手，应保持良好的作息规律，养成健康的生活习惯，加强身体锻炼，戒烟酒、避免熬夜。同时预防和积极治疗全身性疾病，如高血压、糖尿病等基础性疾病，预防肥胖，远离噪声环境，避免使用耳毒性药物，避免病毒性感染等。

在药物治疗研究方面，Seidman 和 Yamasoba 等均通过给老年性聋大鼠喂食抗氧化剂如 α- 硫辛酸和辅酶 Q10，结果发现这些大鼠比普通饮食的大鼠的听力下降速度明显减慢，耳蜗内毛细胞凋亡减少。另外，改善内耳血液循环、改善细胞代谢和营养神经等药物治疗，对老年性聋也有一定的效果。我们在临床治疗中发现，有些听力下降多年的老年性聋患者，经过一段时间治疗后，听力还可以有所提高。

在听觉康复方面，助听器因其无创、使用方便，成为目前对老年性聋的主要康复手段。大多数队列研究表明，通过使用助听器来增加听觉经验能够引起老年人大脑听觉重塑、提高工作记忆能力，进而增强认知能力、提高生活质量，降低抑郁及阿尔茨海默病的风险。助听器可以把外界的声音放大来补偿患者的听力损失，对于轻中度听力损失效果最佳。正

确使用助听器可以改善老年人的听力，提高老年人的生活质量，改善患者的情绪和社会交往能力。有研究表明，佩戴助听器10年以上的老年性聋患者在躯体功能、社会适应能力和心理健康水平上比不戴助听器的对照组高。但老年人由于听觉系统老化，部分老年人佩戴助听器效果不理想：只能听到放大的声音，但不能很好地分辨语音，且当助听器放大的声音过大，还可能出现共振、声反馈等现象，导致患者不适，这一因素往往导致老年人使用助听器的依从性较差。为了改变这种状态，需要进一步对老年性聋的病理生理进行研究，并且改进助听器的技术水平，如使用数字技术、无限调频系统、反馈抑制等手段，使其更加适合老年性聋患者的需要。

除助听器之外，电子耳蜗、人工中耳（震动声桥）等听觉辅助装置，基因治疗、干细胞治疗等新技术，也是老年性聋治疗研究的新方向。其中振动声桥通过直接振动听小骨，可以提高音色、音质、音效，并且避免了声反馈的出现和声音失真，增加了高频信号的功能性增益。因其不需放在外耳道内，没有堵耳效应，不影响外观。可用于不耐受助听器或传统助听器效果不好的老年性聋患者，对于自理能力不强、全频听力下降的患者更加合适。人工耳蜗对于听力重度损失的老年人，是一个很好的技术手段。人工耳蜗技术有更好的噪声下言语分辨率、抑制耳鸣等优势，许多研究也证明其能够显著地改善认知能力。

除药物治疗、助听器康复、听觉植入治疗之外，心理干预对于老年性聋患者也很重要。老年性聋患者由于听力障碍，长期与他人交流困难，容易导致孤独感、焦虑、烦躁、易怒甚至抑郁等心理异常和认知异常，因此老年人的治疗满意度更差，更容易失去治疗信心。积极的心理干预，对于老年性聋的药物和康复治疗，可以起到很好的弥补作用。

三、老年听力康复技术设备及其网络化推广

目前，针对老年听觉障碍群体特点，向老年性聋患者提供远程听力筛查、诊断、康复及护理服务的远程助听服务技术也已成为老年性听觉康复技术领域的热点。特别是eHealth在听觉领域的应用，如患者自身管理、电子信息、远程医疗、远程助听器、数据库建立、家庭保健等。目前网络化推广技术手段主要涉及以下几个方面：①人工智能：评估疾病危险因素、预测疾病发生发展；②机器学习：临床诊断辅助、流行病追踪监视；③物联网：通过可穿戴设备、环境辅助生活、远程患者监控加强患者健康管理；④区块链：整合医疗产业大数据，实现数据共享；⑤智能设备：智能手机与医疗设备（助听器等）连接、通过App来预测疾病的发生、智能家居和智能生活环境检测使用者健康状况；⑥大数据：为卫生政策制订提供帮助；⑦互联网及社交媒体：互联网社区的健康宣教及问卷评估，如德国发起建立的欧洲多中心眩晕和平衡研究网站，为眩晕症和平衡障碍领域的患者、研究人员和行业合作提供参考。

综上所述，老年性聋的研究具有重大的科学意义和社会意义，随着科学技术的快速进展，有关老年性聋的研究也必将取得长足的进步。

（王秋菊　高志强　赵立东　冀　飞）

参考文献

[1] Seidman MD，Khan MJ，Bai U，et al. Biologic activity of mitochondrial metabolites on aging and age-related hearing loss [J]. Am J Otol，2000，21：161-167.

[2] Yamasoba T，Someya S，Yamada C，et al. Role of mitochondrial dysfunction and mitochondrial DNA mutations in age-related hearing loss [J]. Hear Res，2007，226（1/2）：185-193.

[3] Vaden，K.I.，Jr.，et al. Longitudinal Changes in Audiometric Phenotypes of Age-Related Hearing Loss [J]. J Assoc Res Otolaryngol，2017，18（2）：371-385.

[4] Lotfi Y，Mehrkian S，Moossavi A，et a1. Quality of life improvement in hearing-impaired elderly people after wearing a hearing aid [J]. Arch Iran Med，2009，12：365-370.

[5] Carrie LN，Frank RL. Increasing access to hearing rehabilitation for older adults [J] .Curr Opin Otolaryngol Head Neck Surg，2017，25（5）：342-346.

[6] Mulrow CD，Tuley MR，Aguilar C. Sustained benefits of hearing aids [J]. J Speech Lang Hear Res，1992，35：1402-1405.

[7] Gopinath B，Schneider J，Hickson L，et al. Hearing handicap，rather than measured hearing impairment，predicts poorer quality of life over 10 years in older adults [J]. Maturitas，2012，72（2）：146-151.

[8] Kelly-CampbellRJ，SR Atcherson. Perception of quality of life for adults with hearing impairment in the LGBT community [J]. Journal of Communication Disorders，2012，45（5）：367-377.

[9] Paglialonga A，Cleveland Nielsen A，Ingo E，et al. eHealth and the hearing aid adult patient journey：a state-of-the-art review [J]. Biomedical engineering online，2018，17（1）：101.

[10] Donnelly NP，Pennings RJE. Hearing Rehabilitation with Active Middle Ear Implants [J]. Advances in oto-rhino-laryngology，2018：8143-8156.

[11] Meibos A，Muñoz K，Schultz J，et al. Counselling users of hearing technology：a comprehensive literature review [J]. International journal of audiology，2017，56（12）：903-908.

[12] Barker F，Mackenzie E，Elliott L，et al. Interventions to improve hearing aid use in adult auditory rehabilitation [J]. The Cochrane database of systematic reviews，2016（8）：CD010342.

[13] Kirkby-Strachan G，Que-Hee C .Implantable hearing devices-An update [J]. Australian family physician，2016，45（6）：370-373.

[14] Saunders GH, Chisolm TH. Connected Audiological Rehabilitation: 21st Century Innovations [J]. Journal of the American Academy of Audiology, 2015, 26 (9): 768-776.

[15] Tavartkiladze GA. The current state and prospects of the development of cochlear implantation [J]. Vestnik otorinolaringologii, 2015, 80 (3): 4-9.

附：

中国老年医学学会耳科学分会简介

中国老年医学学会耳科学分会于 2018 年 11 月 23 日成立，会员主要是全国老年耳科学领域科学技术工作者，共 322 人。分会以“探寻老年人耳科学疾病发病规律，规范老年人耳科疾病救治标准”为使命，促进老年耳科学科学技术的繁荣和发展。

会　长：高志强

常务副会长：王秋菊

副会长：王宁宇　王海波　孔维佳　龙　墨　华清泉　李华伟　余力生　邱建华
　　　　周其友　姜学钧　殷善开　龚树生

总干事：赵立东

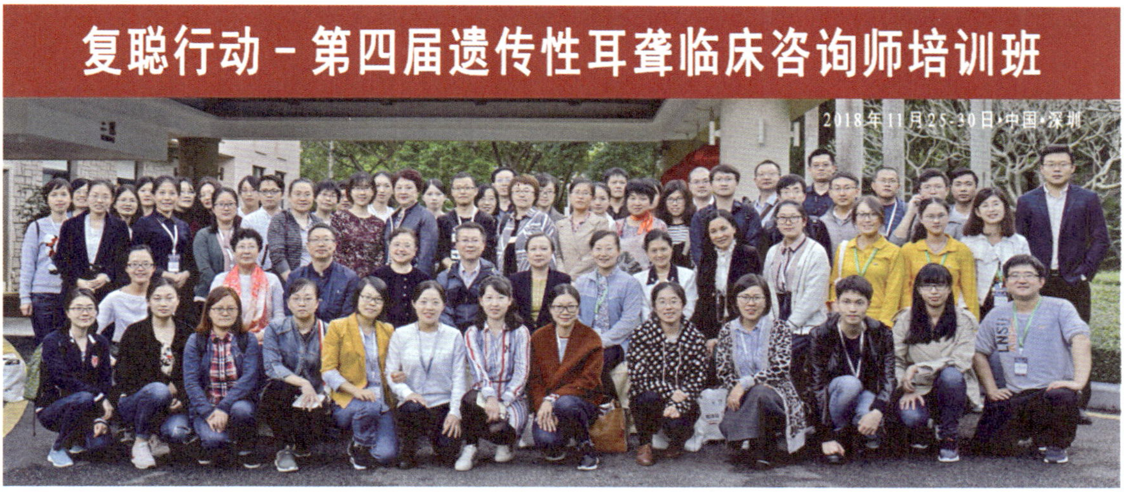
复聪行动－第四届遗传性耳聋临床咨询师培训班
2018年11月25-30日·中国·深圳

40 老年医学装备与适老辅具医学与科技创新

中国老年医学学会医学装备与适老辅具分会

改革开放以来中国正以极快的速度步入老龄化社会：1982 年，中国 65 岁及以上老年人数量为 4 991 万，仅占总人口 4.9%；而到 2018 年，65 岁及以上老年人数量已达到 1.66 亿，占比超过 11.9%。随着社会发展，人口老龄化也越发严重，老年人这个群体的社会关注程度随之提高，改善老年人生存现状、老龄相关问题越来越成为中国学术界关注的重点。

老年医学注重在人们变老以后的高质量和个体化照护：高质量照护是指改善老年人的健康、提高他们的自理能力和生活质量；个体化照护则是将老年人个人的价值和需求作为制订照护决策的核心。适老辅具的应用可辅助老年医学提高护理效果、减缓老年人失能过程，改善老年人生存现状。

一、适老辅具分类及功能

适老辅具（又称适老功能辅助器具）是康复辅助器具的重要组成部分，是指适合老年人在一定环境下使用的、辅助老年人克服特定环境障碍，发挥老年人潜在功能的器具。适老辅具能够改善和方便老年人生活，利用老年人残存功能，辅助老年人完成日常生活活动。

（一）适老辅具的分类

1. 按使用用途可分为 7 类　①养老护理类：电动护理床、手动护理床、压疮垫、楔形垫、护理垫、约束手套、床边扶手、床边桌、靠背器等。②洗漱类：坐便器、马桶扶手、智能马桶盖、移动马桶、冲水马桶、车载马桶、马桶增高垫、洗浴宝、沐浴椅、长柄沐浴辅具、浴缸扶手等。③适老饮食类：弯把刀具、升降碗柜、可固定案板、吸盘防洒碗、粗柄勺、助力筷、倾斜水杯等。④适老康复训练类：适老运动功能障碍康复训练辅具、适老家用理疗体疗设备、适老智力障碍患者康复训练辅具等。⑤沟通交流感知类：助听器、老花镜、放大镜、低视力电子助视器、闪光门铃、盲人用表等。⑥移动助行类：适老拐杖、助行器、助行车步行训练器、手动轮椅、电动轮椅、爬楼轮椅、代步车、转移板、移位车等。⑦其他：适老排泄类辅具、适老环境辅助设备等。

2．按使用环境可分为5类　①个人日常生活用辅助产品和技术：辅助起身带、取物夹、老花镜、放大镜、电子药盒、弯把刀具、升降碗柜、可固定案板、吸盘防洒碗、粗柄勺、助力筷、倾斜水杯等。②个人室内或室外移动和运输用辅助产品和技术：助行器、手动轮椅、电动轮椅、爬楼轮椅、代步车、转移板、移位车等。③交流用辅助产品和技术：助听器、低视力电子助视器。④复健用辅助产品和技术：助行车步行训练器、适老运动功能障碍康复训练辅具、适老家用理疗体疗设备、适老智力障碍患者康复训练辅具等。⑤文化、娱乐和体育用辅助产品和技术：大字键盘、彩色手写交流板、大字扑克、盲人足球、老人手机等。

（二）适老辅具的功能

适老辅具可以适应老年人生理、心理和行为特征，辅助老年人克服因身体功能老化带来的感官退化，如视觉衰退、听觉衰退、触觉衰退、味觉衰退、嗅觉衰退；辅助老年人克服神经系统退化带来的影响，如记忆力减退、认知能力下降、出现智力障碍症状；辅助老年人克服运动系统退化带来的不便，如肢体灵活度降低、肌肉力量下降、骨骼变脆、易骨折。此外，适老辅具还可辅助老年人克服免疫功能退化。

适老辅具具有补偿或代偿功能，多数老年人由于器官的退行性改变，听力、视力、智力、活动等能力逐渐丧失，适老辅具可为老年人提供相应的辅助功能，改善和方便老年人生活，提高老年人生活质量。适老辅具可提高老年人环境安全性，为老年人提供保护作用，减少意外伤害从而减少医疗支出花费。适老辅具对照护者的护理能力具有辅助作用，可提高使用者自主能力从而减少照护者的负担。

二、适老辅具的发展

（一）适老辅具技术

主要涉及以下7个层次：①适老辅具适配与评估应用技术；②适老环境设计与改造技术；③适老标识设计与应用技术；④适老数字化网络辅具的应用技术；⑤适老智能辅具的应用技术；⑥适老辅具管理与服务；⑦适老食品开发与应用技术等。

1．辅具行业与智能技术的结合　智能辅具是采用人工智能原理，具有感知外界环境变化、分析判断现实情况、操作其他组件、反馈操作结果的能力。它模仿人类感觉器官采集信息、大脑分析归纳整理信息、肢体服从大脑指令进行行动的行为模式，从而使该辅具可以迅速感知环境变化，并且实时作出调整以适应环境完成任务的要求。

我国智能辅具行业处于发展阶段，在产品种类、技术水平上均落后于欧美发达国家。随着我国经济发展与国家政策扶持，近几年在国家康复辅具研究中心等研究单位的带动下已经取得了一定的成果。

我国智能轮椅从某种程度上可以说是基于轮椅的康复机器人。将智能机器人技术应用于电动轮椅，融合多领域的研究，包括机器视觉、机器人导航和定位、多传感器融合及用户接口等，也称为智能轮椅式移动机器人。智能轮椅和传统轮椅相比，多了“大脑”“眼”和“耳”。它们分别是计算机控制系统、摄像头和激光探测器，还有麦克风。目前已在实际生活中进行应用。

我国研发的智能化多功能护理床突破智能控制、人机交互、生理信息检测、防压疮等关键技术，更类似于机器人，集多功能于一身。智能化多功能护理床的使用者可通过语音、遥控器、触摸屏等方式方便地控制智能化多功能护理床的运动，实现辅助抬背坐起、屈伸腿、左右翻身、如厕、人体生理参数检测、呼叫报警等功能。智能化多功能护理床可配备触摸屏，不仅可以方便使用者实现各种功能的操作，还可以实现无线上网、查资料、看新闻、听音乐等休闲活动，还可设置定时服药、定时锻炼、定时收看节目、用餐时间提醒、起床叫醒等提醒服务。智能化多功能护理床使使用者自主地照顾自己，减少照护者负担，是家庭护理的好帮手。

能根据运动趋势往前走的外骨骼机器人（图 40-1）。其利用 50 多个传感器去判断患者上半身的运动趋势，通过带动患者反复模拟正确步态，重新建立新的神经回路，提高平衡和协调能力，增强患侧的本体感觉和肌力，且避免摇晃等产生误触。主动发力的动力膝（图 40-2），依靠电子传感器主动发力，通过复杂的步态分析、人体意识预测算法，使行走更流畅，能够轻松实现双脚交替上下楼梯，走起路来更对称，很大程度地降低了关节肌肉和背部的损伤。从被动到主动，使使用者的行走感觉发生质的改变。越来越多的智能化辅具展示于各大展会并应用于人们的生活。

2. 数字化网络在适老辅具中的应用　在数字化网络辅具的应用技术方面，随着 5G 时代的到来，云计算、大数据、互联互通已成为未来技术的发展趋势。建议建立包括辅具需求者相关医学信息服务平台、辅具需求评估平台、辅具处方平台、辅具制造商平台、康复治疗服务平台、心理疏导服务平台、康复护理服务平台、法律援助服务平台、环境改造服务平台、教育培训服务平台、辅具知识及法律法规普及平台等多平台的适老辅具云平台。云平台有助于增强供方与需方之间的交流，使老年人选到更适合自己的辅具，同时云平台也可成为辅具的一种形式帮助老年人足不出户解决生活中的问题。加强区域信息平台建设，推动适老辅具服务信息资源共享，逐步实现公共基本适老辅具服务、特殊适老辅具服务、适老辅具供应保障和综合管理等应用系统信息互联互通，方便居民参与个人健康管理。数字化网络辅具对资源调配、互联互通有重要意义，是未来发展方向。

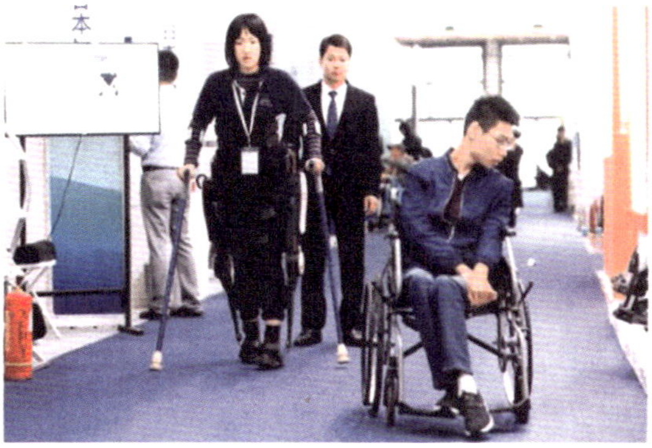

图 40-1　外骨骼机器人

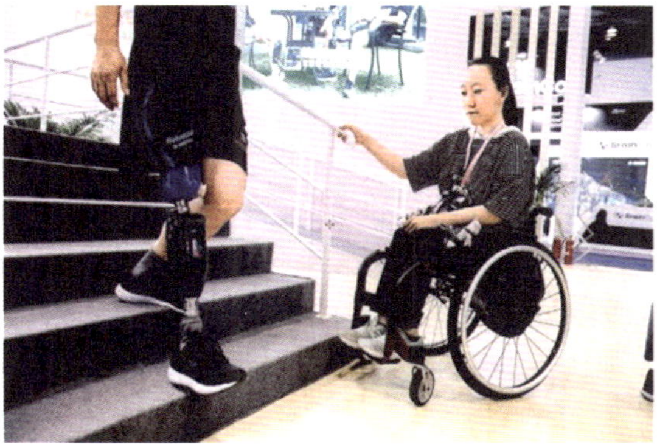

图 40-2　动力膝

（二）国内外适老辅具市场的发展趋势和潜力

1．国外适老辅具市场的发展趋势和潜力　全球老龄化趋势日益加重，老龄人口数量的增长速度引起世界各国高度关注。国际老龄化人口研究中心对部分发达国家 65 岁及以上老年人口占总人口数量比例进行调查统计，加拿大 1961 年老年人口比例仅为 7.5%，2013 年已经超过 12%；英国 1960 年老年人口比例为 11.7%，1997 年上升到 15.8%。美国人口统计局 2009 年报告指出，2040 年全球人口将达到 93 亿人，其中 65 岁及以上人口数量占总人口数量比例将由当前的 7% 提高到 14%，适老辅具在国际上具有很大潜在市场。

以日本为例，日本于 20 世纪 80 年代末进入老龄社会，老年人口高达总人口的 14%～15%。在过去的几十年里，日本政府改革老年社会福利模式，由“国家包办型”向“国家、民间互补型”转型转变。建立工业领域相关标准化体系，推动适老辅具专业技术发展，使适老辅具行业在日本蓬勃发展。

2．国内适老辅具市场的发展趋势和潜力　2017 年 2 月 28 日，国务院印发《“十三五”国家老龄事业发展和养老体系建设规划》（国发〔2017〕13 号，以下简称《规划》），全面部署“十三五”期间应对中国人口老龄化问题的发展目标及行动方针。《规划》指出，“预计到 2020 年，全国 60 岁以上老年人口将增加到 2.55 亿人左右，占总人口比重提升到 17.8% 左右；高龄老年人将增加到 2 900 万人左右，中国养老形势严峻，涉老法规政策系统性、协调性、针对性、可操作性有待增强，老年用品市场供需矛盾比较突出”。中国已成为老年辅具市场潜力最大的国家。

党的十八大以来，国务院相继发布《关于加快发展养老服务业发展的若干意见》（国发

〔2013〕35号)、《关于促进健康服务业发展的若干意见》(国发〔2013〕40号)等政策文件,以积极应对老年人持续增长的养老服务需求。发展适老辅具产业,可将人口老龄化危机转化为老龄产业,也是康复辅具产业的发展机遇。

2016年10月国务院印发的《关于加快发展康复辅助器具产业的若干意见》(国发〔2016〕60号,以下简称《意见》)指出,到2020年,我国康复辅助器具产业规模突破7 000亿元,基本形成布局合理、门类齐备、产品丰富的产业格局。我国有2亿多名老年人,是康复辅具需求人数最多、市场潜力最大的国家。但同时,康复辅具产业发展存在自主创新能力不强、产业体系不健全、市场秩序不规范等问题。《意见》是新中国成立以来首次以国务院名义对康复辅具产业进行顶层设计和谋篇布局。《意见》提出了4个方面的主要任务:增强自主创新能力、激励创新人才、搭建平台和促进成果转化。

2017年9月,民政部、发展改革委、科技部、工业和信息化部、质检总局、中国残联等6个部门和单位联合印发了《关于开展国家康复辅助器具产业综合创新试点的通知》(民发〔2017〕150号),同年11月民政部公布了《关于国家辅具产业综合创新试点地区的公示》,全国范围内公示了组织开展国家康复辅助器具产业综合创新试点的12个地区,进一步推动辅具产业发展。

2019年6月18日,民政部、发展改革委、财政部、中国残联4个部门和单位联合印发了《四部门关于确定康复辅助器具社区租赁服务试点地区的通知》(民函〔2019〕61号),确定13个地区为康复辅助器具社区租赁服务试点地区,组织开展康复辅助器具社区租赁服务工作。未来老年人可在社区采用租赁形式获得适合自己的辅具,老年生活质量得到提高,这也是适老辅具行业的新市场。

国家一系列相关政策的出台,旨在鼓励康复辅具产业新技术的研发、应用与推广,推动康复辅具产业快速健康发展,未来康复辅具产业将成为造福民生和惠及经济的优势产业。

(三)取得的成就

适老辅具服务体系的研究与实践,推动了全国居家适老环境的改善与改造。近5年来,适老辅具、适老辅助技术、适老环境的发展已经呈现出一派欣欣向荣的景象,适老辅具发展形势迅猛,产业队伍迅速壮大,产品丰富多彩。医疗器械企业、机电企业、家电企业、家具企业、建材企业、房地产企业、养老集团企业、建筑装饰企业、国外适老辅具企业的产品纷纷在各类适老博览会亮相。适老辅具已由简单功能向智能化、数字化适老辅具发展。

(四)存在的问题

适老辅具产业主要包括3个要素:适老辅具产品、适老辅具服务机构建设、适老辅具适配评估服务专业技术人员。为了更好地满足老年人群体使用适老辅具的实际需要,需要着力解决目前适老辅具在发展中存在的产品供应、服务机构建设、专业技术人员培养不平衡不充分的问题。

为老年人和残障人提供辅具，是帮助他们补偿功能、改变现状、提高自理能力的重要手段，也是社会发展进步的标志。未来适老辅具的设计可在实用性上加强，同时让大多数的家庭买得起用得起，个性化设计，根据失能使用者的行为习惯、生理、心理人性化设计，多功能化设计。

三、结语

适老辅具在老年医学领域应用还是一项全新的尝试，我国老龄化形势发展迅速，老年人保障方面还没有完备的法律和保险制度保障和适老辅具服务体系。伴随着社会需求的增加及适老辅具技术的发展及服务体系的完善，适老辅具将更好地辅助老年医学的发展。

（孙晓伟　张璐璐　谭艳芬　郭　晨）

参考文献

［1］王辉，杨卿栩．新中国70年人口变迁与老龄化挑战：文献与政策研究综述［J］．宏观质量研究，2019，7（2）：30-54．

［2］侯柏村，罗昊，王刚石．中国老年学和老年医学的现状与思考［J］．语言战略研究，2019，4（5）：71-74．

［3］罗椅民．适老助行器合适的就是最好的［J］．中国老年，2018（2）：46-47．

［4］罗椅民．适老辅助器具与现代养老康复护理［J］．标准科学，2018（5）：59-62．

［5］罗椅民．我国适老辅具与残疾人辅具需求分析［J］．标准科学，2019（6）：57-61．

［6］张晓玉．智能辅具及其应用［M］．北京：中国社会出版社，2012．

［7］张晓玉．我国智能辅具科技创新的现状与发展［C］．中国康复研究中心．第七届北京国际康复论坛论文集，2012：875-883．

［8］禹玲玲．2019福祉博览会辅具掠影［J］．中国残疾人，2019（11）：48-49．

［9］李古强，于守娟，孟永春，等．康复辅助器具服务云平台的构建研究［J］．中国卫生事业管理，2019，36（1）：5-8，16．

［10］罗椅民，陶静，师昉．2020年国家康复辅具行业发展思考［C］// 中国康复研究中心．第八届北京国际康复论坛论文集，2013：895-897．

［11］Terri P．McVeigh，Dhafir A1-Azawi，Gerrard T．O’Donoghue．Assessing the impact of an ageing population on complication rates and in-patient length of stay［J］．Intemational Journal of Surgery，2013，11：872-875．

[12] Andreea Claudia Serban. Aging population and effects on labour market [J]. Procedia Economics and Finance，2012，1：356-364.

[13] 刘建明. 升降式洗浴辅具设计研究 [D]. 天津：天津科技大学，2015.

[14] 吴江红. 康复辅具赋能养老服务 [J]. 质量与认证，2019，157（11）：50-51.

[15] 田香兰. 战后日本老年社会福利政策简析 [J]. 东北亚学刊，2018（2）：55-59.

[16] 刘梦非. 可及性设计标准化体系在日本涉老设计领域的作用与前景 [J]. 湖南包装，2019，34（1）：20-24.

[17] 国务院. “十三五”国家老龄事业发展和养老体系建设规划 [Z]. 2017.

[18] 健康报. 国务院：鼓励治疗性康复辅具纳入医保支付 [J]. 中国数字医学，2016，11（11）：79.

[19] 罗椅民. 关于建立国家适老辅具服务体系的探讨 [J]. 标准科学，2018（3）：61-65.

[20] 孙先德. 构建辅助器具适配服务体系推动残疾人事业全面发展 [J]. 中国康复理论与实践，2012，18（11）：1001-1003.

附：

中国老年医学学会医学装备与适老辅具分会简介

中国老年医学学会医学装备与适老辅具分会成立于2019年5月4日。分会以建设健康中国为战略主题，以“共建共享、全民健康”为宗旨。致力于老年健康医学服务相关的医学装备与适老辅具的配置选型、评估论证、使用管理、研发推广等。

会　长：孙晓伟

副会长：王宁华　王彦明　宋纯理　冯靖祎　吴晓东

总干事：张璐璐

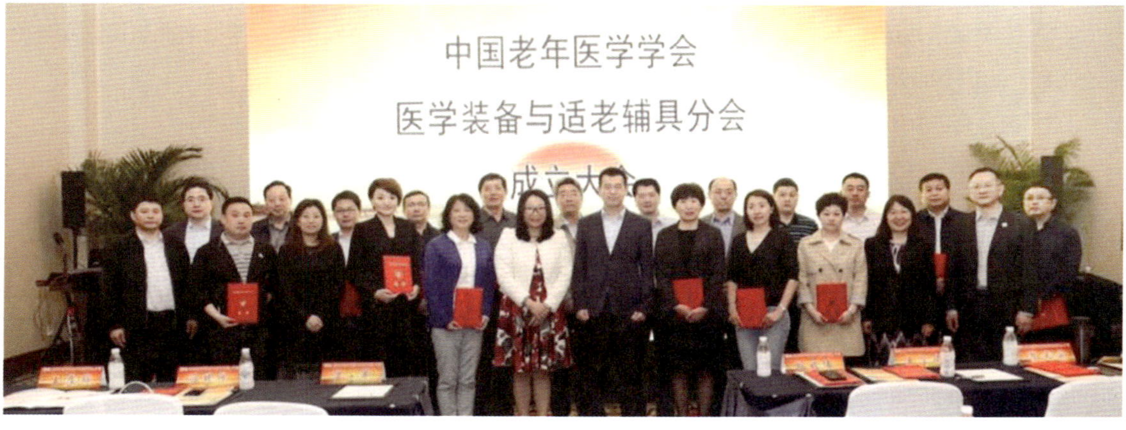

41 老年睡眠医学与科技创新

中国老年医学学会睡眠医学分会

一、失眠

（一）概述

失眠是最常见的睡眠障碍，是指尽管有适当的睡眠机会和环境，依然对于睡眠时间和/或睡眠质量感到不满足，并且影响日间社会功能的一种主观体验。由于研究人群各异、评估手段不同、流行病学调查标准不一致，各研究所得失眠患病率差异很大。2002 年全球 10 个国家失眠流行病学问卷调查显示，中国有 45.4% 的被调查者在过去 1 个月中曾经历过不同程度的失眠，其中 25% 达到失眠的诊断标准。《2018 年中国睡眠指数报告》关注了我国 1.74 亿 90 后年轻人的睡眠问题，约有 12.2% 的年轻人存在严重的睡眠问题。有研究表明，我国 60 岁及以上老年睡眠障碍患病率在 41.2% 左右，而国外报道显示，其患病率为 36% ~ 69%。

（二）临床特点及诊断、鉴别诊断

失眠患病率随年龄增长而增加，且女性高于男性。其发生发展的理论基础是“3P 模型”（前置因子、诱发因子和持续因子）和过度觉醒假说。失眠有一定的遗传性，人格因素等易感因素加之社会生活应激事件等容易触发失眠，然而一些对睡眠的错误认知及行为使得失眠逐渐慢性化。其主要症状表现为入睡困难（入睡潜伏期超过 30 分钟）、睡眠维持障碍（整夜觉醒次数 > 2 次）、早醒、睡眠质量下降和总睡眠时间减少（通常少于 6.5 小时），同时伴有日间功能障碍。失眠引起的日间功能障碍主要包括疲劳、情绪低落或激惹、躯体不适、认知障碍等。

失眠的诊断基于最新睡眠障碍国际分类第三版（ICSD-3）标准，根据病程分为：慢性失眠（病程≥3个月）、短期失眠（病程<3个月）。失眠的临床诊断主要靠临床症状、体格检查、精神心理会谈检查、主观量表评估等，而客观的多导睡眠图监测用来进行疗效评估及鉴别其他类型的睡眠障碍，如呼吸相关性睡眠障碍、不宁腿综合征、周期性肢体运动障碍、昼夜节律失调性睡眠－觉醒障碍、环境性睡眠困难、主观性失眠、睡眠不足综合征、短睡眠等。确定失眠诊断时，还应针对可以确定的精神或躯体障碍给予相应的共病诊断。而老年人的失眠多数为多因素的共同作用所致，睡眠能力下降、躯体疾病多、合并其他睡眠疾病、心理因素等都会造成老年人失眠情况增多，其特点是浅睡眠比例增多，深睡眠比例减少，快速眼动睡眠时间减少，潜伏期缩短，快速眼动睡眠期百分比轻微减少或无变化，日间瞌睡增加，易受外界干扰等。

（三）治疗

失眠障碍的干预方式主要包括心理治疗、药物治疗、物理治疗和中医药治疗。

心理治疗主要是失眠的认知行为治疗（cognitive behavioral therapy for insomnia，CBT-I），它是治疗失眠的首选非药物治疗方法，通常包括睡眠卫生教育、刺激控制疗法、睡眠限制疗法、认知治疗和放松疗法。近几年正念冥想相关研究表明对睡眠有改善作用。

目前临床治疗失眠的药物，主要包括苯二氮䓬类受体激动剂（BZRAs）：苯二氮䓬类药物（BZDs）和非苯二氮䓬类药物（non-BZDs）。褪黑素受体激动剂如雷美替胺和阿戈美拉汀，食欲素受体拮抗剂和具有催眠效应的抗抑郁药物如曲唑酮、米氮平、多塞平等。

物理治疗推荐光照疗法、生物反馈疗法、电疗法、重复经颅磁刺激治疗。

有循证证据表明中医药治疗、针灸疗法、电针疗法均在治疗失眠中起广泛作用。

当然，以上述综合治疗方法效果最佳。而老年失眠患者应首选进行CBT-I，CBT-I对老年失眠亦有治疗效果，并可以长期维持疗效；其次才考虑药物治疗，首选非苯二氮䓬类药物为主或褪黑素受体激动剂，因为肝功能损伤风险高，高龄老年人（75岁以上）不建议使用阿戈美拉汀；老年失眠患者长期服用苯二氮䓬类药物会增加痴呆及跌倒的风险，所以不作为首选，若必须使用苯二氮䓬类药物，使用时需谨慎，若发生共济失调、意识模糊、幻觉、呼吸抑制时，需立即停药并妥善处理。老年患者的用药应从最低有效剂量开始，短期应用或采用间歇疗法，不主张大剂量给药，治疗过程中需密切观察药物不良反应。故老年失眠患者以失眠认知行为治疗、药物治疗及物理治疗结合中医药治疗的综合治疗效果更佳。

二、睡眠呼吸障碍

（一）概述

老年睡眠障碍的发生率为 6.0% ~ 62.1%，发病率与是否发达国家、种族、是否居住在养老院无明显关系，一项研究纳入了 3 5258 031 位年龄 60 岁及以上的老年住院患者，发现阻塞型睡眠呼吸暂停疾患（OSA）、失眠是老年人最常见的睡眠障碍，且呈逐年上升趋势，随着年龄增长，上升趋势趋于缓和。该研究还发现，睡眠障碍患者的抑郁、心血管危险因素和神经障碍等并发症的风险随着时间的推移稳步增加。有学者认为阻塞型睡眠呼吸暂停低通气综合征（obstructive sleep apnea-hypopnea sydrome，OSAHS）在老年人中比在中年人中更为普遍，其原因是上呼吸道气道的解剖变化或并存的内科疾病。OSAHS 男性发病率明显高于女性，但在老年人中这种性别差异降低，可能与中老年人肥胖率的增加和女性进入更年期有关。老年人由于上气道解剖结构的功能衰退，上气道平滑肌会逐渐变得松弛，到了夜间上气道的分泌物增加，或者上气道的某些部位阻塞导致上气道狭窄，进而出现阻塞型睡眠呼吸暂停；存在大脑病变的患者还会出现中枢性睡眠呼吸暂停，进一步加重大脑的退化。而日益严重的肥胖及人口老龄化，将会使 OSAHS 的患病率持续升高。尽管 OSAHS 在老年人中患病率非常高，但因部分临床医师对老年病特点的疏忽，导致部分病例漏诊，并且 OSAHS 多方面的临床表现也容易与其他常见病混淆。

（二）诊断

睡眠呼吸障碍的诊断依旧沿用 2014 年美国睡眠医学学会发布的 ICSD-3 中的诊断标准，将睡眠相关呼吸障碍分为四类：阻塞性呼吸睡眠暂停低通气综合征、中枢性睡眠呼吸暂停综合征、睡眠低通气和睡眠相关低氧血症。阻塞性呼吸睡眠暂停低通气综合征的诊断主要依靠临床表现、体征和多导睡眠图监测结果。目前多导睡眠图监测为诊断睡眠呼吸暂停的“金标准”。睡眠低通气中与老年人关系最为密切的是肥胖低通气综合征与内科疾病所致睡眠低通气（继发性肺泡低通气）。在此类患者中，夜间二氧化碳含量升高可能是唯一表现，因此夜间二氧化碳含量的监测十分重要。睡眠相关低氧血症诊断时需注意排除睡眠低通气，以及异常血红蛋白引起的 SpO_2 与 PaO_2 不一致的情况。此外，老年呼吸睡眠障碍合并阿尔茨海默病、失眠、支气管哮喘、COPD、老年慢性病、肿瘤、脑卒中、糖尿病等疾病的研究也逐步深入，与单独一种疾病相比，多种疾病并存导致心血管及代谢性疾病发生的风险更高。

（三）治疗

1．一般治疗　对于肥胖患者，低盐低脂清淡饮食可以降低血脂浓度和血液黏稠度，降低咽喉部脂肪堆积而导致的呼吸道狭窄。对于体位引起的 OSAHS 可通过改变体位缓解。

2. 氧疗　长期低流量吸氧（2～3L/min），能有效改善平均氧饱和度、最低氧饱和度和氧减饱和度指数等指标，简单实用、不良反应小、经济费用相对较低，适用于上呼吸道通畅，呼吸道软骨和下颌骨未见异常的患者。

3. 持续正压通气（continuous positive airway pressure，CPAP）　是睡眠呼吸障碍患者的重要治疗手段，然而睡眠呼吸障碍患者 CPAP 治疗依从性却很低，随着人工智能的发展，便携式监测工具和远程医疗监测可能会提高患者 CPAP 依从性。睡眠低通气中 AVAPS 模式的应用、中枢性睡眠呼吸暂停综合征的适应性伺服通气治疗、心肺耦合技术的应用为睡眠呼吸障碍的治疗打开了新思路。

4. 手术治疗　针对本病的治疗，一般老年患者多采用非手术方式，但对于年龄小于 65 岁的老年患者，可以通过腭咽成形术，切除肥厚、松弛下垂的软组织和膨出的扁桃体来改善通气。同时低温射频消融技术常用于患有鼻咽部、软腭和舌根部肥厚，扁桃体增大伴或不伴腺样体肥大的老年患者，临床认为能最大限度地保留神经反射，血氧饱和度、睡眠质量、学习记忆能力在术后能有明显改善。

5. 其他　对于老年人，手术治疗风险增加，效果不佳且并发症多，因此老年 OSAHS 患者多采取非手术治疗方法，如口腔正畸治疗等。目前，临床上尚无确切的药物可以使用，对于轻中度 OSAHS 患者，可试用智能止鼾枕，旨在通过改变体位改善上气道塌陷情况，但其疗效尚待进一步证实。

三、中枢性嗜睡症

（一）概述

中枢性嗜睡症是指在没有夜间睡眠受扰或昼夜节律紊乱的情况下出现白天嗜睡表现的一类疾病，白天嗜睡表现为在白天主要清醒时段不能保持清醒和警觉，出现难以克制的困倦欲睡或非预期地进入瞌睡和睡眠的状态。白天过度嗜睡是一个慢性症状，必须出现至少 3 个月才能考虑诊断。

评估白天嗜睡的程度可以采用主观评价和客观检查两种方法来进行，前者简便易行，后者更加准确并可量化。主观评价常采用艾泊沃斯嗜睡量表（Epworth sleepiness scale，ESS），而客观检查常用多次睡眠潜伏时间试验（multiple sleep latency test，MSLT）和清醒维持试验（maintenance of wakefulness test，MWT）。

（二）常见类型与诊断

中枢性嗜睡症包含了一组有白天嗜睡表现的睡眠障碍疾病，常见的有以下几种。

1．发作性睡病（narcolepsy） 发作性睡病以白天嗜睡为首要表现，同时可伴有睡前幻觉和/或睡眠瘫痪、睡眠结构紊乱，至少持续3个月。根据是否同时伴有猝倒或经免疫反应测定的脑脊液中下丘脑分泌素-1浓度≤110pg/ml，可分为1型发作性睡病（伴猝倒型）和2型发作性睡病（不伴猝倒型）。发作性睡病的诊断需要进行标准的多次睡眠潜伏时间试验（multiple sleep latency test，MSLT），如果MSLT显示平均睡眠潜伏时间≤8分钟，出现2次或2次以上睡眠起始快速眼动期（sleep onset REM periods，SOREMP）即可诊断发作性睡病。前夜多导睡眠图监测在睡眠起始15分钟内出现SOREMP的话，可以替代MSLT中的1次SOREMP。

2．特发性过度睡眠（idiopathic hypersomnia，IH） 主要表现为深沉而长时间的白天过度嗜睡而没有猝倒，嗜睡的表现包括清醒过程延长、难以醒来伴反复再入睡、易激惹、无意识行为和意识模糊。这种惰性睡眠形式曾被称为酒醉式睡眠，多在青春期起病，女性患病率更高。MSLT显示平均睡眠潜伏时间≤8分钟，SOREMP少于2次，多导睡眠图监测24小时内总睡眠时间≥660分钟。

3．内科疾病引起的过度睡眠 白天嗜睡症状是由明确的内科疾病或神经疾病所引起，常见引起白天嗜睡的基础疾病有帕金森病、创伤性脑损伤、原发性中枢神经系统遗传性疾病（如C型尼曼-皮克病）、继发于脑部肿瘤、感染或其他中枢神经系统病变、继发于内分泌疾病和代谢性脑病。多导睡眠图监测可显示睡眠轻度紊乱，MSLT平均睡眠潜伏时间≤8分钟，SOREMP少于2次。

4．精神疾病相关的过度睡眠 白天嗜睡与精神异常同时出现，相关的精神疾病包括情感障碍、转换障碍或躯体症状障碍等，嗜睡症状是非典型抑郁和双相Ⅱ型障碍的一个常见特征。多导睡眠图监测通常显示总卧床时间延长伴片段睡眠，MSLT结果通常正常。

5．药物或物质引起的过度睡眠 白天嗜睡是因目前正在使用的药物或物质所致，或是撤除促醒药物或物质的结果。引起白天嗜睡的药物有镇静催眠药、抗精神病药、抗组胺药、抗癫痫药、某些多巴胺受体激动剂等；滥用酒精、阿片类等物质时可出现白天嗜睡；突然停用神经兴奋药（如苯丙胺类药物）后会出现白天嗜睡，撤药后第1周嗜睡最严重，并可持续约3周。MSLT常表现为平均睡眠潜伏时间缩短，伴或不伴多次SOREMP。

中枢性嗜睡症在不同年龄人群均可发生，其中发作性睡病在中国主要以儿童和青少年为主，老年人主要以帕金森病、内分泌性疾病和代谢性脑病等疾病引起为主，服用镇静催眠药等药物也是老年人嗜睡的常见原因，并且中枢性嗜睡常常是老年人发生神经退行性疾病的首发表现。

（三）治疗

中枢性嗜睡症的治疗根据不同类型和发病原因而有所不同，发作性睡病主要以中枢兴奋剂和促醒药物（如盐酸哌甲酯、莫达非尼等）对症治疗，减轻白天嗜睡症状；特发性过度睡眠目前没有有效的治疗手段；内科疾病引起的过度睡眠以治疗原发疾病为主，嗜睡程度严重者可使用促醒药；精神疾病相关的过度睡眠需要治疗相关的精神疾病；药物或物质引起的过度睡眠主要通过合理规范地使用药物来改善。

四、昼夜节律性睡眠障碍

（一）概述

昼夜节律性睡眠障碍（circadian rhythm sleep-wake disorders，CRSWD）是一类由于睡眠－觉醒周期与人体的潜在生物节律不匹配所致的睡眠障碍，临床上主要表现为入睡困难、早醒、白天过度嗜睡，其中20%～30%的老年人以清晨早醒为主要症状。目前诊断CRSWD的标准并不要求评估昼夜节律，仅是关注睡眠时间。主要包括下文六个亚类。其中老年人中最常见的是睡眠时相前移综合征和非24小时睡眠－觉醒节律障碍，同时老年人比年轻人更容易患时差变化综合征和轮班工作睡眠障碍。越来越多的流行病学研究表明，老年人的睡眠问题，包括昼夜节律变化，已成为认知功能下降、神经退行性疾病发生发展的潜在信号，可能与死亡率增加有关。

（二）常见类型

1．睡眠时相延迟综合征（delayed sleep-wake phase syndrome，DSWPS） 是年轻人中最常见的昼夜节律性睡眠障碍。年轻人患病率为7%～16%，老年人中较罕见。大约10%的持续性失眠患者实际上患有DSWPS。它的特征是睡眠－觉醒节律延迟，通常延迟3小时以上。主要表现为夜间入睡延迟，早晨难以醒来，日间嗜睡疲劳。这种疾病通常会随着年龄的增长而减轻，在秋冬季节会加重。主要的致病基因包括*PER3*和*Clock*基因。DSWPS的时间生物学治疗包括逐渐提前起床时间或者推迟就寝时间。同时起床后接受强光照射（光疗法），并在睡前几小时服用褪黑素，有助于进一步强化睡眠。

2．睡眠时相前移综合征（advanced sleep-wake phase syndromer，ASWPS） 特征是提前几小时的入睡时间和觉醒时间。主要症状是：傍晚早睡，凌晨早醒。据估计，大约1%的中年人和老年人患有这种疾病。它通常开始于中年，与*PER2*基因相关的家族型ASWPS有被报道。治疗措施主要为行为疗法（逐渐延迟就寝时间），通常与时间疗法（如睡前光疗法、早上服用褪黑素）同时进行。然而，很少有临床随机试验显示光疗法对ASWPS老年人有好处，临床治疗指南对于夜间光疗法的有效性目前未充分肯定，对光疗法的强度、疗程或时间暂无详细说明。用褪黑素治疗 ASWPS 不如 CRSWS 有效。此外，清晨服用褪黑素会在计划的起床时间后导致嗜睡。

3．不规则睡眠 – 觉醒节律障碍（irregular sleep-wake rhythm disorder，ISWRD） 特征是缺乏明确定义的昼夜睡眠 – 觉醒节律。一般来说，一天中会有几次（至少 3 次）睡眠发作，以及在一天的不同时间随机出现的睡眠和清醒。ISWRD 在中枢神经系统器质性病变（如典型的阿尔茨海默病）患者和儿童神经发育障碍患者中更为常见，可能一部分是因为缺乏强烈的日常环境和行为。目前关于单纯光疗是否能改善睡眠 – 觉醒碎片化的研究结果好坏参半。而联合光疗法和褪黑素干预对于患者睡眠和 / 或行为有所改善。相关报道提示，行为疗法包括限制白天在床时间、增加白天光照和减少夜间的干扰（如噪声、照顾者的干预）可以改善睡眠 – 觉醒功能。

4．非 24 小时睡眠 – 觉醒节律障碍（non-24-hour sleep-wake rhythm disorder，N24SWD） 在 N24SWD 患者中，固有的昼夜节律与 24 小时周期不同步，非 24 小时周期可以比 24 小时更长（或更短）。典型表现为夜间反复出现难以入睡或白天过度嗜睡。这种疾病主要见于那些不能感知光线的盲人，可以通过检查瞳孔反射来诊断。对于 N24SWD 的治疗，除了同步昼夜节律的方法，如光疗法（盲人除外）和褪黑素外，重要的是要注意患者还应该有固定作息，规律参与日常活动，避免白天小睡。

5．轮班工作睡眠障碍（shift work sleep disorder，SWSD） SWSD 指因重复的工作安排与睡眠时间重叠（包括轮班、倒班等）引起的睡眠质量下降。主要表现为白天不能获得充足的睡眠，晚上由于夜间工作而难以保持清醒。据报道，老年人对轮班工作的耐受性较低，非药物治疗措施包括：在夜间工作环境中明亮的光线照射、避免早晨回家时的光线照射、战略性午睡，以及使用咖啡因和其他兴奋剂。尽管这些研究中很少有专门针对年龄较大的轮班工人的，但最近的一项研究发现，一种强光照明和夜间定时休息的综合干预方法在提高老年人夜班警觉性和工作表现方面是有效的。

6．时差变化综合征（time zone change syndrome） 是指由于短期内跨越时区旅行导致内源性昼夜节律和新时区睡眠 – 觉醒时间暂时不同步。症状包括日间嗜睡、入睡困难、日间功能障碍、全身不适。症状的严重程度和持续时间取决于跨越时区的数量和旅行的方向。向东旅行与向西旅行相比，昼夜节律和睡眠 – 觉醒时间的相位提前通常更难适应。Columbia Jet Lag Scale 和 Charite Jet Lag Scale 可以用来评估时差变化综合征的症状和严重程度。治疗策略包括：当向东旅行时，特别推荐就寝时间适应新的时区。应在睡前 1 小时服用褪黑素，同时建议在早上进行光疗法，以帮助促进睡眠阶段。当向西旅行时，建议从 19 点开始，晚上要暴露在明亮的光线下。如果患者在半夜醒来，服用低剂量褪黑素也有帮助。

五、异态睡眠

（一）非快速眼动异态睡眠

1．概述　非快速眼动异态睡眠又称觉醒障碍，包括意识模糊性觉醒、睡行症、睡惊症及睡眠相关进食障碍。常见于儿童，成人也不少见，患病率为 1% ~ 4%，老年人易出现 NREM 期行为障碍合并 REM 期行为异常，合称异态睡眠重叠综合征（parasomnia overlap disorder，POD）。

2．机制　发病机制尚不明确，与深睡眠增加，如睡眠剥夺恢复期、昼夜节律紊乱、中枢性睡眠障碍，某些药物、代谢、中毒、强行唤醒等相关。①现阶段研究发现与遗传关系密切，觉醒障碍在长睡眠家族中比较常见，因睡眠较长，容易导致似睡非睡状态。睡行症家族的聚集性较强，第一个遗传易患性因子 *DQB1*0501HLA* 基因被鉴定为睡行症基因，通过对一个四代家族的全基因组多点连锁分析，在染色体 20q12q13.12 处发现了睡行症的遗传位点。在群体和双胎研究的支持下，人类白细胞抗原 DQβ（HLA-DQβ）容易出现意识模糊性觉醒。② 5- 羟色胺能系统假说，人们注意到偏头痛儿童睡行症的发病率高得惊人，偏头痛患者 5- 羟色胺能系统改变明显。③胆碱能系统假说认为意识模糊性觉醒和癫痫的皮质激活主要递质为乙酰胆碱，两者存在明显相关性。非快速眼动异态睡眠也可能是自身免疫性疾病，患者体内可检出 IgLON5 抗体，有待进一步通过实验性治疗阐明。

3．症状及诊断　觉醒障碍是最突出最常见的临床症状。觉醒障碍常发生于慢波睡眠（NREM3 期），即睡眠周期的前 1/3（很少发生在日间小睡时）。既往发现非快速眼动睡眠不伴有梦境，易唤醒，但现有研究发现并非如此。诊断标准为症状学诊断，同步视频多导睡眠监测是金标准。

4．治疗　患者行为如对他人或财产造成危害，应给予苯二氮䓬类药物和 5- 羟色胺再摄取抑制剂，结合睡眠及压力管理教育，意识模糊性觉醒及睡惊症在预期发作时间给予唤醒，可以控制发作。早期的一项研究证明了丙咪嗪在控制睡行症和睡惊症方面的有效性，也有研究认为帕罗西汀等抗抑郁药物在睡行症中有效；另一项研究证明镇静抗抑郁药在睡行症中有显著的积极作用。心理治疗、认知行为治疗、放松、自我催眠可能会有帮助。

（二）快速眼动异态睡眠

1．概述　快速眼动异态睡眠包括快速眼动睡眠行为障碍（rapideye movement sleep behavior disorder，RBD）、反复的孤立性睡眠瘫痪、梦魇，其中以 RBD 最常见，发病率最高，且初诊为 RBD 的患者，约 82% 发展为神经系统退行性，为老年疾病常见类型。

2．机制　60%的患者病因不明，常继发于药物、毒物、急性脑血管病、炎症、肿瘤、退行性疾病、脱髓鞘疾病等，快速眼动异态睡眠不仅是一种睡眠障碍性疾病，也是一种与突触核蛋白相关的神经系统退行性疾病（如帕金森病、路易体痴呆、多系统萎缩等）的早期症状，老年较常见，现研究发现，随着PD的临床进展，可以将PD的病理改变分为1～6期，而RBD是由调节快速眼动睡眠的脑干、相关核团及投射通路如蓝斑核、前蓝斑核、脑桥背盖外侧部、脑桥核、中缝核等核团变性，RBD可能成为PD的一个生物学标志。其他研究关于RBD与PD出现的时间及是否出现的关系结论不一，说明RBD除与特定的病理损害有关联外，尚与个体差异、临床亚型、环境暴露相关。其他研究发现在RBD发作运动异常时，无震颤、肌张力障碍及运动迟缓，考虑RBD除与脑干核团病变有关，也与脑干外结构有关。PD合并RBD更易出现认知功能损害，且认知功能下降更快、程度更重，RBD可以作为PD发生认知功能下降的独立危险因素。RBD患者葡糖脑苷脂酶（glucocerebrosidase，GBA）基因突变提示存在基因突变的患者更易出现认知功能损害。向大鼠胆碱能基底神经元微量注射5-羟色胺可导致脑电图δ活性增加和睡行症样行为，说明5-羟色胺参与RBD的相关机制。抗IgLON5疾病中也有较多RBD患者被报道，抗IgLON5疾病是指存在抗IgLON5（一种神经细胞粘附蛋白）的自身抗体和单倍体（DQB1*0501和DRB1*1001）的疾病。PD患者脑内α-突触核蛋白（α-synuclein）寡聚体可能通过神经免疫炎症促进RBD的发生及进展。外周组织免疫炎症亦可能与PD患者RBD有关。RBD可能通过提高NREM期及REM期上气道肌肉紧张性活动对同时合并OSAS的患者发挥保护作用，从而为治疗OSAHS提供新思路。RBD进展为PD的脑代谢网络的异常拓扑结构的研究也成为当下热点。

3．症状及诊断　梦境演绎为主要症状，同步视频多导睡眠监测作为金标准，配合适当筛查量表进行诊断中文版快速眼动睡眠期行为障碍筛查量表（RBDSQ）的筛查具有较高的信效度，目前正在逐步研究，尽早应用到临床中。Moya睡眠问卷、RBD问卷（香港版）、RBD单问卷筛查等，正逐步应用到临床及科研中。明确RBD后可行脑功能相关检查，明确是否存在变性疾病。执行、记忆和视觉空间领域的症状通过神经心理学测试检查；脑电图可显示皮质慢波；心脏闪烁成像中的间碘苯胍摄取减少；多巴胺转运体成像中的壳核多巴胺摄取减少；经颅超声检查显示黑质的高回声和脑干中缝的低回声；黑质的信号丧失在磁共振成像上出现在蓝斑；正电子发射体层成像（PET）显示枕叶和颞叶活动减弱；中脑和脑桥核中调节REM睡眠的核团平均扩散率增加；通过基于体素的形态测量显示两个海马的灰质密度增加。这些发现表明特发性RBD的功能障碍广泛存在，涉及嗅觉系统、边缘系统、自主神经系统、黑质纹状体系统、海马体和皮质。

4．治疗　RBD治疗可以采用非药物保护措施，一线治疗药物是氯硝西泮和褪黑素，两者都能有效降低做梦的强度和频率，但对特发性RBD患者，它们不会影响PD的发病风险。5-羟色胺再摄取抑制剂等相关情绪调节药物，可稳定患者情绪，使夜间噩梦减少，有助于控制症状。多巴及多巴受体激动剂、多奈哌齐、镇静催眠药物现有研究认为部分有效。针对发现 RBD 后是否要向患者宣教有发生神经退行性病变的风险，基于伦理学考虑，现处于争论阶段。特发性 RBD 患者应考虑是否行神经保护治疗。中医认为，RBD 多因“肾精受损→肝肾亏虚→气血匮乏→神明得扰”而发病，发生发展过程中的风、痰、瘀等病理产物又可互为致病因素并加重病情，故在 RBD 治疗上应遵循病机发展趋势，“和”法当先，调理脏腑，补气养血，祛风、化痰、活瘀各有偏重，且因人选方，灵活运用。

（三）其他异态睡眠

其他异态睡眠包括头部爆震综合征、睡眠相关幻觉、夜间遗尿症等。头爆震综合征可能与中耳或咽鼓管的突然移动或极度疲劳有关，也可能与苯二氮䓬的快速戒断和选择性 5- 羟色胺再摄取抑制剂应用有关。睡眠幻觉可能是一种与睡眠相关的、复杂的、形式独特的幻觉。几个不同的遗传位点与夜间遗尿症有关，但夜间遗尿症亚型和基因型之间无明确对应关系。

六、睡眠相关运动障碍

睡眠相关运动障碍是一类睡眠时出现的运动障碍性疾病，基本特征为简单、刻板的运动干扰睡眠或入睡。不宁腿综合征（restless legs syndrome，RLS）例外，这类患者往往通过行走或非刻板肢体运动减轻腿部不适。

《睡眠障碍国际分类》（第 3 版）中将睡眠相关运动障碍分为以下 10 类：①不宁腿综合征（restless leg syndrome，RLS）；② 睡眠周期性肢体运动障碍（periodic limb movement disorger，PLMD）；③睡眠相关腿部肌肉痉挛；④睡眠相关磨牙症；⑤睡眠相关节律性运动障碍（rhythmic movement disorder，RMD）；⑥良性婴儿睡眠肌阵挛（benign neonatal sleep myoclonus，BNSM）；⑦睡眠起始脊髓固有束肌阵挛（propriospinal myoclonus，PSM）；⑧疾病引起的睡眠相关运动障碍；⑨药物或物质引起的睡眠相关运动障碍；⑩未分类的睡眠相关运动障碍。其中不宁腿综合征、睡眠周期性肢体运动障碍在老年人群中较为常见。

（一）不宁腿综合征

RLS 是一种慢性感觉运动障碍，其发病率随年龄的增长而增加，在 60 岁时达到高峰。女性较男性更为常见。其特征为患者主诉强烈的、几乎不可抗拒的肢体运动的冲动，同时伴随肢体的不舒适感或难以描述的感觉。在静息或不活动时与夜间症状加重，严重干扰睡眠，甚至导致明确的焦虑及功能异常。可累及一个或两个下肢，在某些病例中，症状可蔓延至上肢，在严重病例中，可蔓延至躯干、颈部和面部。少数情况下，RLS 症状可能只出现在腹部或身体其他部位，无下肢症状。其发病机制尚未明确。有研究显示 RLS 与 *BTBD9*、*MEIS1* 和 *MAP2K5-LBXCOR1* 基因的遗传变异有关。也有一些文献表明，RLS 的病理生理机制与脊髓多巴胺能受体张力降低和血脑屏障的铁转运异常而导致铁缺乏有关。

RLS 在老年患者中可独立出现，也可作为某些神经系统疾病的伴随症状出现，如一些神经退行性疾病等。除非合并神经系统其他疾病，否则其神经系统检查通常是正常的。由于其症状发作的高峰时间在 23：00 ~ 03：00，因此睡眠受干扰往往是患者就诊的最主要症状，并可导致患者情感障碍、焦虑和抑郁症患病率明显增加，老年人群中尤为显著。

RLS 的诊断主要依据患者的主诉和临床特征。多导睡眠图监测不是 RLS 的常规评价方法，但可显示 RLS 患者的睡眠异常，如睡眠潜伏时间延长、觉醒指数升高等睡眠结构的改变，并评估睡眠中周期性肢体运动状况。也可在清醒静息状态下通过制动试验（the suggested immobilization test，SIT）评估清醒时的肢体运动和相关感觉异常。

多巴胺能激动剂（如 pramexole、罗匹尼罗、罗替戈汀）被认为是 RLS 的一线治疗药物。但长期治疗有时可导致症状改变或加重：如症状发作时间的较早出现；症状扩展到以前未受影响的身体部位，包括上肢；多巴胺药物作用时间缩短等，也可引起冲动控制障碍。可根据症状严重程度减少药物剂量或停用。非多巴胺能药物如加巴喷丁、普瑞加巴林和羟考酮对 RLS 也有疗效。当缺铁或铁含量正常，但血清铁蛋白水平降低时，补充铁剂通常可改善症状。

（二）睡眠周期性肢体运动障碍

PLMD 的特征是睡眠中出现周期性、高度刻板的重复性肢体运动（periodic limb movements of sleep，PLMS），与临床睡眠受扰或疲劳相关，不能由其他原发睡眠障碍或病因解释。最常发生于下肢，一侧或双侧肢体，其特征是蹈趾外展，伴足背弯曲，严重时可出现膝关节甚至髋关节弯曲，偶可见于上肢。睡眠周期性肢体运动（PLMS）也可见于健康人群，并随年龄增长而增加。以上的老年人中 PLMS > 5 次 / 小时，男女比例相当。当儿童 PLMS 指数 > 5 次 / 小时，成人 > 15 次 / 小时，并导致明显睡眠受扰，或心理、躯体、社会、职业、教育、行为异常，或其他重要功能受损时，考虑诊断 PLMD。多导睡眠图监测（PSG）可证实存在 PLMS 事件及其指数，并有助于排除睡眠呼吸障碍引起的 PLMS，可常规用于评价 PLMD。

很多其他的睡眠障碍及神经系统或其他系统疾病可出现 PLMS，如 RLS、快速眼动睡眠期行为障碍（RBD）、睡眠呼吸障碍、多系统萎缩、帕金森病、充血性心力衰竭、肾疾病终末期等，而这些疾病也多见于老年人，因此临床上需加强鉴别诊断。多巴胺能激动剂也可用于 PLMD 的治疗。

睡眠相关运动障碍是老年人的重要问题，除了上述的两种常见疾病外，睡眠相关腿部肌肉痉挛，老年人应用某些精神类药物如镇静催眠药、抗焦虑药等也可造成相关症状，导致老年人的睡眠质量和健康状态受到极大影响，临床医师应给予高度关注。

七、睡眠呼吸暂停相关内科系统疾病

睡眠呼吸暂停低通气综合征（sleep apnea hypopnea syndrome，SAHS）已成为严重影响公众健康的重大疾病，临床上以阻塞型睡眠呼吸暂停低通气综合征（OSAHS）最常见，成人患病率为2%～4%。老年人群患病率高于中年人，大于65岁人群中，男性患病率为70%，女性为56%，是中年人的3倍。

OSAHS易导致多系统损伤，引发多种并发症，如心脑血管疾病、慢阻肺合并OSAHS、高血压、2型糖尿病、认知障碍等，下文就与OSAHS相关的内科疾病做简要介绍。

（一）OSAHS与代谢综合征

OSAHS可以累及心脑血管系统，是高血压、缺血性心脏病、脑卒中、心律失常的独立危险因素。近年来OSAHS与高血压、向心性肥胖、胰岛素抵抗、高脂血症合称为“Z综合征”。OSAHS可以引起日间过度嗜睡和神经认知功能下降，导致工作效率下降、影响人际关系和社交活动，使交通事故发生风险增加3～6倍。同时OSAHS也是一种严重危害人体健康的常见病，是多种全身疾患的独立危险因素。

（二）OSAHS与心血管和脑血管事件

OSAHS可引起24小时平均血压升高至少4～5mmHg，在每小时动脉血氧饱和度下降超过20%的患者中，血压增加可高达10mmHg，这种程度的血压增加会使心肌梗死风险增加20%左右，脑卒中风险增加近40%。近年来大量流行病学及前瞻性研究显示睡眠呼吸暂停低通气综合征是脑卒中的独立危险因素，可使脑卒中的发生风险增加2～3倍。随着呼吸暂停低通气指数（Apnea-hypopnea index，AHI）的升高，脑卒中的发生风险也随之升高。睡眠呼吸暂停低通气综合征与猝死的关系确实存在，睡眠心脏健康研究显示即使AHI轻度升高，心血管疾病危险性也会增加。

（三）OSAHS与高血压

研究显示成年高血压人群中OSAHS很常见（患病率 > 30%），研究发现年龄、肥胖和睡眠呼吸暂停是高血压的独立危险因素。威斯康星队列研究显示，在调整如肥胖、年龄、吸烟等混杂因素后，即使是轻度睡眠呼吸暂停也可使高血压的危险性中度增加。

（四）OSAHS 与心律失常

心律失常在 OSAHS 患者中非常常见，至少有 50% 的 OSAHS 患者发生过一次夜间心律失常，Guilleminault 等报道 400 例 OSAHS 患者中，48% 出现不同类型的心律失常，20% 在睡眠过程中出现每分钟 2 次以上的室性期前收缩，7% 有严重窦性心动过缓（心率小于 30 次 / 分）。3% 患者出现不能忍受的室性心动过速，莫氏 Ⅰ 型和莫氏 Ⅱ 型二度房室传导阻滞的发生率分别为 5% 和 3%。发现 11% 的患者存在 2.5 ~ 13.0 秒的窦性停搏。OSAHS 患者接受恰当的 CPAP 治疗可以减少心房颤动的复发。

（五）OSAHS 与糖尿病

2005 年，Reichmuth 等研究了 Wisconsin 睡眠队列中的 1387 例患者，发现随着睡眠呼吸紊乱（sleep disordered breathing，SDB）严重程度的增加，糖尿病的患病率也在逐渐上升。Meslier 等在对 595 名疑似为 OSAHS 的成年男性进行检测时发现，2 型糖尿病患者中有 30.1% 合并 OSAHS。睡眠剥夺可以导致糖耐量减低，慢性睡眠剥夺是胰岛素抵抗和 2 型糖尿病的危险因素。

（六）OSAHS 合并慢性阻塞性肺疾病（重叠综合征）

慢性阻塞性肺疾病（以下简称慢阻肺）是一种以气流受限不完全可逆为特征的常见慢性呼吸系统疾病，中国 40 岁以上人群中慢阻肺的患病率超过 8%，绝经后女性和老年人中发病率较高。OSAHS 与慢阻肺合并存在称为重叠综合征（overlap syndrome，OS），预计重叠综合征在 40 岁以上成年人群中的患病率为 0.5% ~ 1.0%。二者合并存在可以进一步加重缺氧、二氧化碳潴留和睡眠紊乱，导致一系列并发症的发生，慢阻肺的分型包括支气管炎型和气肿型，支气管炎型慢阻肺更易合并 SDB，80% 的支气管炎型慢阻肺患者存在睡眠时上气道的阻塞，符合 OS 的诊断。

（七）OSAHS 与阿尔茨海默病

越来越多的研究表明 OSAHS 与认知障碍以及阿尔茨海默病之间存在相关性，OSAHS 通常与注意力、记忆力和执行功能的轻度损害有关，横断面研究并未发现老年人群 OSAHS 与认知障碍之间存在相关性，但在所有年龄段中，OSAHS 和阿尔茨海默病生物标志物之间都有关联。OSAHS 患者中血清 Aβ42、总 Aβ、血清 τ 蛋白（P-181）水平明显升高，并且与 OSAHS 严重程度呈正相关性。已有研究观察到，经过 CPAP 治疗后可明显改善患者认知功能、延缓病情恶化，有学者提出至少需要治疗 4 周才能获益。

综上所述，OSAHS 可合并多系统损害，提高对 OSAHS 的认识，尽早诊断、治疗非常必要，可减少心血管事件的发生、降低脑卒中的发生、改善认知功能等，能显著提高OSAHS患者的生活质量。

（韩　芳　钱小顺　陈冬梅　陈开兵　陈宇洁　冯　霞　何忠明
吕东升　刘　霖　吕云辉　王慧玲　徐伟豪　赵力博　张　琳）

参考文献

［1］Foley D，Ancoli-Israel S，Britz P，et al. Sleep disturbances and chronic disease in older adults：results of the 2003 National Sleep Foundation Sleep in America Survey.［J］. Journal of Psychosomatic Research，2004，56（5）：497-502.

［2］张鹏，赵忠新.《中国成人失眠诊断与治疗指南》解读［J］. 中国现代神经疾病杂志，2013（5）：363-367.

［3］Joshua A，Rash，Victoria，et al. A Meta-Analysis of Mindfulness-Based Therapies for Insomnia and Sleep Disturbance：Moving Towards Processes of Change.［J］. Sleep medicine clinics，2019，14（2）：209-233.

［4］SATEIA M J. International Classification of Sleep Disorders-Third Edition［J］. Chest，2014，146（5）：1387-1394.

［5］NISHA A R，LAMM C I，ZAK R S，et al. Practice Parameters for the Non-Respiratory Indications for Polysomnography and Multiple Sleep Latency Testing for Children［J］. Sleep，2012，11：11.

［6］Yves D，Nathalie D，Isabelle J，et al. Normal Cerebrospinal Fluid Histamine and tele-Methylhistamine Levels in Hypersomnia Conditions［J］. Sleep，2012，10：10.

［7］Bruin V M S，Bittencourt L R A，Tufik S. Sleep-wake disturbances in Parkinson's disease：current evidence regarding diagnostic and therapeutic decisions.［J］. European Neurology，2012，67（5）：257-267.

［8］Wichniak A，Jankowski K S，Skalski M，et al. Treatment guidelines for Circadian Rhythm Sleep-Wake Disorders of the Polish Sleep Research Society and the Section of Biological Psychiatry of the Polish Psychiatric Association. Part Ⅱ. Diagnosis and treatment［J］. Psychiatria polska，2017，51（5）：815.

［9］Abbott S M，Zee P C. Evaluation and Management of Circadian Rhythm Sleep Disorders［M］// Sleep Disorders Medicine. Springer New York，2017.

［10］Kim J H，Duffy J F. Circadian Rhythm Sleep-Wake Disorders in Older Adults［J］. Sleep Medicine Clinics，2017，13（1）：39-50.

［11］Szucs A，Horvath A，Anikó，Papp. Progress in elucidating the pathophysiological basis of nonrapid eye movement parasomnias：not yet informing therapeutic strategies［J］. Nature & ence of Sleep，2016.

［12］付君言，曾延玮，于欢，等. 快眼动睡眠行为障碍的影像学研究进展［J］. 中风与神经疾病杂志，2019，7：600-603.

［13］Cano J S，Sabater L，Gaig C，et al．A novel NREM and REM parasomnia with sleep breathing disorder associated with antibodies against IgLON5：a case series，pathological features，and characterization of the antigen［C］// Joint Congress of European Neurology．NIH Public Access，2014．

［14］Allen R P，Picchietti D L，Garcia-Borreguero D，et al．Restless legs syndrome/Willis–Ekbom disease diagnostic criteria：updated International Restless Legs Syndrome Study Group（IRLSSG）consensus criteria – history，rationale，description，and significance［J］．Sleep Medicine，2014，15（8）：860-873．

［15］Garcia-Borreguero D，Silber M H，Winkelman J W，et al．Guidelines for the first-line treatment of restless legs syndrome/Willis-Ekbom disease，prevention and treatment of dopaminergic augmentation：a combined task force of the IRLSSG，EURLSSG，and the RLS-foundation［J］．Sleep Medicine，2016，21：1-11．

［16］Lin Y S，Liu P H，Chu P H．Obstructive Sleep Apnea Independently Increases the Incidence of Heart Failure and Major Adverse Cardiac Events：A Retrospective Population-Based Follow-Up Study［J］．Acta Cardiologica Sinica，2017，33（6）：656．

［17］Sarkar P，Mukherjee S，Chai-coetzerC L，et al．The epidemiology of obstructive sleep apnoea and cardiovascular disease［J］．Journal of Thoracic Disease，10（S34）：S4189-S4200．

［18］韩芳，何忠明．慢性阻塞性肺疾病合并睡眠呼吸紊乱的诊疗特点［J］．中华结核和呼吸杂志，2014，37（2）：87-88．

附：

中国老年医学学会睡眠医学分会简介

中国老年医学学会睡眠医学分会于2019年8月17日在陕西省榆林市成立。第一届委员会共包含委员185人。会长1名、副会长9名、常务委员42名。分会宗旨是联合最广大的睡眠相关学科的从业人员，凝聚人才的力量，促进正确的睡眠医学理念在医疗界的继续教育推广，提高睡眠相关疾病的被认识程度和被诊治水平，从预防的角度降低重大慢性疾病的发生率，提高老年人群的生活质量和生存寿命。坚持以学术为根本，广泛开展国内外学术交流合作，积极组织科学研究，力求开展多中心临床研究，踏实做好参谋助手工作，努力提出政策咨询意见，充分发挥学会专家优势，协助制订行业标准规范，加强教育培训工作，提升各梯队人才队伍素质，积极帮带基层单位，提供技术支持服务，建立信息渠道，扩大睡眠医学专业影响。

会　长：韩　芳

副会长：钱小顺　俞红霞　王慧玲　王　玮　李庆云　胡　克　欧　琼　吕云辉
　　　　贺　波

总干事：刘　霖

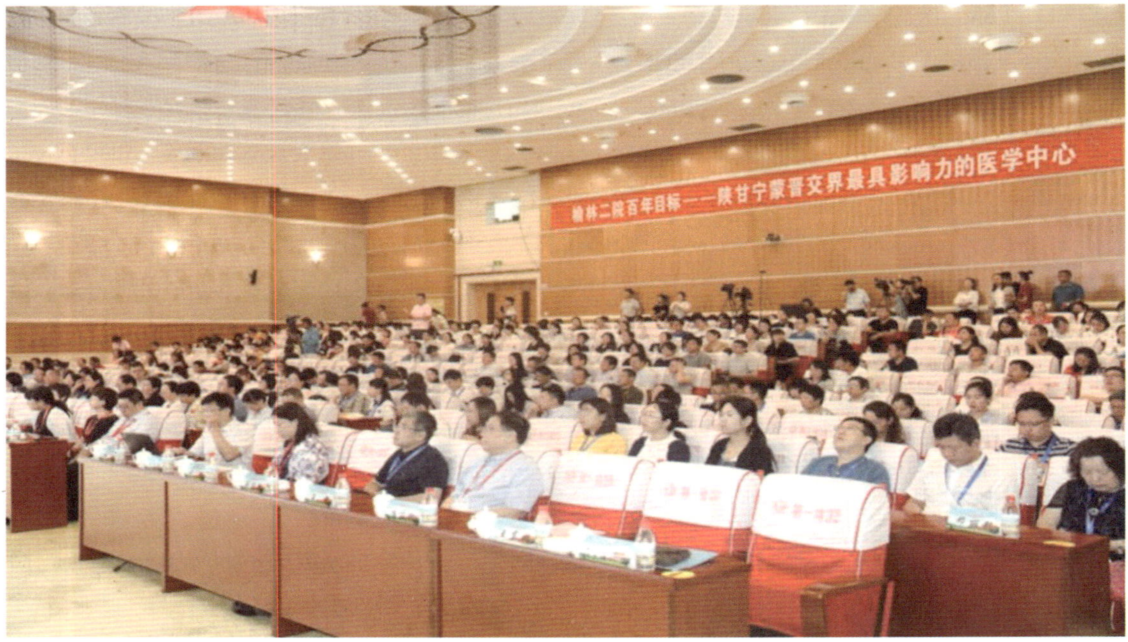
榆林二院百年目标——陕甘宁蒙晋交界最具影响力的医学中心

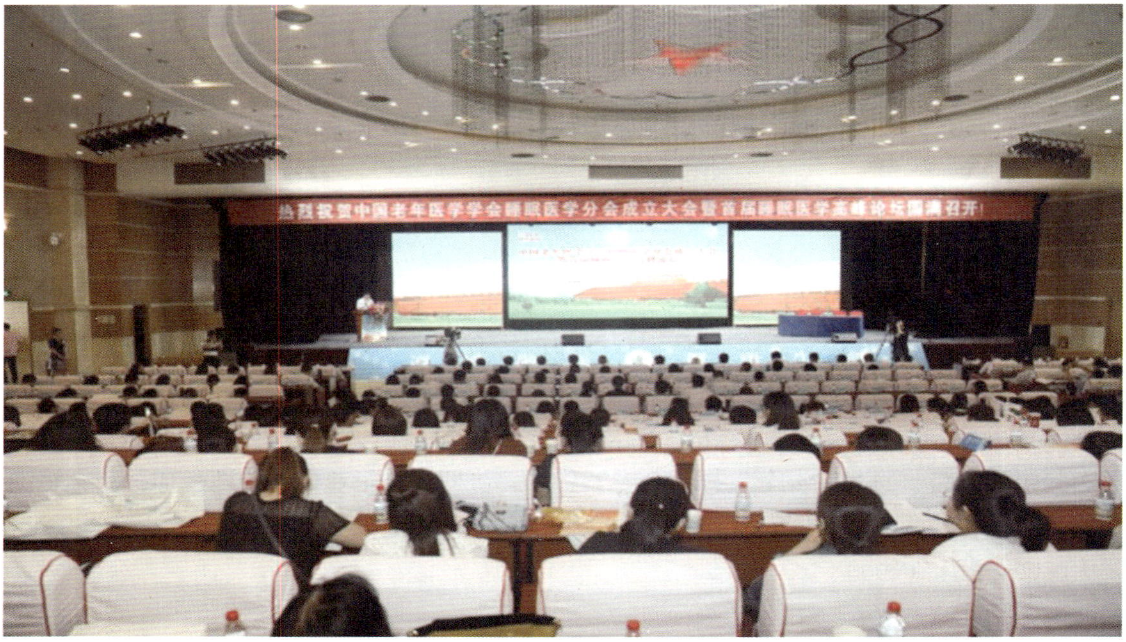
热烈祝贺中国老年医学学会睡眠医学分会成立大会暨首届睡眠医学高峰论坛圆满召开!

附录　潮起扬子江　筑梦大健康

——扬子江药业高质量发展纪实

扬子江水哺育中华，扬子江药造福华夏。诞生于长江之滨的扬子江药业，以“求索进取、护佑众生”为使命，集大江之精魂，与时代同奋进，走过近半个世纪的发展历程。昔日一家默默无名的小厂，如今已蜕变成全国医药行业龙头企业，扬子江人初心不改，笃行致远，用奋斗谱写了一曲造福人民健康的时代华章。

艰苦创业，在改革开放大潮中崛起

20 世纪 70 年代初，在江苏省泰兴县（现泰兴市）口岸镇仪表厂的一个车间，扬子江药业的前身应运而生。1971 年，8 名外出学习归来的工人，成功试制出“百乃定”“百尔定”两种针剂，并获批成立口岸镇工农制药厂。

1978 年，党的十一届三中全会召开，吹响改革开放的号角，激发了中国经济的澎湃活力，弄潮儿向涛头立。改革春风吹绿扬子江畔。扬子江人以敏锐的市场嗅觉，抢抓机遇，不断深化改革，狠抓市场营销和产品创新，全面实施 GMP 改造，广泛引进国际先进技术和管理理念，在改革大潮中乘风破浪，很快脱颖而出。

1985 年 11 月，经扬州市政府批准，正式成立扬州市扬子江制药厂。1988 年，扬子江制药厂率先全省医药行业跨入亿元大关。企业因此被江苏省人民政府授予“省级先进企业”称号。

1993 年，扬子江制药厂根据“中医泰斗”董建华院士献方，成功研发胃苏颗粒上市，由此步入快速发展阶段。企业不断健全覆盖全国的营销网络，加快产品开发和市场开拓，效益逐年攀升。自 1996 年起，扬子江制药厂各项主要经济技术指标一直排名江苏省医药行业首位，并跻身全国医药行业前五强。1997 年，经江苏省人民政府批准，江苏扬子江药业集团成立。

进入 21 世纪，扬子江药业逐步完善产业链布局，相继在北京、上海、广州、成都、南京、苏州、常州等地成立 20 多家子公司。2005 年，扬子江药业在国内医药行业率先产、销双双突破百亿元大关。2006 年，博鳌亚洲论坛国际医药产业大会由扬子江药业承办。2010

年，首次通过欧盟 GMP 认证。2012 年，扬子江药业生产的 80 万粒奥美拉唑肠溶胶囊进入德国市场。

党的十八大以来，在习近平新时代中国特色社会主义思想指引下，顺应医药行业变革，扬子江药业从满足人民健康需求出发，保持战略定力，坚守质量初心，加快转型升级，推进中药、化学药和生物药“三药并举”，实现由量变到质变的跨越。2014 年起，扬子江药业全力打造龙凤堂中药大健康产业园，用智能化赋能中药传承与创新，迈向高质量发展新阶段。

2014 年至 2019 年，扬子江药业连续 6 年名列国家工信部发布的中国医药工业企业百强榜第一名；2016 年、2019 年、2020 年，企业品牌强度和品牌价值三度位列中国品牌价值榜医药健康板块“双第一”。

49 年深耕市场，荣誉载满征程。扬子江药业相继荣获全国五一劳动奖状、全国模范职工之家、全国文明单位、全国质量标杆、全球卓越绩效奖（世界级）、亚洲质量创新奖等无数荣誉。

质量至上，始终把人民健康摆在首位

四十多年来，不管市场形势如何变幻，扬子江人“质量第一”的信念从未改变。企业从历史经验教训中总结提炼出“任何困难都不能把我们打倒，唯有质量”的质量精神，确立了“为父母制药、为亲人制药”的质量文化，并内化于心外化于行，一路护佑企业行稳致远。

为了严格把控药品质量，扬子江药业坚持以 GMP 为准绳，制订并执行高于国家标准的内控标准，做到从源头入手，严格把好研发、采购、生产、检验、贮存、售后每道“质量关”，广泛引进并应用国际先进的设备，对标国际先进标准持续改进质量体系，实现药品质量全生命周期管理，连续多年药品抽检 100% 合格。

质量无须惊人之举，重在全员参与，贵在持之以恒。自 1994 年起，扬子江药业坚持每年开展“质量月”活动，2004 年起每年增加到两次，2019 年起升级为“质量品牌·安全环保月”，至今已连续开展了 44 次。每次活动有主题、有计划、有检查、有考核、有总结，深入自查自纠，持续自我完善，全员质量意识不断强化，质量管理持续改进，员工发自内心地认同“质量关乎生命”的理念。

在扬子江药业集团内，常年活跃着 120 多个群众性 QC（质量控制）小组，围绕质量改进、管理提升、降本增效等开展课题攻关，红红火火，常搞常新。至今已累计发表 1 000 多项成果，其中十多项 QC 成果填补了国内外技术空白。2020 年 9 月，在中国医药质量管理协会组织的第 41 次全国医药行业 QC 成果评比中，扬子江药业参赛的 100 个项目全部获得一等奖，蝉联全国医药行业 QC 成果一等奖总数“十六连冠”。近 5 年，扬子江药业参加国际 QC 发表大赛，累计夺得 24 项金奖，在国际质量舞台上为“中国制造”赢得赞誉。

在长期实践中，扬子江人总结探索出的药品质量风险管控模式，将传统质量管理转至事前的质量风险预控，强调“三不”原则（不让患者承担风险、不让风险升级、不把风险转移给他方），运用“四持续”（持续质疑、持续识别、持续管控、持续回顾）方法。2020 年 4 月，该模式已上升为江苏省地方标准，彰显先进性、独特性和可推广性。

基于扬子江独特的质量优势，2008 年以来，中国食品药品检定研究院、江苏省食品药品监督检验研究院、江苏省药品监督管理局、甘肃省药品检验研究院等先后在扬子江设立“实训基地”。十多年来，先后接待实训 25 批、297 人，为助力培养大国药监工匠，发挥了行业示范意义。

创新驱动，推动大健康产业转型升级

随着医药行业不断加快变革，扬子江药业与国家政策同频共振，把研发创新作为战略基点，加快转型升级步伐，努力研发更多优质高效的药品，全力保障人民健康需求。

在国家鼓励创新的导向下，扬子江药业加快向“创仿结合、创新为主”转变，持续加大研发创新投入，形成大而全的产品结构。建成 4 个国家级科研平台，研发团队 1 500 余人，并与国内外数十所高校、科研院所加强产学研联合。

中药研发秉持传承精华、守正创新，取得丰硕成果。坚持挖掘传统医药宝库，根据国医大师、名老中医验方和经典名方，通过自主研发和创新，相继开发出胃苏颗粒、蓝芩口服液、苏黄止咳胶囊、双花百合片、神曲消食口服液、柴芩清宁胶囊等 20 多个疗效独特的中药品种，涵盖 10 多个治疗领域，在治疗疑难杂症和“治未病”方面大显身手，让传统中药绽放异彩。中药研发成果获得国家科技进步二等奖 3 项。在 2020 年抗击新冠肺炎疫情中，扬子江药业有 4 个品种被十多个省列入诊疗方案与指南，为助力疫情防控发挥了积极作用。

自 2014 年起，扬子江药业全力打造龙凤堂中药产业园，以其先进的生产流程和技术装备与中药生产特点高度融合，使生产更智能化、精准化、精益化，开创了中药智能制造的先河。推进中药材规范化种植，截至 11 月底，在全国药材产区建立 90 个中药材品种、159 个标准化基地，实现全过程的中药质量溯源。龙凤堂中药产业园成为工信部“中药流程制造智能工厂新模式应用项目”、国家标准委“中药流程智能制造国家高新技术产业标准化试点”单位，发挥示范带动作用。

近年来，扬子江药业还不断拓展中药饮片、保健食品、医疗器械等新业务领域，布局互联网医疗、电商业务，完善大健康产业链，企业迈入高质量发展新阶段。

文化塑魂，恪尽企业社会责任担当

在“高质、惠民、创新、至善”的核心价值观的感召下，扬子江人秉承“人民至上”“爱党爱国”“以人为本”“质量第一”“诚信经营”“创新为魂”等文化基因，贯彻到生产经营各项活动中，汇聚成企业强大的核心竞争力。

民营企业的发展离不开党的关怀，扬子江人始终坚定不移地听党的话、跟党走。扬子江药业通过推行支部建在经营上、产业链上，让党建工作和生产经营深度融合、互相促进。党员干部带头践行“三忘”（忘我决策、忘我管理、忘我工作）和“三不忘”（不忘党的政策、不忘国家利益、不忘人民福祉），确保企业沿着坚定正确的政治方向前行。每年建党日，扬子江药业都举行大合唱比赛，唱响“没有共产党就没有新中国”，焕发不忘初心、永葆艰苦奋斗的激情。每年举行的军训会操比赛，更是锤炼了员工的坚强意志和品格。在企业各条战线上，形式多样的劳动竞赛热火朝天，扬子江工匠精神随处可见。

企业发展不忘回报社会。扬子江药业多年来在支持医学科技进步、赈灾、扶贫、助学、拥军等方面始终走在行业前列。至今连续 19 年独家支持“中华医学科技奖”评选，助推科技成果转化。2001 ~ 2003 年，承办大型社会公益活动“关爱西部健康行动”，向贫困地区和灾区“送医送药送知识”。积极参与产业精准扶贫，以中药材种植产业带动数万名贫困群众致富。2018 年起，联合中国医院协会及地（市）级医院管理分会，在云南、贵州、海南等省实施健康扶贫行动，助力全面小康。2020 年，新冠肺炎疫情暴发后，扬子江药业在第一时间驰援武汉，复工复产，陆续向全国各省医疗机构捐赠总价值近亿元的防护用品、药品和爱心款，弘扬了“护佑众生”的企业理念。

静水深流，行稳致远。在建设“健康中国”的征程上，扬子江药业以振兴民族医药、造福人民健康为己任，加快转型升级，深化供给侧结构性改革，努力做强主业、做优产品、做精品牌，向世界一流制药企业的目标不懈进取。

后　记

秉承学会宗旨，《老年医学与科技创新》进展报告编写委员会撰写第一届理事会《老年医学与科技创新》一书。作为中国老年医学学会成立五周年的见证和老年医学与科技创新进展研究专著，本书围绕国家“主动健康老龄化科技创新应对”重大专项课题研究方向，综合本专业特点，参考国际老年医学新技术、新理念、最新实践成果和前瞻性研究，以我国老龄化科技创新前沿技术研究与研究成果综述为核心，荟萃近五年来各分支机构研究与工作成果，精准反映国内外老年医学与科技进展动态、展示中国老年疾病防治研究成就。

在收集、整理和编写过程中，我们为医学各领域专家的研究与实践精神折服，是他们构筑了学会独特的老年医学与科技创新研究体系，融汇了知识晶体，肩负起“健康中国”战略赋予我们中国老年医学学会的社会责任。正是基于这种“将勤奋留在笔下，将知识传于后人”的信仰与追求，中国老年医学学会第一届理事会得以奉献给学会理事、各分支机构委员和会员们一部重要专著，希望有助于推动老年医学事业的进步与发展，碰撞出越来越大的科学火花，增强学术影响力。

开拓而进取，扬帆始远航！至真至诚地感谢为《老年医学与科技创新》一书付出心血的每一位学者。由于时间及水平有限，本书尚存在一定不足之处，还请各位专家、读者不吝指正。

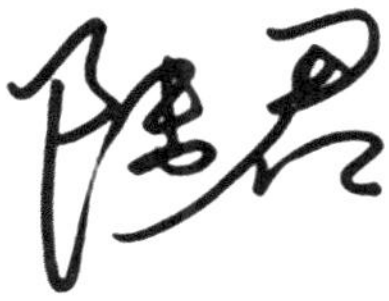

中国老年医学学会副会长兼秘书长

2020 年 10 月 31 日